DIE MEN'S FITNESS TRAININGS BIBEL

DIE 101 BESTEN WORKOUTS, UM MUSKELN AUFZUBAUEN UND FETT ZU VERBRENNEN

Sean Hyson und die Redaktion von *Men's Fitness*

Vorwort von David Zinczenko

riva

Bibliografische Information der Deutschen Nationalbibliothek:
Die Deutsche Nationalbibliothek verzeichnet diese Publikation in der Deutschen Nationalbibliografie; detaillierte bibliografische Daten sind im Internet über http://d-nb.de abrufbar.

Wichtiger Hinweis
Sämtliche Inhalte dieses Buches wurden – auf Basis von Quellen, die die Autoren und der Verlag für vertrauenswürdig erachten – nach bestem Wissen und Gewissen recherchiert und sorgfältig geprüft. Trotzdem stellt dieses Buch keinen Ersatz für eine individuelle Fitnessberatung und medizinische Beratung dar. Wenn Sie medizinischen Rat einholen wollen, konsultieren Sie bitte einen qualifizierten Arzt. Der Verlag und die Autoren haften für keine nachteiligen Auswirkungen, die in einem direkten oder indirekten Zusammenhang mit den Informationen stehen, die in diesem Buch enthalten sind.

Für Fragen und Anregungen:
info@rivaverlag.de

1. Auflage 2017

Nymphenburger Straße 86
D-80636 München
Tel.: 089 651285-0
Fax: 089 652096

Layout und Art Direction: Joseph Heroun
Layout: Mike Smith
Fotos: Beth Bischoff
Fotoredaktion: Jane Seymour
Ernährungspyramiden (Illustrationen): Guyco
Übersetzung: Markus Hederer
Lektorat: Gerdi Killer, bookwise medienproduktion GmbH
Druck: Firmengruppe APPL, aprinta Druck, Wemding
Printed in Germany

ISBN Print 978-3-7423-0030-0
ISBN E-Book (PDF) 978-3-95971-400-6
ISBN E-Book (EPUB, Mobi) 978-3-95971-401-3

Weitere Informationen zum Verlag finden Sie unter
www.rivaverlag.de
Beachten Sie auch unsere weiteren Verlage unter
www.m-vg.de

Widmung

Für alle, die immer behaupten, sie hätten keine Zeit oder nicht die notwendige Ausrüstung für das Training. Tut mir leid, aber diese beiden Ausreden fallen ab heute flach.

Danksagung

Folgenden Personen schulde ich Dank für ihren Beitrag zum Entstehen dieses Buches.

Vielen Dank an David Pecker, Vorsitzender und CEO von American Media Inc., genauso wie an Galvanized Brands LLC, einschließlich David Zinczenko, Stephen Perrine, Joe Heroun, Jon Hammond und Mike Smith. Sie haben mir ihr Vertrauen geschenkt und mir eine große Chance gegeben.

Vielen Dank auch an unser wunderbares Fototeam, bestehend aus Beth Bischoff, Antonio Rodriguez, Nate Mumford, Holly Eve Landfield, Jamie Slater und Jennifer Fleming, dessen Geduld und Leidenschaft fürs Detail für Hunderte korrekt fotografierte Übungen gesorgt hat. Ein herzliches »Gut gemacht!« geht an die Men's-Fitness-Crew Emily Luppino, Michael Schletter und vor allem an Cat Perry, Shawn Perine, Brian Good und Jane Seymour für eure Unterstützung.

Jim Smith und Ben Bruno: vielen Dank, dass ihr, ohne zu zögern, die vielen Kilometer gefahren seid, die für die Fotoarbeiten notwendig waren. Eure Freundschaft ehrt mich. Das Gleiche gilt für Jason Ferruggia, C. J. Murphy, Zach Even-Esh, Joe Stankowski und alle anderen Fitness-Pros, die Trainingsformen und Ernährungstipps beigesteuert haben. Eure Expertise ist von unschätzbarem Wert.

Zuletzt grüße ich die Leser von *Men's Fitness*, einschließlich Kevin und Lynn Hyson, die meinten, ich hätte als Kind mehr trainieren sollen. Mittlerweile bekommt mich zu ihrer Überraschung kaum mehr jemand aus dem Trainingsraum.

Sean Hyson

Inhalt

WORKOUTS FÜR EINZELNE KÖRPERZONEN

Inhalt

Vorwort

Von David Zinczenko

New-York-Times-Bestseller-Autor von *EAT IT TO BEAT IT!* und *THE ABS DIET*

Mit diesem Buch halten Sie das weltbeste Trainingsprogramm in Ihren Händen.

Das ist eine äußerst kühne Aussage, wie ich zugeben muss, denn das beste Trainingsprogramm der Welt ist exakt auf Ihren Körper zugeschnitten, führt Sie ohne Umwege zu Ihren Zielen, passt zu Ihrem Zeitbudget und der Ausrüstung, die Sie besitzen oder bereit sind, sich anzuschaffen, und entspricht genau Ihrem Lebensstil. Wie kann ein einziges Buch all das leisten?

Weil dieses Buch anders ist als alle anderen Fitnessbücher, die je erschienen sind. Denn ganz egal, wo Sie sind, wie Ihre persönlichen Ziele aussehen oder wo Sie sich in diesem Moment befinden: Sie berühren das weltbeste Trainingsprogramm – Ihr bestes Trainingsprogramm – gerade mit Ihren Fingern.

Einfach nur ins Fitnessstudio zu gehen garantiert Ihnen noch lange kein gutes Training. Es ist vergleichbar mit einem Besuch im Supermarkt. Nur weil Sie Ihren Einkaufswagen mit allerlei großartigen Nahrungsmitteln gefüllt haben, bedeutet das noch lange nicht, dass Sie ein erstklassiges Essen zubereiten können. Wenn Sie zu schnell, zu lange oder nach einem schlechten Rezept kochen, verwandeln sich selbst die besten Zutaten zu Fraß.

Das Gleiche passiert im Studio: Es gibt Dutzende glänzende Maschinen und stapelweise freie Gewichte, mit denen Sie Hunderte Übungen absolvieren können, um Muskeln auf- und Fett abzubauen. Aber der Zugang zu vielen Trainingsgeräten bedeutet nicht, dass Sie wissen, wie Sie ein gutes Trainingsprogramm zusammenstellen - eines, das Ihnen maximalen Ertrag bei minimalem Zeitaufwand bringt.

Dieses Buch ist genau die richtige Lektüre für Sie, wenn Sie in der Vergangenheit durch Fitnesspläne frustriert wurden, wenn Sie aufgrund mangelnder Resultate oder fehlender Zeit aufgegeben haben oder wenn Sie sich neue Übungen an neuen Geräten gewünscht hätten, die aber nicht zur Verfügung standen. Dieses Buch ist für Sie, wenn Sie schnelle Fortschritte erleben und sich Tag für Tag stärker und schlanker fühlen wollen. Dieses Buch ist für Sie, wenn Sie das perfekte Trainingsprogramm wollen, das zu der Ihnen zur Verfügung stehenden Zeit und der vorhandenen Ausrüstung perfekt passt.

Und am wichtigsten: Wenn Sie absolut sichergehen wollen, dass Ihr Trainingsprogramm das ausnahmslos bestmögliche ist, dann haben Sie mit diesem Buch die richtige Lektüre gewählt.

Dieses Buch unterscheidet sich von anderen Übungsbüchern, deren starre Systeme man weder auf die vorhandene Zeit noch auf die vorrätige Ausrüstung anpassen kann, die lediglich Hunderte Übungen auflisten, aber keine Anleitung geben, wie daraus ein sinnvolles Programm entsteht. Dieses Buch ist ein vielseitig einsetzbares Werkzeug, das, unabhängig von den Umständen, die gewünschten Ergebnisse liefert.

Als Chefredakteur von *Men's Fitness* und als Redakteur bei *ABC News* zuständig für die Bereiche Gesundheit und Wellness habe ich fast jeden Trainingsplan der Welt ausprobiert. Ich habe Gewichte schnell gehoben, langsam gehoben, schwere Gewichte gehoben, leichte Gewichte gehoben, ich bin Marathon gelaufen und gesprintet. (Obwohl: Zumba habe ich nie ausprobiert und werde es auch nie tun!) Ich lese seit über 20 Jahren Studien und Theorien über Muskelaufbau, Fettverbrennung und Verbesserung der Ausdauer. Kurz: Ich kenne alle Tricks und Finessen. Doch was mir an diesem Buch so gut gefällt, was es so sehr von anderen Trainingsanleitungen auf dem Markt unterscheidet, ist der Umstand, dass es Ihnen das absolut beste Training garantiert – egal, wo Sie sind, welche Ziele Sie verfolgen oder welche Ausrüstung Sie haben.

Sie wollen das ultimative Ganzkörper-Fettverbrennungstraining fürs Studio? Hier finden Sie es. Sie wollen das absolut beste Training für den Oberkörper mit zwei Kurzhanteln? Genau, hier sind Sie richtig. Sie wollen Ihre Bauchmuskeln aufpimpen, haben aber nichts außer einem Crosstrainer und einer leidlich schönen Joggingstrecke zur Verfügung? Hier bekommen Sie den Plan, wie Sie Ihr Ziel erreichen. Sie wollen auch dann noch Muskeln aufbauen, wenn Sie auf ein Hotelzimmer oder eine dürftige Fitnessanlage im Hotel beschränkt sind? Dieses Buch zieht alle Umstände in Betracht und liefert Ihnen optimale Trainingsvorschläge.

Ich weiß, wie gut die Trainingspläne sind, weil ich das Team kenne, das sie zusammengestellt hat. Sean Hyson, ein zertifizierter Kraft- und Konditionstrainer, konzipiert und veröffentlicht seit über zehn Jahren Workouts für die Leser von *Men's Fitness* und *Muscle & Fitness*. Er ist wahrscheinlich der kompetenteste Fitnessredakteur der Branche. Und ich weiß, wie gut seine Trainingseinheiten sind, da ich sie mit großem Erfolg selbst angewendet habe.

Nun sind Sie an der Reihe: Bauen Sie Ihre Muskeln auf, verbrennen Sie Fett und erreichen Sie die Form Ihres Lebens in Rekordzeit – immer mit dem Wissen, dass, egal, wo Sie sind und welche Geräte Sie zur Verfügung haben, das Training, das Sie gerade absolvieren, das beste Training für Sie ist, denn es bringt Ihnen maximalen Erfolg.

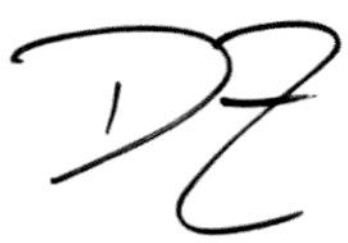

David Zinczenko

Einführung

Gib dein Bestes, egal, wo, egal, wann

Wenn Sie dieses Buch lesen, wissen Sie die Bedeutung von regelmäßigem Workout längst zu schätzen. Ihnen ist bewusst, dass Sie ohne Training nicht Ihr Bestes im Alltag geben können. Und seien wir ehrlich: Um in diesem Leben erfolgreich zu sein, müssen Sie ständig nach dem Besten streben.

Wenn es ums Training geht, kann es, wie mit allen anderen Dingen im Leben, passieren, dass die Umstände einen schier davon abhalten wollen. Vielleicht sind Sie unterwegs und haben keinen Zugang zu einem Fitnessstudio oder nur zu einer lahmen Bude. Oder Ihnen steht als einziges Trainingsgerät ein TRX-System, ein paar elastische Bänder oder sogar noch weniger zur Verfügung. Vielleicht haben Sie zwar alle Geräte, die Sie brauchen, wollen aber ein neues Programm umsetzen, eins, das Ihren Körper aus der Komfortzone zwingt, in die Sie regelmäßig geraten, wenn Sie nicht ab und zu etwas an Ihrem Trainingsplan ändern. Sie wollen Ihr Bestes geben. Das bedeutet manchmal, das Beste aus einer misslichen Lage zu machen. Mithilfe dieses Buches können Sie ab sofort immer erstklassig trainieren - ganz egal, wo Sie sind.

Betrachten Sie dieses Buch als eine Art Lernprogramm für Ihr Training. Egal, welche Geräte Ihnen zur Verfügung stehen oder welche Ihnen fehlen oder wie Ihr Trainingsstand ist - wir haben eine Trainingseinheit für Sie. Tatsächlich sind es insgesamt 101 Einheiten. Die Umstände werden also in Zukunft nie mehr Ihr Training einschränken, denn es gibt Programme für alles - Langhanteln, Kurzhanteln, Suspension Trainer, Widerstandsbänder, Medizinbälle, Gymnastikbälle oder einfach nur Ihr eigenes Körpergewicht. Zusätzlich können Sie sich aus Trainingseinheiten, die den ganzen Körper ansprechen, oder Zusammenstellungen, die sich auf einzelne Körperzonen konzentrieren, die für Sie am besten geeigneten heraussuchen. Darüber hinaus haben wir Programme für jede nur erdenkliche Kardiomaschine ergänzt.

Mit diesem Buch hält Sie nichts mehr davon ab, stärker, muskulöser und durchtrainierter als je zuvor zu werden. Sie formen den Körper, den Sie schon immer wollten - unabhängig von Ihren Ressourcen.

Wie viele andere Dinge im Leben ist auch dieses Buch eine Medaille mit zwei Seiten. Auf der einen Seite verfügen Sie nun über eine Quelle, die all Ihre Trainingsbedürfnisse unter allen erdenklichen Umständen stillt. Die Frage »Welche Art von Trainingseinheit soll ich heute absolvieren?« ist für immer beantwortet. Andererseits: Es gibt keine Ausreden mehr. Sie können ab sofort kein Training ausfallen lassen, nur weil Sie gerade unterwegs sind und Ihr Hotel nur ein schlecht ausgestattetes oder vielleicht gar kein Fitnessstudio anbietet. Außerdem ist ab sofort immer genug Zeit für Ihren Sport, denn manch eine Einheit nimmt weniger Zeit in Anspruch als ein durchschnittlicher Smalltalk am Kaffeeautomaten. So gibt es einen eigenen Abschnitt im Buch für Workouts, die weniger als 30 Minuten dauern -und eins absolvieren Sie in gerade mal vier Minuten.

Dieses Buch wird Ihnen zeigen, wie Sie Ihr Trainingsprogramm auf Vordermann bringen und den besten Nutzen aus der Fülle an Übungen ziehen. Mit über 100 Möglichkeiten zu trainieren lassen Sie jedes Plateau hinter sich.

Fast genauso vielfältig wie die Trainingseinheiten sind die Fitnessexperten, die wir gebeten haben, diese zusammenzustellen. Sie geben Ihnen damit einen reichhaltigen Funduns an Übungen an die Hand, die sich schon 1000-fach bewährt haben.

Weil Training nur die halbe Gleichung körperlicher Veränderung ausmacht, befassen wir uns auch mit der richtigen Ernährung. Unsere frisch errichtete *Men's-Fitness*-Essenspyramide liefert Ihnen die Grundlage für Muskelaufbau bei gleichzeitigem Fettabbau. Ihr liegen einfache Berechnungen und Speisepläne zugrunde, sodass der Erfolg nicht ausbleiben wird.

Also: Von nun an gibt es für Ihr Training keine Einschränkungen mehr - am wenigsten wenn es um Ort, Zeit oder Ausrüstung geht. Und das bedeutet auch und vor allem: keine Ausreden mehr. Mit diesem Buch wird Ihre Welt Ihr Fitnessstudio - eins, das 365 Tage im Jahr 24 Stunden geöffnet ist und alles bietet, was Sie brauchen, um jede Menge Muskeln aufzubauen. Nutzen Sie ab heute Ihre Mitgliedschaft und Sie fühlen sich in kurzer Zeit so fit wie nie zuvor. Und bald sehen Sie auch so aus - garantiert!

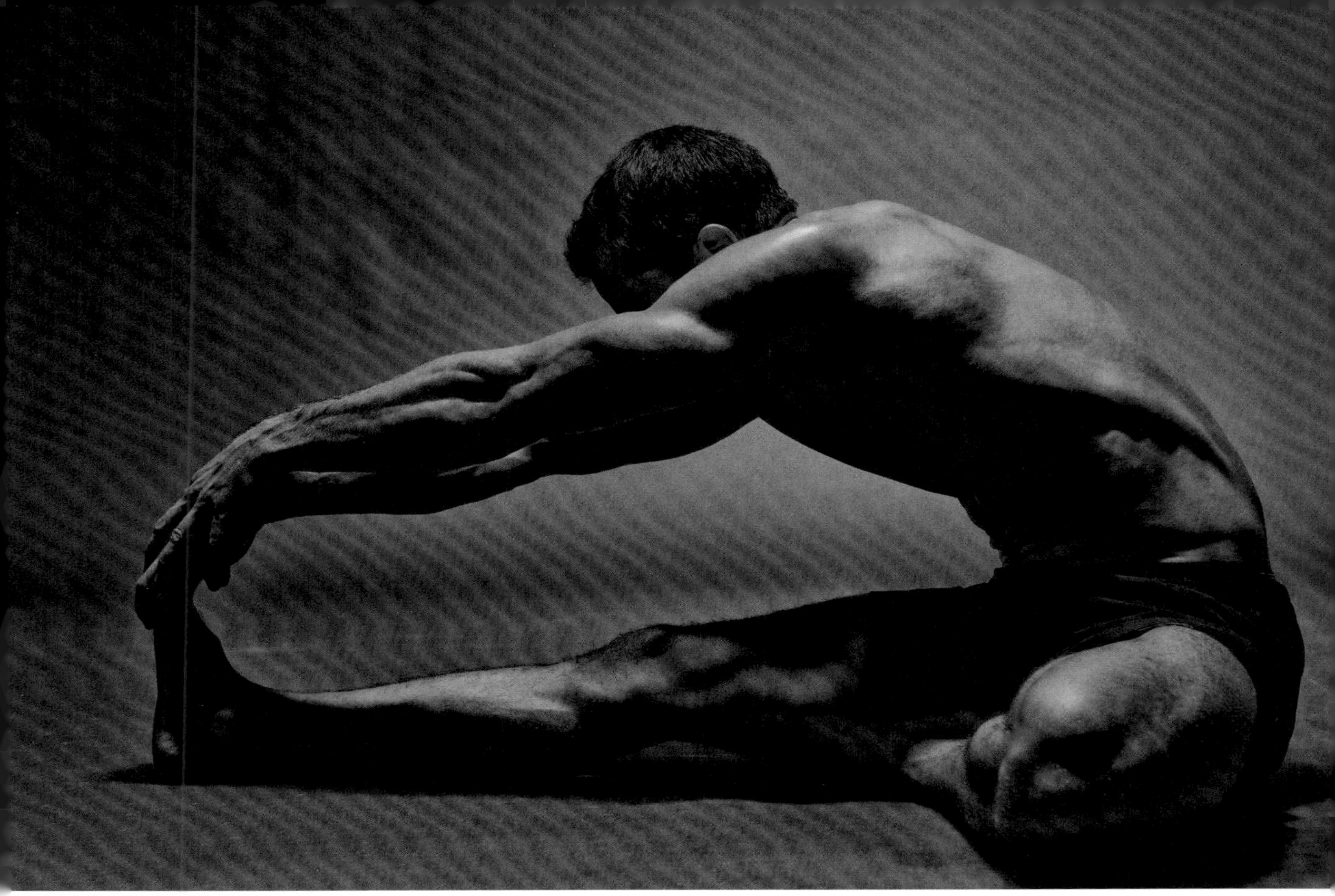

VOR DEM START-SCHUSS

01 DIE *MEN'S-FITNESS*-ERNÄHRUNGS-PYRAMIDE

Kennen Sie die Essenspyramide, die viele Jahre lang in allen Schulen aushing und im Unterricht durchgenommen wurde? Die offizielle Meinung, wie Sie essen sollten, um fit und gesund zu sein, enthielt an der Basis Getreideprodukte wie Brot, Reis und Nudeln. Die nächsthöhere Stufe umfasste Obst und Gemüse, dann kamen proteinreiche Nahrungsmittel und ganz oben schließlich Öle, Fette und zuckerhaltige Produkte, die nur ganz spärlich konsumiert werden sollten.

Aufgrund neuerer Erkenntnisse wuchs in den 2000er-Jahren die Kritik an der überwiegend auf Kohlenhydraten aufbauenden Ernährung, und die Ernährungsempfehlung wurde angepasst.

In den USA war die Essenspyramide so ungenau und irreführend, dass sie 2011 durch ein neues System - »MyPlate« genannt - ersetzt wurde, ein verbessertes, aber immer noch mangelhaftes Programm zum Bekämpfen von Fettleibigkeit. Um fair zu sein: Die Ernährungsempfehlungen der US-Regierung wenden sich an Durchschnittsamerikaner mit dem Wunsch nach Normalfigur (also nicht fett). Sie als Sportler aber wollen stärker, muskulöser und gesünder sein und brauchen deshalb einen ganz anderen Ansatz.

Bei *Men's Fitness* setzten wir uns mit diesem Sachverhalt eingehend auseinander und entwickelten daraufhin eine speziell an die Bedürfnisse von Kraft- und Ausdauersportlern angepasste Essenspyramide. Sie ist als einfacher visueller Ernährungsleitfaden für mehr körperliche Leistungsfähigkeit und optimale Gesundheit zu verstehen. Betrachten Sie ihre Funktionsweise einmal aus der Nähe und setzen Sie sie für Ihre Zwecke ein.

ZÄHLEN SIE MIT

Als bewusster Esser müssen Sie sowohl im Sinne von Nährstoffen als auch von Kalorien denken. Jedes Nahrungsmittel, das Sie zu sich nehmen, zählt zur Zielmenge (in Gramm) von Eiweißen, Kohlenhydraten und Fetten, die Sie bestimmen können, indem Sie die Zahlen in der *Men's-Fitness*-Essenspyramide mit Ihrem Gewicht in Kilogramm multiplizieren. Mit diesen konkret auf Sie abgestimmten Zahlen erreichen Sie auch Ihre Ziele. Dabei genügt es vollkommen, wenn Sie die Portionen für Eiweiße, Kohlenhydrate und Fette richtig schätzen (was wir Ihnen gleich zeigen) und eine allgemeine Liste führen.

PASSEN SIE AN, WENN NOTWENDIG

Unsere Nährstoff- und Kalorienempfehlungen sind nur ein Ausgangspunkt. Jeder Trainierende muss die für seinen Körper richtigen Mengen herausfinden. Wenn Sie nicht abnehmen, reduzieren Sie die Kohlenhydrate und experimentieren mit leichtem Steigern der Aufnahme von Eiweißen und Fetten (mehr Kalorien!). Wenn Sie gegen Ihren Willen nicht zunehmen, essen Sie mehr Kohlenhydrate und Fette. Testen Sie jede Zusammenstellung mindestens eine Woche, bevor Sie wieder etwas ändern.

EIWEISSE

Muskelgewebe besteht zu großen Teilen aus Eiweißen. Deshalb müssen Sie immer viel Eiweiß zu sich nehmen. Für einen gut unterstützten Muskelzuwachs brauchen Sie am Tag mindestens 0,5 Gramm Eiweiß pro Kilogramm Körpergewicht. Diäten gehen immer mit Kaloriendefiziten

Die *Men's-Fitness*-Essenspyramide wurde in Zusammenarbeit mit dem Men's Fitness Nutrition Advisory Board erstellt. Dazu gehören John Meadows, C.S.S.N., Nate Miyaki, C.S.S.N., Chris Mohr, Ph.D., und Shelby Starnes.

FETTABBAU

So essen Sie, um Fett zu verlieren

KALORIEN
4-6 PRO KG KÖRPERGEWICHT

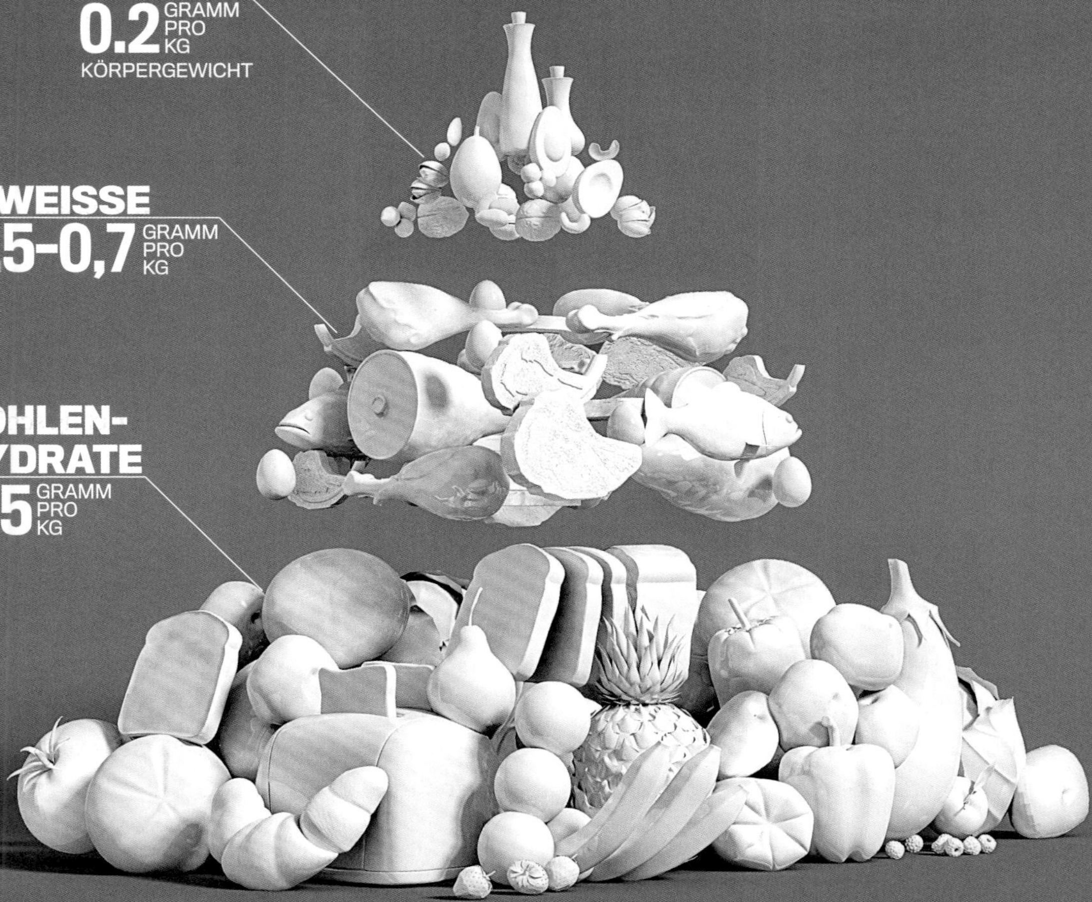

MUSKELAUFBAU

So essen Sie, um Muskeln aufzubauen

KALORIEN
6–8 PRO KG KÖRPERGEWICHT

FETTE
0,2 GRAMM PRO KG KÖRPERGEWICHT

EIWEISSE
0,5–0,7 GRAMM PRO KG

KOHLEN-HYDRATE
0,9 GRAMM PRO KG

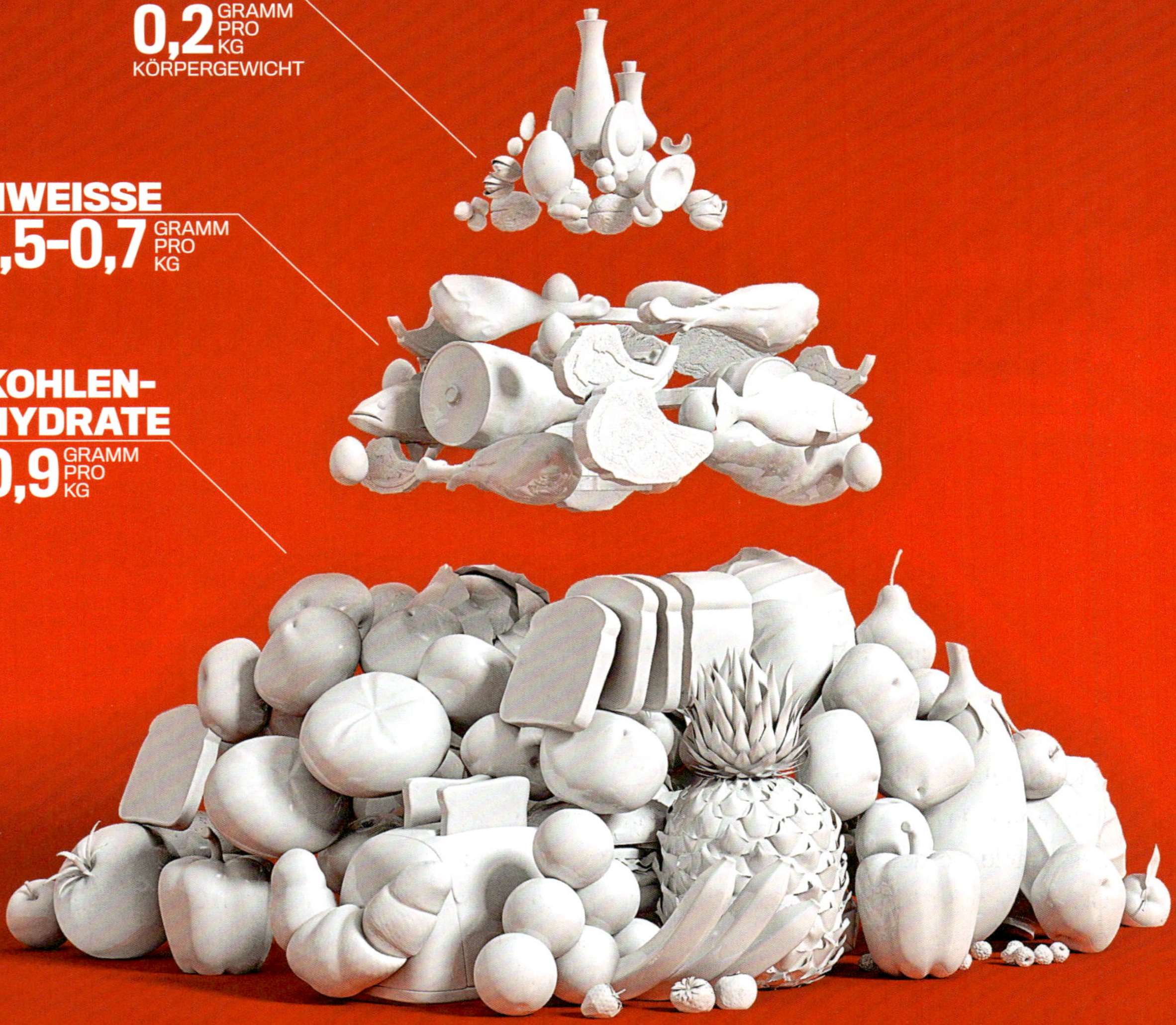

einher – und bei Eiweißreduktion oft auch mit dem Verlust von Muskelmasse. Deshalb erhöhen wir Eiweiße und verringern Kohlenhydrate. Um schlanker zu werden, können Sie Ihre Eiweißaufnahme auf bis zu 0,7 Gramm pro Kilogramm Körpergewicht am Tag steigern. Aber fangen Sie weiter unten an und steigern Sie langsam analog zur Reduktion von Kalorien. Wenn Sie das Gefühl haben, sich vom Training nicht zu erholen oder gar Muskelmasse zu verlieren, erhöhen Sie die Eiweißmenge rasch.

Die besten Eiweißquellen sind Eier, Huhn, Fisch, mageres Fleisch, Truthahn, Quinoa (für Vegetarier) und Eiweißpulver. 100 Gramm mageres Fleisch oder Fisch entsprechen ungefähr einer Handfläche und enthalten 20–25 Gramm Eiweiß, 5 Gramm Fett oder weniger und null Kohlenhydrate.

KOHLENHYDRATE

Alle Kohlenhydrate werden zu Glukose abgebaut und erhöhen Ihren Blutzuckerspiegel schneller als jeder andere Nährstoff. Als Reaktion stellt die Bauchspeicheldrüse Insulin her, das überschüssigen Zucker aus dem Blut entfernen soll. In Studien, u. a. an der University of Washington School of Medicine, wurde nachgewiesen, dass Training, vor allem Krafttraining, die Insulinempfindlichkeit der Muskeln erhöht. Wenn Sie gerade trainiert haben, werden durch das Insulin mehr Kohlenhydrate, die Sie unmittelbar danach essen, zu den Muskeln transportiert, um dort die Speicher wieder aufzufüllen. (Das gilt übrigens auch für Eiweiße, weshalb nach dem Training eine Mischung aus Eiweißen und Kohlenhydraten sinnvoll ist. Dazu später mehr.) Wenn Sie aber untätig waren, etwa auf dem Sofa ferngesehen haben, lagert Ihr Körper diese Kohlenhydrate direkt auf den Hüften ab.

Aus diesem Grund empfehlen wir, dass Sie die meisten Ihrer Kohlenhydrate vor, während oder nach dem Training zu sich nehmen. Das bedeutet auch, dass Sie weniger Kohlenhydrate essen, wenn Sie abnehmen wollen – Sie müssen den Insulinlevel niedrig halten. Zum Muskelaufbau fügt John Meadows, ein Gewichtheber der nationalen Spitzenklasse und Ernährungsberater, den Mahlzeiten rund ums Training bevorzugt Kohlenhydrate zu.

Kartoffeln, Süßkartoffeln, Reis, Hafer, Früchte und Gemüse sind typische Kohlenhydratlieferanten. Früchte sollten immer ganz gegessen und auf zwei bis drei Stücke am Tag beschränkt werden, da überschüssiger Fruchtzucker (Fruktose) als Fett gespeichert wird. Grünes Gemüse können Sie unabhängig von Ihren Zielen stets essen. Nehmen Sie am Tag 0,5 Gramm Kohlenhydrate pro Kilogramm Körpergewicht zu sich, wenn Sie auf Diät sind, und knapp ein Gramm pro Kilogramm, wenn Sie Muskeln aufbauen wollen.

Eine faustgroße Portion gekochter Reis oder Kartoffeln entspricht etwa einer Tasse und liefert Ihnen 40–45 Gramm Kohlenhydrate, bei kaum Fetten und Eiweißen.

FETTE

»Wir müssen zur Hormonproduktion eine Grundversorgung mit guten Fetten gewährleisten«, sagt Nate Miyaki, Ernährungsberater und Bodybuilder in San Francisco. Fette, vor allem die viel geschmähten gesättigten, helfen beim Aufbau von Testosteron, das u. a. dazu beiträgt, dass Sie wachsen und Ihr kleiner Freund ohne Mühe »Hallo!« sagt. Im Gegensatz zur allgemeinen Meinung müssen Sie während einer Diät die Fettaufnahme kaum reduzieren. Fettreduktion geht oft schon mit weniger Kohlenhydraten einher. Darüber hinaus sind Fette sättigend und eine gute Energiequelle.

Die meisten Fette sollten in Ihrer eiweißreichen Nahrung enthalten sein, aber Avocados, Nüsse, Samen und etwas Kokosnuss- und Olivenöl können gern dazugehören. Peilen Sie zu Beginn täglich etwa 0,2 Gramm pro Kilogramm Körpergewicht an. Ein Esslöffel Öl entspricht ca. 15 Gramm Fett, und eine Tasse Mandeln oder Erdnüsse enthält 70 Gramm. Zwei Esslöffel Erdnussbutter entsprechen der Länge Ihres Daumens und enthalten 15–20 Gramm Fett.

ERNÄHRUNG RUND UMS TRAINING

Die Wissenschaft hat die optimale Menge an Eiweißen und Kohlenhydraten, die man rund ums Training zu sich nehmen sollte, noch nicht herausgefunden. Klar ist: Beide sind unabdingbar. In einer 2006 im *European Journal of Applied Physiology* veröffentlichten Studie bekamen männliche Teilnehmer nach dem Training entweder eine sechsprozentige Kohlenhydratlösung oder sechs Gramm Aminosäuren (Eiweißkomponenten) oder eine Kombination von beidem oder ein Placebo. Den signifikant größeren Muskelzuwachs wiesen die Teilnehmer auf, die das Kombinationsgetränk zu sich genommen hatten. Die Wissenschaftler nehmen an, dass diese Zusammenstellung am meisten den Zusammenbruch von Muskeleiweiß nach dem Training verhinderte.

John Meadows empfiehlt, vor dem Training 25–50 Gramm Eiweiß, 25–35 Gramm Kohlenhydrate und 10 Gramm Fett zu konsumieren. Nach dem Training sollten Sie weitere 20–40 Gramm Eiweiß und 40–80 Gramm Kohlenhydrate zu sich nehmen. Sie können diesen Shake schon während des Trainings konsumieren, um den Zusammenbruch von Muskelstrukturen früh zu begrenzen. Das ist aber nicht bindend und könnte Ihren Magen ärgern. Wir mögen Shakes aus isolierter Molke oder Hydrolysat (Eiweißquelle) und Vitargo oder langkettigem Cyclic Dextrin (Kohlenhydrate).

Wenn Sie auf Pulver und Shakes lieber verzichten, können Sie nach Miyako vor und nach dem Training auch Früchte essen. Eine oder zwei sollten genug Kohlenhydrate liefern, um muskuläre Aussetzer zu vermeiden. Dazu 90 Gramm Eiweiß runden die Versorgung ab.

EIN PERFEKTER TAG

Wie Sie Ihr Essen planen und Ihre Ziele erreichen

Nehmen wir an, Sie wiegen etwa 82 KILOGRAMM und wollen Ihren Bauch loswerden.

Sie könnten mit einer Diät anfangen und etwa 2100 KALORIEN TÄGLICH (82 x 26),

bestehend aus 180 g EIWEISS, 180 g KOHLENHYDRATE, und 70 g FETT.

HIER EIN EINFACHER ERNÄHRUNGSPLAN, DER ZU IHREN AMBITIONIERTEN ZIELEN PASST.

FRÜHSTÜCK

225 g schwarzer Kaffee

Rührei (3 Eier)

1/3 Tasse ungesüßte Haferflocken mit Zimt

NACH DEM TRAINING

25 g Molke-Eiweiß

1 Banane

MITTAGESSEN

85 g gegrillter Lachs

großer Rohkostsalat mit 2 EL Olivenöl und Essig

1 Tasse Süßkartoffeln oder Kartoffeln (gekocht)

ABENDESSEN

170 g gebackene Hühnerbrust

1 Tasse Jasmin-Reis oder Kartoffeln (gekocht)

gedünsteter Brokkoli

SNACK

Essens-Ersatz-Shake mit 50 g Eiweißen, 25 g Kohlenhydraten, 5 g Fetten

DESSERT

2 EL Mandelbutter gemischt mit einem Schöpflöffel Casein-Protein (Chocolate) und Wasser (für Pudding)

02 WIE MAN SICH AUFWÄRMT

Wir machen es kurz: Wenn Sie Lust auf Training haben, wollen Sie sich zuallerletzt mit langwierigem Aufwärmen ausbremsen, nur um dabei auf dem Boden herumzuzappeln wie ein Fisch und Ihren Schwung zu verlieren. Sicherlich wissen Sie bereits, dass Aufwärmen sehr wichtig ist und nicht ausgelassen werden darf. Anstatt Ihnen hier einen schulmeisterlichen Vortrag zu halten, zeigen wir Ihnen einige tolle Aufwärmmöglichkeiten, mit denen Sie ins Schwitzen kommen und bereit für alle folgenden Trainingseinheiten sind. Darüber hinaus passen sie zu Ihrer Zeit und Ihrer Geduld, wie immer die geartet sein mögen. Am wichtigsten ist, dass Sie im kalten Zustand keine schweren Gewichte heben, nicht sprinten oder hoch springen, denn dann steigt schlicht die Verletzungswahrscheinlichkeit.

OPTION 1 DAS BESTE WARM-UP

Wenn Sie mindestens eine Stunde Zeit oder einige Verletzungen hinter sich haben, die Ihre Trainingssicherheit beeinflussen könnten, beginnt Ihr Warm-up mit der Hartschaumrolle und setzt sich mit einer Abfolge dynamischer Übungen und statischer Stretches fort.

A) Nach einer harten Trainingseinheit lindert die Arbeit mit einer Hartschaumrolle die Muskelerschöpfung und Muskelschmerzen. Doch lässt sich die Rolle auch sehr gut zum Aufwärmen einsetzen, da sie die Blutzirkulation ankurbelt. Platzieren Sie den Muskel Ihrer Wahl auf der Rolle (Tennisball, Softball oder Lacrosseball taugen genauso) und rollen Sie ihn für etwa 30 Sekunden aus. Wenn Sie auf eine harte Stelle treffen, behandeln Sie sie, bis sie weich wird (oder Sie den Schmerz nicht mehr aushalten). Besondere Aufmerksamkeit widmen Sie den Hüften, dem Gesäß, den Oberschenkelinnen- und -außenseiten, den Waden, dem unteren Rücken und dem Latissimus. Nach dem Training wiederholen Sie das Rollprogramm, damit fördern Sie Ihre Regeneration.

B) Mit leichter Aktivität steigern Sie Ihre Pulsfrequenz und die Körpertemperatur. 30 Hampelmänner, fünf Minuten Gehen auf dem leicht ansteigenden Laufband oder eine bis zwei Minuten Seilspringen sind dafür probate Mittel. Kardiogeräte wie Fahrradergometer oder Ellipsentrainer bringen Ihr Blut ebenfalls in Fluss.

C) Nun beginnen Sie mit dem dynamischen Warm-up. Zusätzlich zur gesteigerten Blutzirkulation und Körpertemperatur bereiten Sie Ihren Körper darauf vor, dass er die Endstellungen der Bewegungsumfänge gut und vor allem verletzungsfrei erreicht. Es gibt eine endlose Zahl an Möglichkeiten, aber probieren Sie doch einmal das folgende Programm aus.

1 SCHULTERMOBILITÄT

15 WIEDERHOLUNGEN

Halten Sie mit deutlich mehr als schulterbreitem Griff ein Band, einen Stock oder eine Stange vor den Hüften. Heben Sie die gestreckten Arme über den Kopf, führen Sie sie, so weit Sie können, hinter den Körper und anschließend wieder nach vorn. Reduzieren Sie mit flexibler werdenden Schultern nach und nach die Griffweite.

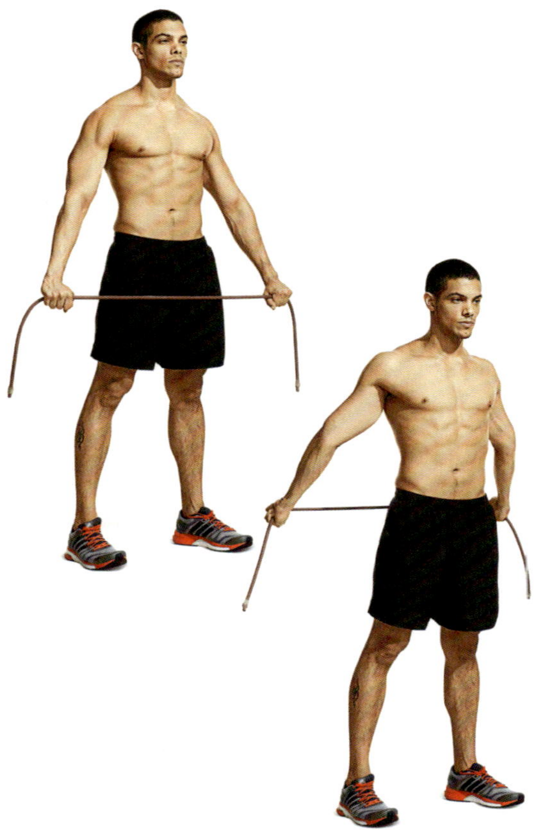

2 VORBEUGEN

15 WIEDERHOLUNGEN

Legen Sie im hüftbreiten Stand die Hände auf die Leisten. Schieben Sie das Gesäß nach hinten, beugen Sie die Knie, bis Sie in den Muskeln der Oberschenkelrückseite die Dehnung spüren. Spannen Sie die Gesäßmuskeln an und schieben Sie die Hüften wieder nach vorn .

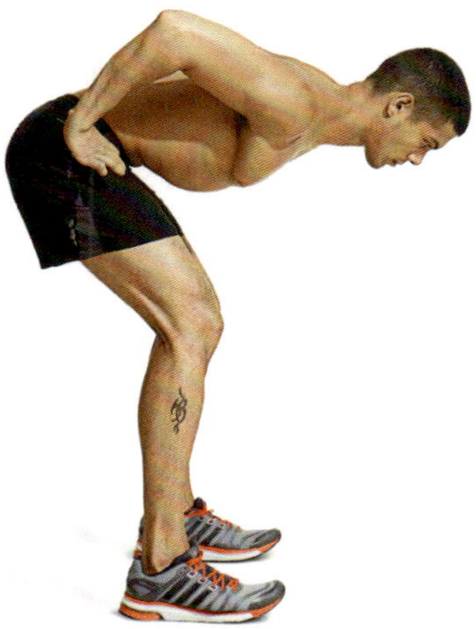

3 OVERHEAD SQUAT

10 WIEDERHOLUNGEN

Halten Sie im schulterbreiten Stand mit leicht ausgedrehten Füßen über Kopf ein Band, einen Stock oder eine Stange mit deutlich mehr als schulterbreitem Griff. Führen Sie das Gesäß nach hinten, beugen Sie die Knie und senken Sie das Gesäß ab, so tief Sie können. Das Objekt, das Sie halten, befindet sich die ganze Zeit über und etwas hinter Ihrem Kopf.

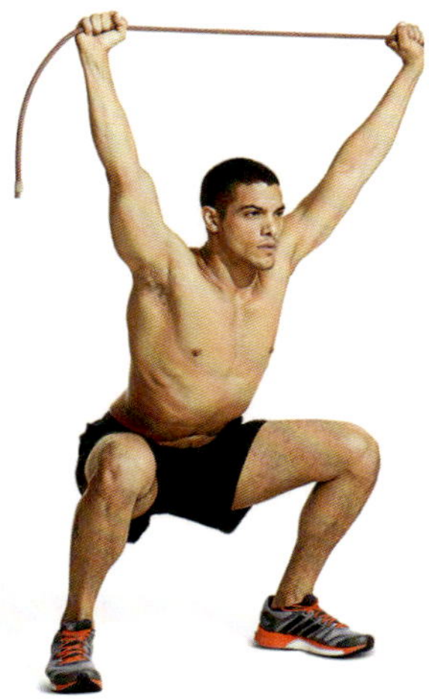

4 AUSFALLSCHRITT ZUR SEITE

10 WIEDERHOLUNGEN AUF JEDER SEITE

Vollziehen Sie aus dem hüftbreiten Stand einen Ausfallschritt nach links; das rechte Bein ist gestreckt. Senken Sie den Körper ab, bis Ihr Knie im 90-Grad-Winkel gebeugt ist und/oder Sie in der rechten Leiste eine Dehnung spüren. Wiederholen Sie auf der rechten Seite.

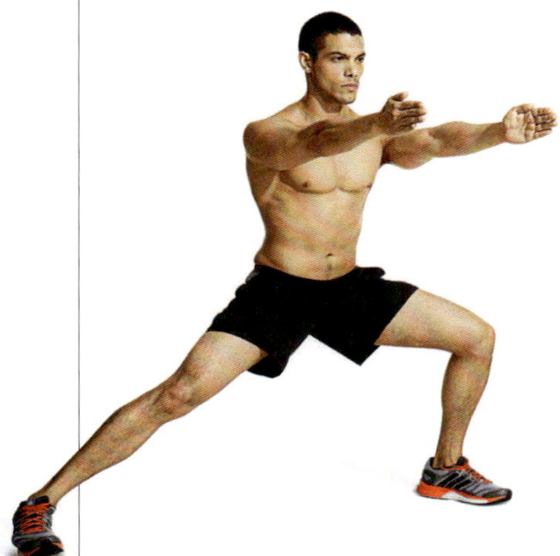

5 YTW VORGEBEUGT

JE 8 WIEDERHOLUNGEN

Schieben Sie im schulterbreiten Stand das Gesäß nach hinten, bis sich Ihr Rumpf im 45-Grad-Winkel zum Boden befindet. Halten Sie den Rücken gerade, die Arme hängen an den Seiten herab. Nun führen Sie die Schulterblätter zusammen und heben die Arme nach oben, bis sie über Kopf ein Y formen. Über die Rückkehr in die Ausgangsstellung heben Sie die Arme auf demselben Weg bis zu einem T. Und in der dritten Variante formen Sie mit im Ellenbogengelenk im 90-Grad-Winkel gebeugten Armen schließlich den Buchstaben W.

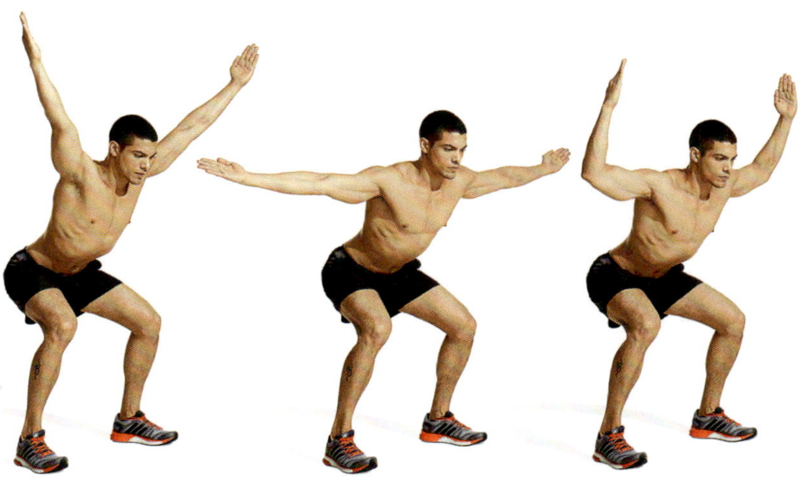

6 KATZE UND KAMEL

10 WIEDERHOLUNGEN

In Bankstellung befinden sich Ihre Knie unter den Hüften und die Hände unter den Schultern. Strecken Sie Ihren Rücken, sodass sich Ihr Brustkorb hebt – Sie sehen aus wie eine Katze, die sich streckt. Rollen Sie dann den Rücken ein – nun ähnelt er einem Kamelhöcker.

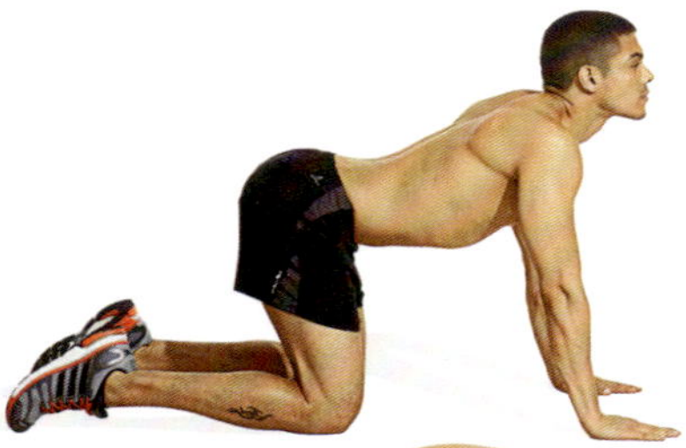

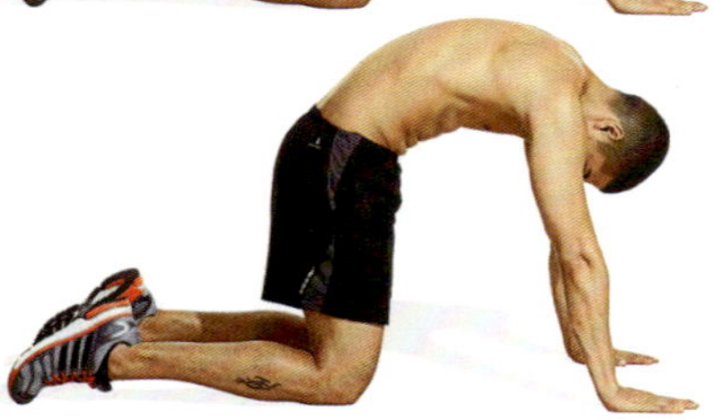

7 DIAGONALHEBEN

10 WIEDERHOLUNGEN AUF JEDER SEITE

Strecken Sie aus der Bankstellung heraus gleichzeitig die linke Hand nach vorn und das rechte Bein nach hinten. Spannen Sie von Beginn an die Muskulatur der Körpermitte und rund um das Gesäß an. Halten Sie kurz die Endstellung und wiederholen Sie dann mit dem anderen Arm und Bein.

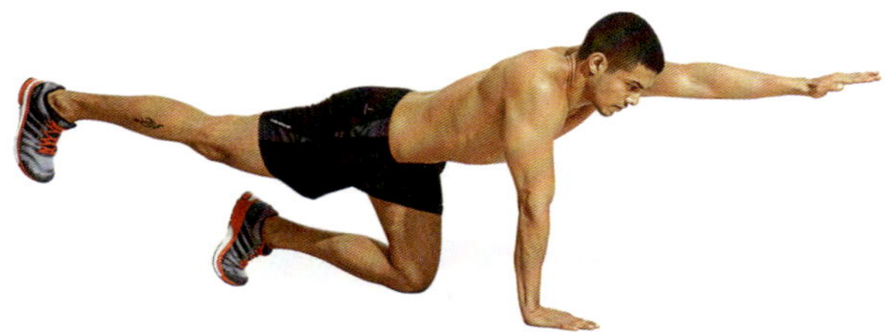

8 HÜFTKREISEN

10 KREISE IM UHRZEIGERSINN, DANN BEINWECHSEL; WIEDERHOLUNG MIT BEIDEN BEINEN GEGEN DEN UHRZEIGERSINN

Heben Sie aus der Bankstellung das rechte Knie vom Boden weg und beschreiben Sie damit Kreise. Öffnen Sie mit jeder Drehung die Hüfte so weit wie möglich. Halten Sie die Schultern parallel zum Boden.

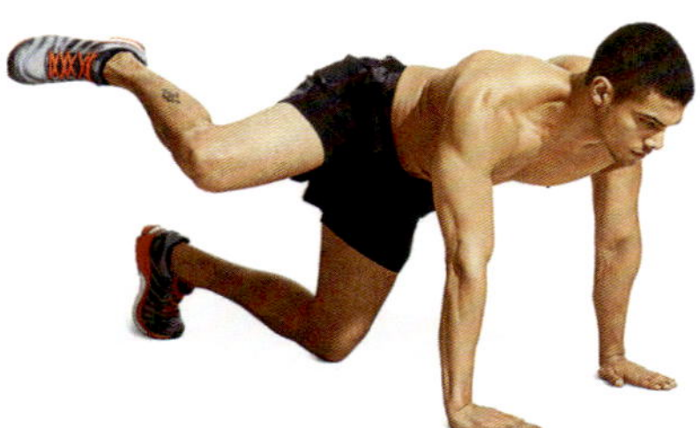

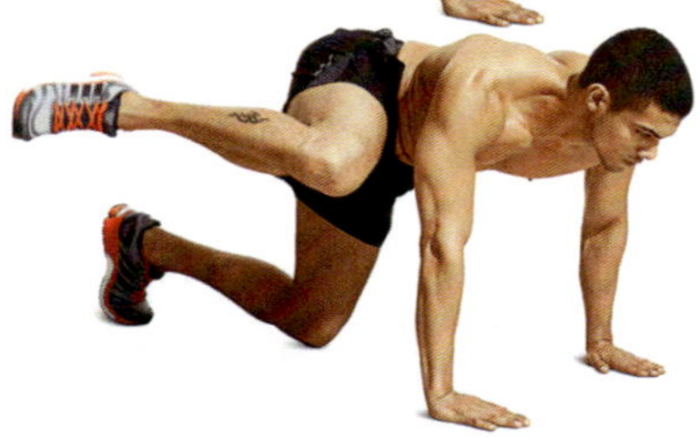

9 WECHSELSPRUNG IM LIEGESTÜTZ

10 WIEDERHOLUNGEN ZU JEDER SEITE

Im Liegestütz bildet Ihr Körper eine Linie, die Füße sind geschlossen. Drücken Sie sich kräftig vom Boden ab und landen Sie mit dem linken Fuß außen neben der linken Hand. Senken Sie die Hüften ab, bis Sie die Dehnung spüren, und wechseln Sie anschließend mit dem nächsten Sprung so die Beine, dass sich nach dem Landen der rechte Fuß neben der rechten Hand befindet.

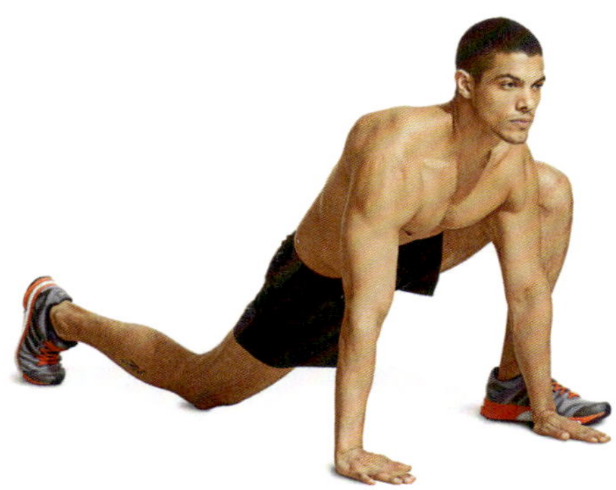

D) An dieser Stelle empfiehlt es sich, Muskeln statisch zu dehnen, die typischerweise Verhärtungen aufweisen. Bei den meisten Leuten sind Hüften, Gesäß und Latissimus betroffen – in der Regel durch viel Sitzen im Büro –, aber dehnen Sie die Bereiche, die Ihnen am wichtigsten sind. Halten Sie jede Dehnung 30 Sekunden lang und wiederholen Sie auf jeder Seite dreimal. Hier einige Vorschläge.

HÜFTBEUGER DEHNEN

Stellen Sie zum Ausfallschritt das linke Bein nach vorn und das rechte nach hinten. Schieben Sie die Hüften nach vorn, bis Sie auf der rechten Seite die Dehnung spüren. Spannen Sie den rechten Gesäßmuskel an. Heben Sie, um die Dehnung zu intensivieren, den rechten Arm über Kopf, lehnen Sie sich etwas zurück und halten Sie die Hüften vorn. Variante: Fassen Sie den hinteren Fuß, ziehen Sie ihn vom Boden weg zur Oberschenkelrückseite und spüren Sie die Dehnung an der Oberschenkelvorderseite.

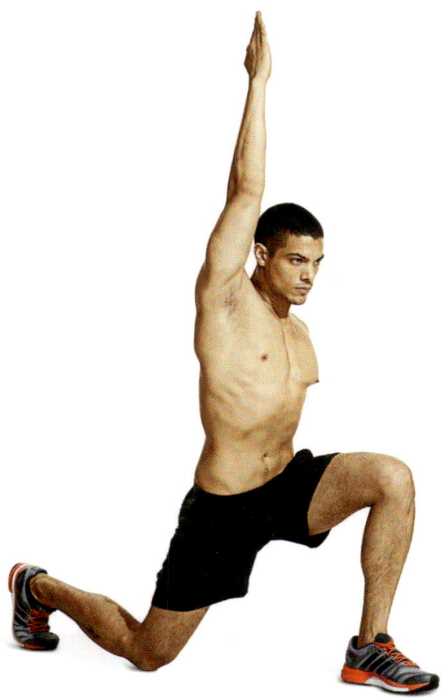

LATISSIMUS DEHNEN

Fassen Sie ein fest verankertes vertikales Objekt mit der linken Hand und nach oben zeigendem Daumen. Führen Sie die Hüften so weit nach hinten, bis Oberkörper und Oberarm eine Linie bilden und Sie die Dehnung im Latissimus spüren. Bewegen Sie sich sanft hin und her, um den gesamten Muskel zu dehnen.

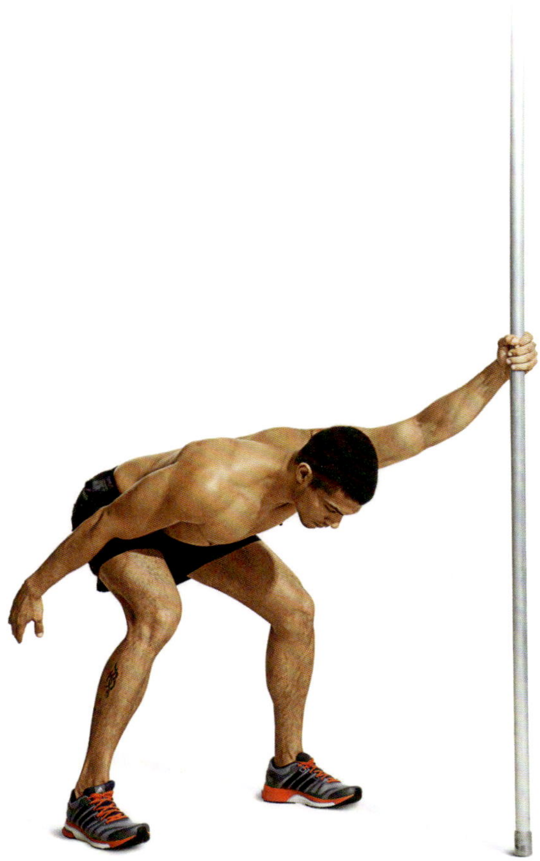

BRUSTMUSKELN DEHNEN

Legen Sie die Innenseite Ihres rechten Unterarms gegen ein fest verankertes vertikales Objekt, beispielsweise einen Türrahmen, der Arm ist im 90-Grad-Winkel gebeugt. Lehnen Sie sich sanft nach vorn, bis Sie die Dehnung spüren.

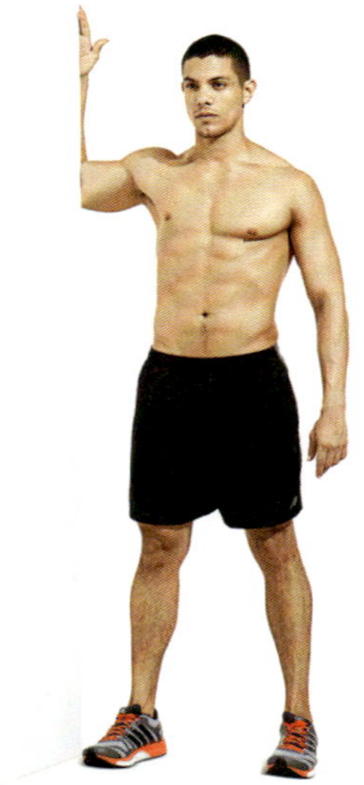

PIRIFORMIS DEHNEN

Setzen Sie sich auf eine Bank und legen Sie das Sprunggelenk des linken Fußes auf das rechte Knie. Drücken Sie das linke Knie sanft nach unten, bis Sie auf der Außenseite des linken Gesäßmuskels die Dehnung spüren.

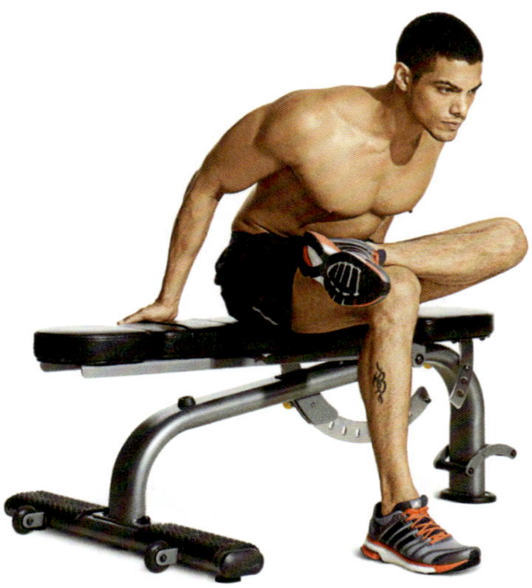

WADE DEHNEN

Platzieren Sie in Schrittstellung Ihre Hände mit gestreckten Armen gegen eine Wand. Das vordere Bein ist gebeugt, das hintere ist gestreckt und bildet mit dem Körper eine Linie. Beide Füße zeigen nach vorn. Lehnen Sie sich nach vorn, bis Sie die Dehnung im hinteren Bein spüren.

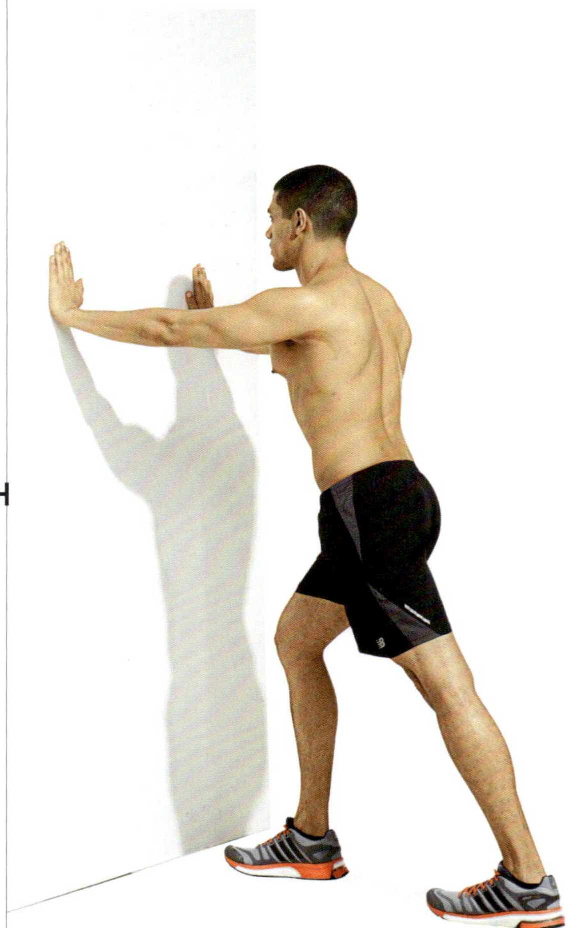

OPTION 2
AUFWÄRMEN FÜR EILIGE

Die meisten Leute kommen ins Studio, schnappen sich eine Langhantelstange oder ein Paar Kurzhanteln und absolvieren ein leichtes Set von 15-20 Wiederholungen. Dann packen sie etwas Gewicht dazu, reduzieren die Wiederholungen, schwitzen ein wenig - und wähnen sich bereit für das daran anschließende Workout.

Das ist zwar nicht gerade die optimale Methode, um den Körper auf ideale Weise vorzubereiten, aber sie erfüllt, sofern man nicht zu hart trainiert, in den meisten Fällen ihren Zweck. Man kann das Ganze aber auch etwas langsamer und bewusster angehen und damit, selbst unter Zeitdruck, ein vernünftiges Aufwärmen für eines unserer Krafttrainingsprogramme absolvieren.

Hier zeigen wir Ihnen, wie Sie sich für eine Krafttrainingseinheit mit schweren Gewichten aufwärmen, die mit einer Langhantelübung beginnt. Unter Powerliftern ist die Methode als »Working up« bekannt, denn man arbeitet sich nach und nach bis zum größtmöglichen Gewicht nach oben. Das heißt, Sie beginnen Ihre Übung nur mit der Langhantelstange und absolvieren 10-15 Wiederholungen in perfekter Technik. Danach fügen Sie in moderaten Mengen Gewicht hinzu, bis Sie die aktuelle Ziellast der Übung erreicht haben.

So funktioniert das beispielsweise für jemanden, dessen Ziel ein 125-kg-Squat mit fünf Wiederholungen ist:

GEWICHT	Stange	45	60	80	100	116	125
WDH.	10	8	5	5	5	5	5
							ZIELSATZ

Es gibt keine Formel, an die man sich zwingend halten müsste, die Gewichte und Wiederholungen sind Orientierungswerte. Aber das Prinzip ist klar: mit leichten Lasten beginnen, die arbeitenden Muskeln mit Blut versorgen, die Gelenke schmieren und das Gewicht stetig steigern, bis man am Maximum angekommen ist. Die Wiederholungszahlen sind insgesamt niedrig gehalten, um genügend Energie für den letzten Zielsatz zu bewahren. Die Einstiegssätze dienen auch dem Training der richtigen Technik mit zunehmendem Gewicht, damit diese Technik auch unter Maximallast abgerufen werden kann und Sie den Bewegungsablauf der jeweiligen Übung optimal ausführen.

Wie lange sollte die Pause zwischen den Sätzen dauern? Da Work-up-Sätze nicht so anstrengend sind wie der Zielsatz, ist etwa eine Minute vollkommen ausreichend. Erst wenn die Gewichte spürbar schwerer werden, verlängern Sie dazu passend auch die Pausen.

Es gibt ein paar Tricks, die Sie anwenden können, um den Ablauf effektiver und den Zielsatz schwerer zu machen – oder dafür zu sorgen, dass es sich leichter anfühlt. Wählen Sie dazu für den letzten Work-up-Satz eine größere Last als für den Zielsatz , aber nur für eine oder zwei Wiederholungen. Danach absolvieren Sie Ihren Zielsatz mit dem dafür vorgesehenen Gewicht.

Wenn Sie beispielsweise einen Squat mit 125 kg und fünf Wiederholungen als Ziel haben, könnten die vier letzten Sätze so aussehen:

GEWICHT	100	116	136	125
WDH.	5	3	1	5
			SCHWERERER WARM-UP-SATZ	ZIELSATZ

Sie arbeiten sich mit dieser Methode nach und nach sogar bis zu einem größeren Gewicht nach oben, reduzieren die Wiederholungen, um die Erschöpfung zu minimieren, und landen dann beim Zielgewicht. 136 kg sind noch zu viel für fünf Wiederholungen, aber schon machbar für eine. Danach werden sich 125 kg viel leichter anfühlen. Das Ganze funktioniert natürlich nicht, wenn Ihr Zielsatz im Bereich Ihrer Maximalkraft (1–3 Wiederholungen) liegt, klappt aber gut, wenn Sie beim Zielsatz zwischen 4 und 8 Wiederholungen absolvieren können.

Jason Ferrugia, ein Krafttrainer aus Los Angeles, reduziert in seiner Methode in einem Satz das Gewicht, bevor er es wieder steigert. Das bietet sich an, wenn Sie auf ein neues Maximalgewicht (eine Wiederholung) hinarbeiten. Die Last fühlt sich spätestens ab 90 Prozent Ihrer Maximalkraft sehr schwer an, das nächstschwerere Gewicht wirkt abschreckend. Mit einer Reduktion für einen Satz und der darauf folgenden Wiederaufnahme der Steigerungen geben Sie Ihrem Körper und vor allem Ihrer Psyche die Gelegenheit, sich anzupassen. Das Gewicht fühlt sich leichter an, Sie haben mehr Vertrauen in Ihre Fähigkeiten und kommen einfacher ans Ziel.

Wenn Sie zum ersten Mal 140 kg bankdrücken wollen, könnten die letzten Sätze so aussehen:

						REDUKTION		NEUES MAX
GEWICHT	60	80	100	112	125	116	130	140
WDH.	5	5	3	3	1	1	1	1
					SCHWERER		STEIGERUNG	

Um das klarzustellen: Die Methode des Working-up alleine sollten Sie zum Aufwärmen nur dann einsetzen, wenn Sie wenig Zeit haben. Lässt Ihr Zeitbudget es aber zu, empfehlen wir Ihnen dringend, davor eine der anderen hier beschriebenen Möglichkeiten anzuwenden.

Die Working-up-Methode passt auch gut zum Training mit Kettlebells, Kurzhanteln, Schlingen (Suspension Trainer) und Bändern. Beginnen Sie mit leichtem Widerstand und reduzieren Sie mit steigender Intensität die Wiederholungen.

OPTION 3
DAS PRAGMATISCHE WARM-UP

Wie der Name schon andeutet, ist dieses Programm geeignet, wenn Sie zwar eine gewisse Zeit zum Aufwärmen zur Verfügung haben, aber nicht genügend, um alle Übungen aus Option 1 zu absolvieren. Wichtig ist, dass Sie gut ins Schwitzen kommen und die Muskeln und Gelenke mit dem Notwendigsten vorbereiten.

Ben Bruno, ein Trainer von Prominenten im Studio Rise Movement in West Hollywood, empfiehlt zum Einstieg fünf Minuten am Kardiogerät und danach folgende Stretches: »Um Ihre Beweglichkeit zu verbessern, absolvieren Sie Squats mit Zehenberührung (Toe-Touch Squat) und anschließend gehaltene Sumo Squats (Sumo Squat Hold).« Beide Übungen erklären wir hier.

SQUAT MIT ZEHENBERÜHRUNG

Beugen Sie sich aus dem schulterbreiten Stand mit gestreckten Beinen so nach vorn, dass Sie mit den Fingern die Fußspitzen berühren. Schieben Sie das Gesäß nach hinten und beugen Sie die Beine bis in die tiefe Hocke, die Neutralstellung der Wirbelsäule wird beibehalten. Heben Sie die Arme über den Kopf und kehren Sie zurück in den Stand.

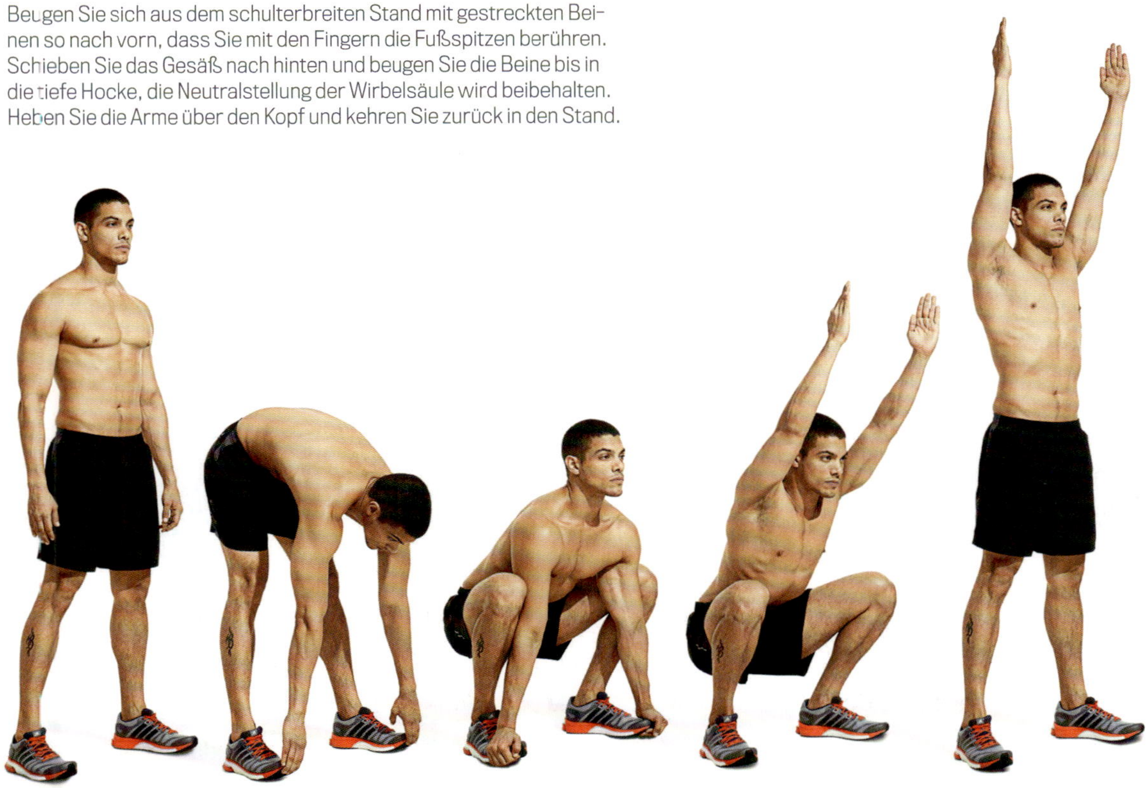

SUMO SQUAT GEHALTEN

Gehen Sie aus dem schulterbreiten Stand mit leicht ausgedrehten Füßen und nach hinten geschobenen Hüften in die Hocke. Behalten Sie die Neutralstellung der Wirbelsäule bei und legen Sie die Hände auf die Fußspitzen. Verharren Sie für einige Sekunden in dieser Stellung. Danach legen Sie Ihre Handflächen vor der Brust aneinander, drücken so die Knie weiter nach außen und vertiefen die Hocke.

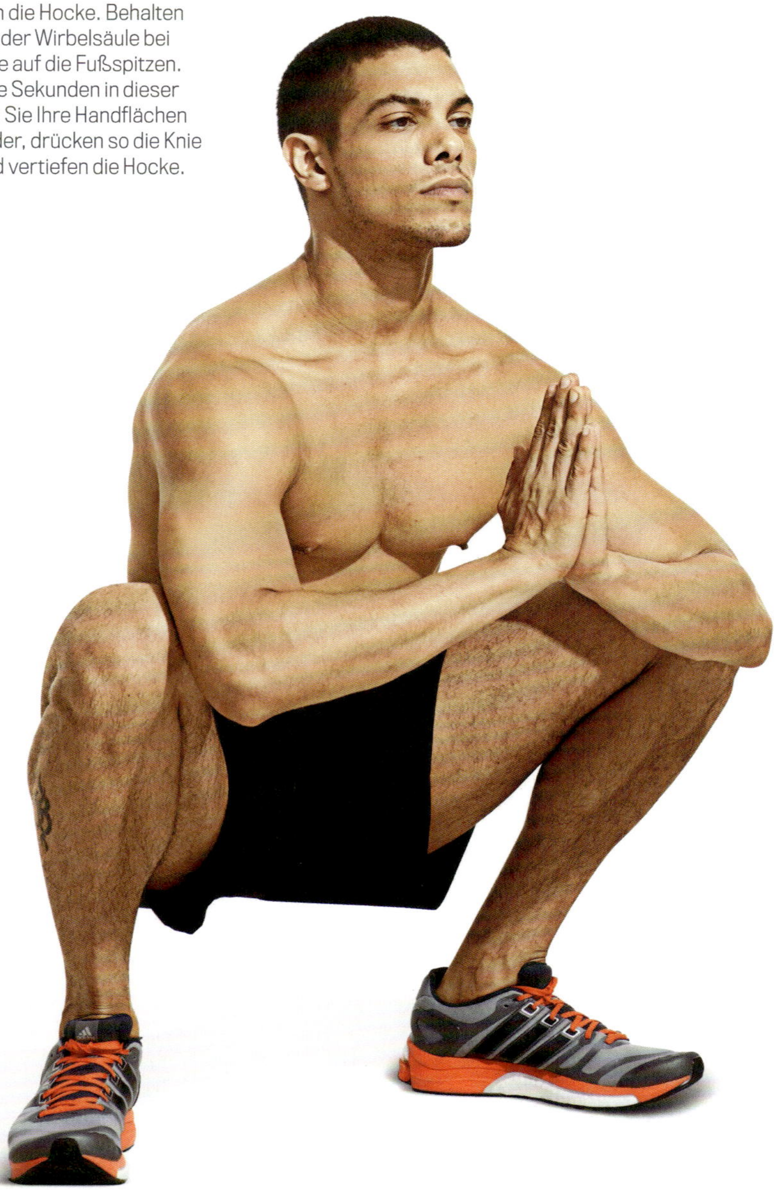

HATTEN WIR VERSPROCHEN, ES KURZ ZU MACHEN?

Auf engem Raum brauchen Sie zum Aufwärmen nicht mehr. Beachten Sie, dass das Aufwärmen des Oberkörpers auch dann sinnvoll ist, wenn man in der darauf folgenden Trainingseinheit den Unterkörper trainieren will. Schließlich hängt immer alles mit allem zusammen. Fehlende Geschmeidigkeit im Oberkörper kann im Beintraining sogar zu Verletzungen führen und umgekehrt. Wenn Sie also die hier aufgeführten Warm-up-Optionen kürzen oder neu zusammenstellen, lassen Sie nicht komplette Muskelgruppen unbearbeitet, nur weil Sie sie an diesem Tag nicht trainieren. Für die Kardioprogramme ab Kapitel 26 ist kein gesondertes Aufwärmen erforderlich.

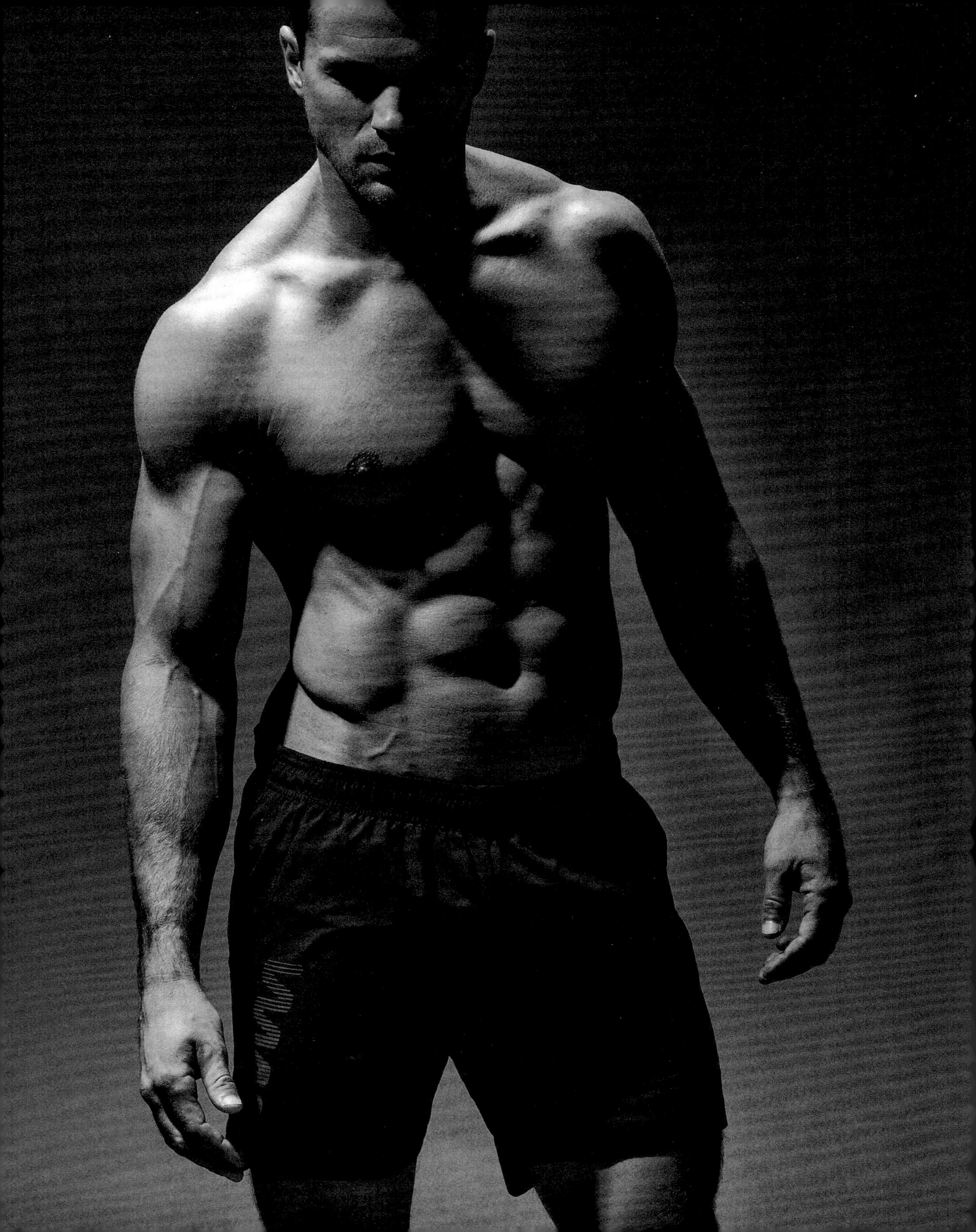

GANZ-KÖRPER-WORKOUTS

03 FITNESS-STUDIO

Wir meckern alle gern über unsere Fitnessstudios. Es gibt zu wenige Bänke, die Maschinen sind immer kaputt und so weiter. Erst wenn wir zu Hause trainieren müssen oder in einem Hotel, merken wir am Vergleich, welchen Luxus selbst das durchschnittlichste Fitnessstudio bietet.

Wenn Sie die Möglichkeit haben, in einem Fitnessstudio oder einer vergleichbaren Einrichtung, beispielsweise in einem gut ausgestatteten Home Gym zu Hause, zu trainieren, dann ist dieses Kapitel genau das Richtige für Sie. Selbst wenn es nicht das Fitnessparadies sein sollte, nach dem Sie sich sehnen, sind doch alle zum Muskelaufbau notwendigen Geräte vorhanden. Die folgenden Trainingseinheiten zeigen Ihnen, wie Sie sie optimal nutzen.

Wir gehen davon aus, dass in Ihrem Studio Langhanteln, Kurzhanteln, ein Power Rack, verstellbare Bänke, Kabelzugmaschinen, Gymnastikbälle und Klimmzugstangen zur Verfügung stehen. Damit können Sie problemlos alle Trainingsoptionen nachvollziehen, die wir für Sie zusammengestellt haben. Diese Optionen umfassen zwei Trainingsprogramme speziell zum Definieren des Körpers – mit der magischen Kombination aus Muskelauf- und Fettabbau bei minimaler Änderung des Körpergewichts – sowie drei Programme zum Muskelaufbau und zwei zum Fettabbau.

DAS BESTE TRAINING ZUM DEFINIEREN DES KÖRPERS [Option A]

WORKOUT 1 VON JOE DOWDELL, C.S.C.S.

Man kann deutsche Technik gar nicht hoch genug einschätzen. Das Land, das uns Düsenflugzeuge, den Mercedes und Heidi Klum bescherte, brachte auch die vielleicht beste bislang bekannte Methode zum Modellieren des Körpers hervor - eine zeitlos gültige Strategie zum gleichzeitigen Aufbau von Muskeln und Abbau von Körperfett.

WIE ES FUNKTIONIERT
Hala Rambie, ein rumänischer Sportwissenschaftler, der im Kalten Krieg nach Westdeutschland überlief, fand heraus, dass Fettabbau durch einen höheren Laktatwert im Blut beschleunigt werden kann. Mehr Laktat führt zu höherer Ausschüttung von Wachstumshormonen, die den Aufbau von Muskeln und das Verbrennen von Speck auslösen.

Die beste Methode, um den Laktatwert rasch zu erhöhen, ist das paarweise Verbinden von antagonistischen Übungen oder Übungen für den Ober- und Unterkörper im Bereich von 8-15 Wiederholungen und idealerweise in drei Sätzen mit Pausen von 30-60 Sekunden. Sie ist bekannt als German Body Comp.

HINWEISE Wechseln Sie ab zwischen Sätzen aus A- und B-Übungen. Sie trainieren also einen Satz von A, machen Pause, dann einen Satz von B usw. für alle vorgeschriebenen Sätze. Die übrigen Übungen absolvieren Sie in einfachen Sätzen.

Zum Steigern der Intensität verringern Sie die Pausen zwischen den Sätzen alle zwei Wochen um 15 Sekunden. Beginnen Sie in den ersten beiden Wochen mit 60 Sekunden. In den Wochen drei und vier machen Sie 45 Sekunden Pause usw.

1A KREUZHEBEN

SÄTZE: 3 WIEDERHOLUNGEN: 8-10 TEMPO*: 4010 PAUSE: 60 SEKUNDEN

Beugen Sie aus dem hüftbreiten Stand mit gestrecktem Rücken Hüften und Beine und greifen Sie die Langhantelstange etwas außerhalb der Knie. Drücken Sie die Fersen in den Boden, halten Sie den Rücken gerade und ziehen Sie durch Strecken von Hüften und Beinen die Hantelstange dicht entlang der Schienbeine und Knie bis in den Stand.

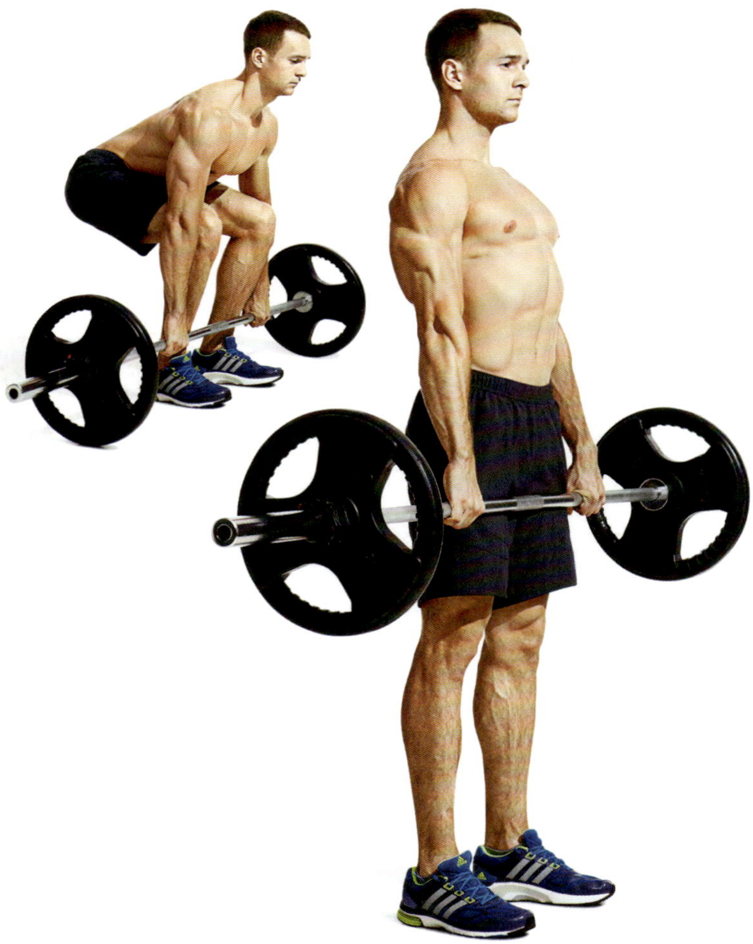

1B 1¼-KURZHANTEL-BANKDRÜCKEN IM NEUTRALGRIFF

SÄTZE: 3 WIEDERHOLUNGEN: 8–10 TEMPO: 3020
PAUSE: 60 SEKUNDEN

Legen Sie sich mit je einer Kurzhantel in der Hand rücklings auf eine Bank, halten Sie die Kurzhanteln auf Brusthöhe, die Handflächen zeigen zueinander. Drücken Sie die Gewichte nach oben, bis die Arme fast gestreckt sind, kehren Sie zurück in die Ausgangsstellung, drücken Sie die Hanteln nur ein Viertel des Weges nach oben, kehren Sie zurück in die Ausgangsstellung, drücken Sie anschließend die Gewichte ganz nach oben, bis die Arme wieder fast gestreckt sind, und kehren Sie sofort zurück in die Ausgangsstellung. Das ist eine Wiederholung. Das Absenken der Hanteln dauert drei, das Drücken nach oben zwei Sekunden.

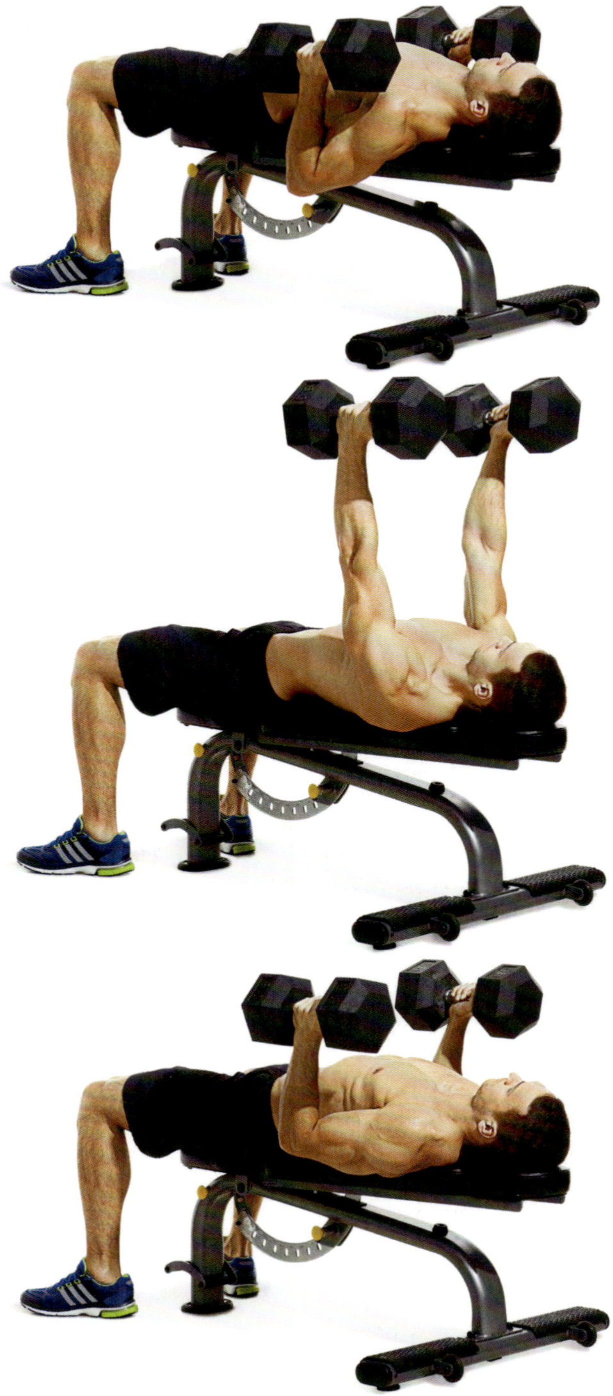

***TEMPO** Zu jeder Übung nennen wir das passende Tempo

3 1 1 0

ERSTE ZIFFER	ZWEITE ZIFFER	DRITTE ZIFFER	VIERTE ZIFFER
Sekunden, in denen Sie das Gewicht absenken	Sekunden, die Sie in der tiefsten Stellung innehalten	Sekunden, in denen Sie die Last nach oben bewegen	Länge der Pause in der Endstellung

Eine 0 bedeutet »keine Zeitangabe« – fahren Sie fort mit der nächsten Ziffer. Beispiel: Ein Front Squat mit der Tempoangabe 3110 funktioniert so: 3 Sekunden zum Absenken in die Hocke; 1 Sekunde Pause in der tiefsten Stellung; 1 Sekunde zur Rückkehr in den Stand und im direkten Anschluss das nächste Absenken.

2A BULGARISCHER SPLIT SQUAT

SÄTZE: 3 WIEDERHOLUNGEN: 8-10 (JEDE SEITE) TEMPO: 3110 PAUSE: 60 SEKUNDEN

Stellen Sie sich in Ausfallschrittentfernung vor eine Bank, der Rist des linken Fußes liegt auf dem Polster auf. Halten Sie in jeder Hand eine Kurzhantel. Senken Sie durch Beugen des vorderen Beines den Körper ab, bis der Oberschenkel parallel zum Boden ist und das hintere Knie fast den Boden berührt.

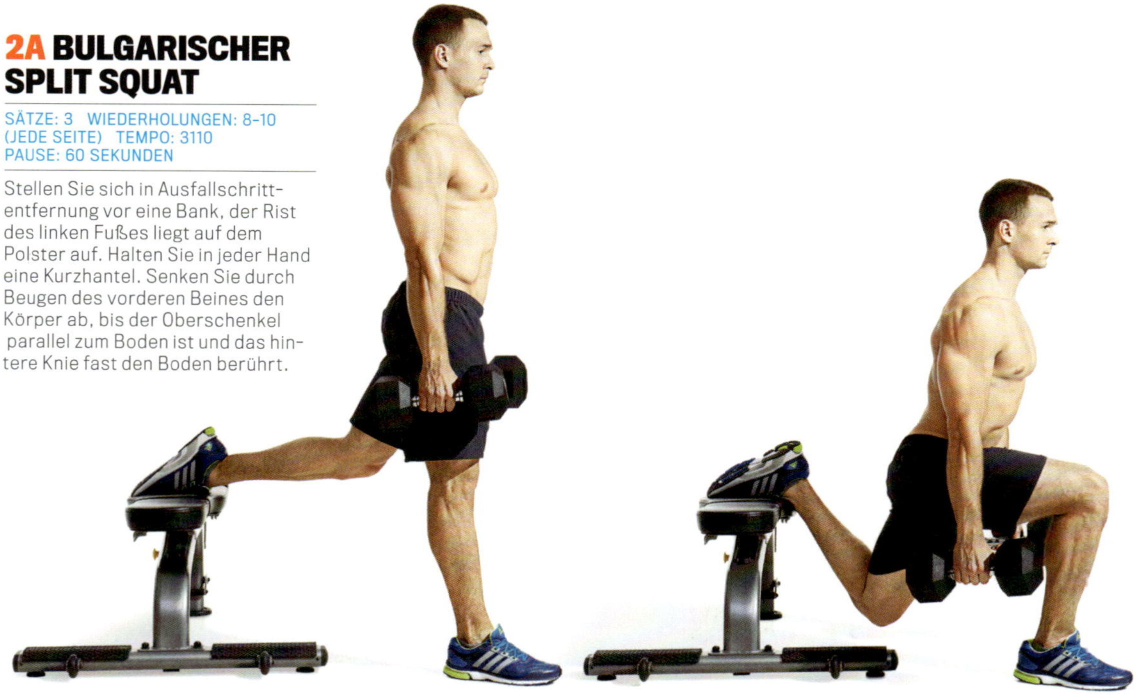

2B HORIZONTALES RUDERN

SÄTZE: 3 WIEDERHOLUNGEN: 10-12 TEMPO: 2011 PAUSE: 60 SEKUNDEN

Platzieren Sie eine Langhantelstange auf Hüfthöhe in einem Power Rack oder einer Smith-Maschine. Legen Sie sich darunter und fassen Sie die Stange mit schulterbreitem Griff. Strecken Sie den Körper so, dass er eine gerade Linie bildet. Drücken Sie die Schulterblätter zusammen und ziehen Sie sich so weit wie möglich nach oben.

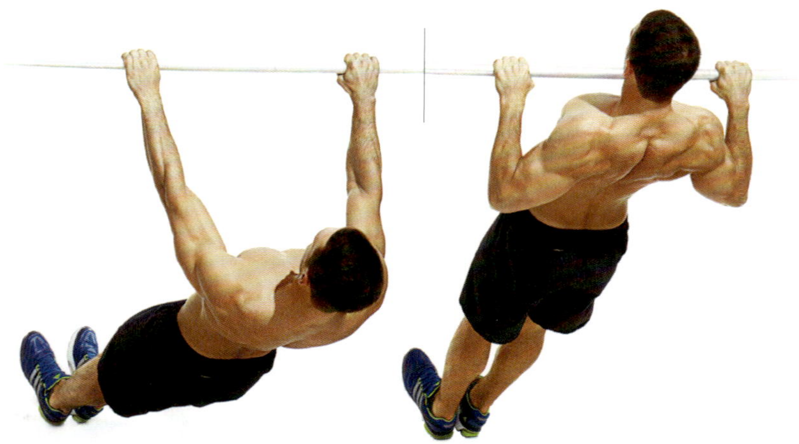

3A DIP

SÄTZE: 3 WIEDERHOLUNGEN: 10-12 TEMPO: 3110
PAUSE: 60 SEKUNDEN

Gehen Sie an zwei parallelen Stangen in den Stütz und senken Sie durch Beugen der Arme den Körper ab, bis die Oberarme parallel zum Boden sind.

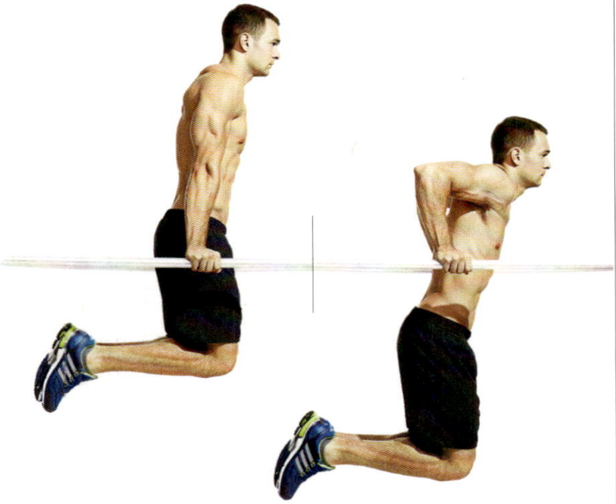

3B SCHRÄGBANK-KURZHANTEL-CURL IM SITZEN

SÄTZE: 3 WIEDERHOLUNGEN: 10-12 TEMPO: 4010
PAUSE: 60 SEKUNDEN

Setzen Sie sich auf eine Bank, deren Rückenlehne auf einen Neigungswinkel von 45-60 Grad eingestellt ist. Halten Sie in jeder Hand eine Kurzhantel. Beugen Sie die Arme und führen Sie die Gewichte bis auf Schulterhöhe. Achten Sie dabei darauf, dass die Oberarme eng am Rumpf bleiben.

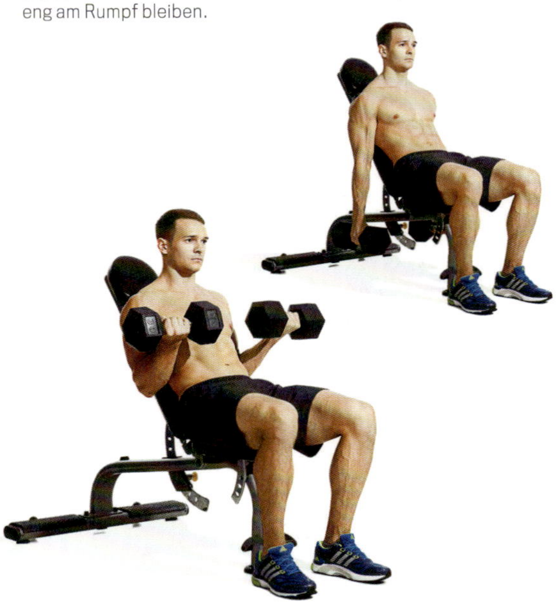

4 ROLL-OUT MIT GYMNASTIKBALL

SÄTZE: 3 WIEDERHOLUNGEN: 10-15 TEMPO: 2020 PAUSE: 60 SEKUNDEN

Knien Sie auf dem Boden und stützen Sie sich mit den Unterarmen auf einen Gymnastikball. Spannen Sie die Körpermitte an und rollen Sie den Ball nach vorn, bis die Arme gestreckt sind. Stoppen Sie, wenn Ihr unterer Rücken droht nachzugeben, und rollen Sie zurück in die Ausgangsstellung.

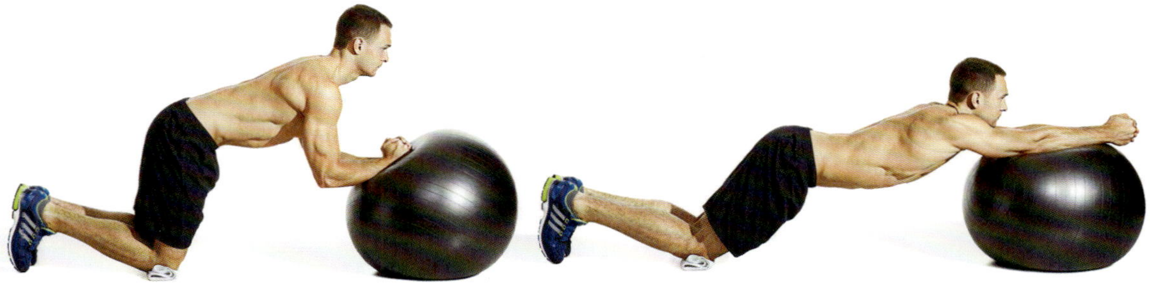

DAS BESTE TRAINING ZUM DEFINIEREN DES KÖRPERS [Option B]

WORKOUT 2 VON JOE DOWDELL, C.S.C.S.

Setzen Sie dieses Programm auf die gleiche Weise ein wie das vorangegangene (Option A). Es ist ein weiteres Beispiel für ein German-Body-Comp-Training, und Sie können es in Verbindung mit Option A anwenden. Wenn Sie beide Programme einige Wochen lang trainieren, wechseln Sie sie in drei Einheiten pro Woche ab, pausieren Sie dazwischen einen Tag und legen Sie nach der dritten Einheit zwei Tage Pause ein.

1A FRONT SQUAT

SÄTZE: 3 WIEDERHOLUNGEN: 8-10 TEMPO: 3110 PAUSE: 60 SEKUNDEN

Platzieren Sie in einem Power Rack eine Langhantel auf Schulterhöhe. Fassen Sie die Hantel schulterbreit, heben Sie die Ellenbogen, bis die Oberarme parallel zum Boden sind. Nehmen Sie die Hantel aus der Ablage und steuern Sie sie mit den Fingerspitzen – solange die Ellenbogen oben sind, können Sie sie ausbalancieren. Gehen Sie einen Schritt zurück in den schulterbreiten Stand, die Füße sind leicht ausgedreht. Gehen Sie so tief in die Hocke wie möglich. Halten Sie den Rücken gerade, ohne die natürliche Wirbelsäulenkrümmung zu verlieren.

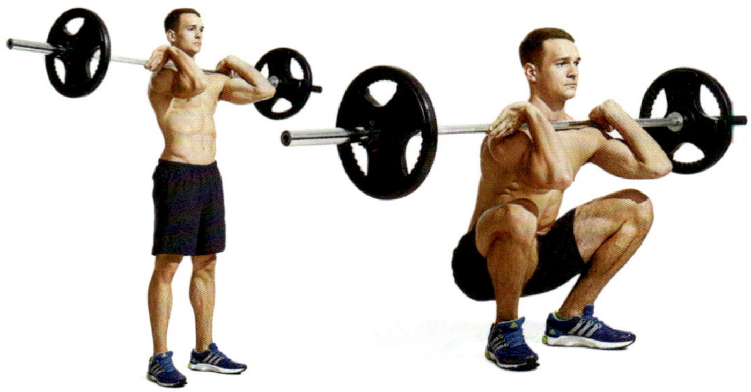

1B KLIMMZUG IM NEUTRALGRIFF

SÄTZE: 3 WIEDERHOLUNGEN: 8-10
TEMPO: 4010 PAUSE: 60 SEKUNDEN

Verwenden Sie eine Klimmzugstange mit Griffen, die Sie so fassen können, dass die Handflächen zueinanderweisen. Falls Ihnen nur eine gerade Stange zur Verfügung steht, befestigen Sie V-Griffe einer Kabelzugmaschine daran oder verwenden Sie einen Schlingentrainer (siehe Foto). Ziehen Sie sich aus dem Hang nach oben, bis sich Ihr Kinn oberhalb der Griffe befindet.

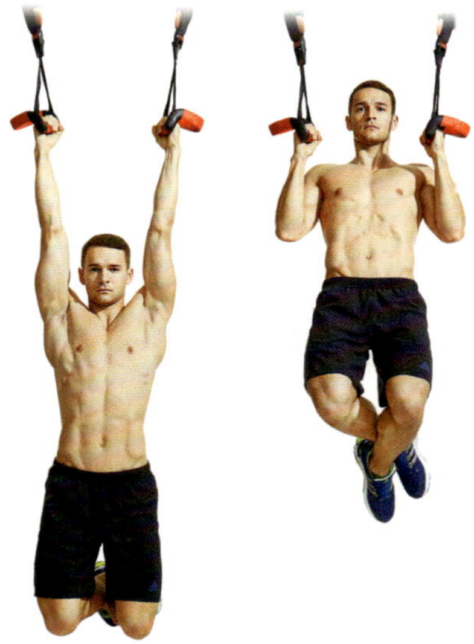

2A RUMÄNISCHES KREUZHEBEN

SÄTZE: 3 WIEDERHOLUNGEN: 8-10
TEMPO: 3110 PAUSE: 60 SEKUNDEN

Halten Sie im hüftbreiten Stand eine Langhantel auf Oberschenkelhöhe, die Hände sind schulterbreit auseinander. Schieben Sie die Hüften so weit wie möglich nach hinten und beugen Sie die Beine so viel wie nötig, während Sie die Hantel entlang der Schienbeine nach unten führen. Halten Sie den Rücken die ganze Zeit gerade.

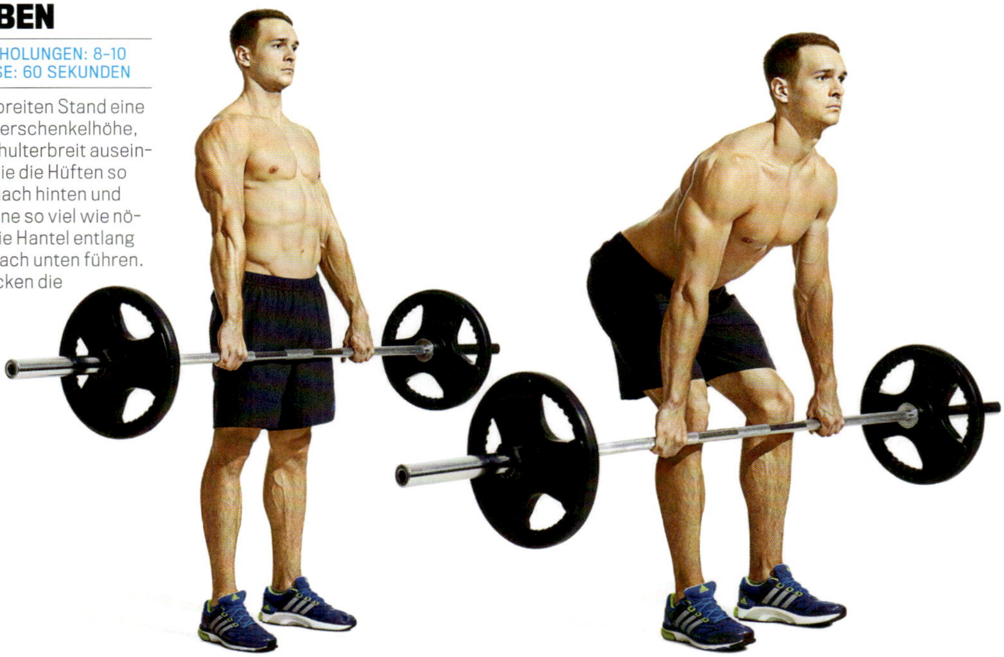

2B SCHRÄGBANK-KURZHANTEL-DRÜCKEN IM NEUTRALGRIFF

SÄTZE: 3 WIEDERHOLUNGEN: 10-12 TEMPO: 3110 PAUSE: 60 SEKUNDEN

Legen Sie sich rücklings auf eine Bank, deren Lehne auf einen Neigungswinkel von 30–45 Grad eingestellt ist. Halten Sie in jeder Hand eine Kurzhantel. Drücken Sie die Gewichte bis zur annähernden Streckung der Ame nach oben. Die Handflächen zeigen zueinander.

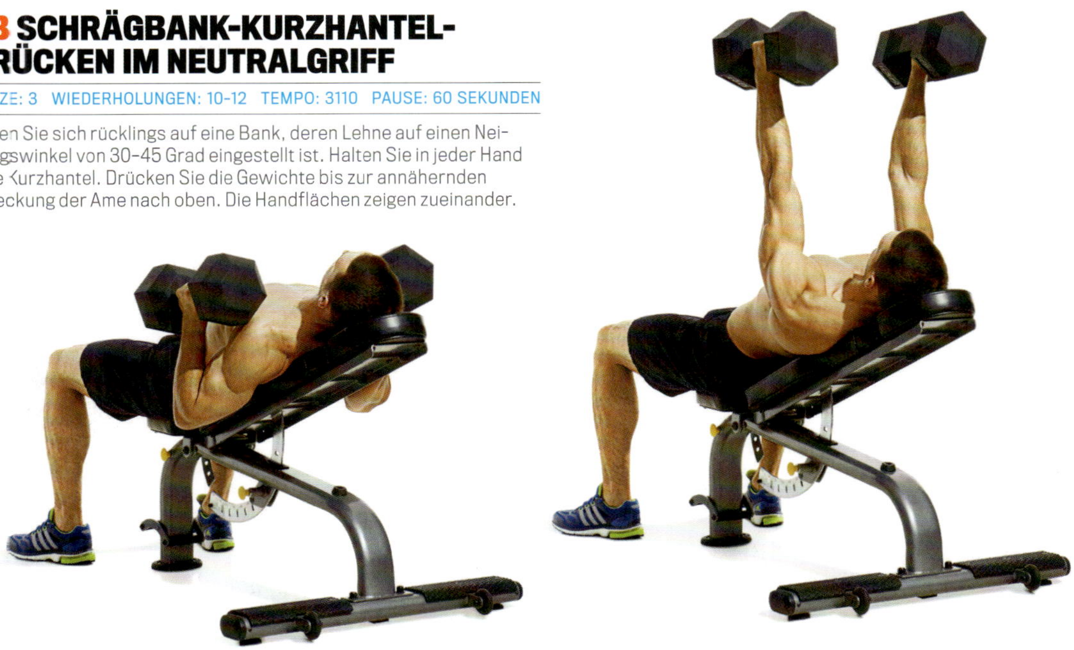

3A ZOTTMAN-CURL IM SITZEN

SÄTZE: 3 WIEDERHOLUNGEN: 10–12
TEMPO: 3020 PAUSE: 60 SEKUNDEN

Setzen Sie sich auf eine Bank mit aufrechter Rückenlehne. Halten Sie in jeder Hand eine Kurzhantel. Führen Sie die Gewichte mit nach oben weisenden Handflächen bis auf Schulterhöhe und drehen Sie dann die Unterarme so, dass die Handflächen nach unten zeigen. Kehren Sie langsam zurück in die Ausgangsstellung.

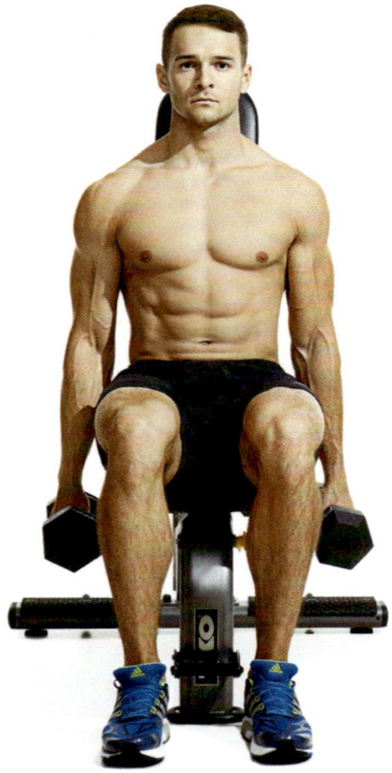

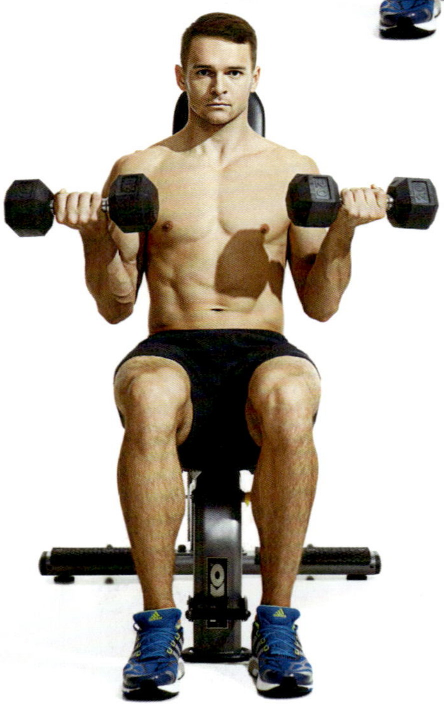

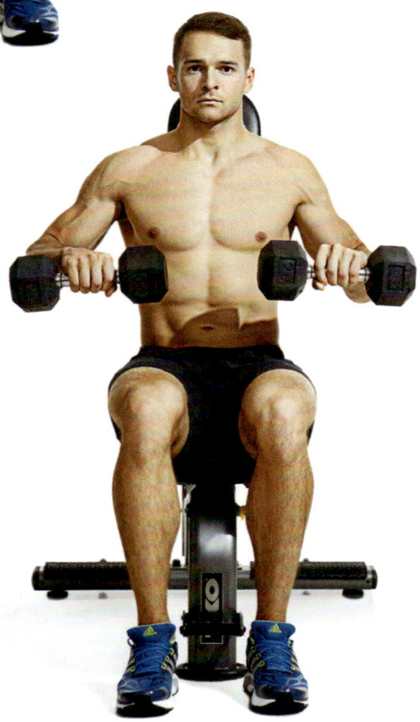

3B ARMESTRECKEN MIT SZ-STANGE AUF DER NEGATIVBANK

SÄTZE: 3 WIEDERHOLUNGEN: 10-12 TEMPO: 4010 PAUSE: 60 SEKUNDEN

Legen Sie sich rücklings mit dem Kopf nach unten auf die negativ geneigte Bank und fassen Sie eine Hantel mit SZ-Stange im schulterbreiten Ristgriff. Halten Sie die Hantel über dem Kopf. Führen Sie die leicht gebeugten Arme nach hinten, dann beugen Sie sie, bis sich die Hantel hinter Ihrem Kopf befindet. Aus dieser Ausgangsstellung heraus strecken Sie die Arme.

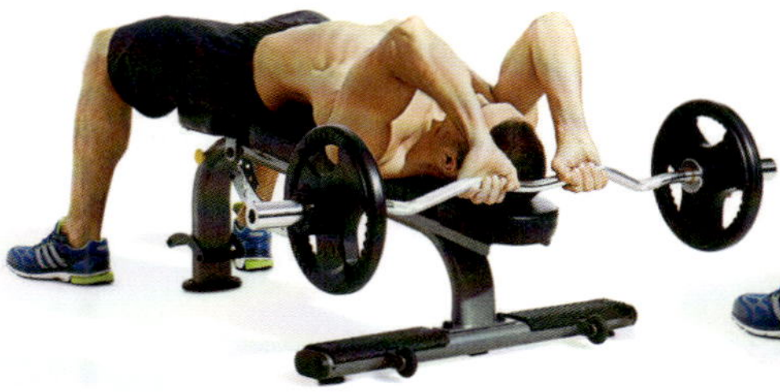

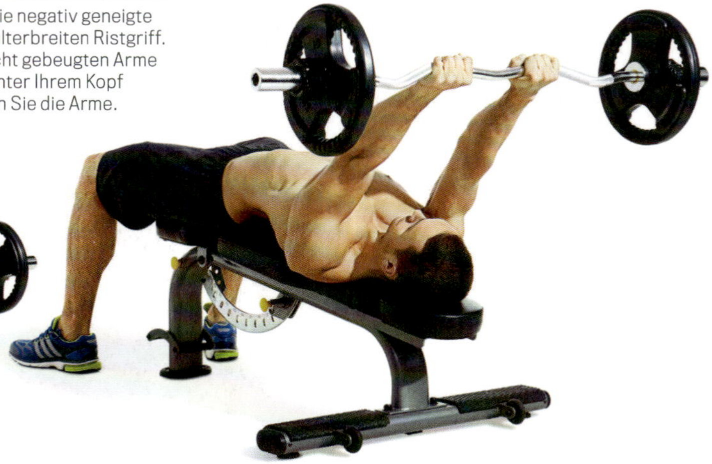

4 ABWÄRTSZUG IM EINBEINKNIESTAND

SÄTZE: 3 WIEDERHOLUNGEN: 8-10 (JEDE SEITE) TEMPO: 3010 PAUSE: 60 SEKUNDEN

Befestigen Sie einen Doppelseilzug an der oberen Rolle einer Kabelstation. Im Einbeinkniestand befindet sich Ihr linkes Knie auf dem Boden. Ziehen Sie das Kabel am Griff von rechts oben nach links unten.

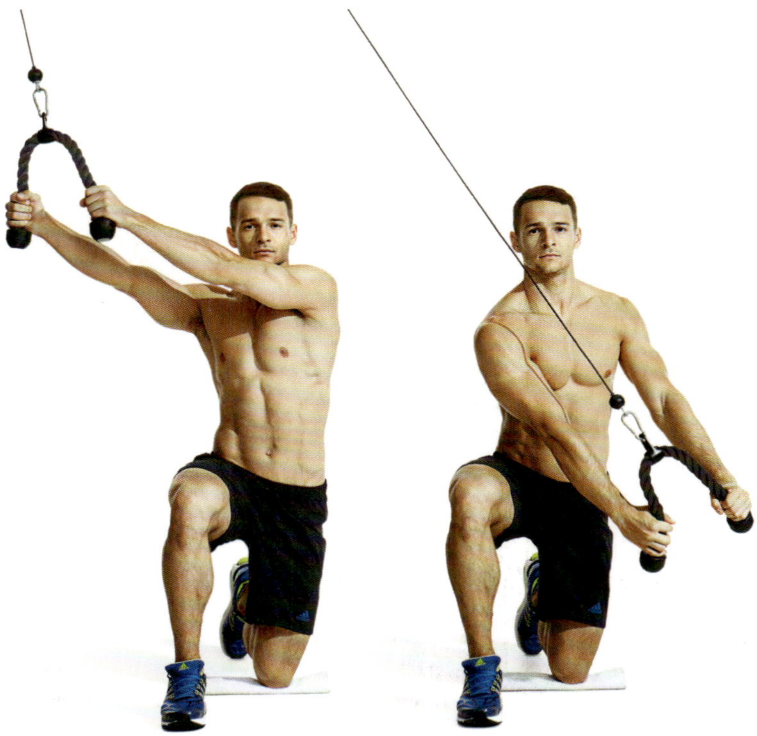

DAS BESTE GANZKÖRPERTRAINING ZUM MUSKELAUFBAU [Option A]

WORKOUT 3 VON SEAN HYSON, C.S.C.S.

Ganzkörpertraining klingt, als würde es lange dauern. Aber wenn Sie die Übungen eindampfen, die Sie brauchen, um jede Zone anzusprechen, bleiben nur noch drei, mit denen Sie sich befassen müssen: Drücken, Ziehen und Squat. Das ist Minimalismus in Reinform und eignet sich hervorragend für Anfänger und Sportler mit wenig Zeit.

WIE ES FUNKTIONIERT Jede Drückübung trainiert Brust, Schultern und Trizeps. Jede Zugbewegung (Ruder- oder Klimmzugvarianten) aktiviert Rücken, Deltamuskeln, Bizeps und Unterarme. Squat-Bewegungen und Kreuzheben, das kein ganzer Squat ist, aber dieselben Muskeln anspricht, setzen die Vorder- und Rückseite der Oberschenkel und die Gesäßmuskeln ein. Sogar die Wadenmuskeln werden beansprucht, um den Squat zu stabilisieren. Ihre Bauchmuskeln sind immer im Einsatz, um die Wirbelsäule zu stabilisieren - vorausgesetzt, Sie trainieren mit freien Gewichten und nicht in Maschinen.

Diese Trainingseinheit enthält alles, was Sie brauchen, um schnell Muskelmasse aufzubauen: einen Squat sowie eine Drück- und eine Zugübung, absolviert mit schweren Gewichten und in 45 Minuten erledigt.

HINWEISE Absolvieren Sie alle fünf Sätze für den Squat und danach Überkopfdrücken und Klimmzug im Wechsel. Das heißt, ein Satz Drücken, dann Pause; ein Satz Klimmzüge, wieder Pause - und das Ganze wiederholen, bis alle fünf Sätze jeder Übung geschafft sind.

1 SQUAT

SÄTZE: 5 WIEDERHOLUNGEN: 5 PAUSE: 120 SEKUNDEN

Verwenden Sie ein Squat Rack. Fassen Sie die Hantelstange mit bequemem Griff und stellen Sie sich unter die Last. Führen Sie die Schulterblätter zusammen, heben Sie durch Strecken der Beine die Hantel aus der Ablage und treten Sie einen Schritt zurück. Schieben Sie im schulterbreiten Stand das Gesäß nach hinten und beugen Sie die Knie so weit wie möglich, ohne die natürliche Krümmung der Wirbelsäule aufzugeben. Schieben Sie in der Abwärts- und in der Aufwärtsbewegung die Knie nach außen. Kehren Sie durch Strecken der Beine und Hüften zurück in die Ausgangsstellung.

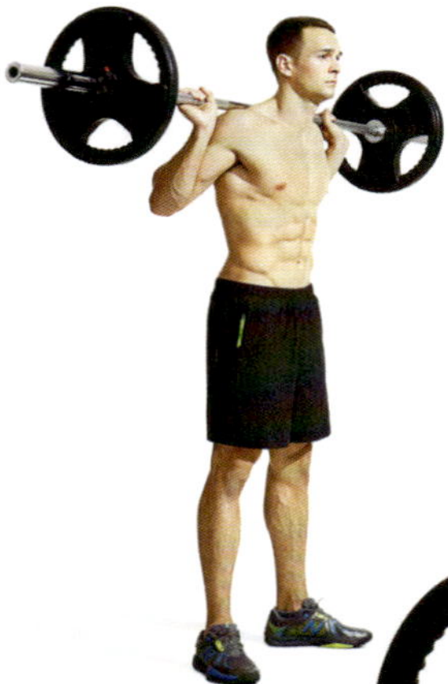

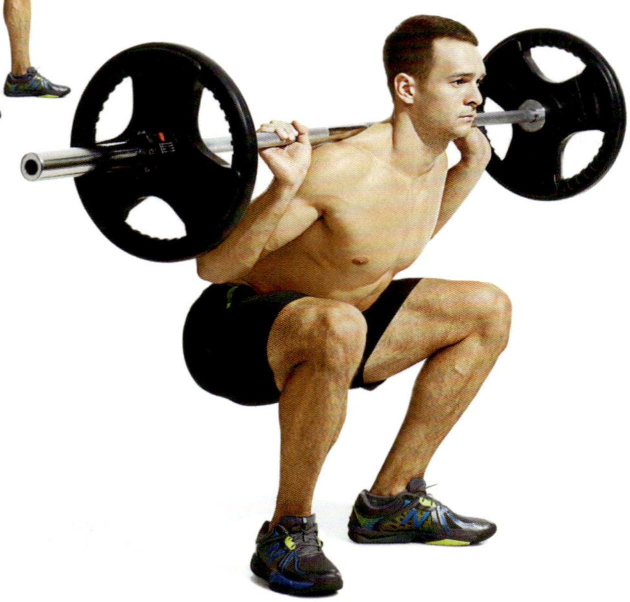

2A ÜBERKOPF-DRÜCKEN

SÄTZE: 5 WIEDERHOLUNGEN: 5
PAUSE: 60 SEKUNDEN

Platzieren Sie in einer Ablage eine Langhantel auf Schulterhöhe. Stellen Sie sich darunter und fassen Sie die Stange mit etwas mehr als schulterbreitem Griff. Strecken Sie die Beine, heben Sie die Hantel aus der Ablage und halten Sie sie auf Schulterhöhe. In der Ausgangsstellung stehen die Füße schulterbreit auseinander und sind leicht ausgedreht. Die Unterarme stehen senkrecht zum Boden. Spannen Sie die Rumpfmuskulatur an und drücken Sie die Hantel bis zur Streckung der Arme nach oben.

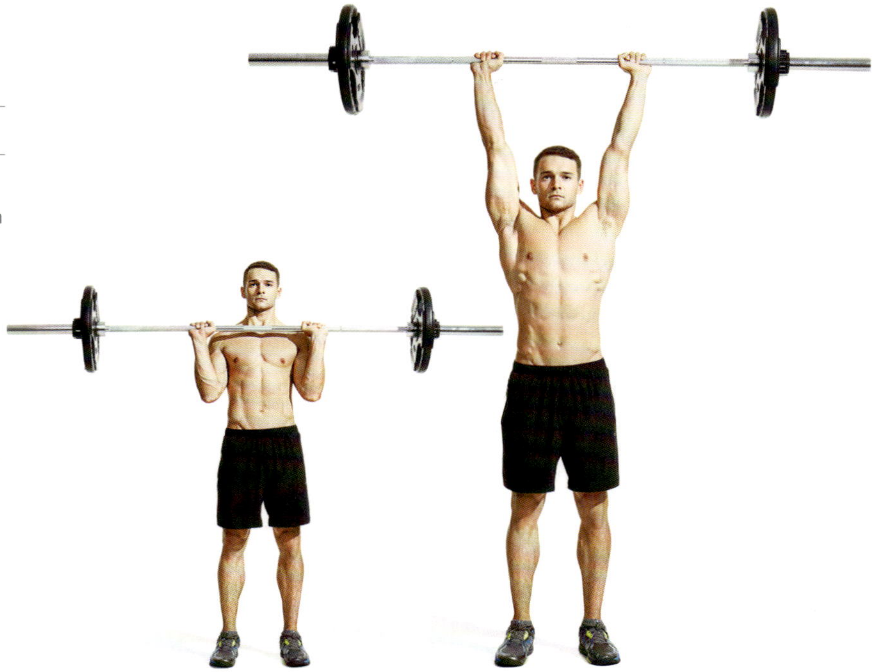

2B KLIMMZUG MIT ZUSATZLAST

SÄTZE: 5 WIEDERHOLUNGEN: 5
PAUSE: 90 SEKUNDEN

Tragen Sie als Zusatzlast eine Gewichtsweste oder einen Gewichtsgürtel oder halten Sie zwischen den Unterschenkeln eine Kurzhantel. Alternativ genügt auch Ihr eigenes Körpergewicht. Halten Sie sich mit gestreckten Armen im etwas über schulterbreiten Ristgriff an einer Klimmzugstange fest. Ziehen Sie sich nach oben, bis sich das Kinn über der Stange befindet.

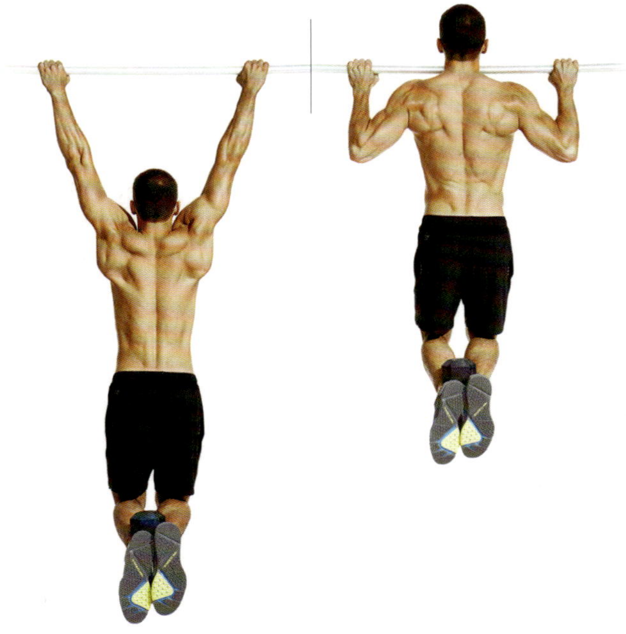

DAS BESTE GANZKÖRPERTRAINING ZUM MUSKELAUFBAU [Option B]

WORKOUT 4 VON SEAN HYSON, C.S.C.S.

Wir wenden dieselben Prinzipien an wie in der vorangegangenen Trainingseinheit, stellen Ihnen hier aber drei neue Drück-, Zug- und Unterkörperübungen vor, die auch die Bauch- und Wadenmuskulatur ansprechen. Dieses Programm ist ideal, wenn Sie etwas mehr Zeit haben, als für Option A notwendig ist. Sie können es auch mit Option A im Wechsel trainieren, um insgesamt die Variation zu steigern. Die unterschiedlichen Übungen und Wiederholungsbereiche verändern den wachstumswirksamen Muskelreiz.

HINWEISE Trainieren Sie abwechselnd immer einen Satz Bankdrücken und Kabelrudern im Sitzen, also einen Satz 1A, Pause, dann einen Satz 1B, Pause und so weiter, bis alle Sätze absolviert sind. Die anderen drei Übungen absolvieren Sie anschließend nacheinander, sobald Sie jeweils alle Sätze einer Übung abgeschlossen haben.

1A BANKDRÜCKEN

SÄTZE: 4 WIEDERHOLUNGEN: 10 PAUSE: 60 SEKUNDEN

Fassen Sie die Hantelstange mit etwas mehr als schulterbreitem Griff. Spannen Sie den unteren Rücken so an, dass ein leichtes Hohlkreuz entsteht. Heben Sie die Hantel aus der Ablage und senken Sie sie ab bis zum Brustbein. Sobald die Hantelstange den Brustkorb berührt, stemmen Sie die Fersen in den Boden und drücken die Last nach oben.

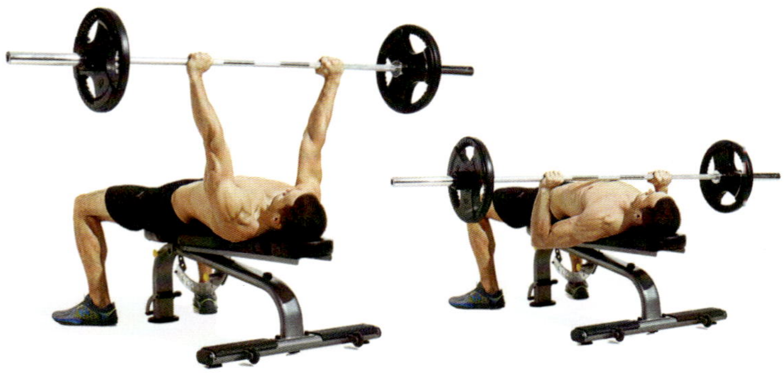

1B KABELRUDERN IM SITZEN

SÄTZE: 4 WIEDERHOLUNGEN: 10 PAUSE: 60 SEKUNDEN

Befestigen Sie am Zugseil einer Sitzruderstation eine gerade Stange. Stellen Sie im Sitzen Ihre Füße gegen die Platte und beugen Sie die Knie leicht. Halten Sie den unteren Rücken gerade, fassen Sie die Stange und ziehen Sie sie bis zum Brustbein. In der Endstellung ziehen Sie die Schulterblätter zusammen. Strecken Sie die Arme und achten Sie vor der nächsten Wiederholung auf die Dehnung im Rücken.

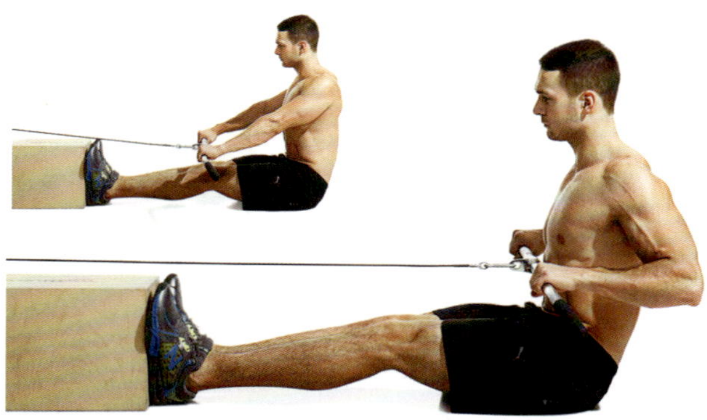

2 RUMÄNISCHES KREUZHEBEN MIT KURZHANTELN

SÄTZE 4 WIEDERHOLUNGEN: 10 PAUSE: 90 SEKUNDEN

Halten Sie im hüftbreiten Stand in jeder Hand eine Kurzhantel. Schieben Sie das Gesäß nach hinten und neigen Sie mit geradem Rücken den Oberkörper nach vorn. Beugen Sie die Beine und senken Sie den Oberkörper so weit ab, bis Sie auf der Oberschenkelrückseite eine leichte Dehnung spüren. Kehren Sie durch Kontraktion der Gesäßmuskeln zurück in die Ausgangsstellung.

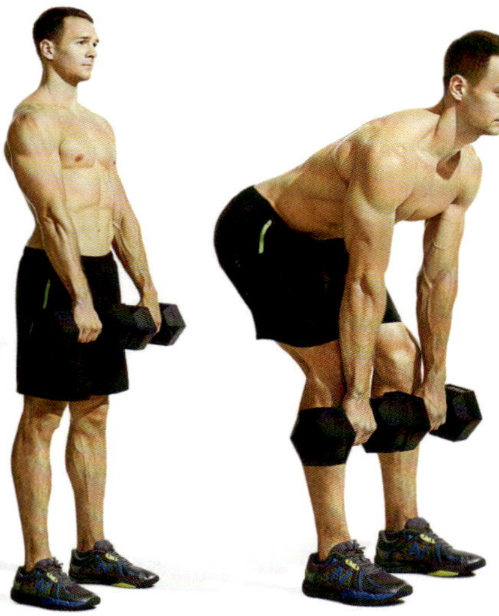

3 PALLOF PRESS GEHALTEN

SÄTZE: 3 WIEDERHOLUNGEN: 30 SEKUNDEN HALTEN (JEDE SEITE)
PAUSE: 30 SEKUNDEN

Befestigen Sie am Zugseil einer Kabelzugmaschine in Schulterhöhe einen Einfachgriff (Sie können auch ein Band benutzen). Fassen Sie den Griff mit verschränkten Händen und treten Sie von der Maschine zurück, um Spannung aufzubauen. Drehen Sie sich 90 Grad nach links; Ihre rechte Seite zeigt zur Maschine. Strecken Sie aus dem schulterbreiten Stand heraus die Arme nach vorn. Das Zugseil will den Körper drehen – doch Sie halten dagegen.

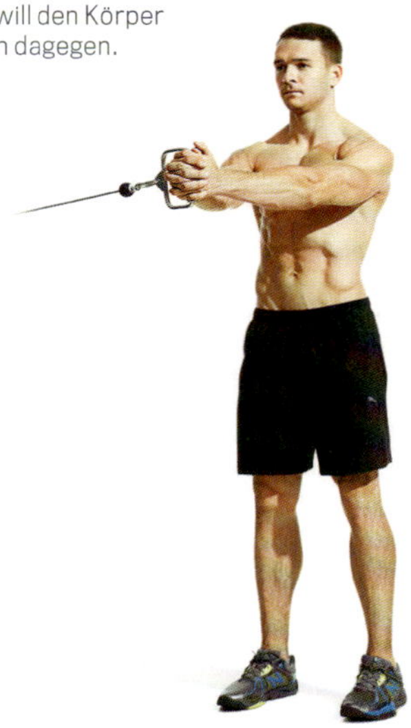

4 FERSENHEBEN IM STEHEN

SÄTZE: 4 WIEDERHOLUNGEN: 10
PAUSE: 60 SEKUNDEN

Benutzen Sie eine Wadenhebemaschine oder halten Sie sich an einem Gegenstand fest und stellen sich auf ein Podest oder ein Vierkantholz, wie hier gezeigt. Senken Sie die Fersen kontrolliert zum Boden ab, bis Sie in den Waden die Dehnung spüren. Kontrahieren Sie die Wadenmuskulatur und heben Sie die Fersen so hoch wie möglich.

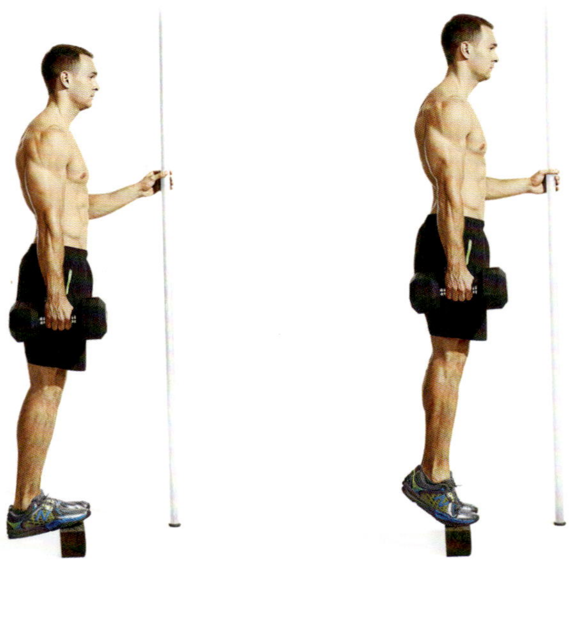

DAS BESTE GANZKÖRPERTRAINING ZUM MUSKELAUFBAU [Option C]

WORKOUT 5 VON SEAN HYSON, C.S.C.S.

Wir setzen das Thema Drücken, Ziehen und Unterkörperbewegungen fort. Sie bilden das Herz der Einheit, unterstützt von direkter Armarbeit. Das Prinzip der vielen Wiederholungen (15 pro Satz) funktioniert in Verbindung mit den beiden vorangegangenen Sessions sehr gut. Sie können alle drei im Wechsel trainieren, beispielsweise A am Montag, B am Mittwoch und C am Freitag.

HINWEISE Absolvieren Sie die Übungspaare (bezeichnet mit A und B) abwechselnd, also einen Satz von A, Pause, dann einen Satz von B, wieder Pause und so weiter, bis alle Sätze für das Paar geschafft sind. Die übrigen Übungen trainieren Sie auf konventionelle Weise.

1 KREUZHEBEN MIT TRAP-BAR

SÄTZE: 3 WIEDERHOLUNGEN: 15 PAUSE: 120 SEKUNDEN

Stellen Sie sich im hüftbreiten Stand in das Gerät. Schieben Sie das Gesäß nach hinten, beugen Sie die Beine und fassen Sie die Griffe. Halten Sie den Rücken gerade. Stemmen Sie die Füße mit der ganzen Sohle fest in den Boden und strecken Sie Hüften und Beine bis zum vollständigen Stand.

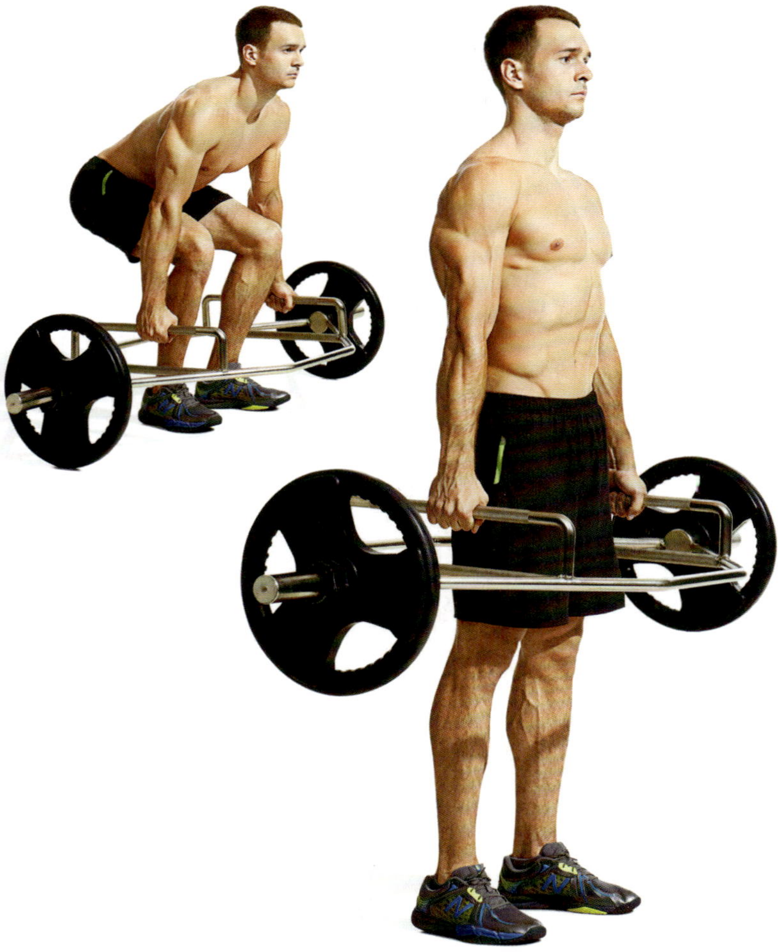

2A SCHRÄGBANK-KURZHANTEL-RUDERN

SÄTZE: 3 WIEDERHOLUNGEN: 15 PAUSE: 60 SEKUNDEN

Halten Sie in jeder Hand eine Kurzhantel und legen Sie sich bäuchlings auf eine zwischen 30 und 45 Grad geneigte Schrägbank. Ziehen Sie die Schulterblätter zusammen, wenn Sie die Gewichte bis zum Brustkorb anheben.

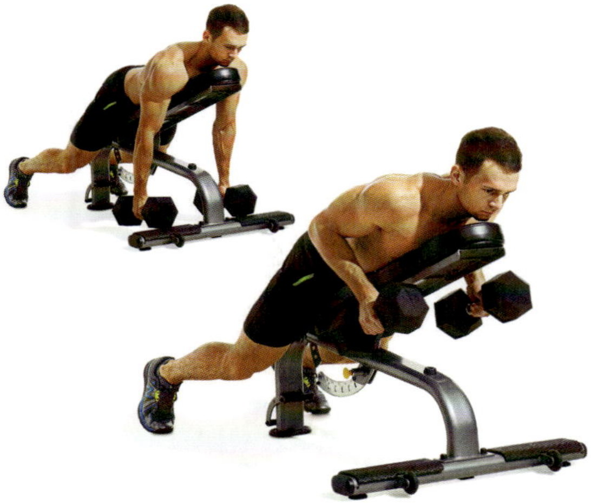

2B SCHRÄGBANK-KURZHANTEL-DRÜCKEN

SÄTZE: 3 WIEDERHOLUNGEN: 15 PAUSE: 60 SEKUNDEN

Halten Sie in jeder Hand eine Kurzhantel und legen Sie sich rücklings auf eine zwischen 30 und 45 Grad geneigte Schrägbank. Drücken Sie die Gewichte über der Brust gerade nach oben.

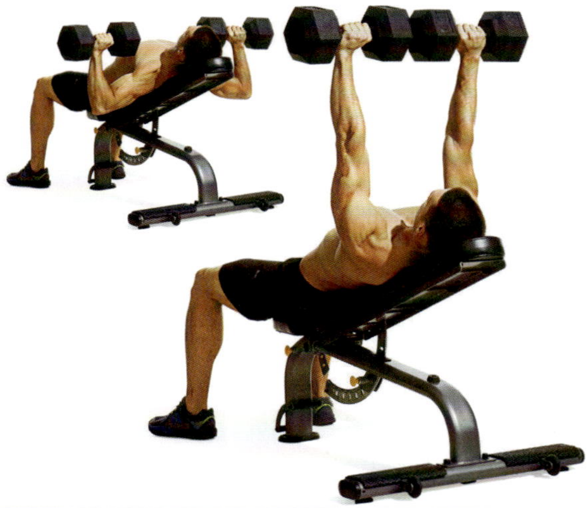

3A CURL MIT SZ-STANGE

SÄTZE: 3 WIEDERHOLUNGEN: 15 PAUSE: 60 SEKUNDEN

Fassen Sie eine SZ-Stange mit schulterbreitem Griff. Beugen Sie die Arme und heben Sie die Hantel auf Brusthöhe. Achten Sie darauf, dass die Oberarme dicht am Rumpf bleiben.

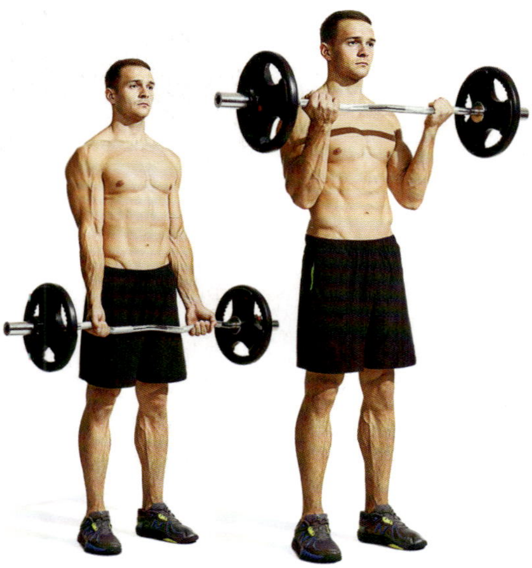

3B ARMESTRECKEN MIT SZ-STANGE AUF DER NEGATIVBANK

SÄTZE: 3 WIEDERHOLUNGEN: 15 PAUSE: 60 SEKUNDEN

Legen Sie sich rücklings mit dem Kopf nach unten auf die negativ geneigte Bank und fassen Sie eine Hantel mit SZ-Stange im schulterbreiten Ristgriff. Halten Sie die Hantel über dem Kopf. Führen Sie die leicht gebeugten Arme nach hinten, dann beugen Sie sie, bis sich die Hantel hinter Ihrem Kopf befindet. Aus dieser Ausgangsstellung heraus strecken Sie die Arme.

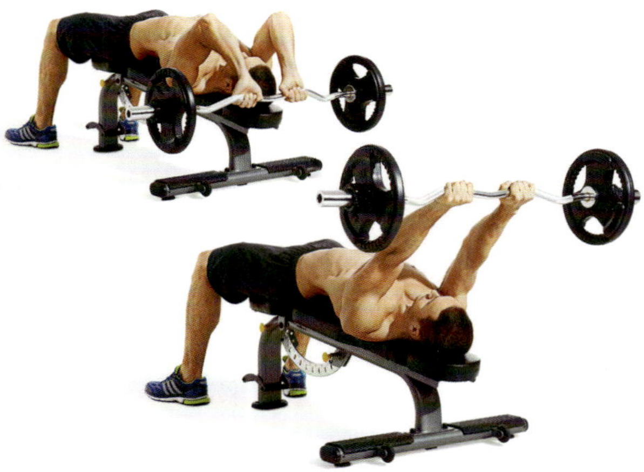

DAS BESTE GANZKÖRPER-TRAINING ZUM FETTABBAU [Option A]

WORKOUT 6 VON CRAIG RASMUSSEN, C.S.C.S.

Die meisten Fitnessstudios bieten eine Reihe von Maschinen an, die als Zirkel aufgebaut sind. Der Kunde muss sich nur von Gerät zu Gerät bewegen und immer wieder die ihm vorgegebene Anzahl an Wiederholungen absolvieren.

Wir haben einen besseren Zirkel (Circuit) für Sie konzipiert, gespickt mit freien Gewichten. Er baut mehr Muskeln auf, verbrennt mehr Kalorien und fordert Sie dauerhaft heraus.

WIE ES FUNKTIONIERT Dieses Programm zielt zunächst auf die Bauchmuskeln ab, um sie speziell zu betonen. Danach absolvieren Sie einen leichten Zirkel, der jede Menge Kalorien verbrennt, bevor der Hauptzirkel Kraft und Muskeln aufbaut.

HINWEISE Absolvieren Sie die erste Übung in normalen Sätzen. Die Übungen 2A bis 2D bilden eine Einheit; benutzen Sie dafür dasselbe Kurzhantelpaar. Wählen Sie eine Last, mit der Sie die Übung, in der Sie am schwächsten sind, mit allen Sätzen und Wiederholungen bewältigen können. Pausieren Sie nach sechs Wiederholungen für 90 Sekunden.

Für die Übungen 3A bis 3D passen Sie die Geräte und Gewichte so an, wie es notwendig ist, absolvieren Sie aber alle vier als Circuit. Wenn Sie eine Trainingseinheit wiederholen, variieren Sie jedes Mal die Sätze und Wiederholungen der letzten vier Übungen. So können Sie monatelang aus dem Circuit Ihren Nutzen ziehen. Wechseln Sie zwischen drei Sätzen mit zehn, vier Sätzen mit fünf und zwei Sätzen mit 15 Wiederholungen.

1 PLANK-KREISE MIT GYMNASTIKBALL

SÄTZE: 2 WIEDERHOLUNGEN: 30–45 SEKUNDEN (JEDE RICHTUNG) PAUSE: 60–90 SEKUNDEN

Legen Sie in Liegestützposition die Unterarme auf einem Gymnastikball ab, die Körpermitte ist angespannt, Kopf, Rumpf und Beine bilden eine Linie. Nutzen Sie die Ellenbogen, um mit dem Ball auf dem Boden Kreise zu beschreiben; mal im Uhrzeigersinn, mal gegen den Uhrzeigersinn, als würden Sie in einem Topf rühren.

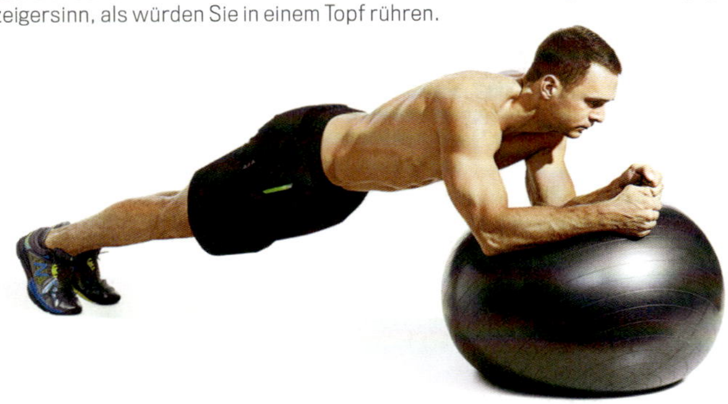

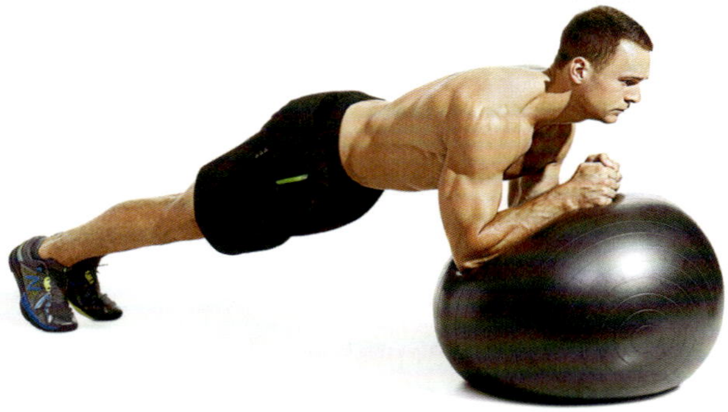

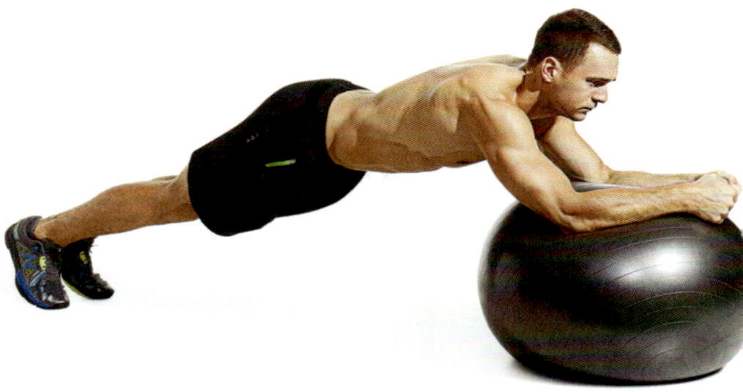

2A RUMÄNISCHES KREUZHEBEN MIT KURZHANTELN

SÄTZE 3–5 WIEDERHOLUNGEN: 6 PAUSE: 0 SEKUNDEN

Halten Sie im hüftbreiten Stand in jeder Hand eine Kurzhantel. Schieben Sie das Gesäß nach hinten und neigen Sie mit geradem Rücken den Oberkörper nach vorn. Beugen Sie die Beine und senken Sie den Oberkörper so weit ab, bis Sie auf der Oberschenkelrückseite eine leichte Dehnung spüren. Kehren Sie durch Kontraktion der Gesäßmuskeln zurück in die Ausgangsstellung.

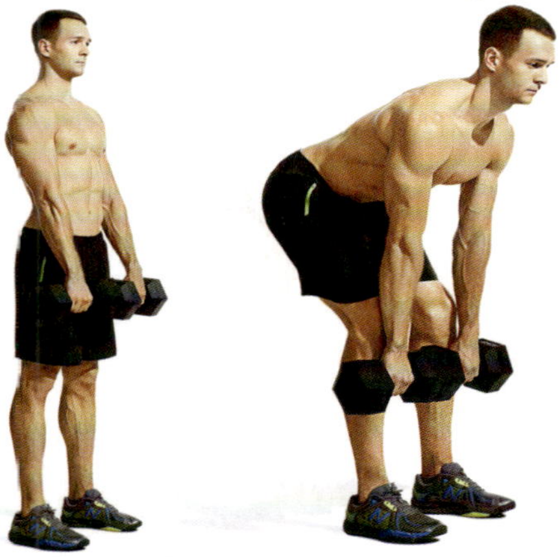

2B KURZHANTEL-RUDERN WECHSELSEITIG

SÄTZE: 3–5 WIEDERHOLUNGEN: 6 (JEDE SEITE)
PAUSE: 0 SEKUNDEN

Halten Sie im hüftbreiten Stand in jeder Hand eine Kurzhantel und beugen Sie sich nach vorn wie für Übung 2A. Ziehen Sie die Kurzhanteln wechselseitig zum Brustkorb.

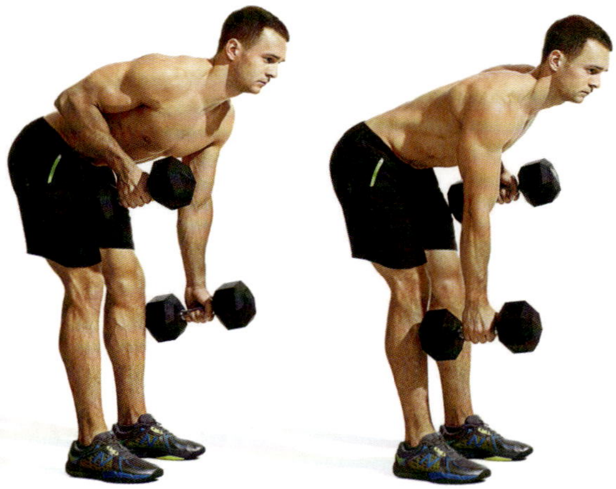

2C KURZHANTEL-HIGH-PULL

SÄTZE 3–5 WIEDERHOLUNGEN: 6 PAUSE: 0 SEKUNDEN

Halten Sie im hüftbreiten Stand in jeder Hand eine Kurzhantel und beugen Sie sich nach vorn wie für Übung 2A. Strecken Sie explosiv Hüften und Beine, als wollten Sie hochspringen, und ziehen Sie mit weit abgespreizten Ellenbogen die Kurzhanteln bis auf Höhe des oberen Brustkorbs.

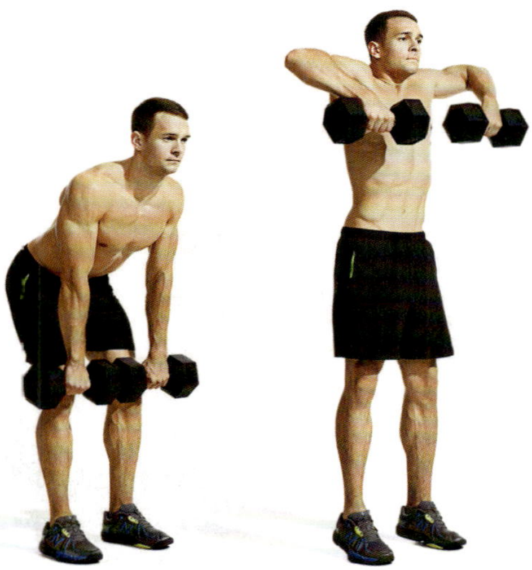

2D FRONT SQUAT UND SCHULTERDRÜCKEN

SÄTZE: 3–5 WIEDERHOLUNGEN: 6 PAUSE: 90 SEKUNDEN

Halten Sie im schulterbreiten Stand je eine Kurzhantel auf Schulterhöhe. Gehen Sie mit geradem Rücken so tief wie möglich in die Hocke. Kehren Sie zurück in die Ausgangsstellung und drücken Sie die Hanteln über den Kopf nach oben.

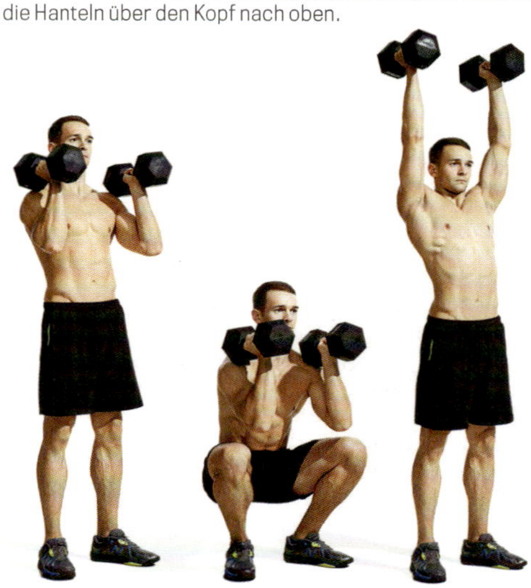

3A KREUZHEBEN IM RACK IM SNATCH-GRIFF

SÄTZE: 3 WIEDERHOLUNGEN: 10
PAUSE: 0 SEKUNDEN

Stellen Sie sich vor einem Power Rack auf wie zum Kreuzheben, die Langhantelstange liegt gut 5 cm unterhalb Ihrer Knie auf der Ablage. Fassen Sie mit leicht gebeugten Beinen und geradem Rücken die Hantelstange etwa in doppelter Schulterbreite, strecken Sie Hüften, Beine und Oberkörper bis in den Stand und ziehen Sie die Stange hoch bis vor die Oberschenkel.

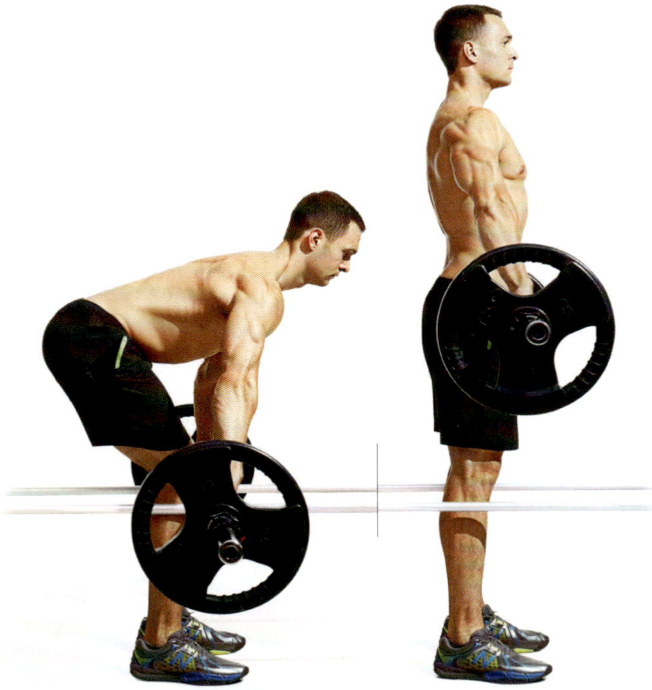

3B KURZHANTEL-BANKDRÜCKEN WECHSELSEITIG

SÄTZE: 3 WIEDERHOLUNGEN: 10 (JEDE SEITE) PAUSE: 0 SEKUNDEN

Halten Sie in je einer Hand eine Kurzhantel und legen Sie sich rücklings auf eine Flachbank. Drücken Sie wechselseitig eine Hantel über den Brustkorb nach oben, während Sie gleichzeitig die andere absenken.

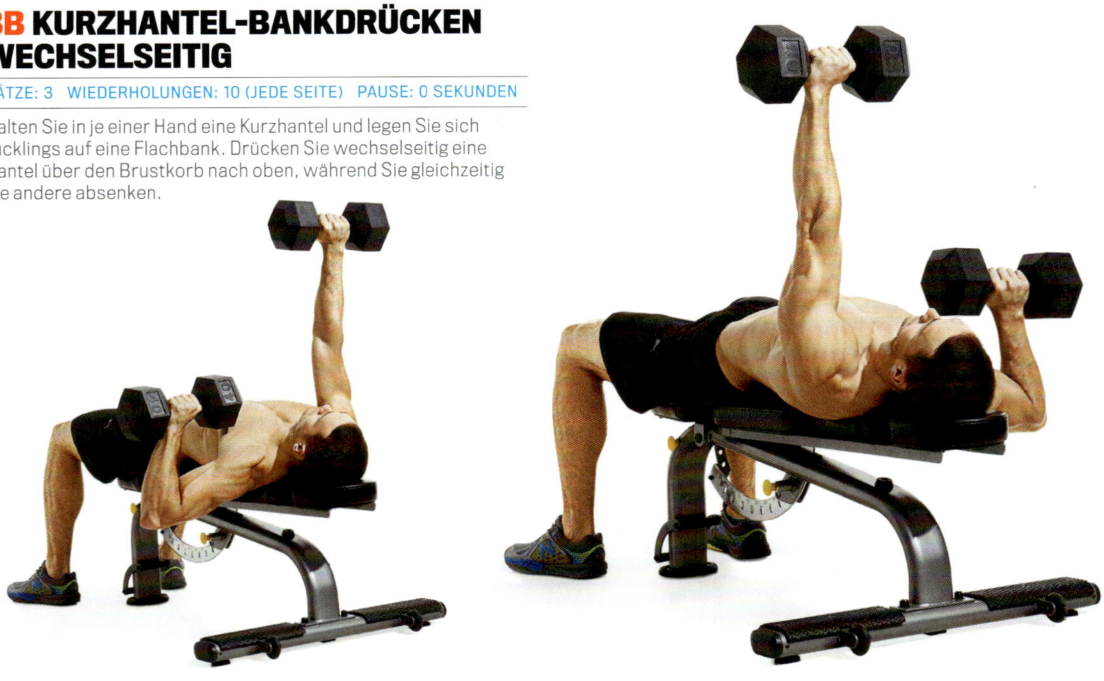

3C AUSFALLSCHRITT MIT KURZHANTELN

SÄTZE: 3 WIEDERHOLUNGEN: 10 (JEDE SEITE) PAUSE: 0 SEKUNDEN

Halten Sie im hüftbreiten Stand in jeder Hand eine Kurzhantel. Stellen Sie ein Bein nach vorn und senken Sie den Körper so tief ab, dass sich der Oberschenkel des vorderen Beines parallel zum Boden befindet und das Knie des hinteren Beines fast den Boden berührt.

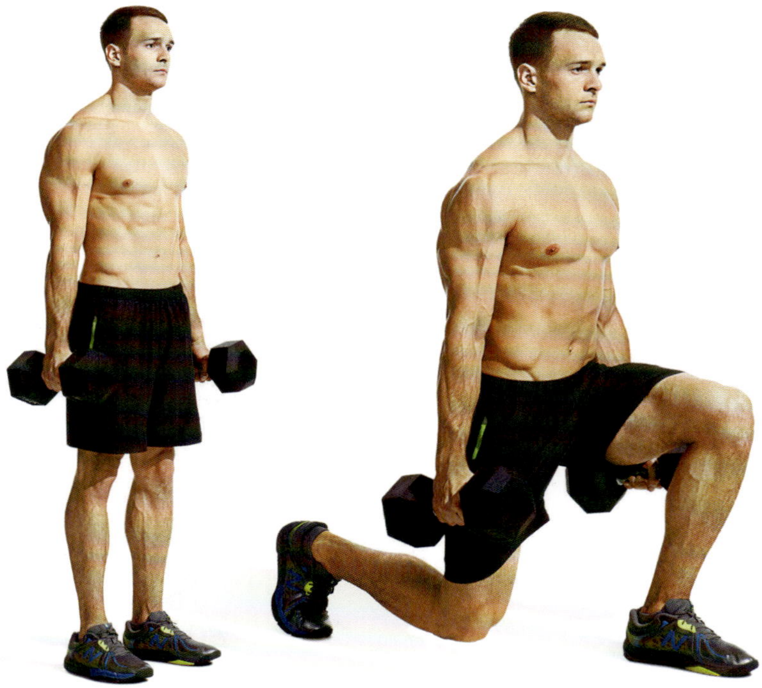

3D HORIZONTALES RUDERN

SÄTZE: 3 WIEDERHOLUNGEN: 10
PAUSE: 90 SEKUNDEN

Platzieren Sie eine Langhantelstange auf Hüfthöhe in einem Power Rack oder einer Smith-Maschine. Legen Sie sich darunter und fassen Sie die Stange mit schulterbreitem Griff. Strecken Sie den Körper so, dass er eine gerade Linie bildet. Drücken Sie die Schulterblätter zusammen und ziehen Sie sich so weit wie möglich nach oben.

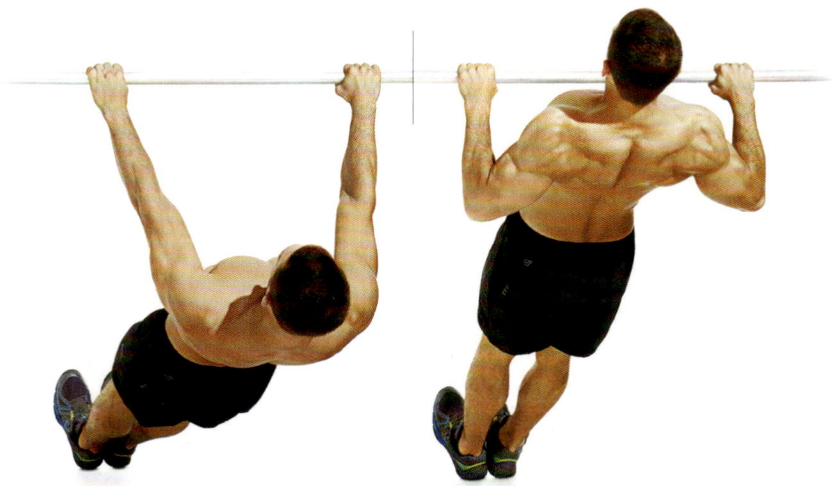

DAS BESTE GANZKÖRPER-TRAINING ZUM FETTABBAU [Option B]

WORKOUT 7 VON CRAIG RASMUSSEN, C.S.C.S.

Diesen Ganzkörper-Zirkel absolvieren Sie auf die gleiche Weise wie Option A.

WIE ES FUNKTIONIERT
Wie in Option A legt auch dieser Circuit den Schwerpunkt auf die Bauchmuskeln und nutzt eine große Bandbreite komplexer Übungen, um mehr Muskelgruppen anzusprechen und mehr Kalorien zu verbrennen.

HINWEISE Dieses Programm kann Ersatz für Option A sein oder mit ihr kombiniert werden, indem man bei drei Einheiten pro Woche stets wechselt. Zwischen den beiden Trainingseinheiten liegt ein Tag Pause, vor dem nächsten Dreierzyklus sind es zwei Tage. Wechseln Sie die Sätze und Wiederholungen der Übungen 3A bis 3D nach dem Muster vier Sätze mit fünf, zwei Sätze mit 15 und drei Sätze mit zehn Wiederholungen.

1 BEIDHÄNDIGER HORIZONTALZUG IM STAND

SÄTZE: 2 WIEDERHOLUNGEN: 10 (JEDE SEITE) PAUSE: 60–90 SEKUNDEN

Befestigen Sie in Schulterhöhe einen Einfachgriff am Zugseil einer Kabelzugmaschine oder verwenden Sie ein an ein festes Objekt gebundenes Widerstandsband. Fassen Sie im schulterbreiten Stand senkrecht zur Maschine den Griff mit beiden Händen. Gehen Sie mit gestreckten Armen so weit zurück, dass das Kabel unter Spannung steht. Drehen Sie sich weg von der Maschine, als würden Sie in einen Baum hacken. Die Füße bleiben fest am Boden.

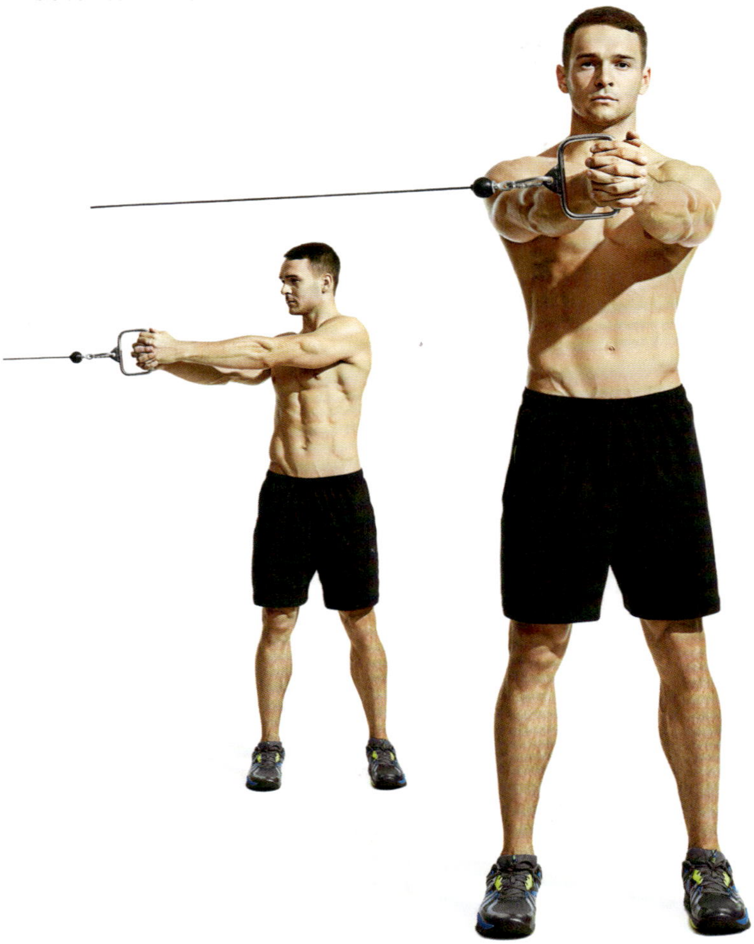

2A KREUZHEBEN

SÄTZE: 3-5 WIEDERHOLUNGEN: 6 PAUSE: 0 SEKUNDEN

Beugen Sie aus dem hüftbreiten Stand mit gestrecktem Rücken Hüften und Beine und greifen Sie die Langhantelstange etwas außerhalb der Knie. Drücken Sie die Fersen in den Boden, halten Sie den Rücken gerade und ziehen Sie durch Strecken von Hüften und Beinen die Hantelstange dicht entlang der Schienbeine und Knie bis in den Stand.

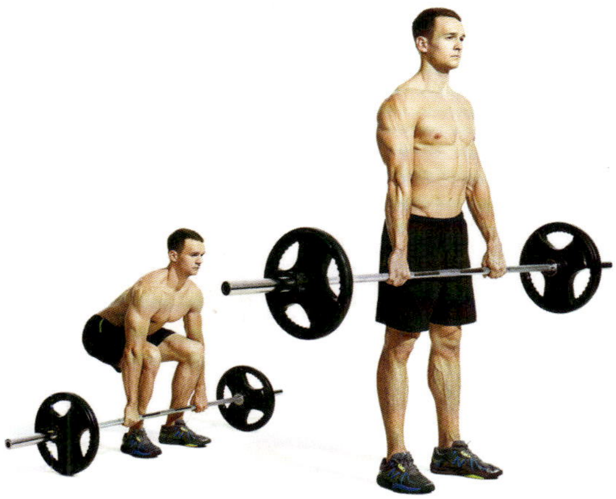

2B LANGHANTEL-RUDERN VORGEBEUGT

SÄTZE: 3-5 WIEDERHOLUNGEN: 6 PAUSE: 0 SEKUNDEN

Halten Sie im Stand eine Langhantel im schulterbreiten Ristgriff. Beugen Sie sich nach vorn und neigen Sie den gestreckten Oberkörper, bis er sich fast parallel zum Boden befindet. Die Knie sind leicht gebeugt. Ziehen Sie die Hantelstange bis zum Bauch und führen Sie dabei die Schulterblätter zusammen.

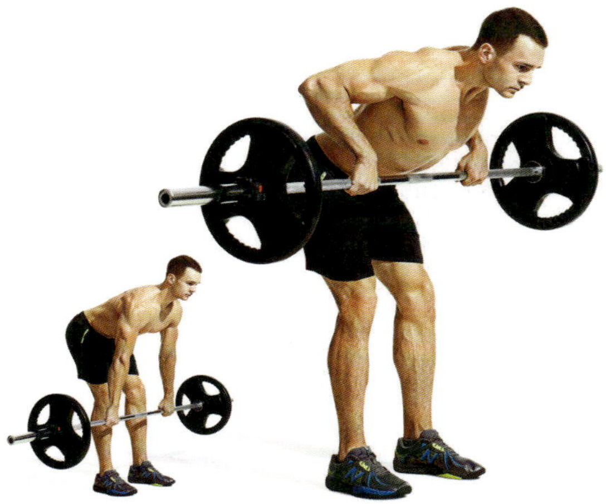

2C CLEAN AUS DEM HANG

SÄTZE: 3-5 WIEDERHOLUNGEN; 6 PAUSE: 0 SEKUNDEN

Halten Sie im Stand eine Langhantel im schulterbreiten Ristgriff. Beugen Sie sich aus den Hüften so weit nach vorn, dass sich die Hantelstange etwas oberhalb der Kniescheiben befindet. Die Knie sind leicht gebeugt. Strecken Sie explosiv Hüften und Beine, ziehen Sie die Schultern hoch und die Hantelstange vor dem Rumpf nach oben. Wenn sich die Hantelstange vor dem oberen Brustkorb befindet, drehen Sie die Unterarme so, dass die Handflächen zur Decke zeigen. Stabilisieren Sie die Hantel auf Schulterhöhe, indem Sie mit Hüften und Knien den Stoß abfangen. Die Oberarme sind parallel zum Boden.

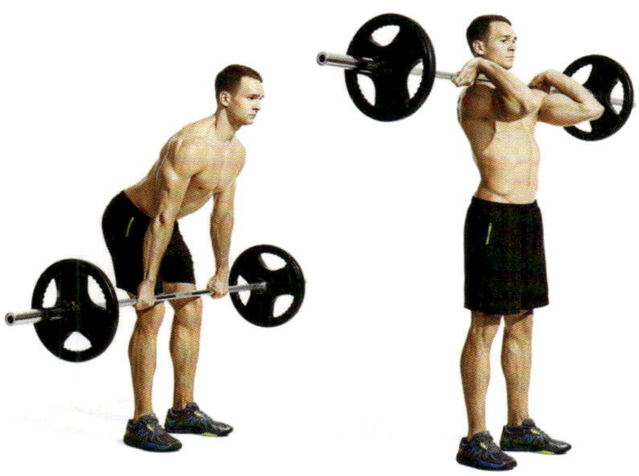

2D SCHWUNGDRÜCKEN

SÄTZE: 3-5 WIEDERHOLUNGEN: 6 PAUSE: 90 SEKUNDEN

Halten Sie die Hantel auf Schulterhöhe. Beugen Sie die Knie leicht, um Spannung aufzubauen, und drücken Sie mit einer explosiven Streckung das Gewicht über Kopf. Der Oberkörper bleibt dabei gerade und wird nicht nach vorn geneigt.

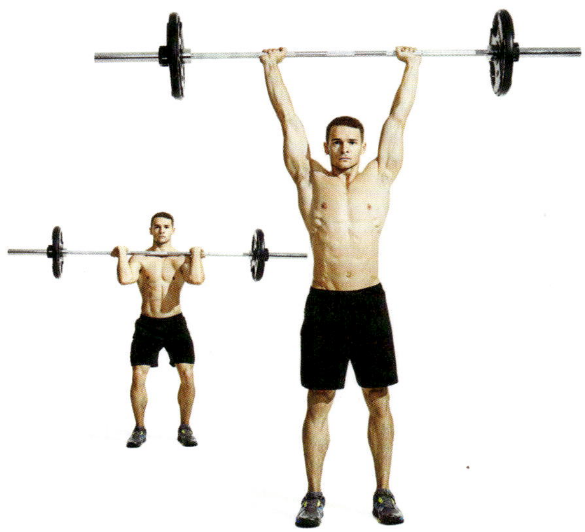

3A SQUAT

SÄTZE: 4 WIEDERHOLUNGEN: 5 PAUSE: 0 SEKUNDEN

Verwenden Sie ein Squat Rack. Fassen Sie die Hantelstange mit bequemem Griff und stellen Sie sich unter die Last. Führen Sie die Schulterblätter zusammen, heben Sie durch Strecken der Beine die Hantel aus der Ablage und treten Sie einen Schritt zurück. Schieben Sie im schulterbreiten Stand das Gesäß nach hinten und beugen Sie die Knie so weit wie möglich, ohne die natürliche Krümmung der Wirbelsäule aufzugeben. Schieben Sie in der Abwärts- und in der Aufwärtsbewegung die Knie nach außen. Kehren Sie durch Strecken der Beine und Hüften zurück in die Ausgangsstellung.

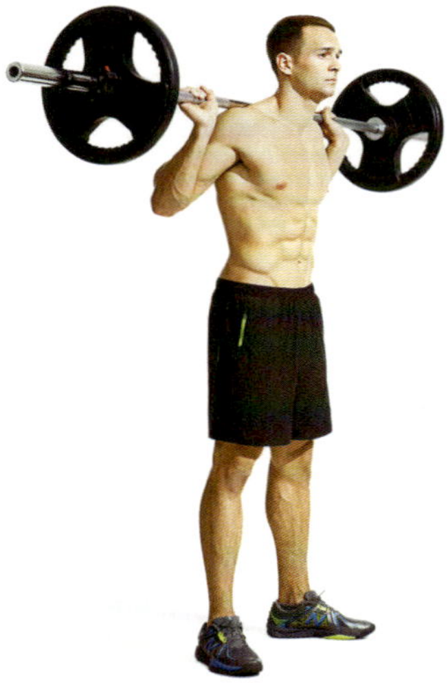

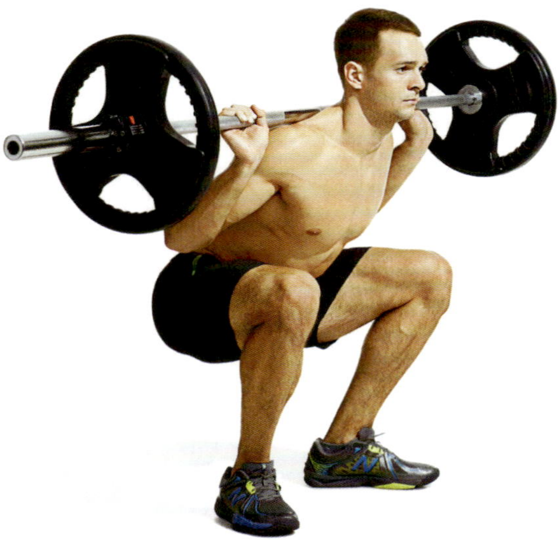

3B ÜBERKOPFDRÜCKEN

SÄTZE: 4 WIEDERHOLUNGEN: 5 PAUSE: 0 SEKUNDEN

Halten Sie die Hantel auf Schulterhöhe, Hüften und Knie sind gestreckt, die Körpermitte ist aktiviert. Drücken Sie mit explosiver Streckung das Gewicht über Kopf.

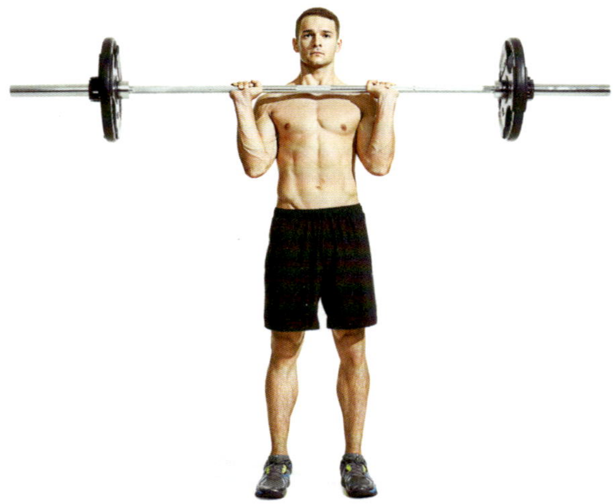

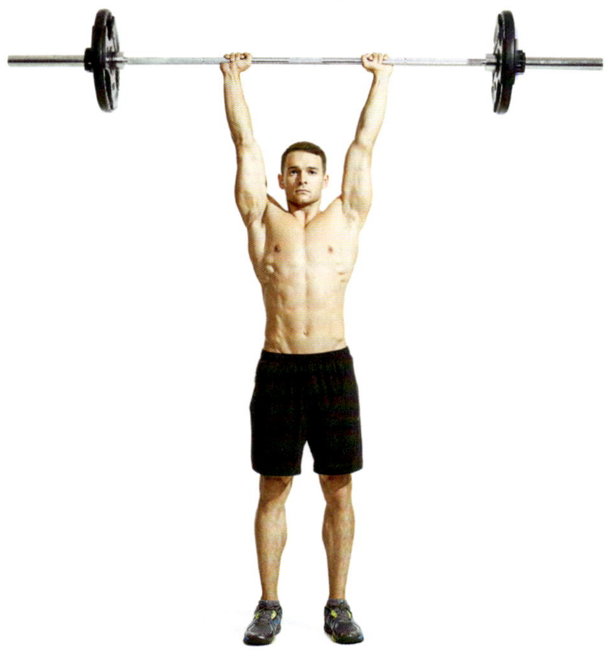

3C RUMÄNISCHES KREUZHEBEN EINBEINIG

SÄTZE: 4 WIEDERHOLUNGEN: 5 (JEDE SEITE) PAUSE: 0 SEKUNDEN

Stellen Sie sich auf ein Bein und halten Sie in der gegenüberliegenden Hand eine Kurzhantel. Beugen Sie sich aus den Hüften nach vorn und senken Sie den Oberkörper so weit ab, wie Sie die natürliche Krümmung der Wirbelsäule aufrechterhalten können. Kehren Sie durch Strecken der Hüften zurück in die Ausgangsstellung.

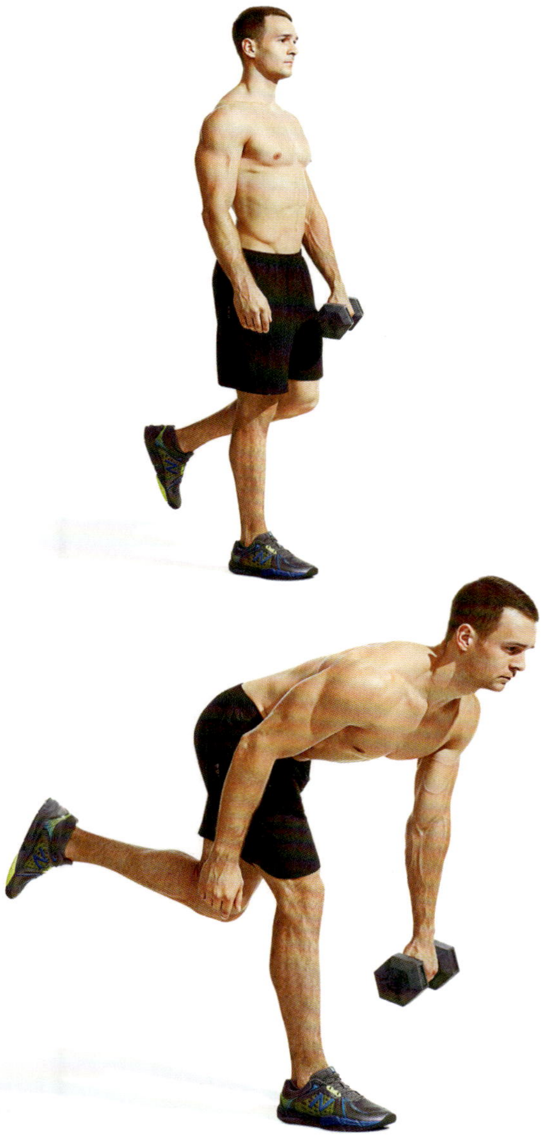

3D KLIMMZUG IM KAMMGRIFF

SÄTZE: 4 WIEDERHOLUNGEN: 5 PAUSE: 90 SEKUNDEN

Fassen Sie eine Klimmzugstange im Kammgriff (die Handflächen zeigen nach hinten). Ziehen Sie sich aus dem vollständigen Hang so weit nach oben, dass sich Ihr Kinn über der Stange befindet.

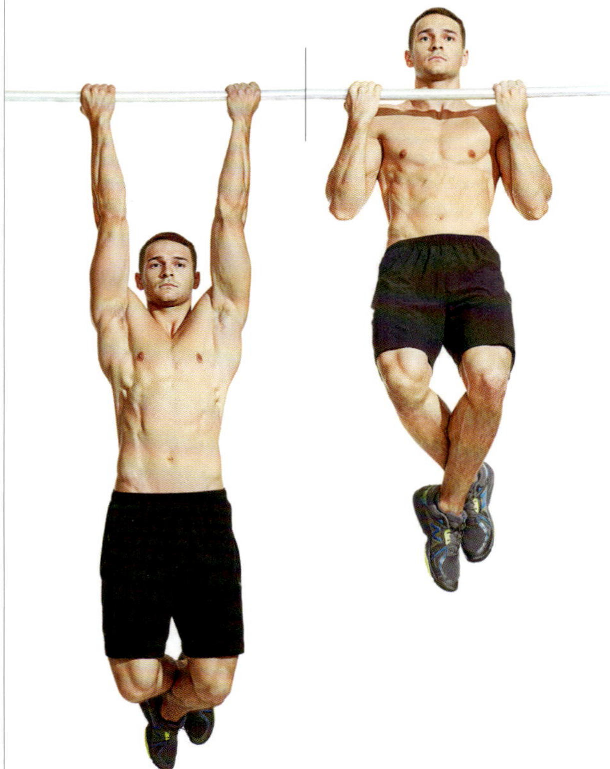

04 LANGHANTEL

Für viele Fitnesssportler ist die Langhantel ein Symbol für Bankdrücken, Squats und Kreuzheben, und es entsteht der Eindruck, als wäre sie als Gerät nur für spezielle Übungen oder zum Ansprechen jeweils einer Muskelgruppe geeignet. Dem ist aber nicht so. Weiter hinten im Buch zeigen wir Ihnen großartige Langhantel-Trainingsprogramme für jede Körperzone, doch hier auf den nächsten Seiten geht es zunächst einmal um Ganzkörperübungen.

Für ein gutes Trainingsprogramm mit Langhantel brauchen Sie nicht unbedingt eine Bank, ein Rack oder zwei gleich schwere Gewichtsscheiben. Eine Raumecke, in der Sie ein Hantelstangenende fixieren können, genügt schon, um effizient zu üben. Mit Olympischem Gewichtheben können Sie in kurzer Zeit jeden wichtigen Muskel des Körpers erreichen. Und das sind nur zwei mögliche Herangehensweisen.

DAS BESTE LANGHANTEL-TRAINING [Option A]

WORKOUT 8 VON JOE STANKOWSKI, C.P.T.

Wenn Sie an einem Ort trainieren, an dem es nur eine Langhantel und wenige Gewichtsscheiben gibt, können Sie das Optimum herausholen, wenn Sie die Wiederholungen schneller oder langsamer ausführen und die Übungen als Circuit anordnen.

WIE ES FUNKTIONIERT Die Langhantel wurde erfunden, um auf beiden Seiten gleich schwere Lasten zu tragen; sie funktioniert aber auch im Ungleichgewicht. Die folgenden Übungen können Sie absolvieren, wenn Sie das freie Ende der Stange in einer Raumecke fixieren und die Gewichtsseite wie einen Hebel bewegen. Gut möglich, dass es Ihnen so vorkommt, als würde Ihre Schulter weniger stark beansprucht und die Körpermitte stärker aktiviert werden.

HINWEISE Absolvieren Sie die Übungen nach dem Circuit-Prinzip, reihum je einen Satz ohne Pause. Wenn sich eine Übung mit dem gewählten Gewicht (zu) leicht anfühlt, verringern Sie das Tempo und bewegen die Stange noch kontrollierter. Oder Sie legen mehr Gewicht auf. Eine weitere Möglichkeit: an der Stange tiefer fassen. Das verringert Ihren mechanischen Vorteil und steigert die durch die Übung hervorgerufene Belastung.

Nach der letzten Übung pausieren Sie für zwei Minuten und wiederholen danach den ganzen Circuit – insgesamt 20 Minuten lang. Sie können das Programm bis zu viermal pro Woche durchführen, mit je einem Tag Pause zwischen den Einheiten.

1 SPLIT SQUAT UND PRESS

WIEDERHOLUNGEN: 10–12 (JEDE SEITE) PAUSE: 0 SEKUNDEN

Fixieren Sie das von einem Handtuch umwickelte Ende einer Langhantelstange in der Ecke eines Raumes. Legen Sie am anderen Ende das Gewicht Ihrer Wahl auf und fassen Sie die Stange. Stellen Sie den linken Fuß so weit nach vorn in den Ausfallschritt, dass sich der Oberschenkel nach dem Absenken des Körpers parallel zum Boden befindet und das hintere Knie fast den Boden berührt. Stehen Sie explosiv auf und drücken Sie die Langhantel nach vorn oben.

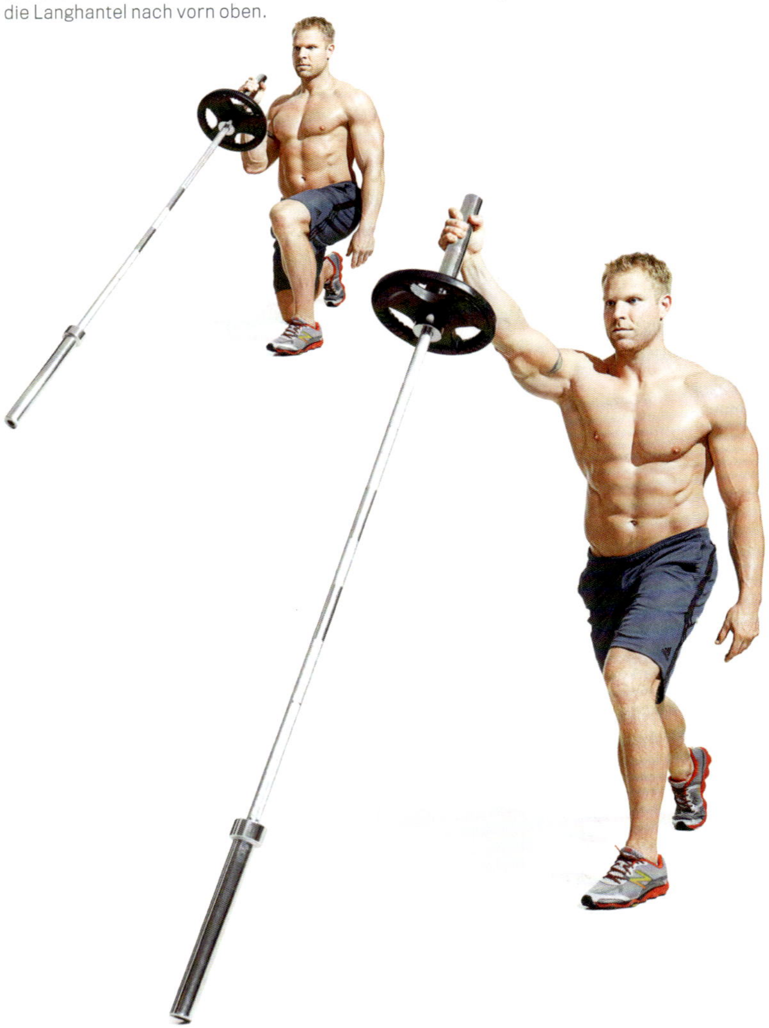

2 RUDERN EINARMIG IM HALBEN AUSFALLSCHRITT

WIEDERHOLUNGEN: 10–12 (JEDE SEITE) PAUSE: 0 SEKUNDEN

Fassen Sie die Langhantel mit der linken Hand hinter dem Gewicht. Stellen Sie den rechten Fuß nach vorn zu einem leichten Ausfallschritt; die Stange berührt zu keiner Zeit den Boden. Halten Sie den Rücken gerade und ziehen Sie die Hantel in einer Ruderbewegung hoch bis zu Ihrem Brustkorb.

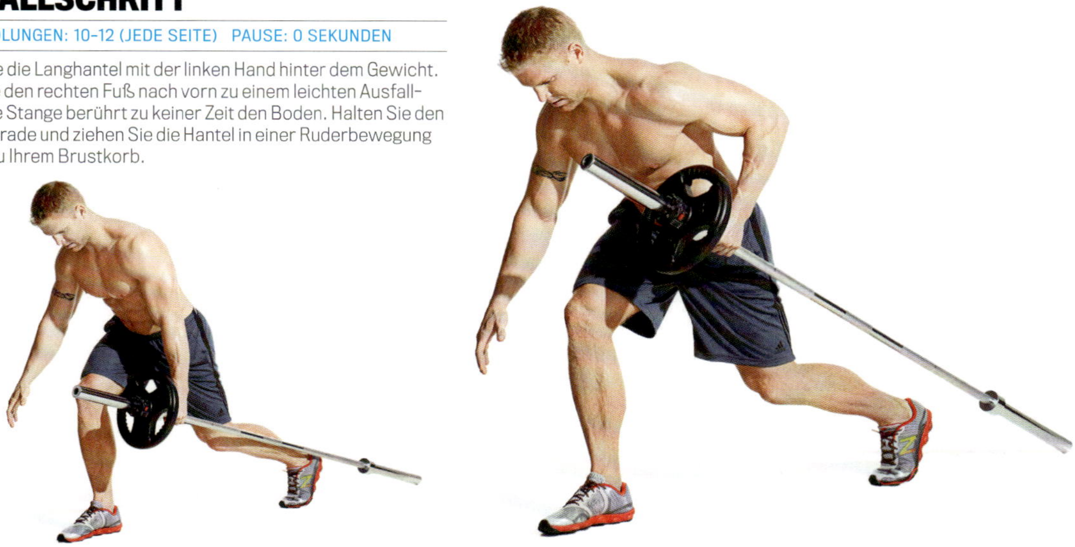

3 RUSSISCHER TWIST MIT LANGHANTEL

WIEDERHOLUNGEN: 10–12 (JEDE SEITE) PAUSE: 0 SEKUNDEN

Fassen Sie im schulterbreiten Stand ein Ende der Langhantel mit beiden Händen. Schwingen Sie die Hantel abwechselnd zur einen und danach zur anderen Seite, senken Sie sie bis maximal auf Bauchnabelhöhe.

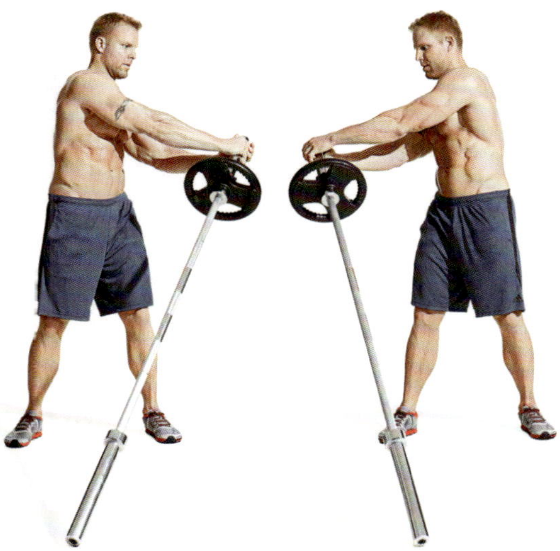

4 HEBELDRÜCKEN IN RÜCKENLAGE

WIEDERHOLUNGEN: 10–12 (JEDE SEITE) PAUSE: 120 SEKUNDEN

Legen Sie sich rücklings auf den Boden und fassen Sie mit der linken Hand die Langhantelstange so hinter dem Gewicht, dass es sich direkt über der linken Schulter befindet. Drücken Sie aus dieser Ausgangsstellung die Last auf gerader Strecke nach oben.

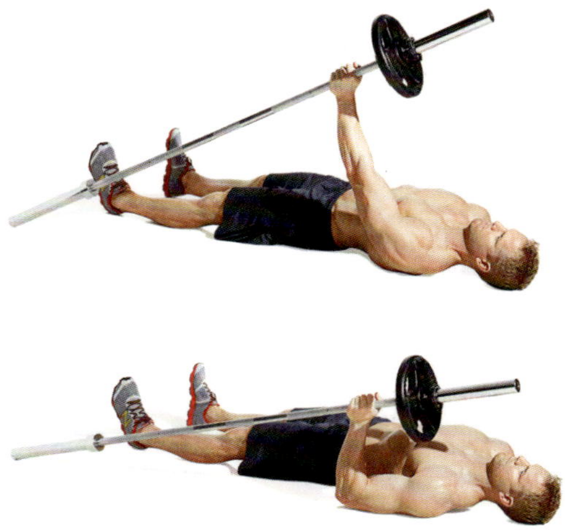

DAS BESTE LANGHANTEL-TRAINING [Option B]

WORKOUT 9 VON BRIAN GRASSO

Hier stellen wir Ihnen das »Keine-Ausreden-Training« vor, weil noch nie jemand einen zwingenden Grund vorgebracht hat, warum er damit keinen Erfolg hätte. Zunächst einmal braucht man dafür nur sechs Minuten. Außerdem sind nur eine Langhantel und ein Paar Gewichtsscheiben erforderlich. Und: Sie beladen die Langhantel nur einmal und absolvieren nacheinander alle Übungen.

WIE ES FUNKTIONIERT Die Übungen dieser Trainingseinheit gehen fließend ineinander über. Die Endstellung des Clean aus dem Hang ist die ideale Vorbereitung für den Front Squat, aus dem Sie direkt zum Überkopfdrücken überleiten können usw.

Das Gewicht Ihrer Wahl wird bestimmt durch die geringste Last, die Sie in einer der Übungen schaffen (hier dem Ausfallschritt mit Last über Kopf). Das Tempo ist sehr intensiv - Sie werden dankbar sein, dass die Einheit in sechs Minuten geschafft ist. Erfreulicherweise ist hinterher die Stoffwechselrate 48 Stunden lang erhöht.

HINWEISE Absolvieren Sie die Übungen nach dem Circuit-Prinzip, reihum je einen Satz ohne Pause, von jeder Übung drei Wiederholungen. Messen Sie die Zeit. Nach der letzten Übung pausieren Sie so lange, wie Sie für den ganzen Zirkel gebraucht haben. Absolvieren Sie insgesamt drei Circuits.

Wählen Sie eine Last, mit der Sie das Überkopfdrücken zehnmal schaffen, und behalten Sie sie für alle Übungen bei.

1 RUMÄNISCHES KREUZHEBEN

WIEDERHOLUNGEN: 3 PAUSE: 0 SEKUNDEN

Halten Sie im hüftbreiten Stand eine Langhantel mit den Händen neben den Oberschenkeln. Schieben Sie das Gesäß so weit wie möglich nach hinten und beugen Sie die Beine so viel wie nötig, während Sie die Hantel entlang der Schienbeine nach unten führen. Ha ten Sie den Rücken gerade.

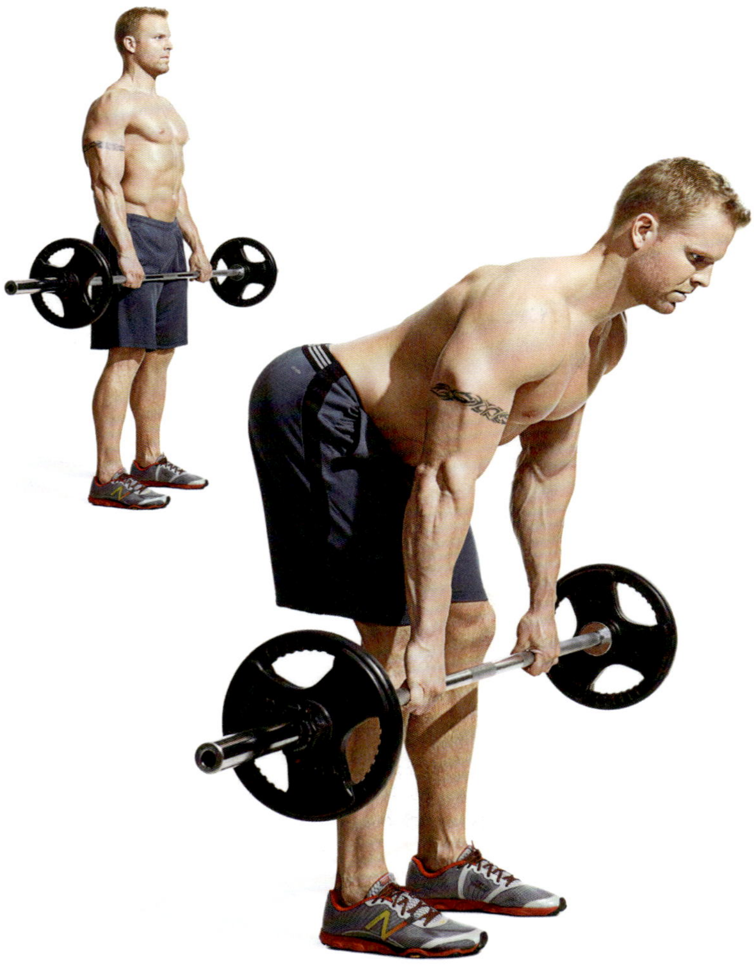

2 CLEAN AUS DEM HANG

WIEDERHOLUNGEN: 3 PAUSE: 0 SEKUNDEN

Halten Sie im Stand eine Langhantel im schulterbreiten Ristgriff. Beugen Sie sich aus den Hüften so weit nach vorn, dass sich die Hantelstange etwas oberhalb der Kniescheiben befindet. Die Knie sind leicht gebeugt. Strecken Sie explosiv Hüften und Beine, ziehen Sie die Schultern nach oben und die Hantelstange vor dem Rumpf nach oben. Wenn sich die Hantelstange vor dem oberen Brustkorb befindet, drehen Sie die Unterarme so, dass die Handflächen zur Decke zeigen. Stabilisieren Sie die Hantel auf Schulterhöhe, indem Sie mit Hüften und Knien den Stoß abfangen.

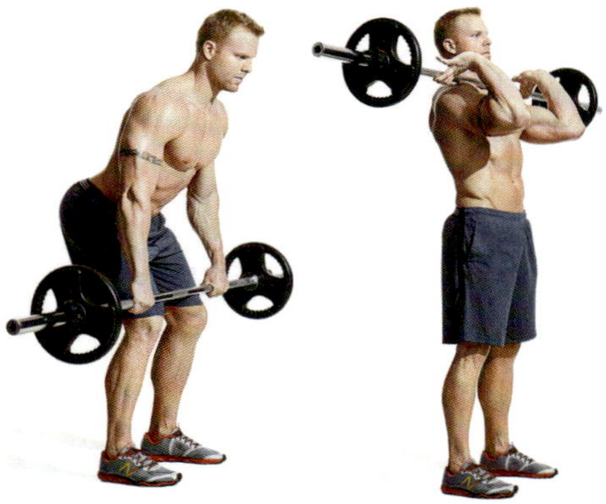

3 FRONT SQUAT

WIEDERHOLUNGEN: 3 PAUSE: 0 SEKUNDEN

Aus der Endstellung des Cleans aus dem Hang schieben Sie das Gesäß nach hinten und beugen die Beine so tief wie möglich, ohne dabei den geraden Rücken aufzugeben.

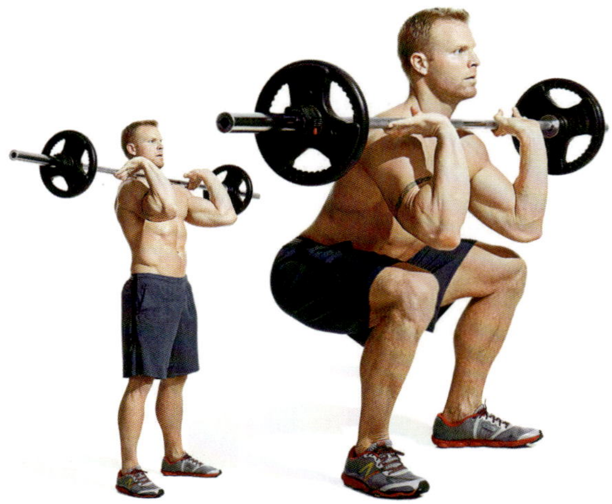

4 ÜBERKOPFDRÜCKEN

WIEDERHOLUNGEN: 3 PAUSE: 0 SEKUNDEN

Drücken Sie aus dem Stand die Hantel über Kopf. In der Endstellung bilden Ohren und Oberarme eine Linie.

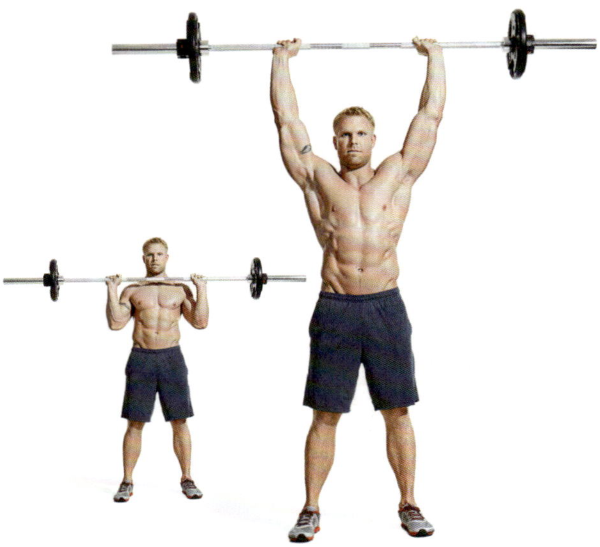

5 AUSFALLSCHRITT MIT LAST ÜBER KOPF

WIEDERHOLUNGEN: 3 (JEDE SEITE) PAUSE: SIEHE HINWEISE

Halten Sie die Hantel über Kopf und vollziehen Sie mit dem linken Bein einen Ausfallschritt. Senken Sie den Körper ab, bis der Oberschenkel parallel zum Boden ist und das hintere Knie fast den Boden berührt.

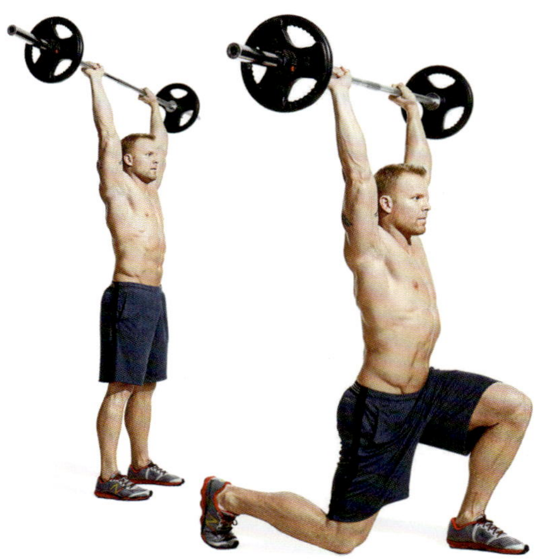

05 KURZHANTELN & KETTLEBELLS

Seit vor einigen Jahren Kettlebells als Trainingsgeräte wieder in Mode kamen, wird viel darüber diskutiert, was besser ist: Kurzhantel oder Kettlebell. Die Diskussion ist noch immer unentschieden, doch wir favorisieren Kettlebells.

Zunächst haben Kettlebells größere Griffe, die Ihre Hände und Unterarme mehr beanspruchen. Die Kugel befindet sich in einigem Abstand zum Griff, die Last wirkt also versetzt. So erfordert jede Bewegung mehr Stabilisationsarbeit, was sich bis in die Körpermitte fortsetzt. Außerdem können Sie jede Übung, die mit einer Kurzhantel gelingt, auch mit einer Kettlebell absolvieren – und die fühlt sich dann nicht nur viel schwerer an.

Andererseits: Fitnesssportler haben sich jahrelang ohne Kettlebells ausgepowert. Wenn Sie nur Kurzhanteln zur Verfügung haben, vergessen Sie, was Sie gerade gelesen haben. Kurzhanteln brauchen weniger Platz, sind leichter zu lagern und weiter verbreitet. Sie können auch mit diesen Geräten optimal trainieren.

Dieses Kapitel befasst sich mit den Trainingsmöglichkeiten unter schwierigen Bedingungen, wenn Sie etwa nur Zugang zu leichten, nicht zueinanderpassenden Gewichten oder nur ein Gewicht zur Verfügung haben. Alle Übungen können Sie entweder mit Kurzhanteln oder Kettlebells absolvieren – und, wenn nötig, sogar nur mit einer Kurzhantel oder Kettlebell.

DAS BESTE TRAINING MIT ZWEI KURZHANTELN/KETTLEBELLS

[Option A] WORKOUT 10 VON JOE STANKOWSKI, C.P.T.

Wenn Sie vielleicht einmal in einem Hotel mit mäßig ausgestattetem Fitnesscenter absteigen, steht Ihnen womöglich nicht mehr als ein mickriges Paar Kurzhanteln oder Kettlebells zur Verfügung. Doch dank des folgenden Programms gibt es keinen Grund zum Kneifen.

WIE ES FUNKTIONIERT In dieser Situation sind die Gewichte, die Sie zur Auswahl haben, für manche Übungen besser geeignet als für andere. Damit Sie optimal trainieren können, müssen Sie Ihre Bewegungsgeschwindigkeit anpassen. In einer Übung wie dem Aufsteiger sind ein Paar 12-kg-Hanteln keine Herausforderung. Um die Belastung zu steigern, absolvieren Sie die Wiederholungen deutlich langsamer, testen Ihre Ausdauer und verbessern Ihre Muskelkontrolle. In anderen Übungen wie dem vorgebeugten Seitheben sind 12 kg womöglich gerade richtig oder ein bisschen zu schwer, also führen Sie die Bewegung schneller aus.

Lassen Sie sich nicht von zwei ungleich schweren Hanteln entmutigen, sondern wechseln Sie einfach die Gewichte nach jedem Circuit von rechts nach links. Asymmetrische Belastungen fordern außerdem Ihre Körpermitte zu stärkerer Stabilisationsarbeit heraus.

HINWEISE Absolvieren Sie die Übungen nach dem Circuit-Prinzip, reihum je ein Satz ohne Pause 20 Minuten lang. Nach der letzten Übung pausieren Sie zwei Minuten und beginnen danach von vorn. Sie können das Programm bis zu viermal in der Woche einsetzen.

1 SEITSTÜTZ MIT SEITHEBEN

SÄTZE: SO VIELE WIE MÖGLICH WIEDERHOLUNGEN: 10–12 (JEDE SEITE) PAUSE: 0 SEKUNDEN

Legen Sie sich in Seitlage auf den Boden, in der rechten Hand halten Sie eine Kurzhantel. Spannen Sie die Körpermitte an und heben Sie das Becken so, dass Ihr Körper auf dem Unterarm und der Kante des linken Fußes ruht und eine Linie bildet. Nun heben Sie das Gewicht mit der rechten Hand, bis sich Ihr gestreckter Arm parallel zum Boden befindet. Wenn die Ihnen zur Verfügung stehende Kurzhantel oder Kettlebell für das Seitheben zu schwer ist, verzichten Sie auf das Seitheben und legen die Last auf die Hüfte, um den Seitstütz zu erschweren.

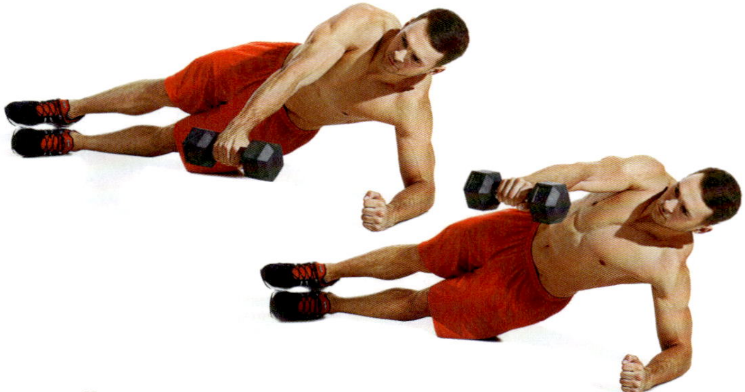

2 RUMÄNISCHES KREUZHEBEN EINBEINIG

SÄTZE: SO VIELE WIE MÖGLICH WIEDERHOLUNGEN: 10–12 (JEDE SEITE) PAUSE: 0 SEKUNDEN

Stellen Sie sich auf ein Bein und halten Sie in der gegenüberliegenden Hand eine Kurzhantel. Beugen Sie sich aus den Hüften nach vorn und senken Sie den Oberkörper so weit ab, wie Sie den Rücken gerade halten können. Kehren Sie durch Strecken von Hüften und Beinen zurück in die Ausgangsstellung.

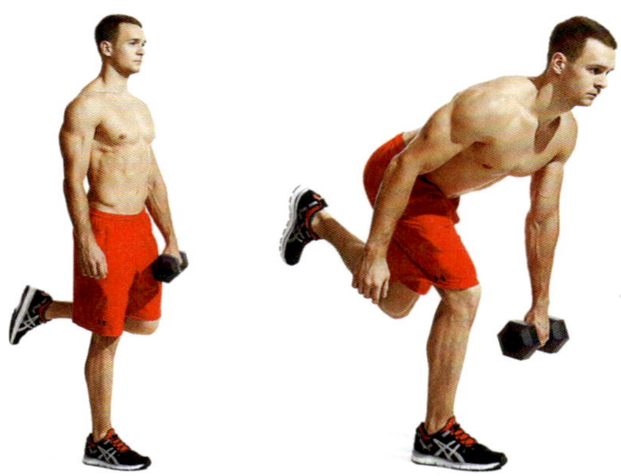

3 LIEGESTÜTZ UND RUDERN MIT KURZHANTELN

SÄTZE: SO VIELE WIE MÖGLICH WIEDERHOLUNGEN: 10-12 (JEDE SEITE) PAUSE: 0 SEKUNDEN

Verlagern Sie nach einem kompletten Liegestütz auf den Kurzhanteln Ihr Körpergewicht auf die rechte Seite und ziehen Sie die Hantel mit der linken Hand in einer Ruderbewegung bis zum Brustkorb. Nach dem nächsten Liegestütz wiederholen Sie das Gleiche zur anderen Seite.

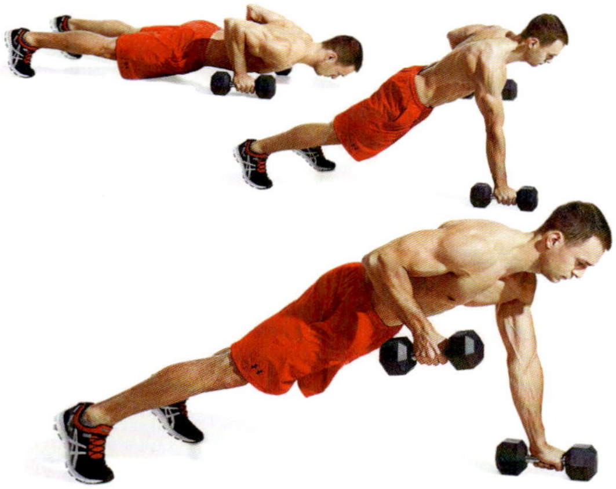

4 AUFSTEIGER

SÄTZE: SO VIELE WIE MÖGLICH WIEDERHOLUNGEN: 10-12 (JEDE SEITE) PAUSE: 0 SEKUNDEN

Stellen Sie sich hinter eine Bank oder ein anderes Podest, das so hoch ist, dass Ihr Oberschenkel nach dem Aufstellen des Fußes parallel zum Boden ist. Halten Sie in jeder Hand eine Kurzhantel, steigen Sie einbeinig auf die Bank oder das Podest und wieder ab.

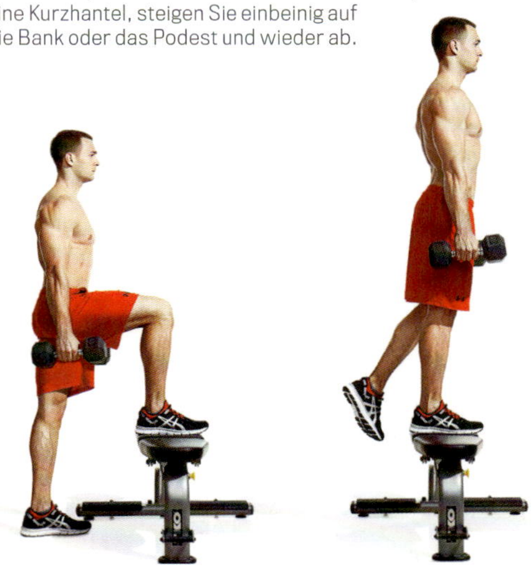

5 SEITHEBEN VORGEBEUGT

SÄTZE: SO VIELE WIE MÖGLICH WIEDERHOLUNGEN: 10-12 PAUSE: 0 SEKUNDEN

Halten Sie im schulterbreiten Stand in jeder Hand eine Kurzhantel und beugen Sie den gestrecken Oberkörper aus den Hüften heraus nach vorn, bis er parallel zum Boden ist. Die Arme hängen nach unten. Führen Sie die Schulterblätter zusammen und heben Sie die fast gestreckten Arme in Seithalte, bis sie sich parallel zum Boden befinden.

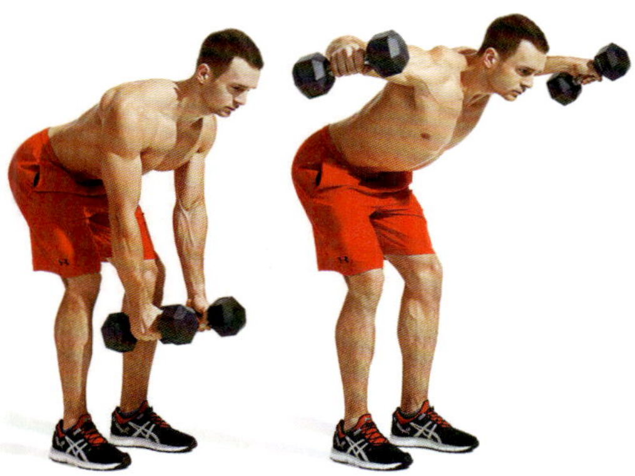

6 AUSFALLSCHRITT MIT ÜBERKOPFDRÜCKEN

SÄTZE: SO VIELE WIE MÖGLICH WIEDERHOLUNGEN: 10-12 (JEDE SEITE) PAUSE: 120 SEKUNDEN

Halten Sie in jeder Hand eine Kurzhantel auf Schulterhöhe, stellen Sie ein Bein so zum Ausfallschritt nach vorn, dass dessen Oberschenkel parallel zum Boden ist und das hintere Knie fast den Boden berührt. Kehren Sie zurück in den Stand und drücken Sie die Kurzhanteln über Kopf.

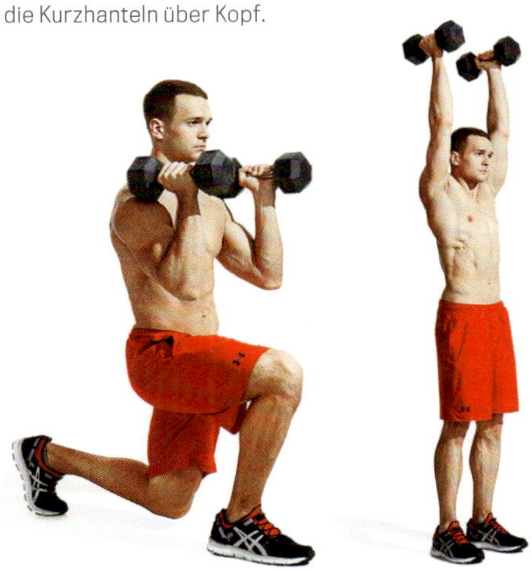

DAS BESTE TRAINING MIT ZWEI KURZHANTELN/KETTLEBELLS

[Option B] WORKOUT 11 VON SEAN HYSON, C.S.C.S.

Etwas Einfallsreichtum vorausgesetzt, lässt sich jedes Hotel- oder Heim-Fitnessstudio, das nur mit ein paar Kurzhanteln ausgestattet ist, rasch in eine »Folterkammer« verwandeln. Mit vielen Wiederholungen, Circuits und Supersätzen (zwei Übungen nacheinander ohne Pause) fühlen sich selbst leichte Gewichte bald schwer an.

WIE ES FUNKTIONIERT Das größte Problem bei der Arbeit mit Kurzhanteln ist die Frage, wie auch die Beine ausreichend belastet werden können. Unser Lösungsvorschlag ist der Einsatz nur eines Beines. Stellen Sie sich darauf ein, in Folge-Circuits, wenn die Muskelermüdung so richtig zuschlägt, auf leichtere Hanteln umzusteigen. Wenn Ihnen nur ein Hantelpaar zur Verfügung steht, ignorieren Sie die Angaben zu den Wiederholungen (außer die für Split Squats und Aufsteiger) und absolvieren pro Satz so viele wie möglich.

HINWEISE Führen Sie die Übungen 1A bis 1C als Circuit aus, also je einen Satz Bulgarischen Split Squat, Aufsteiger und Kurzhantel-Squat, danach zwei Minuten Pause. Wiederholen Sie, bis Sie alle vorgegebenen Sätze komplettiert haben. Die beiden Übungspaare 2A und 2B sowie 3A und 3B absolvieren Sie als Supersätze. Das bedeutet, Sie trainieren einen Satz von A und einen von B am Stück, pausieren und wiederholen den Ablauf bis alle für das Paar vorgegebenen Sätze vollständig sind. Die letzte Übung, den Liegestütz, absolvieren Sie in normalen Sätzen.

1A BULGARISCHER SPLIT SQUAT

SÄTZE: 2-3 WIEDERHOLUNGEN: 15-20 (JEDE SEITE) PAUSE: 0 SEKUNDEN

Stellen Sie sich in Ausfallschrittentfernung rücklings vor eine Bank, der Rist des linken Fußes liegt auf dem Polster auf. Halten Sie in jeder Hand eine Kurzhantel. Senken Sie durch Beugen des vorderen Beines den Körper ab, bis der Oberschenkel parallel zum Boden ist und das hintere Knie fast den Boden berührt.

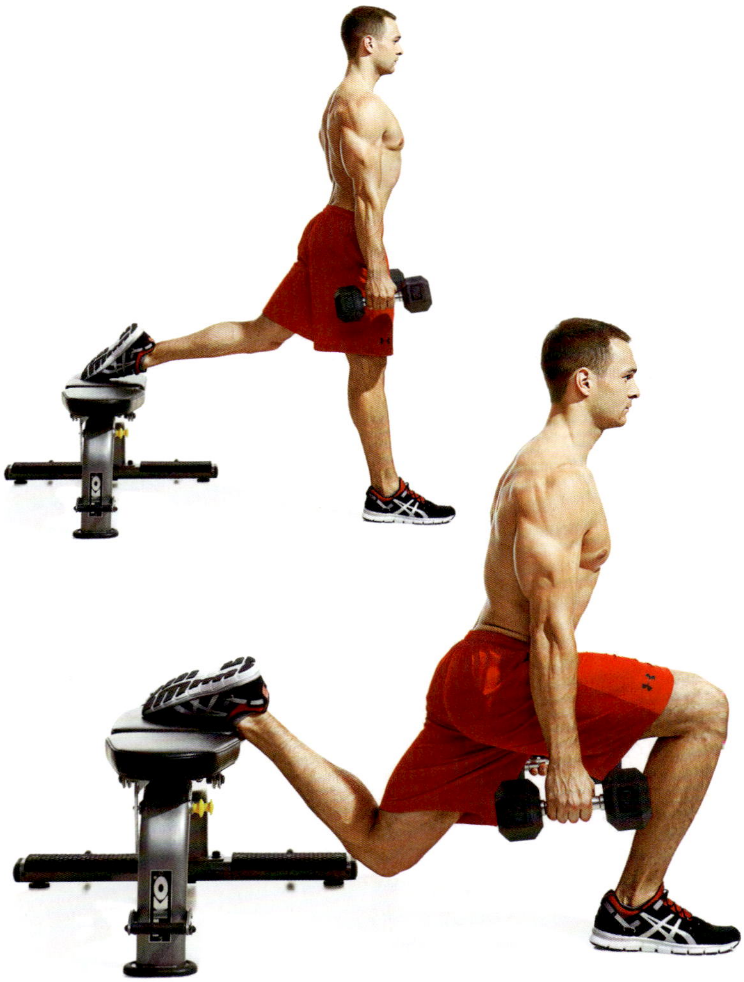

1B AUFSTEIGER

SÄTZE: 2-3 WIEDERHOLUNGEN: 15-20 (JEDE SEITE)
PAUSE: 0 SEKUNDEN

Stellen Sie sich hinter eine Bank oder ein anderes Podest, das so hoch ist, dass Ihr Oberschenkel nach dem Aufstellen des Fußes parallel zum Boden ist. Halten Sie in jeder Hand eine Kurzhantel, steigen Sie einbeinig auf die Bank oder das Podest und wieder ab.

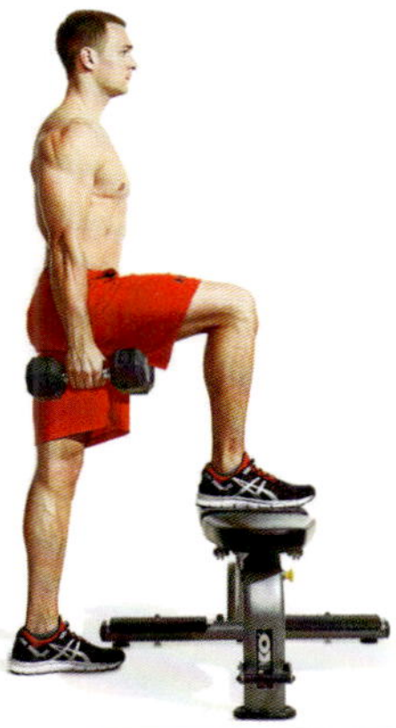

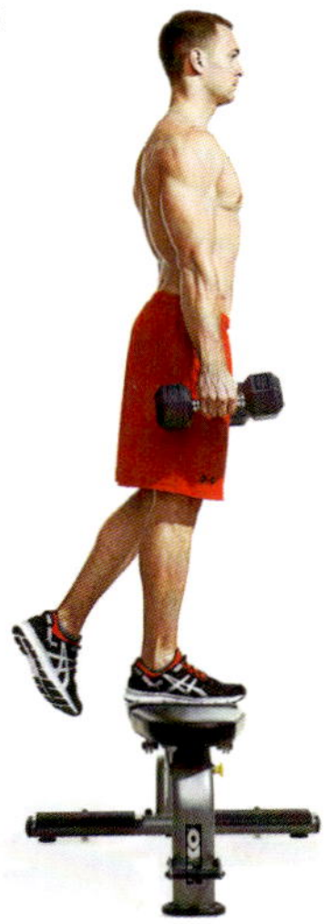

1C SQUAT MIT KURZHANTELN

SÄTZE: 2-3 WIEDERHOLUNGEN: SO VIELE WIE MÖGLICH
PAUSE: 120 SEKUNDEN

Halten Sie im schulterbreiten Stand die Kurzhanteln auf Schulterhöhe. Schieben Sie das Gesäß zurück und beugen Sie die Beine so weit wie möglich, ohne den geraden Rücken aufzugeben.

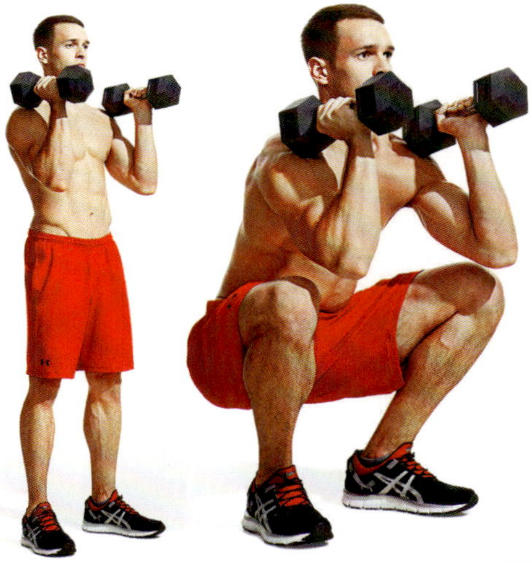

2A KURZHANTEL-RUDERN MIT AUSGESTELLTEN ELLENBOGEN

SÄTZE: 2-3 WIEDERHOLUNGEN: 15-20 PAUSE: 0 SEKUNDEN

Beugen Sie sich mit geradem Rücken nach vorn, bis der Oberkörper fast parallel zum Boden ist. Führen Sie die Schulterblätter zusammen und ziehen Sie die Kurzhanteln in einer Ruderbewegung zum Brustkorb – der Winkel zwischen Oberarm und Rumpf beträgt in der Endstellung 90 Grad.

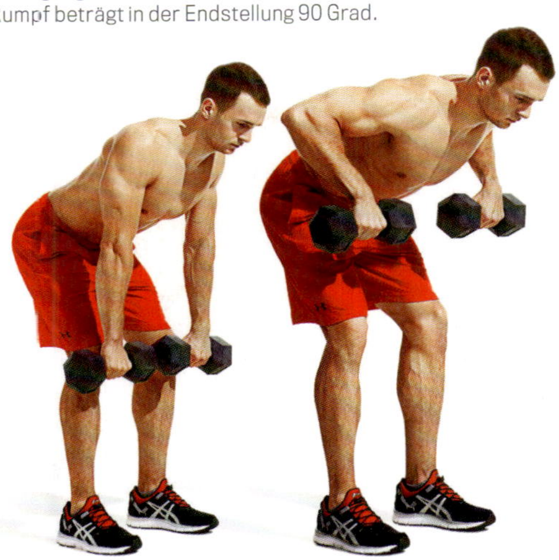

2B KURZHANTEL-ÜBERKOPFDRÜCKEN

SÄTZE: 2-3 WIEDERHOLUNGEN: 15-20
PAUSE: 90 SEKUNDEN

Halten Sie im Stand je eine Kurzhantel auf Schulterhöhe, die Handflächen zeigen nach vorn. Spannen Sie die Körpermitte an und drücken Sie die Gewichte auf gerader Strecke nach oben.

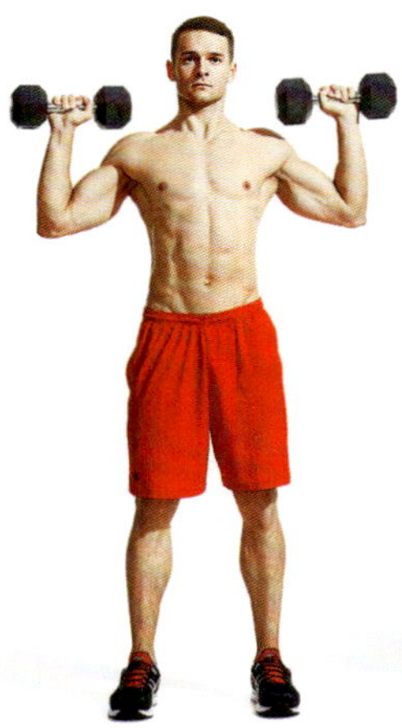

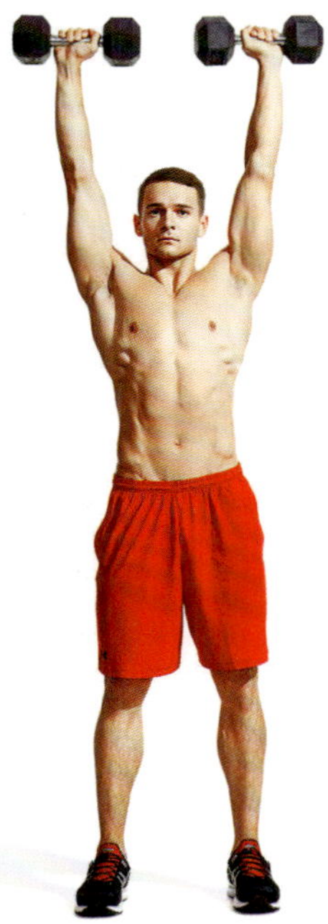

3A KURZHANTEL-RUDERN EINARMIG, ELLENBOGEN AM KÖRPER

SÄTZE: 2-3 WIEDERHOLUNGEN: 15-20 (JEDE SEITE)
PAUSE: 0 SEKUNDEN

Halten Sie den Rumpf, wie in Übung 2A gezeigt, dazu in einer Hand am ausgestreckten Arm eine Kurzhantel. Ziehen Sie die Hantel in einer Ruderbewegung zum Brustkorb, der Ellenbogen bleibt dabei dicht am Körper.

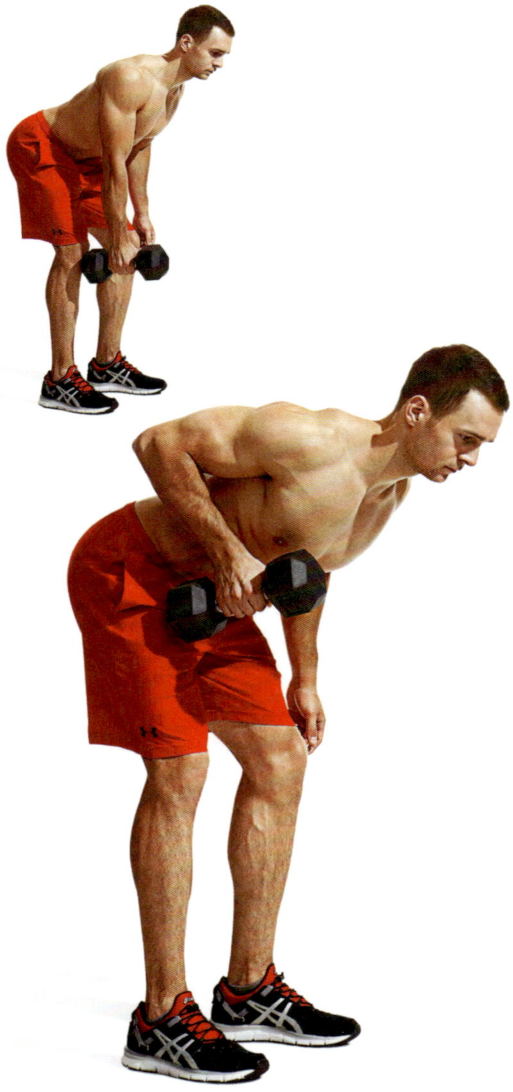

3B KURZHANTEL-ÜBERKOPFDRÜCKEN EINARMIG, HANDFLÄCHE NACH INNEN

SÄTZE: 2-3 WIEDERHOLUNGEN: 15-20 (JEDE SEITE)
PAUSE: 90 SEKUNDEN

Halten Sie im Stand eine Kurzhantel mit der Handfläche nach innen auf Schulterhöhe. Spannen Sie die Körpermitte an und drücken Sie das Gewicht über Kopf.

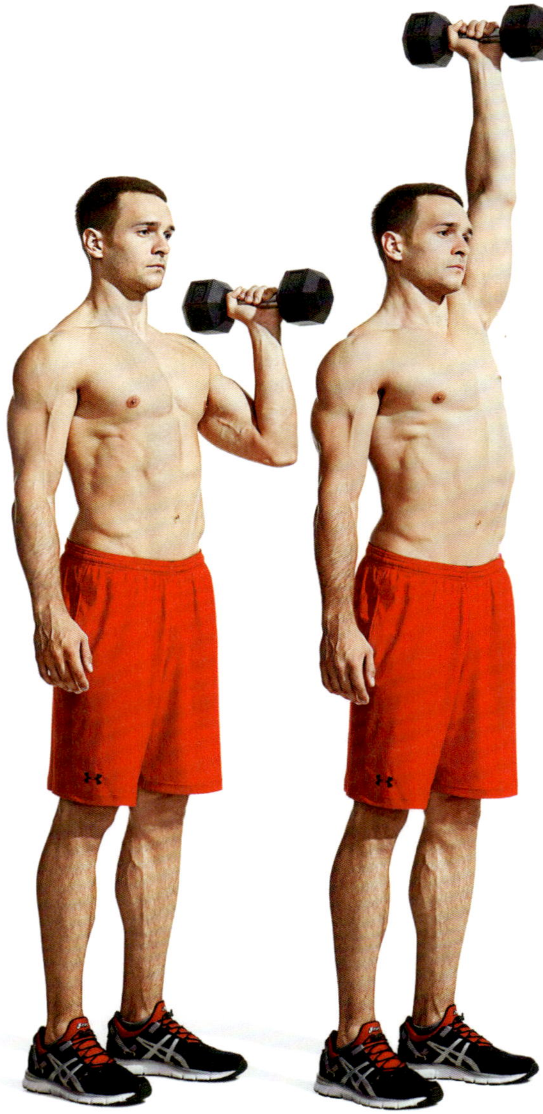

4 LIEGESTÜTZ

SÄTZE: 2-3 WIEDERHOLUNGEN: SO VIELE WIE MÖGLICH PAUSE: 60 SEKUNDEN

In der Ausgangsstellung stützen Sie sich mit gestreckten Armen auf die Hände und die Fußballen. Spannen Sie die Körpermitte so an, dass Kopf, Ober- und Unterkörper eine gerade Linie bilden. Beugen Sie die Arme und senken Sie den Körper bis kurz vor den Boden ab. Kehren Sie durch Strecken der Arme in die Ausgangsstellung zurück.

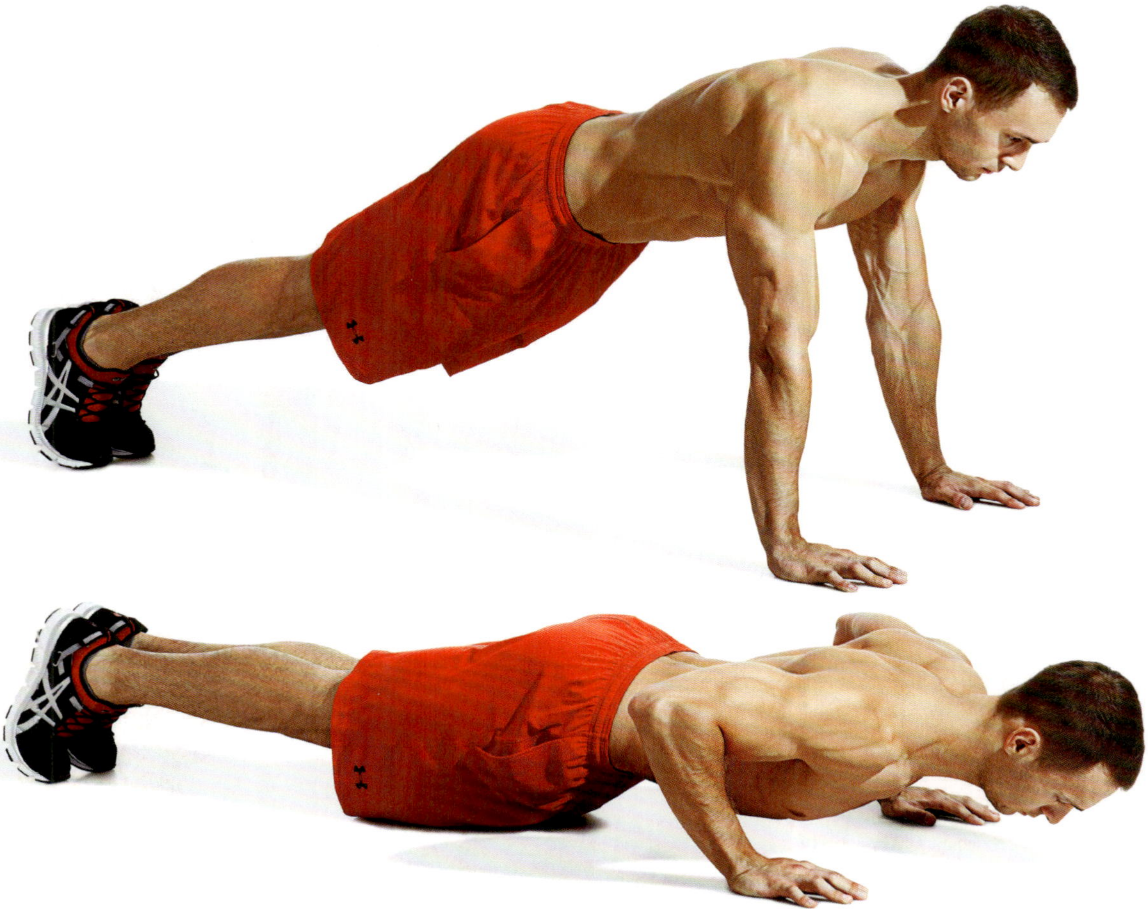

DAS BESTE TRAINING MIT EINER KURZHANTEL/KETTLEBELL

WORKOUT 12 VON C.J. MURPHY, M.F.S.

Obwohl Kettlebells im Trend liegen, bieten manche Fitnessstudios so wenige dieser Hanteln an, dass Sie nie wissen, ob Sie im Training ein gleiches Paar zur Verfügung haben werden. Sollten Sie einmal in die Situation, dass keine passenden Hanteln frei sind, geraten, bilden Übungen mit einer Kettlebell die einfachste und beste Lösung.

Übrigens: Falls Sie zu Hause trainieren und nur über eine Kurzhantel verfügen, die Sie bislang als Briefbeschwerer benutzt haben, passt dieses Training genauso, denn Kettlebells und Kurzhanteln können im Austausch eingesetzt werden.

WIE ES FUNKTIONIERT Eine einzelne Kettlebell bietet gegenüber einem Paar mehrere Vorteile: Ihr Körper muss das Ungleichgewicht durch stärkeren Einsatz der Muskeln der Körpermitte ausgleichen. Zudem sind längere Sätze eine größere Belastung für das Herz-Kreislauf-System. Als Circuit absolviert, steigern die folgenden Übungen Ihre Herzfrequenz noch mehr und machen aus dem Training einen großartigen Beitrag zum Gelingen einer Fettabbau-Diät.

HINWEISE Das Training besteht aus zwei Zirkeln. In Circuit 1 absolvieren Sie die Übungen nacheinander mit je sechs Wiederholungen. Vervollständigen Sie in sechs Minuten so viele Runden wie möglich, danach pausieren Sie für eine Minute. Wiederholen Sie diese Abfolge zweimal, danach pausieren Sie für zwei Minuten und beginnen anschließend mit Circuit 2.

▼ CIRCUIT 1

1 SNATCH EINARMIG

WIEDERHOLUNGEN: 6 (JEDE SEITE) PAUSE: 0 SEKUNDEN

Halten Sie im schulterbreiten Stand mit der rechten Hand eine Kettlebell vor den Oberschenkeln. Beugen Sie sich aus den Hüften nach vorn und neigen Sie den gestreckten Oberköper so, dass sich die Kettlebell auf mittlerer Höhe zwischen Ihren Unterschenkeln befindet. Strecken Sie explosiv Hüften und Beine und heben Sie das Gewicht dicht am Körper nach oben. In Höhe des Brustkorbs drehen Sie das Handgelenk und »fangen« die Kettlebell mit gestrecktem Arm über Kopf ab.

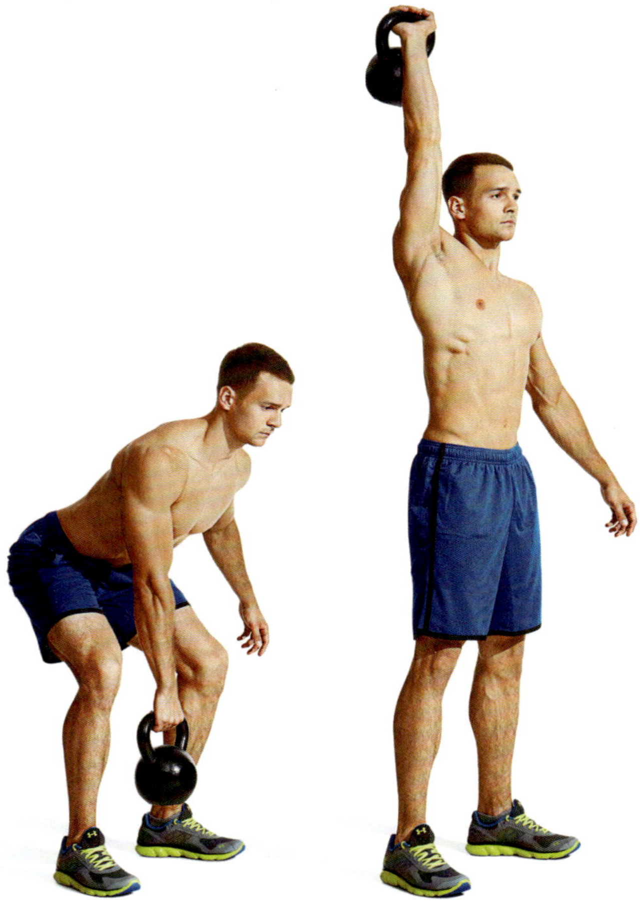

2 KETTLEBELL-PRESS-OUT IN DER HOCKE

WIEDERHOLUNGEN: 6
PAUSE: 0 SEKUNDEN

Halten Sie im Stand eine Kettlebell auf Schulterhöhe vor dem Brustkorb mit beiden Händen am Griff, die Handflächen zeigen zueinander. Gehen Sie so tief in die Hocke, wie mit geradem Rücken möglich ist, und führen Sie das Gewicht durch Strecken der Arme waagerecht nach vorn und wieder zurück. Behalten Sie während der Wiederholungen die tiefe Hocke bei und kehren Sie danach zurück in den Stand.

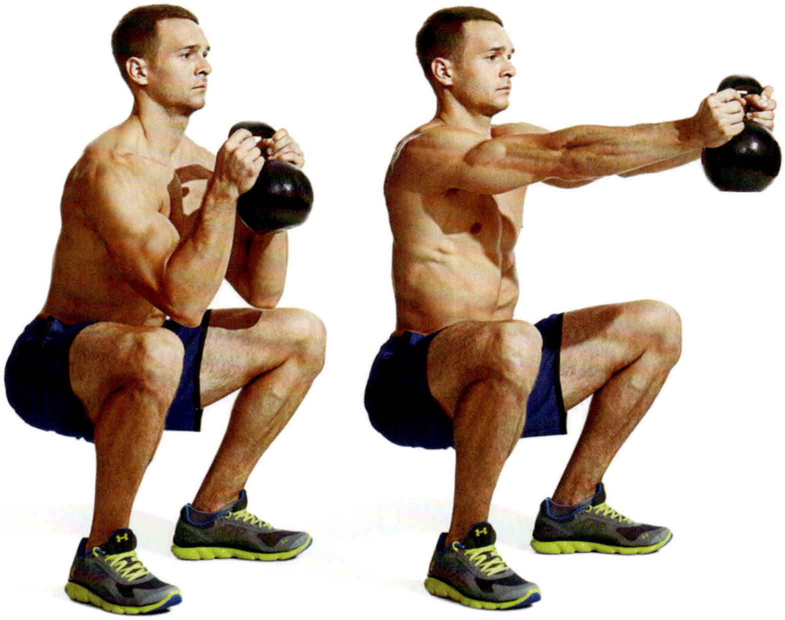

3 KETTLEBELL-SWING

WIEDERHOLUNGEN: 6
PAUSE: 0 SEKUNDEN

Fassen Sie im hüftbreiten Stand eine am Boden liegende Kettlebell mit beiden Händen oben am Griff. Halten Sie den Rücken gerade und heben Sie durch Strecken der Hüften und Beine das Gewicht vom Boden weg. Atmen Sie ein, schieben Sie das Gesäß nach hinten und schwingen Sie die Kettlebell zwischen die Beine. Strecken Sie die Hüften explosiv, atmen Sie dabei aus und nutzen Sie den Bewegungsimpuls, um die Kettlebell bis auf Schulterhöhe zu schwingen. Kontrollieren Sie die Abwärtsbewegung, aber nutzen Sie den Schwung als Vorbereitung für die nächste Wiederholung.

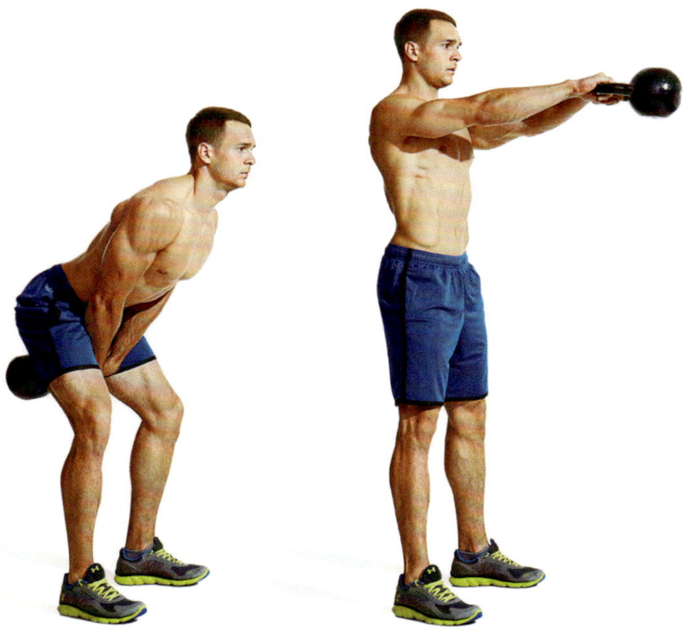

▼ CIRCUIT 2

TURKISH GET-UP

Halten Sie in Rückenlage eine Kettlebell mit der rechten Hand über dem Brustkorb, der gestreckte Arm ist senkrecht zum Boden. Beugen Sie das rechte Bein im 90-Grad-Winkel und stellen Sie die Fußsohle auf. Spannen Sie die Körpermitte an und heben Sie den Rumpf vom Boden weg, während Sie sich auf die linke Hand stützen. Heben Sie durch Einsatz des rechten Beines das Becken, schwingen Sie das linke Bein nach hinten und stützen Sie sich auf das Knie. Stehen Sie auf und kehren Sie anschließend auf dem umgekehrten Weg wieder zurück in die Ausgangslage. Beachten Sie, dass das auf dem Boden liegende Bein mit der das Gewicht haltenden Hand wechselt: Wenn Sie mit der Kettlebell in der linken Hand aufstehen, liegt das rechte Bein flach auf dem Boden.

Absolvieren Sie eine Wiederholung mit dem Gewicht in der rechten Hand und wechseln Sie unmittelbar danach. Nun sind zwei Wiederholungen mit rechts und zwei mit links an der Reihe. Addieren Sie nach dieser Methode immer eine weitere Wiederholung, bis Sie bei fünf Wiederholungen auf jeder Seite angelangt sind. Anschließend wickeln Sie ohne Pause den ganzen Prozess bis zu je einer Wiederholung pro Seite wieder ab.

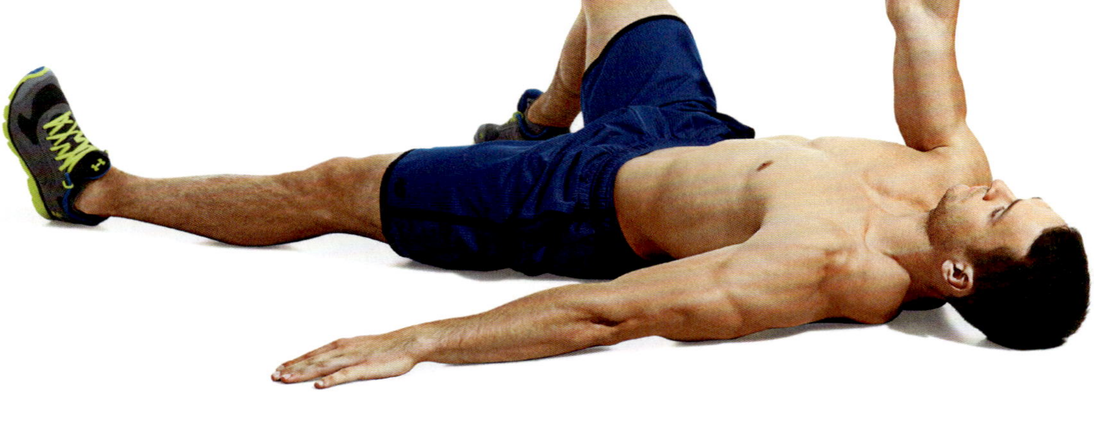

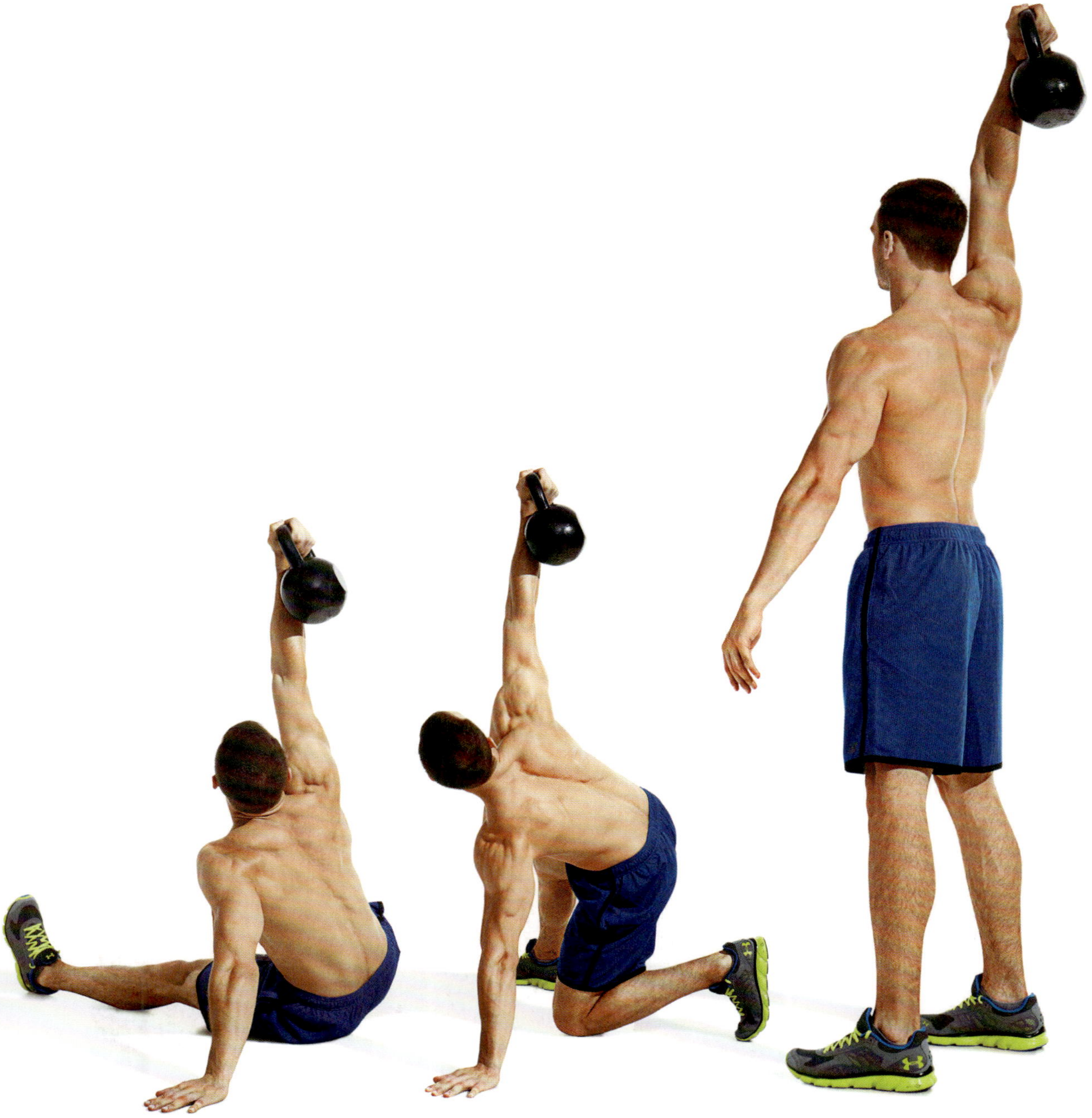

06 MASCHINEN-TRAINING

Wir waren bei *Men's Fitness* noch nie große Fans von Maschinen. Für viele von uns sind sie gleichbedeutend mit dem Weg des geringsten Widerstands. Sie bestimmen den Bewegungsumfang und wie die Muskeln das Gewicht bewegen, dem Körper geht diese Herausforderung verloren. Wenn Sie gerade mit dem Gewichtstraining anfangen und Kraft und Masse aufbauen wollen, sind Maschinen nicht die beste Lösung. Wer aber schon erfahrener ist oder einen bestimmten Muskel isoliert trainieren will, findet in der Maschine den idealen Partner.

Natürlich kommen Sie hin und wieder in Maschine-oder-nichts-Situationen, wie in einigen Hotels oder in manchen Fitnessstudios. So oder so: Sie können auf jeden Fall mit Maschinen genauso hart trainieren wie mit freien Geräten.

Eine Anmerkung: Wir empfehlen, wann immer möglich, Trainingseinheiten auf Geräten von Hammer Strength (lifefitness.de) zu absolvieren. Sie bieten eine Besonderheit: isolaterale Bewegung. Das bedeutet, Sie können jede Extremität unabhängig von der anderen heben und senken – die Maschinen passen sich Ihrer individuellen Biomechanik an. So können Sie Ihre Extremitäten auf natürlicheren Wegen bewegen als auf den engen Bahnen, die die meisten Maschinen vorgeben.

DAS BESTE MASCHINENTRAINING

WORKOUT 13 VON JASON FERRUGGIA

Es gibt wahrscheinlich drei gute Gründe, warum Sie womöglich nur mit Maschinen trainieren. Einer könnte die Angst vor freien Gewichten sein, der zweite Ihr Aufenthalt in einem Hotel-Fitnessraum, der nur Maschinen anbietet, und der dritte ein Zustand von leichter Erschöpfung, in dem Sie überstrapazierte Gelenke schonen wollen. Was immer der Fall sein mag: Maschinen sind ohne Zweifel zum Muskelaufbau geeignet, und Sie können damit Ihren ganzen Körper trainieren.

WIE ES FUNKTIONIERT Dieses Training setzt eine klassische Bodybuildingmethode ein: Pyramidensätze. Sie beginnen mit mehr Wiederholungen bei geringerer Last, steigern mit jedem Satz das Gewicht und reduzieren die Wiederholungen, um die Muskeln und Gelenke aufzuwärmen und immer mehr Muskelfasern zu aktivieren. Egal, wie hart Sie trainieren - Sie können sich so gut wie nicht verletzen, weil die Maschine die Last für Sie stabilisiert. Das ist nicht immer ideal, aber so können Sie sich besser auf die Muskeln konzentrieren, die Sie trainieren wollen, und müssen sich keine Gedanken über eine eventuelle Verletzung machen, die Sie womöglich für Wochen außer Gefecht setzen würde.

HINWEISE Absolvieren Sie die Übungspaare (mit A und B bezeichnet) als Wechselsätze. Das bedeutet: einen Satz A, Pause, dann einen Satz B, wieder Pause und so weiter für alle vorgeschriebenen Sätze. Die anderen Übungen absolvieren Sie in normalen Sätzen.

1A BRUSTDRÜCKEN

SÄTZE: 3 WIEDERHOLUNGEN: 12, 10, 8 PAUSE: 60 SEKUNDEN

Stellen Sie die Sitzhöhe so ein, dass sich die Griffe auf mittlerer Höhe vor dem Brustkorb befinden. Wenn Sie die Griffe fassen, sind Ihre Arme im 90-Grad-Winkel gebeugt. Schieben Sie die Griffe nach vorn, bis die Arme fast gestreckt sind. Halten Sie in der Ausgangsstellung stets die Muskelspannung aufrecht.

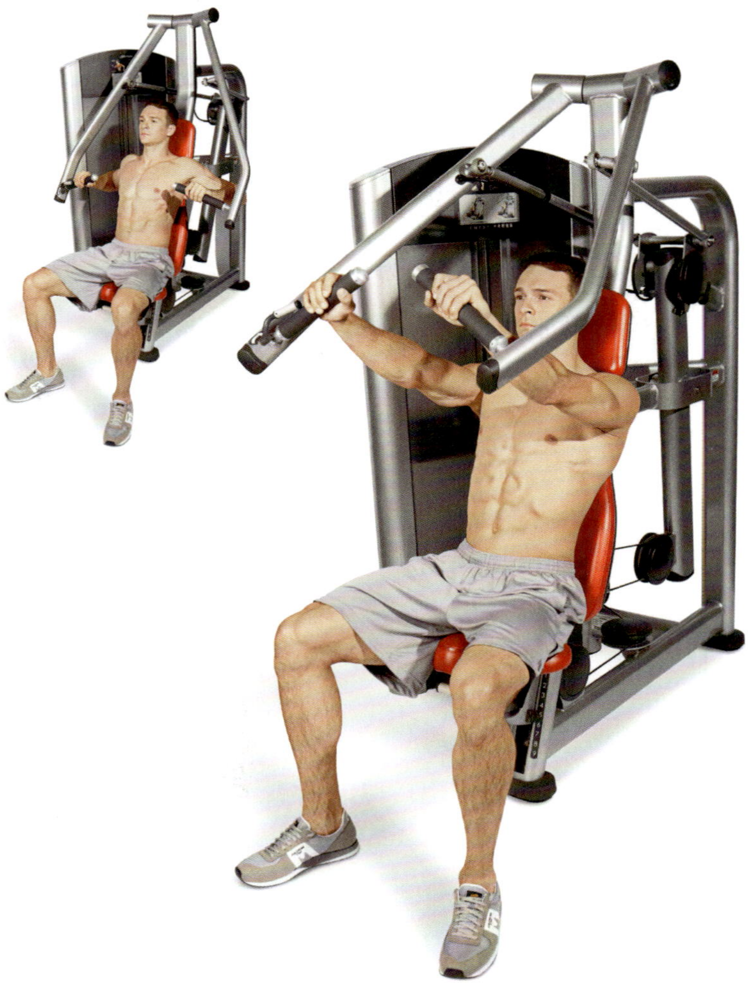

1B RUDERN MIT BRUSTSTÜTZE

SÄTZE: 3 WIEDERHOLUNGEN: 12, 10, 8 PAUSE: 60 SEKUNDEN

Verwenden Sie eine Rudermaschine mit Bruststütze. Ziehen Sie die Griffe bis zur Taille und führen Sie in der Endstellung die Schulterblätter zusammen.

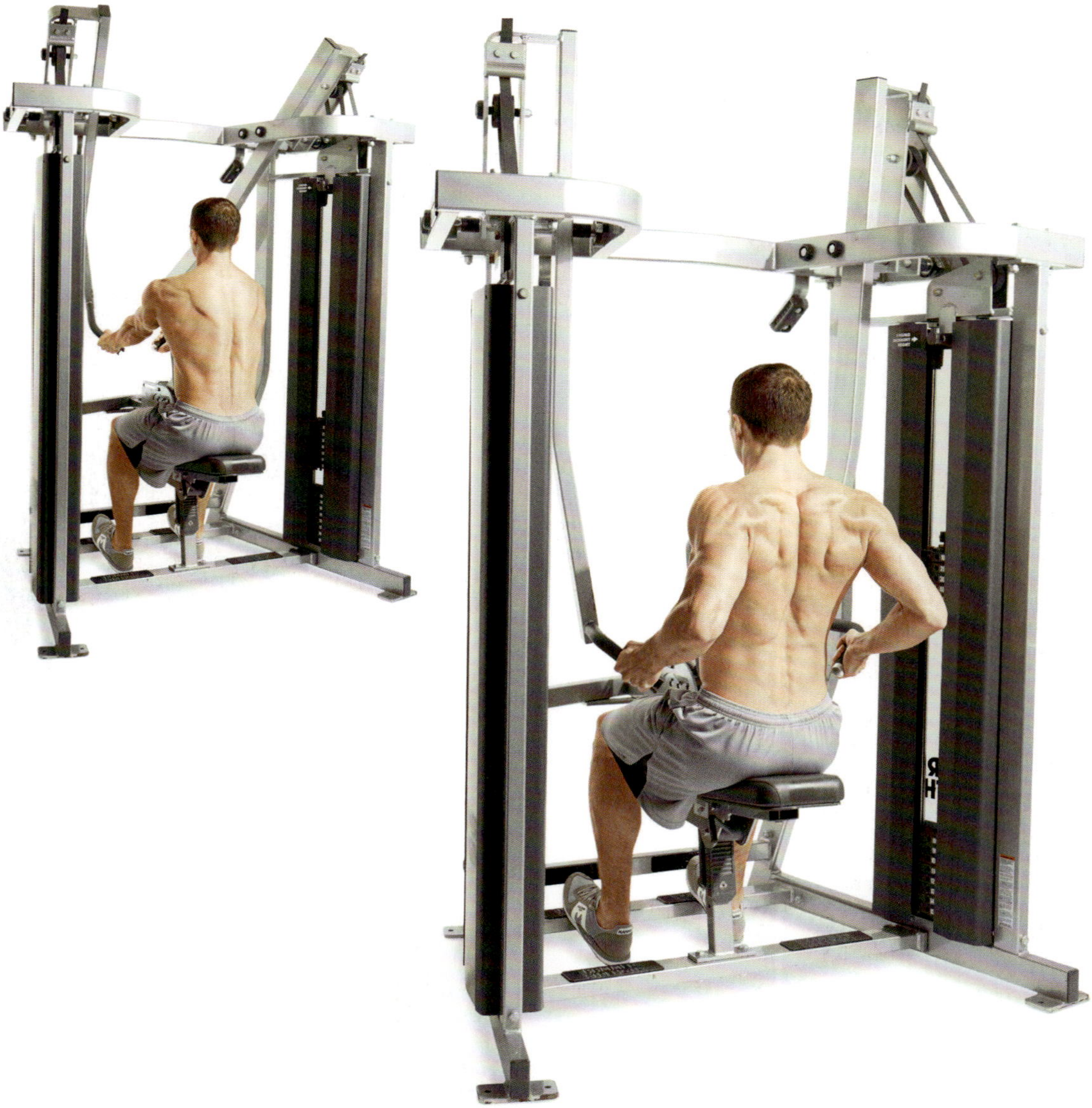

2A SCHULTERDRÜCKEN

SÄTZE: 3 WIEDERHOLUNGEN: 12, 10, 8 PAUSE: 60 SEKUNDEN

Stellen Sie die Sitzhöhe der Maschine so ein, dass sich die Griffe auf Schulterhöhe befinden. Wenn Sie Schulterprobleme haben und die Maschine es möglich macht, fassen Sie die Griffe, bei denen die Handflächen zueinanderzeigen. Anderenfalls nutzen Sie die Griffe, bei denen die Handflächen nach vorn weisen. Achten Sie während der Wiederholungen darauf, dass sich Ihre Ellenbogen auf geradem Weg nach oben und unten bewegen.

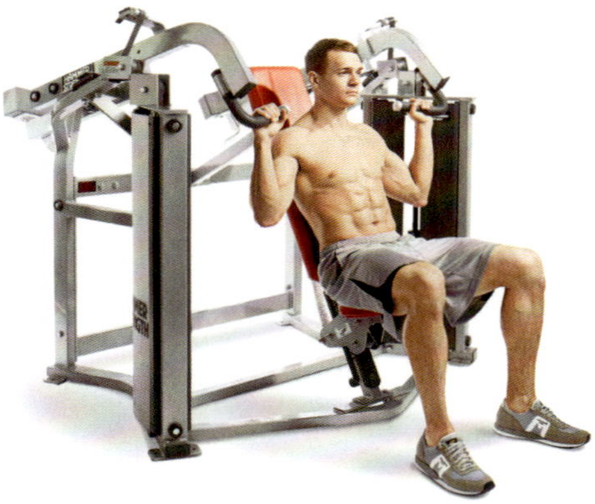

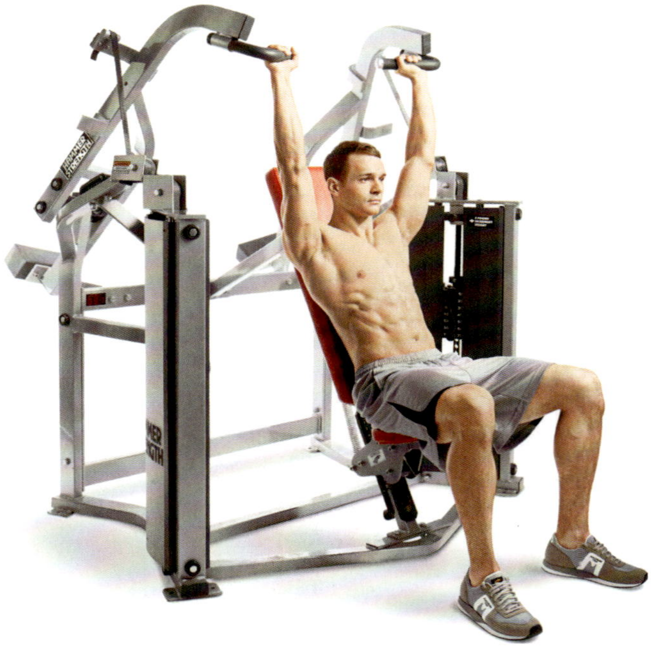

2B LATZIEHEN IM NEUTRALGRIFF

SÄTZE: 3 WIEDERHOLUNGEN: 15, 12, 10
PAUSE: 60 SEKUNDEN

Befestigen Sie an den Kabeln einer Latzug-Maschine entweder einen engen V-Griff oder zwei Normalgriffe, wie gezeigt. Fassen Sie die Griffe mit den Handflächen zueinander und schieben Sie die Oberschenkel unter das Polster. Ziehen Sie die Griffe bis zum Schlüsselbein und führen Sie die Ellenbogen so weit wie möglich nach unten und am Rumpf vorbei nach hinten.

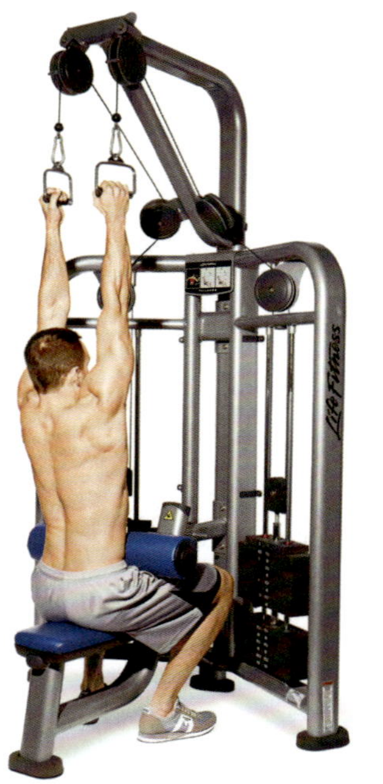

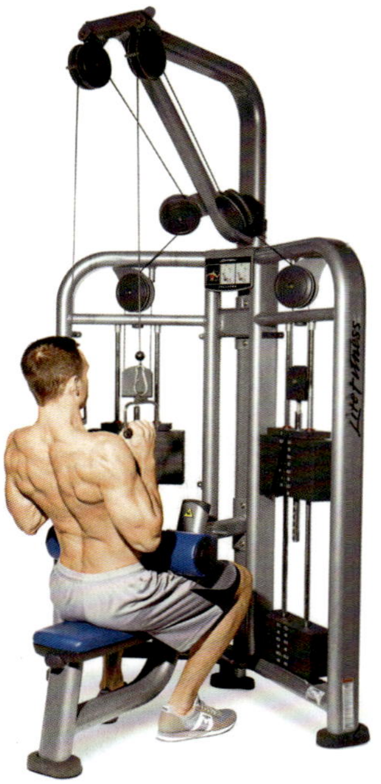

3 FERSENHEBEN IN DER BEINPRESSE

SÄTZE: 3   WIEDERHOLUNGEN: 25, 20, 15   PAUSE: 60 SEKUNDEN

Platzieren Sie in einer Beinpressmaschine Ihre Fußballen schulterbreit auf der Platte; die Fersen sind frei, die Knie leicht gebeugt. Lösen Sie die Sicherung des Gewichts, damit die Last Ihre Sprunggelenke beugen kann, bis Sie in der Wade eine Dehnung spüren. Strecken Sie die Füße und schieben Sie mit den Ballen die Platte wieder nach oben.

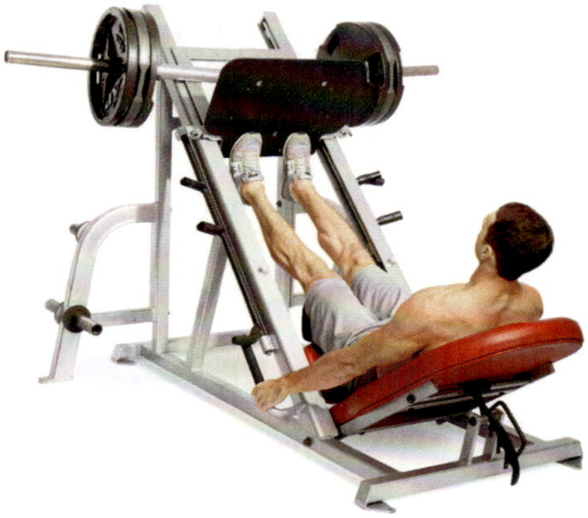

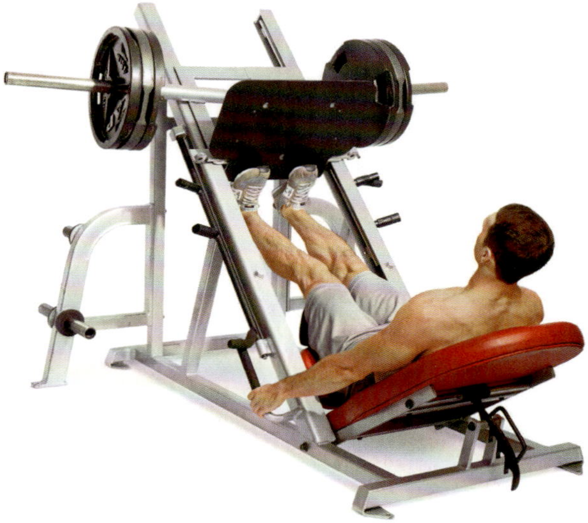

4 BEINPRESSE

SÄTZE: 4   WIEDERHOLUNGEN: 25, 20, 15, 10   PAUSE: 120 SEKUNDEN

Stellen Sie den Sitz der Maschine so ein, dass bei leicht gebeugten Beinen Hüftgelenke, Knie und Sprunggelenke je eine Linie bilden. Lösen Sie die Sicherung, beugen Sie die Beine bis zum Brustkorb und strecken Sie sie aus der Endstellung heraus sofort wieder. Achten Sie darauf, dass Ihr unterer Rücken stets Kontakt mit dem Sitzpolster hält.

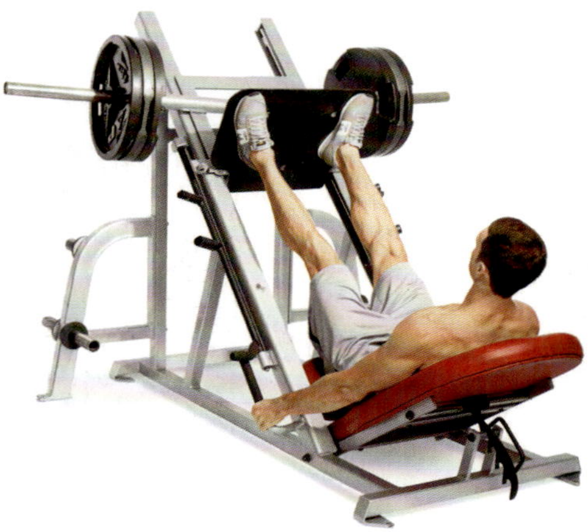

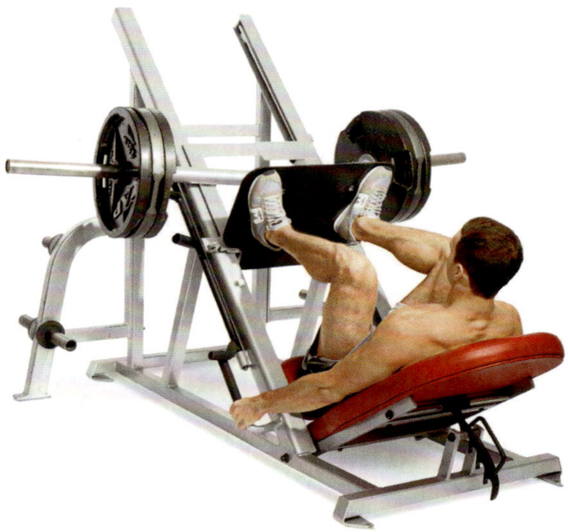

07 WIDERSTANDS-BÄNDER

Widerstandsbänder werden oft als »Geräte für Weicheier« abgetan und gern in einen Topf geworfen mit Schwingstäben, Steppern und Shake-Weight-Hanteln, derweil Lang- und Kurzhanteln über jeden Zweifel erhaben sind. Aber das ist ein sehr ungerechtes Urteil, vor allem wenn Sie Widerstandsbänder von hoher Qualität verwenden.

Wir sind überzeugt von qualitativ hochwertigen Ringbändern. Sie sind widerstandsfähig und für vielfältige Zwecke und zahlreiche Übungen einsetzbar. Doch selbst wenn Sie nur über ein billiges Band verfügen, können Sie damit genauso gut alles trainieren. Elitebänder aber sind leicht und kompakt – auf Reisen nehmen Sie so Ihr Trainingsprogramm sozusagen im Koffer mit.

Widerstandsbänder (und Kabelzüge) liefern im Vergleich zu allen anderen Geräten bleibenden Widerstand. Beispiel Liegestütz: Je mehr Sie die Arme strecken, desto leichter fühlt sich die Übung an. Den meisten Widerstand müssen die Muskeln in Bodennähe überwinden. Wenn Sie aber zum Liegestütz ein Widerstandsband dazunehmen, intensivieren Sie auch die letzten Zentimeter der Bewegung, während sich das Band mehr und mehr dehnt. Die Belastung steigt, und das hat mit Weichei nichts zu tun.

DAS BESTE GANZKÖRPERTRAINING MIT WIDERSTANDSBAND

WORKOUT 14 VON BEN BRUNO

Dieses Training bringt Ihr Blut in Wallung, wenn Sie zwischen Übungen für den Ober- und den Unterkörper wechseln. Damit bringen Sie Ihr Herz dazu, eine Extraschicht einzulegen, und verbrennen so eine Menge Kalorien. Das Resultat: mehr Kraft und Ausdauer, weniger Körperfett.

WIE ES FUNKTIONIERT Die Übungen sind unterteilt in variable Mini-Circuits. Jeder beansprucht unterschiedliche Körperzonen, sodass die Ermüdung nicht von einer zur nächsten Bewegung mitgenommen wird. Wenn beispielsweise auf Liegestütze Good Mornings folgen, kann sich Ihre Brustmuskulatur erholen, und Sie sind in der Lage, jede Übung mit maximaler Kraft und Anstrengung zu absolvieren. Ihr Herz dagegen genießt den gegenteiligen Effekt. Durch den angeregten Blutkreislauf ist Ihre Herzfrequenz dauerhaft erhöht. Das führt zu einem höheren Kalorienverbrauch während des Trainings und einem anhaltenden Fettabbau hinterher.

HINWEISE Absolvieren Sie die Übungsgruppen in Folge: je einen Satz von A, B und C, dazwischen Pause, wie angegeben, und dann den Ablauf wiederholen, bis alle Sätze für die jeweilige Gruppe komplett sind. Beachten Sie, dass die letzte Gruppe nur aus zwei Übungen besteht, aber genauso absolviert wird. Stellen Sie sicher, dass Sie unterschiedliche Bänder einsetzen können, um in jeder Übung mit dem passenden Widerstand zu trainieren.

1A LIEGESTÜTZ

SÄTZE: 4 WIEDERHOLUNGEN: 10–12 PAUSE: 60 SEKUNDEN

Nehmen Sie das Ende eines Bandes in je eine Hand und legen Sie das Band um den oberen Rücken. Nehmen Sie die Ausgangsstellung des Liegestützes ein, mit schulterbreitem Stütz und angespannter Körpermitte, die Handflächen fixieren die Bandenden auf dem Boden. Absolvieren Sie Liegestütze.

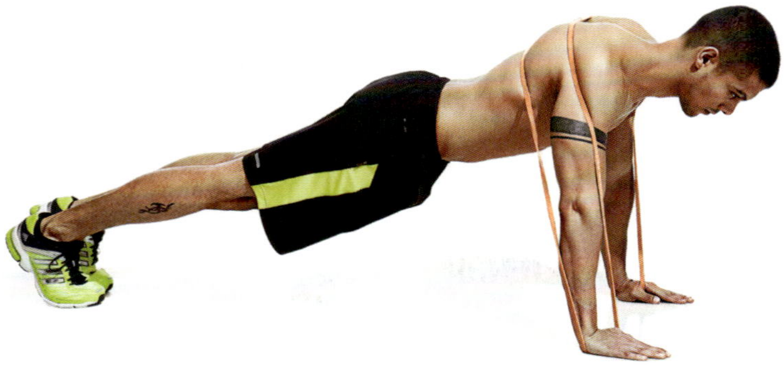

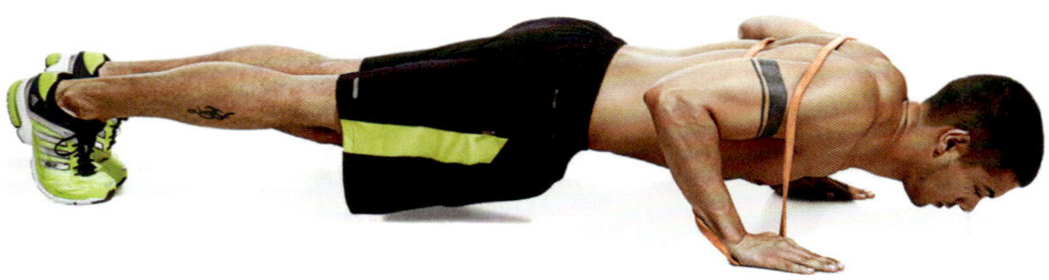

1B GOOD MORNING

SÄTZE: 4 WIEDERHOLUNGEN: 12
PAUSE: 60 SEKUNDEN

Stellen Sie sich mit beiden Füßen auf den inneren Bandring, legen Sie das obere Ende um den Nacken und strecken Sie sich in den Stand. Schieben Sie mit geradem Rücken das Gesäß nach hinten und beugen Sie die Knie, bis sich der Oberkörper fast parallel zum Boden befindet. Halten Sie den Brustkorb oben. Strecken Sie Hüften und Beine explosiv und kehren Sie zurück in die Ausgangsstellung.

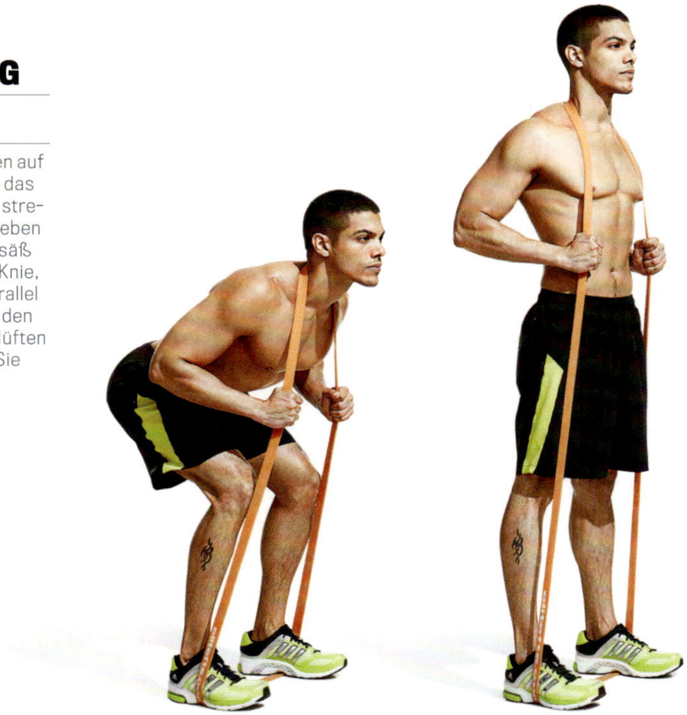

1C ZUR SEITE ZIEHEN

SÄTZE: 4 WIEDERHOLUNGEN: 10
PAUSE: 60 SEKUNDEN

Fassen Sie im schulterbreiten Stand ein Band oder einen Schlauch mit schulterbreitem Griff. Heben Sie Ihre gestreckten Arme bis auf Schulterhöhe. Nun ziehen Sie das Band mit den Händen auseinander, als wollten Sie es zerreißen. In der Endstellung zeigen die gestreckten Arme zur Seite, und die Schulterblätter sind zusammengeführt.

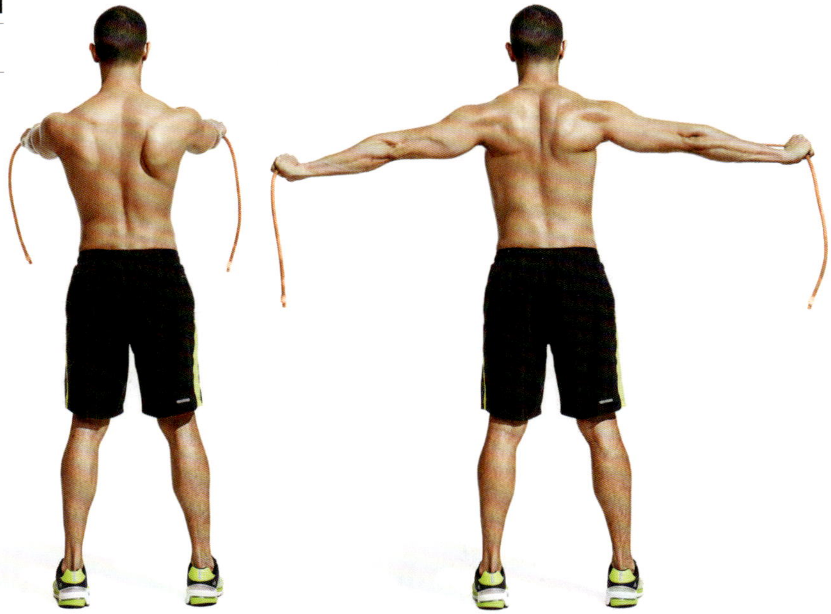

2A SQUAT

SÄTZE: 4 WIEDERHOLUNGEN: 20 PAUSE: 60 SEKUNDEN

Stellen Sie sich im schulterbreiten Stand in das Band, die Füße sind leicht ausgedreht. Das obere Ende des Bandes halten Sie auf Schulterhöhe in den Händen, die Handflächen zeigen zueinander. Schieben Sie das Gesäß nach hinten und beugen Sie die Knie so tief wie möglich, ohne den geraden Rücken aufzugeben. Strecken Sie Beine und Hüften explosiv.

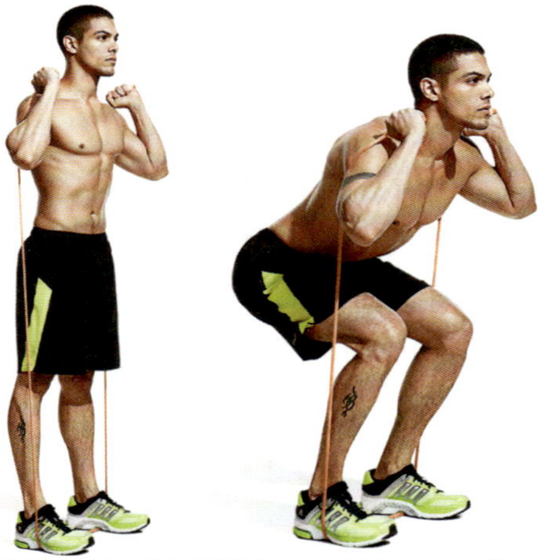

2B RUDERN

SÄTZE: 4 WIEDERHOLUNGEN: 15 PAUSE: 60 SEKUNDEN

Befestigen Sie das Band an einem Türgriff oder anderen festen Gegenstand gleicher Höhe. Halten Sie das andere Ende in Händen und gehen Sie so weit nach hinten, dass das Band unter Spannung steht. Ziehen Sie das Band in einer Ruderbewegung bis zum Bauch.

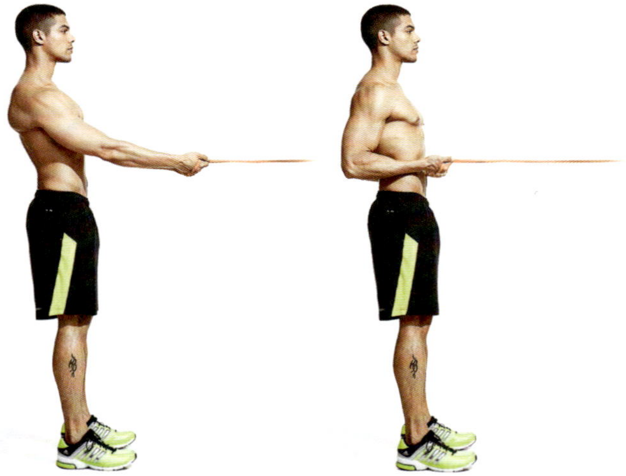

2C PALLOF PRESS

SÄTZE: 4 WIEDERHOLUNGEN: 10 (JEDE SEITE) PAUSE: 60 SEKUNDEN

Befestigen Sie das Band auf Bauchnabelhöhe an einem festen Gegenstand. Halten Sie das andere Ende mit beiden Händen, gehen Sie so weit nach hinten, dass das Band unter Spannung steht, und drehen Sie sich um 90 Grad. Halten Sie das Band vor dem Oberkörper, strecken Sie die Arme und führen Sie sie wieder an den Körper heran, ohne den Körper zu drehen. Das ist eine Wiederholung.

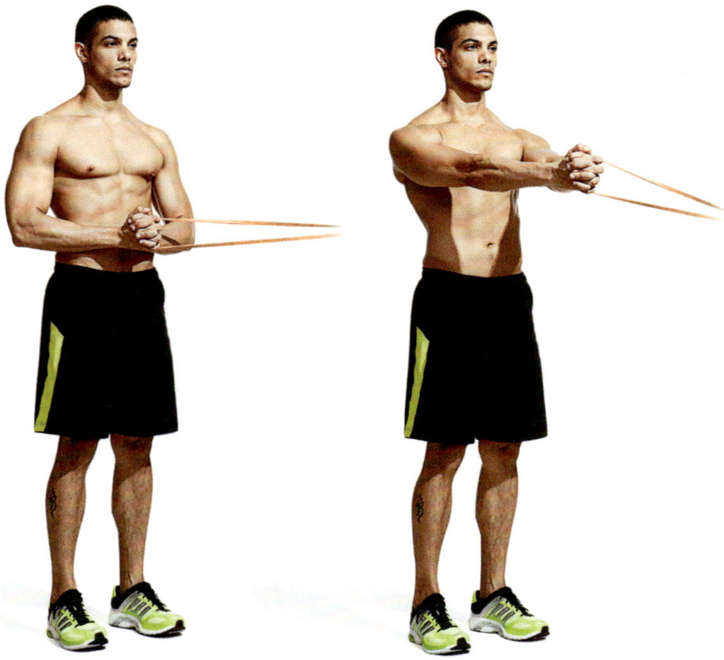

3A TRIZEPSDRÜCKEN

SÄTZE: 4 WIEDERHOLUNGEN: 20
PAUSE: 60 SEKUNDEN

Befestigen Sie das Band über Ihnen an einem festen Gegenstand und fassen Sie das freie Ende mit beiden Händen. Legen Sie die Oberarme und Ellenbogen seitlich am Rumpf an, strecken Sie die Arme und ziehen Sie das Band nach unten bis zu den Oberschenkeln.

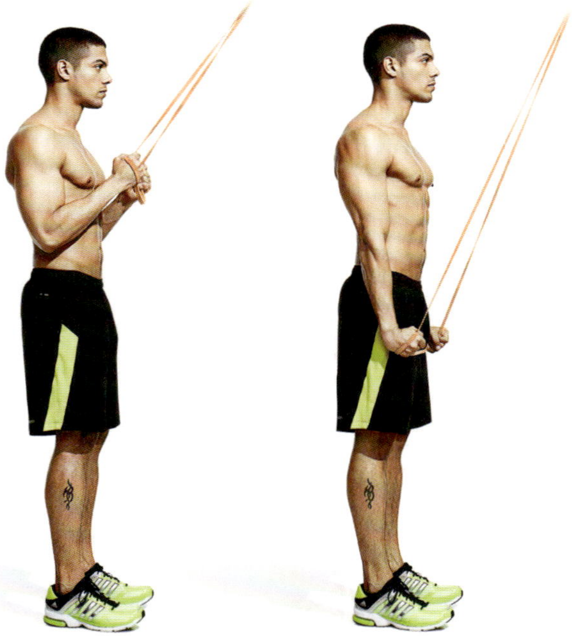

3B BIZEPS-CURL

SÄTZE: 4 WIEDERHOLUNGEN: 15
PAUSE: 60 SEKUNDEN

Stellen Sie sich auf das Band und halten Sie je ein Ende in einer Hand. Beugen Sie die Arme so, dass die Oberarme stets eine Linie mit dem Rumpf bilden, und ziehen Sie die Bandenden bis auf Brusthöhe.

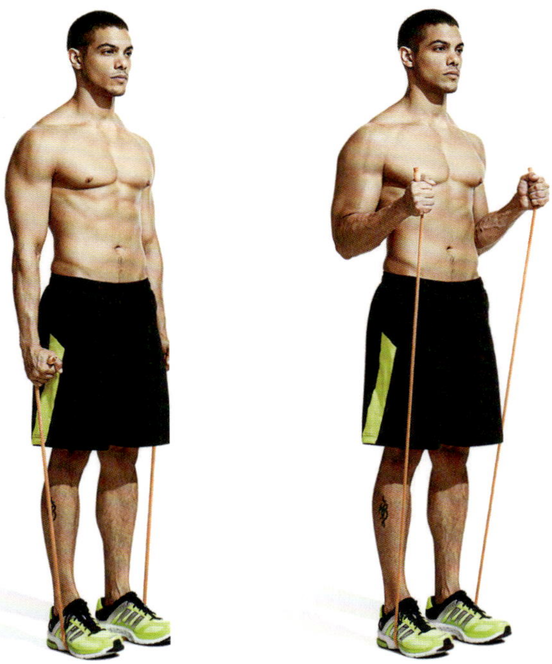

08 SCHLINGEN-TRAINING

Seit einigen Jahren wird Schlingentraining immer populärer. Mittlerweile gibt es kein Fitnessstudio mehr, das darauf verzichtet. Die bekannteste Marke ist TRX (trx.com), aber andere wie Jungle Gym XT (www.lifelinefitness.com), deren Geräte wir nutzen, um die folgenden Übungen zu zeigen, sind genauso gut geeignet – vorausgesetzt, sie haben Fußbügel für Unterkörperübungen im Angebot.

Durch die unglaubliche Vielseitigkeit der Schlingen ist die Zahl der Übungen, die Sie damit absolvieren können, so groß wie Ihre Vorstellungskraft. Sie können den ganzen Körper trainieren, mit Übungen, die mit freien Gewichten, Maschinen oder allen anderen Geräten nahezu unmöglich wären. Dazu kommt: Die Schlingen können Sie auch auf Reisen mitnehmen – sie brauchen nicht mehr Platz als eine Hose.

DAS BESTE SCHLINGENTRAINING

WORKOUT 15 VON JAY CARDIELLO

Schlingen machen auf Reisen den Unterschied zwischen den beiden Optionen, am Training dranzubleiben, wenn Sie unterwegs sind, oder nach der Reise mit einem schlechten Gefühl nach Hause zu kommen. Wenn Sie Ihre Schlingen vollständig anpassen können und sie mit Fußbügeln ausgestattet sind, reisen Sie mit einem Ganzkörperfitnessstudio, das Sie jederzeit aus dem Koffer holen können.

WIE ES FUNKTIONIERT Die Instabilität, die Schlingen bieten, ist ideal, um die Körpermitte zu kräftigen. Um die Instabilität noch weiter zu steigern, setzen wir in dieser Trainingseinheit einseitige Übungen ein; das heißt, Sie trainieren jede Seite Ihres Körpers einzeln. Wenn Sie die Intensität einer Übung reduzieren müssen, vergrößern Sie den Winkel zwischen Körper und Boden, beispielsweise durch Verkürzen der Gurte.

Die folgende Trainingseinheit können Sie an Ihren Leistungsstand anpassen, denn es gibt eine Zeitvorgabe, in der Sie aktiv sind, und keine vorgegebene Anzahl an Wiederholungen.

HINWEISE Absolvieren Sie die Übungen als Circuit, und zwar pro Folge jede Übung einmal. Vollziehen Sie so viele Wiederholungen wie in 30 Sekunden möglich; die Pause dauert so lange wie die Vorbereitung auf die nächste Übung. Wir empfehlen einen Trainingsumfang von zwei bis vier Circuits.

1 RUDERN EINBEINIG

WIEDERHOLUNGEN: SO VIELE WIE IN 30 SEKUNDEN MÖGLICH (JEDE SEITE)
PAUSE: 0 SEKUNDEN

Befestigen Sie die Schlingen an einem Türrahmen oder anderen stabilen Objekt und stellen Sie sich auf das linke Bein. Fassen Sie die Griffe und gehen Sie so nach hinten in den Ausfallschritt, dass das hintere Bein vom Boden abgehoben ist. Ziehen Sie Ihren Körper mit einer Ruderbewegung nach oben und führen Sie das freie Bein nach vorn.

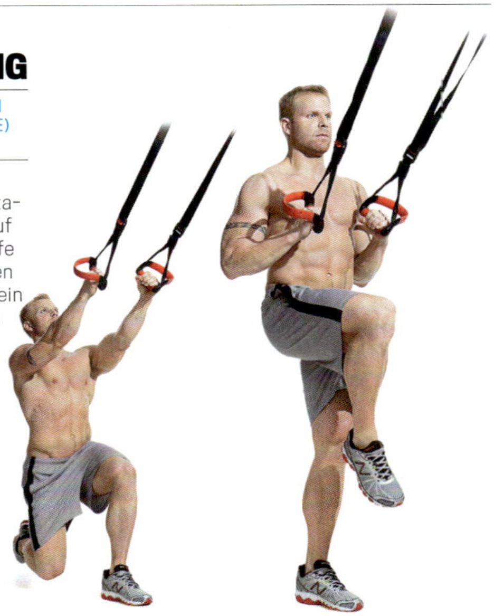

2 BALANCE-AUSFALLSCHRITT EINBEINIG

WIEDERHOLUNGEN: SO VIELE WIE IN 30 SEKUNDEN MÖGLICH (JEDE SEITE)
PAUSE: 0 SEKUNDEN

Stellen Sie den Fußbügel der Schlinge so ein, dass er sich etwa 50 cm über dem Boden befindet. Stellen Sie mit dem Rücken zur Schlinge einen Fuß in den Bügel. Beugen Sie das Knie des Standbeins und senken Sie den Körper ab in den Ausfallschritt.

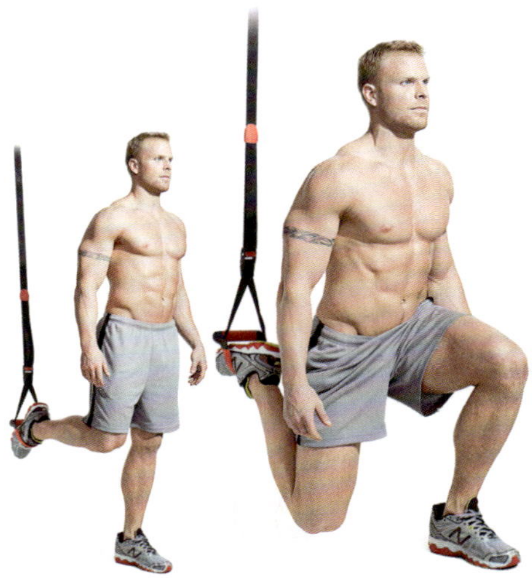

3 ZIEHEN UND DRÜCKEN EINARMIG

WIEDERHOLUNGEN: SO VIELE WIE IN 30 SEKUNDEN MÖGLICH (JEDE SEITE)
PAUSE: 0 SEKUNDEN

Fassen Sie vor der Brust den Griff einer Schlinge mit einer Hand und halten Sie in der anderen beispielsweise eine Flasche Wasser. Lehnen Sie sich, an der Schlinge hängend, mit gestrecktem Arm so nach hinten, dass Ihr Körper eine Linie bildet. Ziehen Sie den Körper in einer Ruderbewegung nach oben, bis der Griff die Rippen berührt. Drücken Sie gleichzeitig die Flasche nach oben.

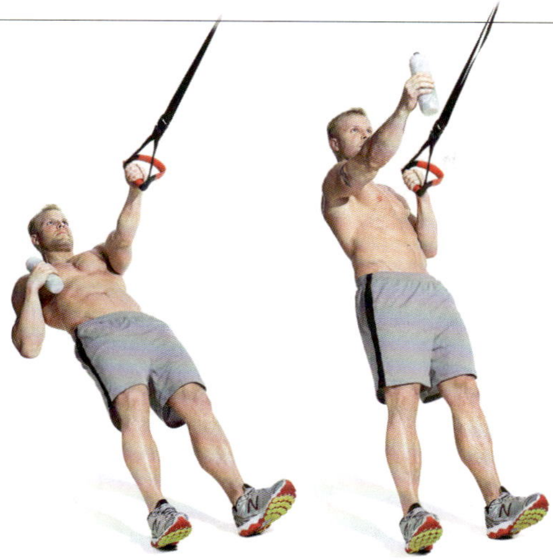

4 ABKLOPFEN

WIEDERHOLUNGEN: SO VIELE WIE IN 30 SEKUNDEN MÖGLICH (IM WECHSEL)
PAUSE: 0 SEKUNDEN

Steigen Sie mit den Füßen in die Bügel zweier Schlingen und gehen Sie in den Liegestütz. Halten Sie den Körper gerade, heben Sie die rechte Hand vom Boden weg und berühren Sie damit die Innenseite der linken Armbeuge. Stellen Sie die rechte Hand zurück und wiederholen Sie den Ablauf mit der linken.

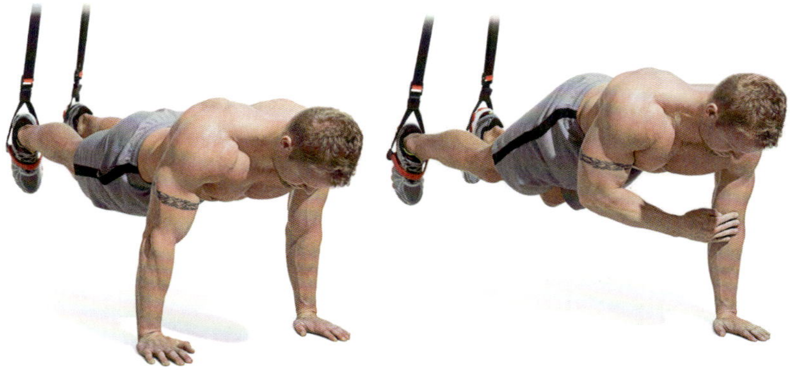

5 PLYOMETRISCHER LIEGESTÜTZ

WIEDERHOLUNGEN: SO VIELE WIE IN 30 SEKUNDEN MÖGLICH PAUSE: 0 SEKUNDEN

Aus dem Liegestütz beugen Sie die Arme und drücken sich anschließend so explosiv ab, dass Sie die Hände vom Boden lösen und in der Luft in die Hände klatschen.

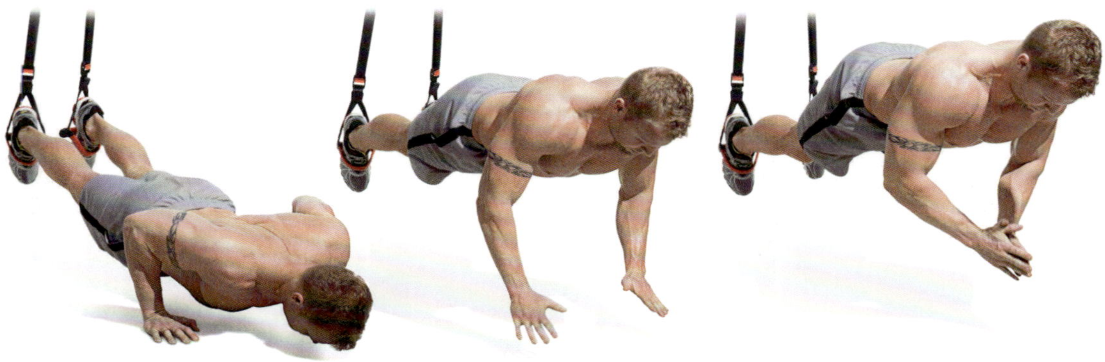

09 MEDIZINBALL

Die ersten Medizinbälle wurden von Athleten im alten Persien verwendet und bestanden aus mit Sand gefüllten Tierblasen. Während sich die Bauweise von Medizinbällen seither durchaus entwickelt hat, gab es am Einsatz als Trainingsgerät kaum etwas zu verändern.

Zum Muskeltraining kann man Medizinbälle werfen und fangen, als Unterlage benutzen oder wie Gewichte heben. Ob Sie mit einem Ball experimentieren, um Ihr Training zu bereichern, oder ob Sie an einem Ort sind, an dem Ihnen zum Training nur ein Medizinball (oder Volleyball oder Fußball) zur Verfügung steht: Wir zeigen Ihnen, wie Sie den Ball als das erstklassige Gerät einsetzen können, das er ist.

DAS BESTE MEDIZINBALLTRAINING

WORKOUT 16 VON ZACH EVEN-ESH

Den Medizinball gibt es schon sehr lange, aber viele Sportler wissen nichts damit anzufangen, außer ihn während Sit-ups vor der Brust zu halten. Dabei ist sogar mit einem leichten Ball intensives Training möglich, das Athletik aufbaut und Fett verbrennt.

WIE ES FUNKTIONIERT Mit dem Medizinball kann man einige Disziplinen des Olympischen Gewichthebens wesentlich leichter nachvollziehen. Das kommt der Schnelligkeit zugute und verbrennt Kalorien. Tatsächlich ist der Medizinball das beste Gerät zum Entwickeln von Explosivkraft, denn wenn Sie ihn so hart wie möglich werfen, bringen Sie Ihrem Körper bei zu beschleunigen, ohne dass Sie sich aus Sicherheitsgründen zurückhalten müssten.

Beim explosiven Bankdrücken beispielsweise müssten die Schultern am Ende des Bewegungsumfangs abbremsen, um nicht aus der Gelenkpfanne zu fliegen. Den Ball aber lassen Sie los, und die Schultern sind außer Gefahr.

Mit dem Medizinball kann man auch eine instabile Unterlage herstellen, um etwa Liegestütze zu trainieren. Seine runde Form zwingt Sie, den Körper mehr zu stabilisieren – und das bedeutet aktivere Bauchmuskeln.

HINWEISE Absolvieren Sie die mit A und B bezeichneten Übungspaare als Supersätze, das heißt, Sie vollziehen einen Satz von A und dann von B. Pausieren Sie und wiederholen Sie, bis alle Sätze komplett sind. Dann machen Sie mit dem nächsten Supersatz weiter.

1A CLEAN UND PRESS

SÄTZE: 3 WIEDERHOLUNGEN: 10 PAUSE: 0 SEKUNDEN

Halten Sie den Ball im etwas mehr als schulterbreiten Stand. Beugen Sie Hüften und Knie und senken Sie den Körper mit gestreckten Armen ab, bis sich der Ball auf Kniehöhe befindet. Strecken Sie explosiv Hüften und Knie und ziehen Sie die Schultern hoch und den Ball bis auf Schulterhöhe. Fangen Sie den Stoß durch Beugen der Beine ab. Strecken Sie sich und drücken Sie den Ball über Kopf. Das ist eine Wiederholung.

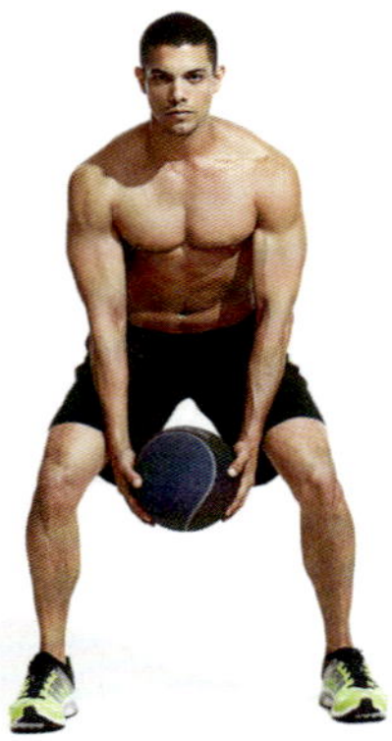

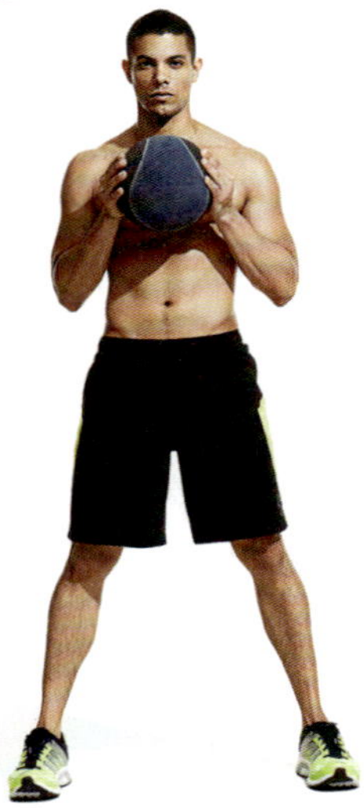

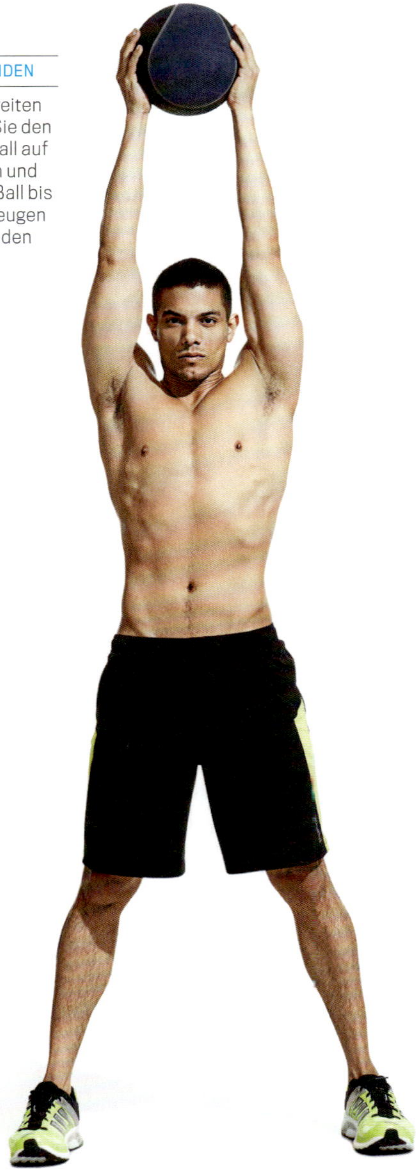

1B SIT-UP MIT BALLWURF

SÄTZE: 3 WIEDERHOLUNGEN: 10 PAUSE: 60 SEKUNDEN

Setzen Sie sich in der Nähe einer Wand auf den Boden und halten Sie den Ball mit beiden Händen vor der Brust. Fixieren Sie zur Unterstützung Ihre Füße und legen Sie sich auf den Rücken. Heben Sie explosiv den Oberkörper, werfen Sie per Druckpass den Ball gegen die Wand und fangen Sie ihn wieder. Wenn Sie mit Partner üben, fängt er Ihren Ball und wirft ihn zurück.

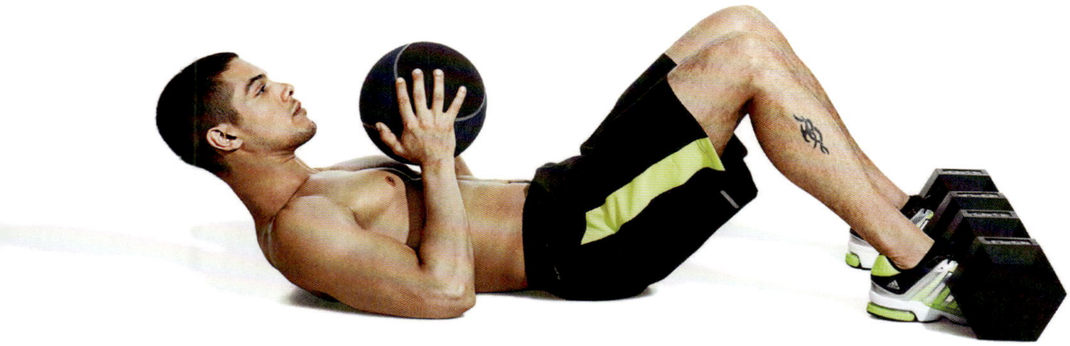

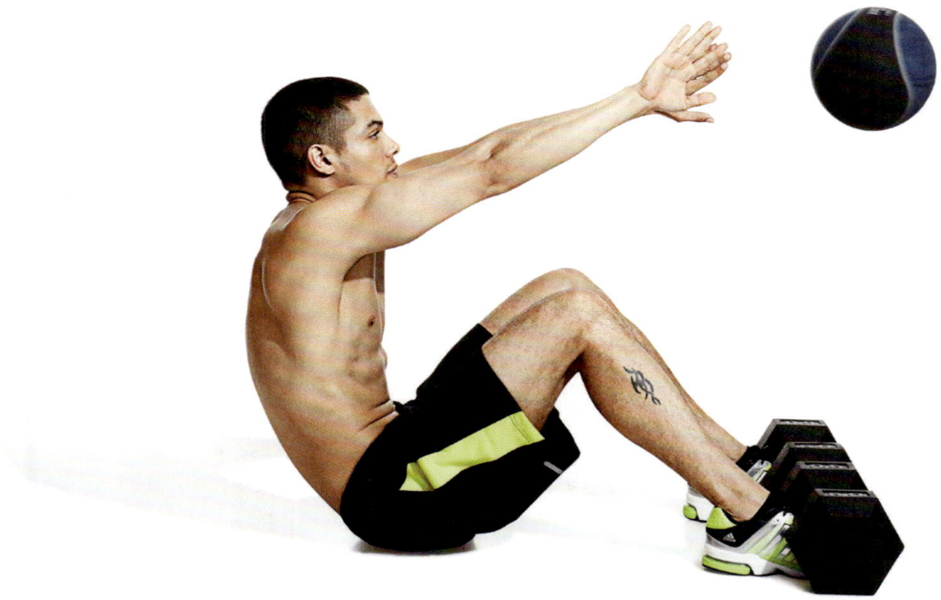

2A BERGSTEIGER

SÄTZE: 2 WIEDERHOLUNGEN: 20 (JEDES BEIN) PAUSE: 0 SEKUNDEN

Stützen Sie sich in Liegestützposition mit den Händen auf einen Medizinball. Führen Sie schnell ein Bein nach vorn, stellen Sie kurz den Fuß auf und führen Sie es wieder zurück, während Sie das andere Bein nach vorn stellen.

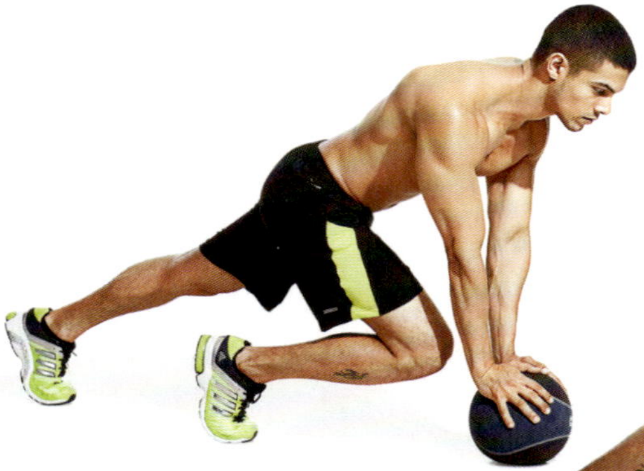

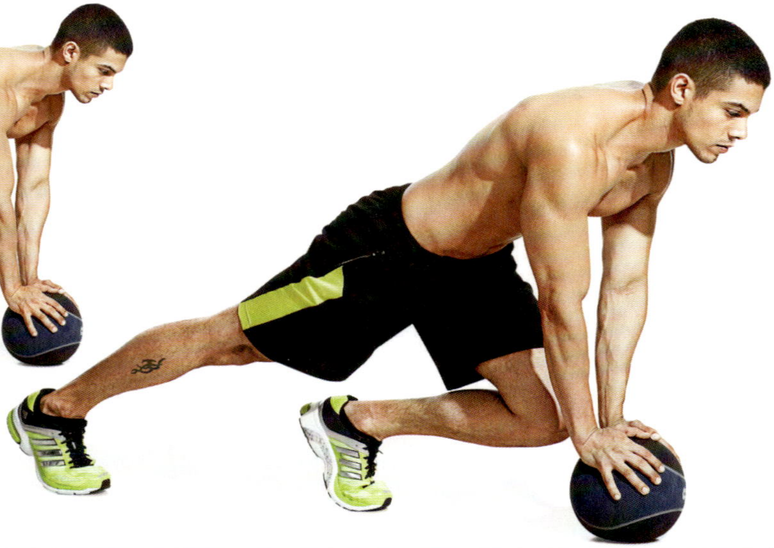

2B LIEGESTÜTZ MIT ENGER HANDSTELLUNG

SÄTZE: 2 WIEDERHOLUNGEN: 15
PAUSE: 60 SEKUNDEN

Absolvieren Sie Liegestütze mit den Händen auf dem Ball. Spannen Sie die Körpermitte an und halten Sie während der Wiederholungen den Körper gerade.

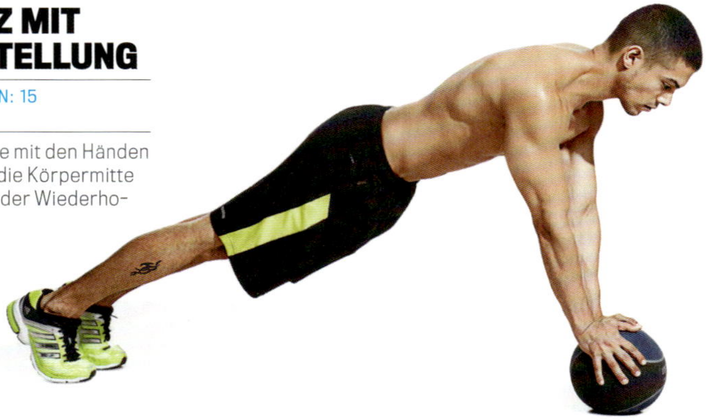

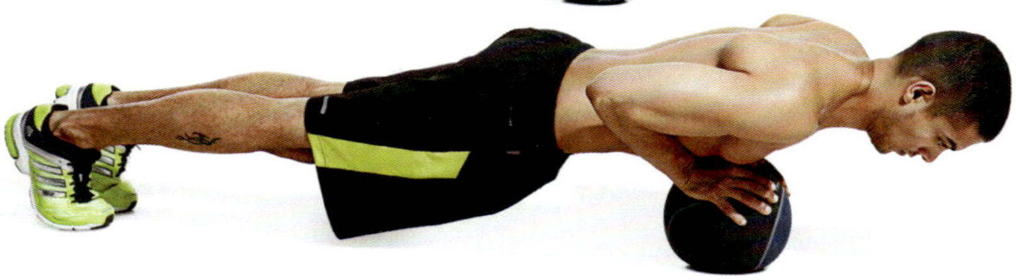

3A BULGARISCHER SPLIT SQUAT

SÄTZE: 2 WIEDERHOLUNGEN: 10 (JEDE SEITE) PAUSE: 0 SEKUNDEN

Stellen Sie sich in Ausfallschrittlänge mit dem Rücken zu einer Bank; der Rist des linken Fußes liegt auf dem Polster auf, den Medizinball halten Sie mit gestreckten Armen über Kopf. Senken Sie durch Beugen des vorderen Beines den Körper ab, bis sich der Oberschenkel parallel zum Boden befindet.

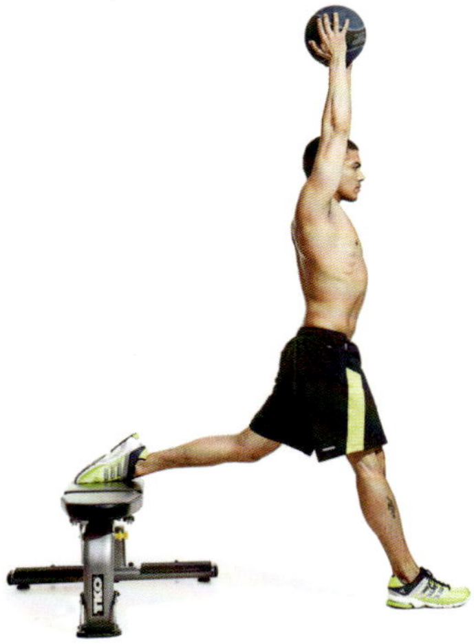

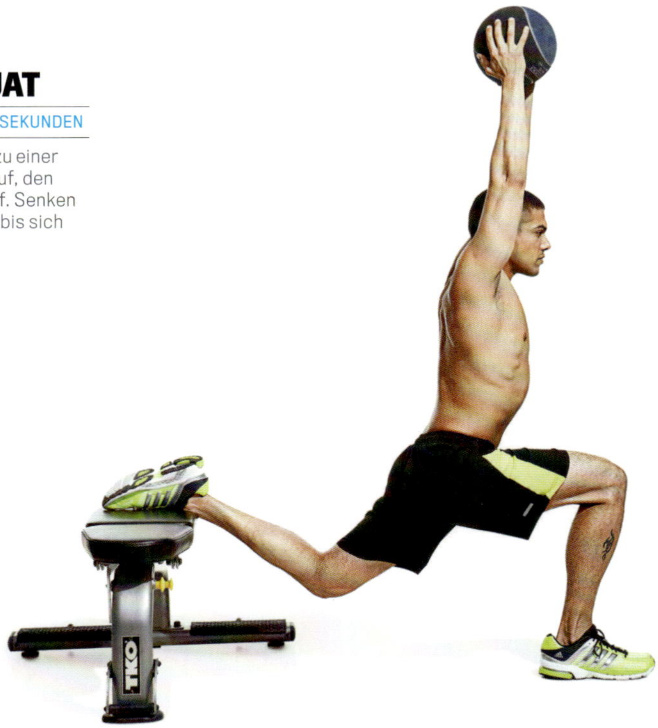

3B KNIEANZIEHEN IM SITZEN

SÄTZE: 2 WIEDERHOLUNGEN: 10 PAUSE: 60 SEKUNDEN

Setzen Sie sich auf eine Bank und halten Sie den Medizinball zwischen den Füßen. Strecken Sie die Beine so nach vorn und den Rücken nach hinten, dass Ihr Körper eine gerade Linie bildet. Halten Sie sich zur Unterstützung an der Bank fest. Führen Sie gleichzeitig Oberkörper und Knie über der Bank zusammen.

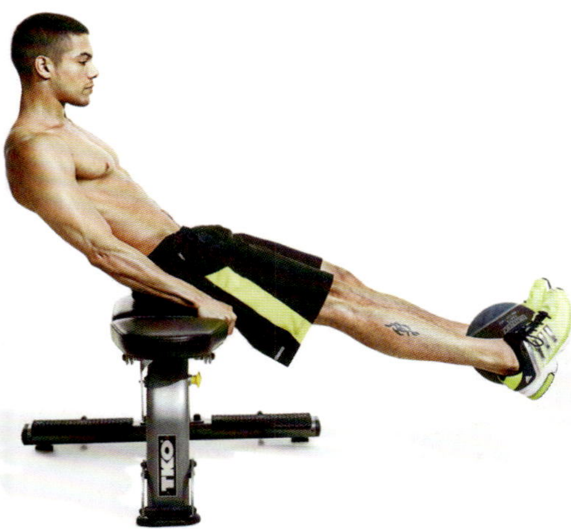

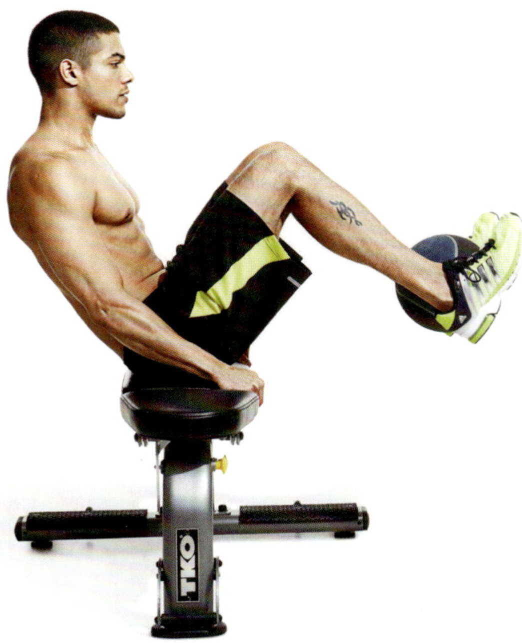

10 GYMNASTIK-BALL

Gymnastikbälle sind ursprünglich Hilfsmittel für Physiotherapie und Rehabilitation. Unterdessen ist ihr Wert für das Training der Körpermitte und die sie stabilisierenden Muskeln allgemein bekannt. Wenn Sie etwa 1,75 m groß sind, ist ein Ball mit 65 cm Durchmesser am besten. Achten Sie darauf, dass der Ball immer vollständig aufgepumpt ist. Verrückte Tricks haben den Gymnastikball hin und wieder etwas in Misskredit gebracht. Aber richtig benutzt, verbessert er Kraft und Gleichgewicht.

DAS BESTE GYMNASTIKBALLTRAINING

WORKOUT 17 VON JIM SMITH, C.S.C.S.

Es ist vielleicht schwer vorstellbar, den ganzen Körper mithilfe eines Gymnastikballs zu trainieren. Er taugt weder für Curls noch für Drücken oder Squats. Aber durch den Ball erreichen Sie Körperstellungen, in denen Sie Ihre Muskeln auf ungeahnte Weise trainieren können. Und die Stabilisation dieser Haltungen erfordert den Einsatz von mehr Muskeln, als Sie sich womöglich vorstellen.

WIE ES FUNKTIONIERT
Viele der Übungen gehen ineinander über oder bestehen aus Bewegungsverbindungen, die sich zu einer Wiederholung zusammenfügen. Die Kontrolle dieser Bewegungen auf einem instabilen Ball macht aus jedem Element ein Training für die Körpermitte, selbst wenn eigentlich Brust, Schultern, Beine oder Rücken das Ziel sind.

HINWEISE Absolvieren Sie die Übungen als Circuit, also reihum einen Satz von jeder Übung, ohne Pause. Nach der letzten Übung pausieren Sie für zwei bis drei Minuten, dann wiederholen Sie den ganzen Circuit, insgesamt dreimal.

1 LIEGESTÜTZ MIT FÜSSEN AUF DEM BALL

SÄTZE: 3 WIEDERHOLUNGEN: 20 PAUSE: 0 SEKUNDEN

Legen Sie in Liegestützposition die Unterschenkel auf den Ball. Spannen Sie die Körpermitte an und senken Sie durch Beugen der Arme den Brustkorb bis fast auf den Boden ab. Die Hüften bewegen sich zu keiner Zeit, weder zur Seite noch nach oben oder unten.

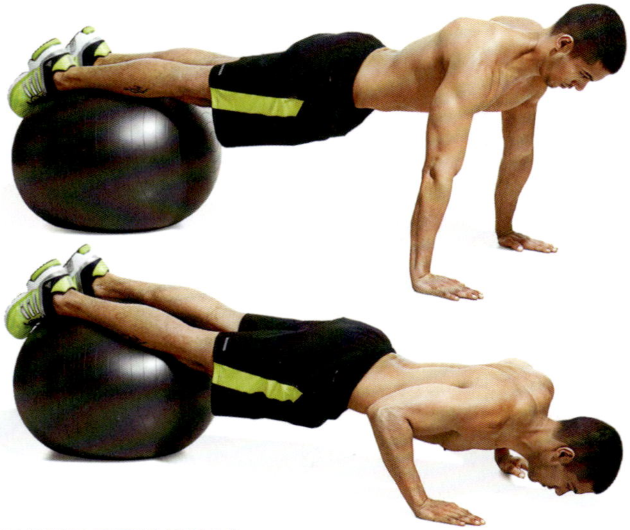

2 T AUF DEM BALL

SÄTZE: 3 WIEDERHOLUNGEN: 20 PAUSE: 0 SEKUNDEN

Legen Sie sich bäuchlings mit der Körpermitte auf den Ball, strecken Sie die Arme nach vorn; die Handflächen zeigen nach oben. Führen Sie die Arme so zur Seite, dass sie mit dem Oberkörper ein T bilden. Halten Sie die Endstellung für etwa zwei Sekunden.

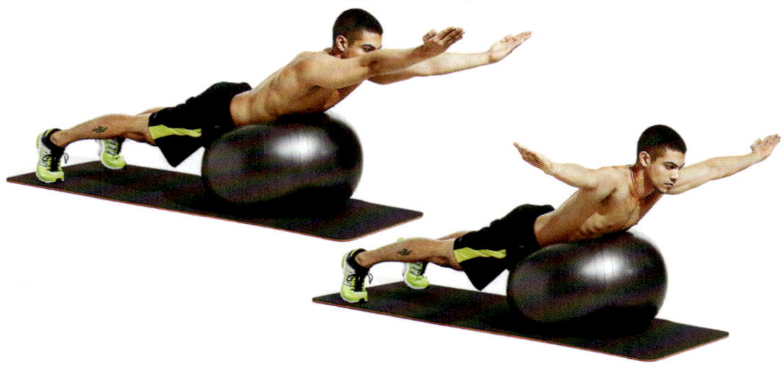

3 SQUAT MIT EIGENEM KÖRPERGEWICHT

SÄTZE: 3 WIEDERHOLUNGEN: 20 PAUSE: 0 SEKUNDEN

Schieben Sie aus dem schulterbreiten Stand mit leicht ausgedrehten Fußspitzen das Gesäß nach hinten und beugen Sie die Beine so tief wie möglich, ohne den geraden Rücken aufzugeben. Halten Sie in der Bewegung die Knie außen und den Brustkorb oben.

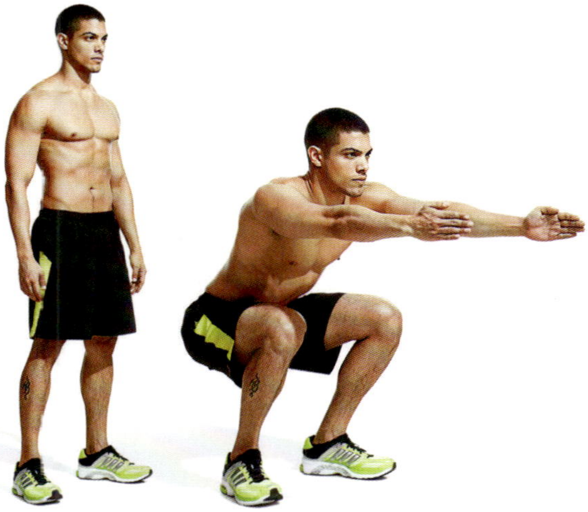

4 BEIN-CURL

SÄTZE: 3 WIEDERHOLUNGEN: 20 PAUSE: 0 SEKUNDEN

In Rückenlage legen Sie die Unterschenkel auf den Ball. Spannen Sie die Körpermitte an und drücken Sie so mit den Fersen gegen den Ball, dass Sie die Knie bis zum 90-Grad-Winkel beugen und den Ball zu sich heranrollen. Das Becken bleibt während des ganzen Satzes in der Luft.

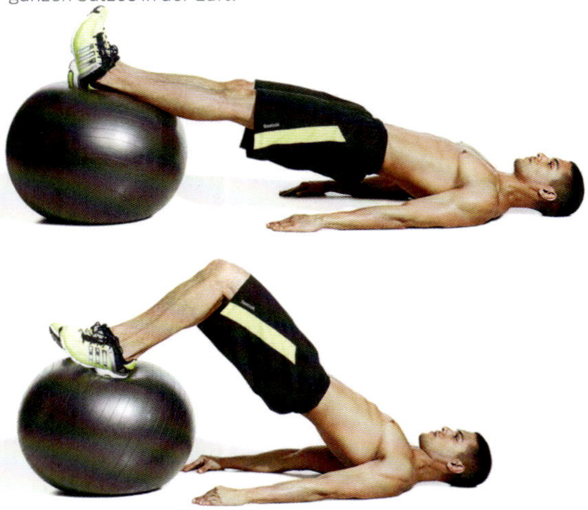

5 SPITZBRÜCKE UND SUPERMAN

SÄTZE: 3 WIEDERHOLUNGEN: 20
PAUSE: 120–180 SEKUNDEN

Setzen Sie in Liegestützposition die Fußballen auf den Ball, beugen Sie die Hüften und rollen Sie den Ball so zu den Händen heran, dass Ihr Oberkörper fast senkrecht steht. Kehren Sie zurück in die Ausgangsstellung und rollen Sie nun mit den Beinen auf dem Ball nach hinten. Der Körper ruht auf den Oberschenkeln, die Hände stützen weiter. Sie sollten aussehen wie Superman im Sinkflug. Das ist eine Wiederholung. Kehren Sie zurück in die Ausgangsstellung und beginnen Sie die nächste Wiederholung.

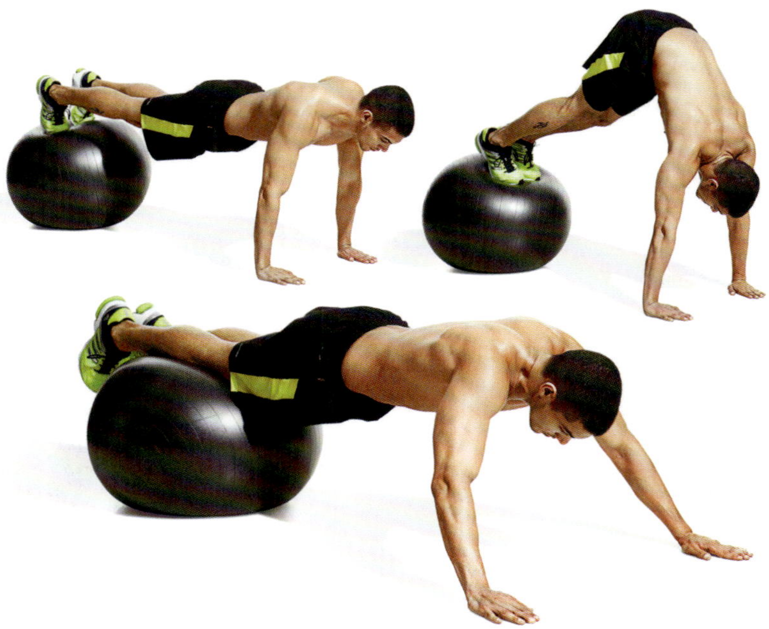

11 EIGENES KÖRPERGEWICHT

Der offensichtliche Vorteil von Übungen, die nur mit dem eigenen Körpergewicht ausgeführt werden, ist, dass Sie keinerlei Ausrüstungsgegenstände benötigen. Außerdem sind Sie an keinen bestimmten Ort gebunden. Natürlich muss man schon ziemlich kreativ sein, um seinen Rücken ganz ohne Geräte effizient zu trainieren.

Aber wissen Sie was? Wir sind so kreativ.

Wenn es warm ist, wollen Sie vielleicht draußen in einem öffentlich zugänglichen Fitnesspark trainieren, wissen aber nicht, wie man die dort vorhandenen Gerätschaften am besten für eine Trainingseinheit nutzt.

Kein Problem, wir sagen Ihnen, wie Sie optimal trainieren können. Und wenn Sie dachten, Training mit dem eigenen Körpergewicht bestünde nur aus Liegestütze und Sit-ups, dann werden Ihnen die folgenden Workouts die Augen für die vielfältigen Möglichkeiten öffnen, die Sie in allen Lebenslagen haben.

DAS BESTE TRAINING MIT EIGENEM KÖRPERGEWICHT [Option A]

WORKOUT 18 VON ZACH EVEN-ESH

Haben Sie sich je gefragt, wie all die Typen, die im Fitnesspark an Klettergerüsten trainieren, so fit werden? Diese Einheit gibt Ihnen die Antwort. Wir wünschen gutes Gelingen an einem Sommertag - oder in der spartanisch eingerichteten Fitnessecke in Ihrer Garage. Sie bauen mit gerade mal drei Übungen nicht nur Muskeln auf und verbrennen Fett, sondern kommen auch hinter eines der Geheimnisse, wie die Straßenturner Dutzende von Klimmzügen und Dips schnell hintereinander schaffen: durch die 10-zu-1-Methode.

WIE ES FUNKTIONIERT Dank des Circuits, den wir hier zusammengestellt haben, bleiben Sie am Ball. Wenn Sie eine Squat-Variante plus Klimmzug und Dip absolvieren, beanspruchen Sie fast jeden Muskel im Körper, die Herfrezquenz steigt, um dem Körper mit Blut und Sauerstoff zu versorgen. Die sich verringernde Anzahl an Wiederholungen - zehn bis eine - trägt dazu bei, die Trainingseinheit trotz Muskelermüdung fortzuführen, und bringt die notwendige Ausdauer hervor, um eine große Zahl an Wiederholungen auf einmal zu schaffen. Zusätzlich zur Gewichtsreduktion können Sie die Ergebnisse dieser Einheit auch nutzen, um Wetten zu gewinnen, wie viele Klimmzüge Sie schaffen.

HINWEISE Absolvieren Sie die Übungen als Circuit: je einen Satz von jeder Übung nacheinander, dann so lang wie nötig pausieren. Insgesamt sind das zehn Circuits, bis Sie pro Übung nur noch eine Wiederholung absolvieren.

1 SPRUNGKNIEBEUGE

WIEDERHOLUNGEN: 10 BIS 1 PAUSE: 0 SEKUNDEN

Absolvieren Sie im schulterbreiten Stand mit leicht ausgedrehten Fußspitzen eine Kniebeuge, ohne dabei den geraden Rücken aufzugeben. Aus der tiefen Stellung springen Sie so hoch Sie können - zuerst zehnmal und mit jedem neuen Circuit einmal weniger, also beim nächsten Mal neun Wiederholungen, dann acht und so weiter, bis Sie schließlich nur noch eine einzige Wiederholung machen.

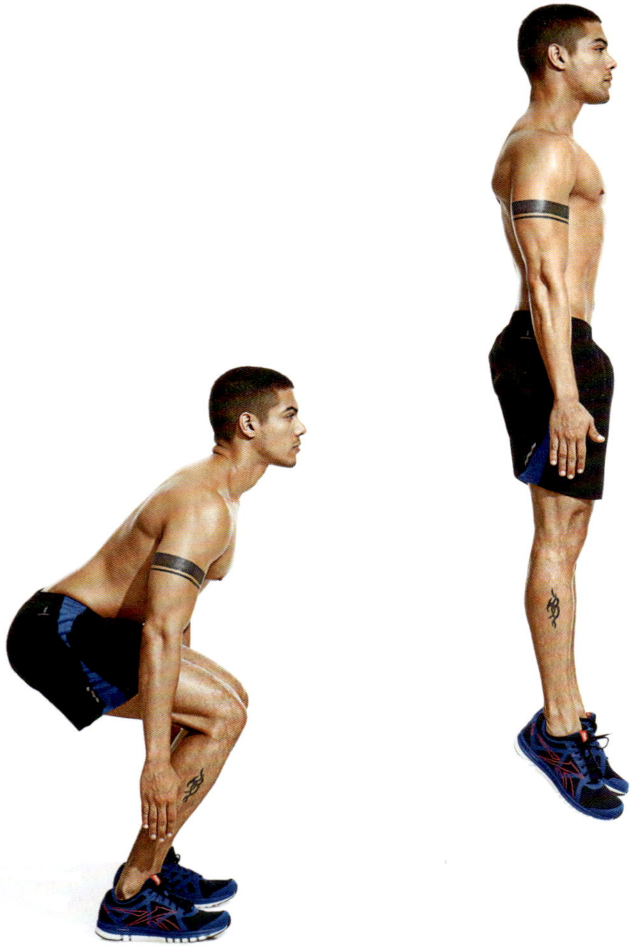

2 KLIMMZUG

WIEDERHOLUNGEN: 10 BIS 1
PAUSE: 0 SEKUNDEN

Hängen Sie sich an eine Klimmzugstange, einen Ast oder anderen geeigneten Gegenstand und ziehen Sie sich nach oben, bis sich das Kinn oberhalb der Hände befindet. Absolvieren Sie zehn Wiederholungen und danach mit jedem Circuit eine weniger bis hin zu einer, wie zuvor beschrieben.

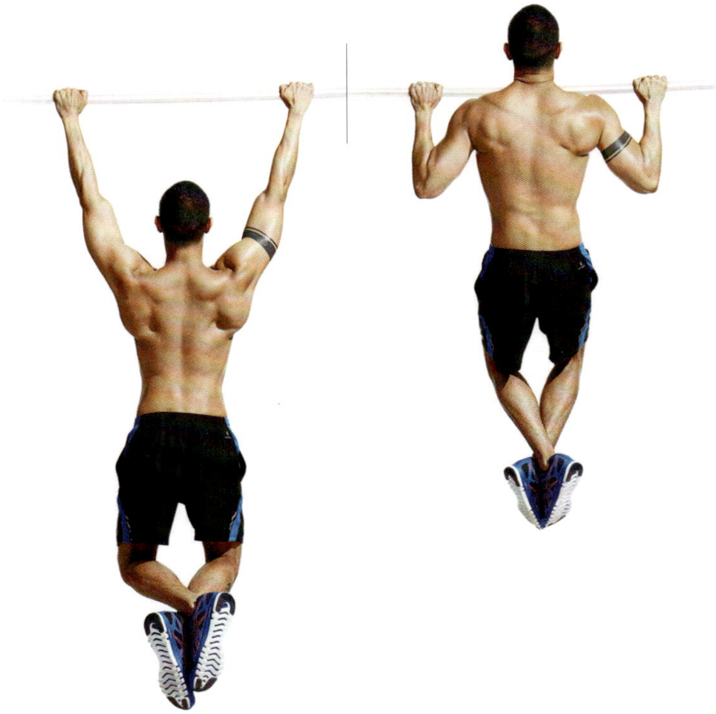

3 DIP

WIEDERHOLUNGEN: 10 BIS 1
PAUSE: 0 SEKUNDEN

Gehen Sie an zwei parallelen Stangen in den Stütz und senken Sie durch Beugen der Arme den Körper ab, bis die Oberarme parallel zum Boden sind. Absolvieren Sie zehn Wiederholungen und danach mit jedem Circuit eine weniger bis hin zu einer, wie zuvor beschrieben.

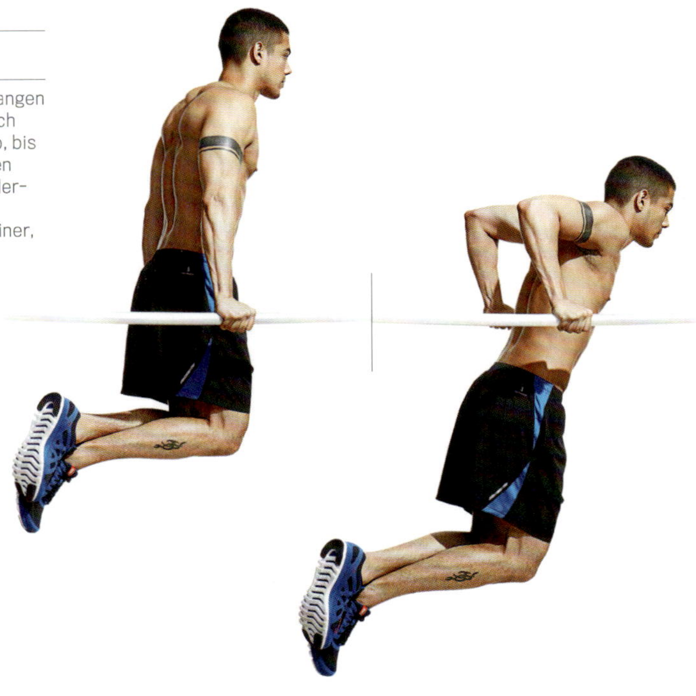

DAS BESTE TRAINING MIT EIGENEM KÖRPERGEWICHT [Option B]

WORKOUT 19 VON ZACH EVEN-ESH

Das Fehlen von Trainingsgeräten verdammt Sie nicht zu einer Trainingseinheit, die nur aus Klimmzügen und Liegestützen besteht. Mit ein wenig Einfallsreichtum können Sie hart trainieren (mehr dazu unten) - wohlgemerkt den ganzen Körper und nicht nur den Oberkörper. Dieses Training ist vielleicht etwas ungewöhnlich. Am besten absolvieren Sie es im Freien.

WIE ES FUNKTIONIERT Dieses Programm verlangt nach einer Grünanlage oder einem Fitnesspark mit Klettergerüst und viel Freiraum. Es kommen klassische Körpergewichtsübungen zum Einsatz, wie Bärenkriechen und Krabbengang, die Sie womöglich zuletzt im Schulsport ausgeführt haben. Und Sie werden wieder einmal feststellen, dass Sie mit über 75 kg kein Leichtgewicht sind. Sie verlangen von Herz, Lunge und Körpermitte jede Menge Einsatz. Das Hangeln an Parallelstangen bringt ihre Unterarme zum Glühen, und die Sprints frittieren Ihre Beine.

HINWEISE Absolvieren Sie die mit A und B markierten Übungen als Supersätze, also einen Satz A und einen Satz B in Folge, dann Pause. Wiederholen Sie diesen Ablauf, bis alle Sätze komplett sind. Beachten Sie, dass das Hangeln an Parallelstangen als normaler Satz trainiert wird: Satz, Pause, nächster Satz.

Diese Trainingseinheit können Sie gut mit Option A kombinieren. Integriert in eine Trainingswoche, absolvieren Sie zuerst A, pausieren einen Tag und nehmen sich dann B vor (die Aufnahme von Option C ins Wochenprogramm ist genauso möglich).

1A BÄRENKRIECHEN

SÄTZE: 3 WIEDERHOLUNGEN: 15 M KRIECHEN PAUSE: 0 SEKUNDEN

Beugen Sie sich nach unten und legen Sie die Hände flach auf den Boden. Gehen Sie mit fast gestreckten Beinen so schnell Sie können auf allen vieren und halten Sie dabei den Rücken möglichst gerade.

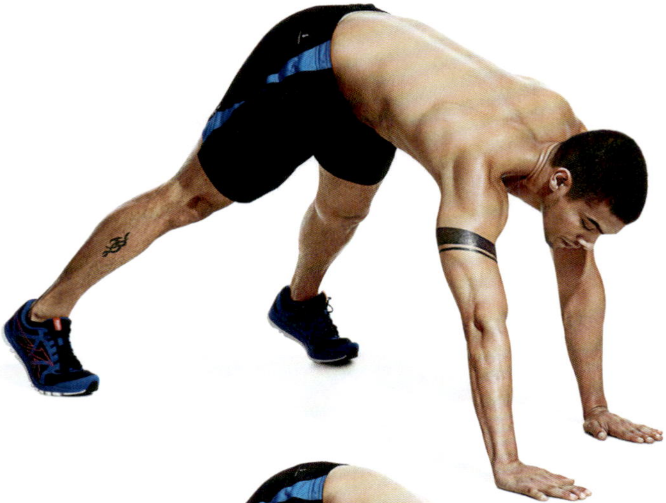

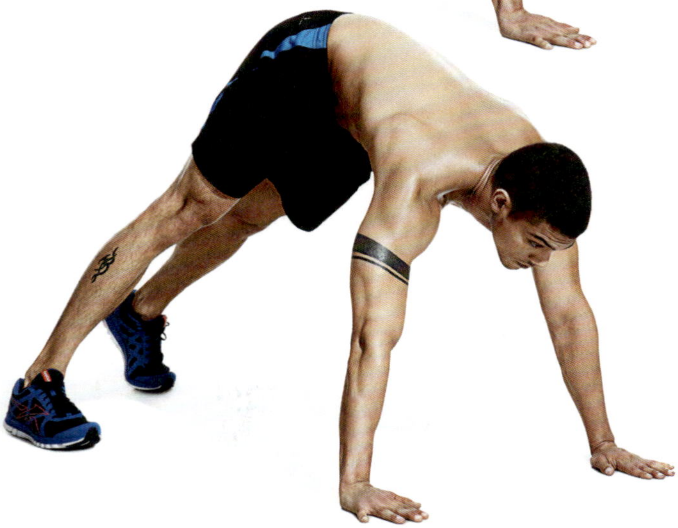

1B KRABBENGANG

SÄTZE: 3 WIEDERHOLUNGEN: 15 M KRABBLEN PAUSE: WIE NÖTIG

Heben Sie aus dem Sitz auf dem Boden das Becken an, bis Rumpf und Oberschenkel eine gerade Linie bilden. Gehen Sie auf Händen und Füßen nach vorn, so schnell Sie können.

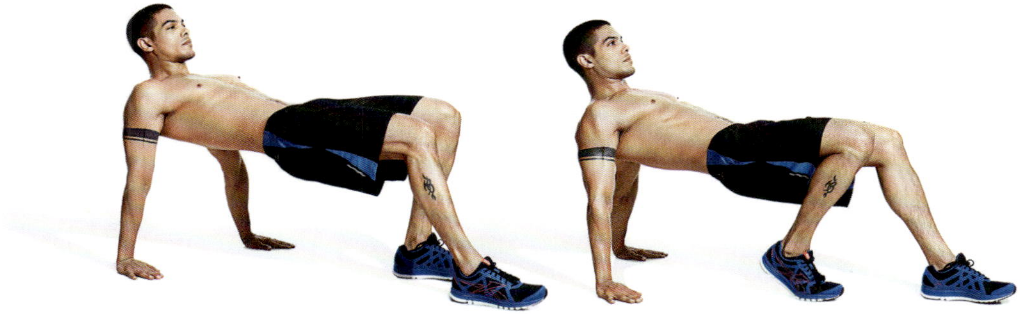

2 HANGELN AN PARALLELSTANGEN

SÄTZE: 5 WIEDERHOLUNGEN: HANGELN VOM EINEN ENDE ZUM ANDEREN PAUSE: WIE NÖTIG

Hängen Sie sich an Parallelstangen oder in einen Kletterturm. Hangeln Sie sich von einem Ende zum anderen.

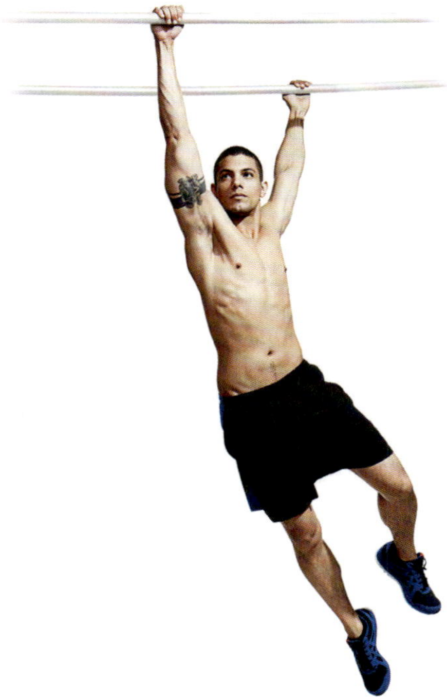

3A SPRINT VORWÄRTS

SÄTZE: 5 WIEDERHOLUNGEN: 50 M SPRINTEN PAUSE: 0 SEKUNDEN

Sprinten Sie mit 90 Prozent Ihrer Maximalgeschwindigkeit.

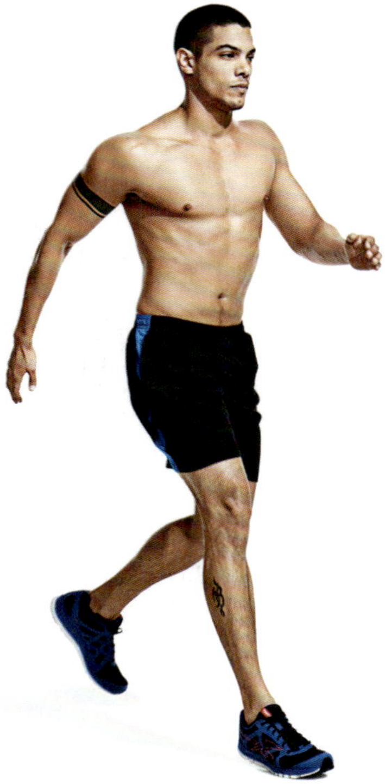

3B SPRINT RÜCKWÄRTS

SÄTZE: 5 WIEDERHOLUNGEN: 50 M SPRINTEN PAUSE: WIE NÖTIG

Sprinten Sie rückwärts, so schnell Sie können.

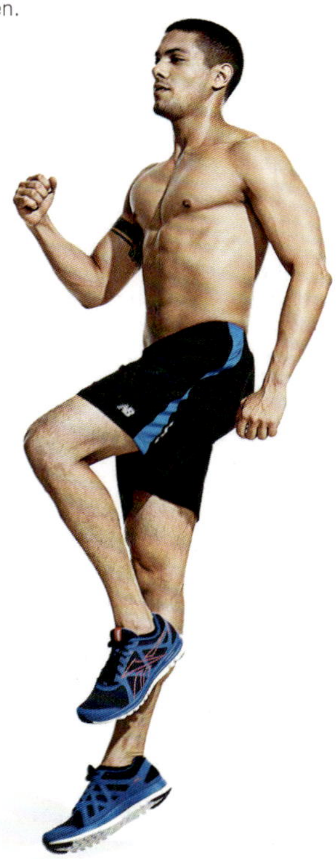

DAS BESTE TRAINING MIT EIGENEM KÖRPERGEWICHT [Option C]

WORKOUT 20 VON ZACH EVEN-ESH

Indem Sie unterschiedliche Übungen miteinander verbinden, aktivieren und trainieren Sie in derselben Zeit mehr Muskeln. So nutzen Sie sechs Übungen in einer Einheit, die tatsächlich nur aus drei Übungen besteht.

WIE ES FUNKTIONIERT Diese Trainingseinheit können Sie, wie gezeigt, mit den beiden vorangegangenen zu einem Wochenprogramm kombinieren. Oder Sie verbinden es mit Option A oder B und wechseln die beiden unter der Woche ab.

HINWEISE Absolvieren Sie die Übungen als normale Sätze, und zwar alle Sätze einer Übung hintereinander, bevor Sie zur nächsten Übung übergehen. Wenn Sie die geforderten zehn Wiederholungen eines bestimmten Satzes nicht schaffen, vollziehen Sie so viele Wiederholungen, wie ohne Einbußen in der Bewegungsqualität möglich sind. Pausieren Sie dann kurz und machen Sie anschließend weiter, um die restlichen Wiederholungen abzuarbeiten.

1 BURPEE UND WEITSPRUNG

SÄTZE: 3 WIEDERHOLUNGEN: 10 PAUSE: 90 SEKUNDEN

Beugen Sie sich aus dem Stand nach unten, legen Sie die Handflächen in schulterbreitem Abstand zueinander auf den Boden und springen Sie mit den Füßen schnell nach hinten in die Ausgangsstellung des Liegestützes. Absolvieren Sie einen Liegestütz. Bringen Sie dann die Füße schnell wieder bis fast zwischen die Hände und springen Sie aus der Hocke beidbeinig so weit wie möglich nach vorn.

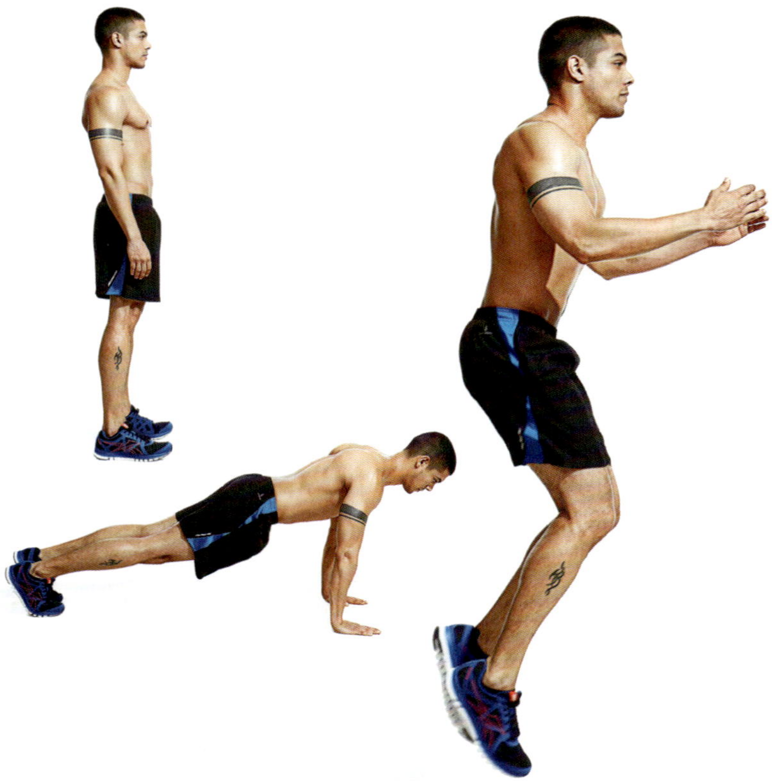

2 DIP UND BEINEHEBEN

SÄTZE: 3 WIEDERHOLUNGEN: 10

Gehen Sie an zwei parallelen Stangen in den Stütz und senken Sie durch Beugen der Arme den Körper ab, bis die Oberarme parallel zum Boden sind. Drücken Sie sich zurück in die Ausgangsstellung und heben Sie die fast gestreckten Beine bis in die Waagerechte.

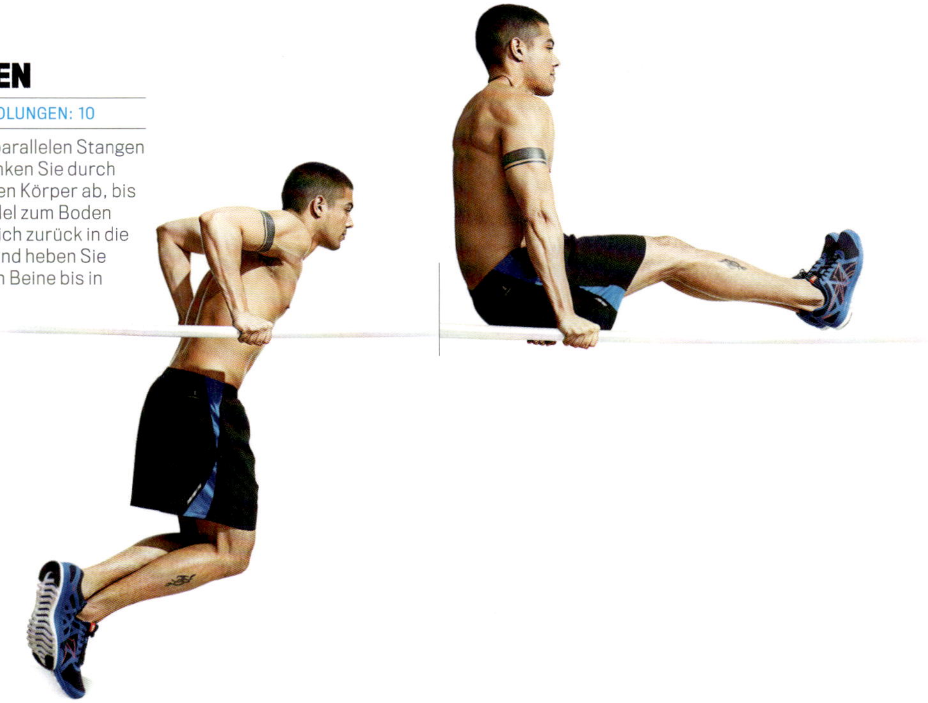

3 KLIMMZUG UND KNIEHEBEN

SÄTZE: 3 WIEDERHOLUNGEN: 10

Hängen Sie sich an eine Klimmzugstange und ziehen Sie sich nach oben, bis sich Ihr Kinn oberhalb der Hände befindet. Heben Sie dann die Knie so hoch wie möglich in Richtung Brustkorb.

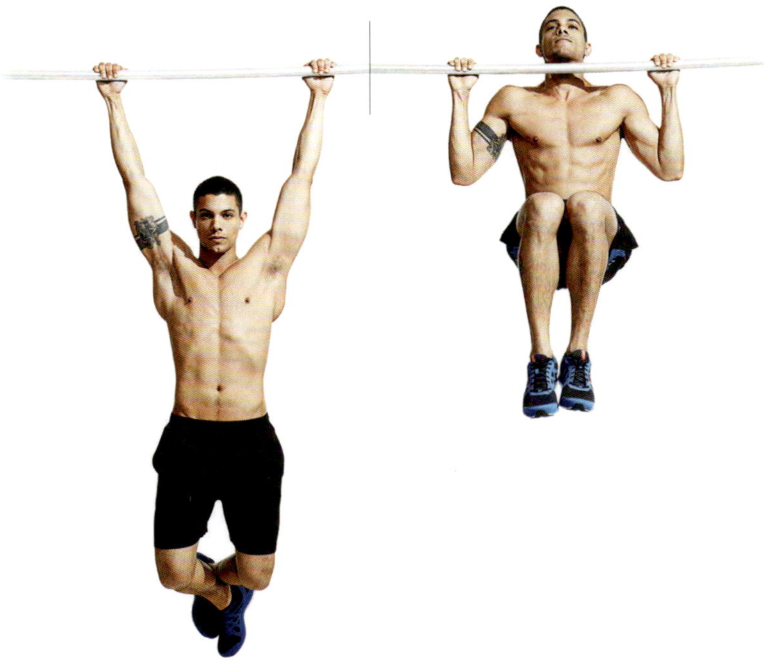

DAS BESTE TRAINING MIT EIGENEM KÖRPERGEWICHT [Option D]

WORKOUT 21 VON JOE STANKOWSKI, C.P.T.

Wir geben es zu: Manchmal sieht es schlecht aus mit Ihrer Trainingseinheit. Es gibt weder Gewichte noch Widerstandsbänder, und dann stellen Sie fest, dass Sie auch noch vergessen haben, Ihr Schlingentraining-Equipment einzupacken. Es gibt nichts, woran man ziehen könnte, deshalb können Sie Ihren Rücken nicht trainieren, und selbst das Improvisieren mit vorhandenen Objekten fällt flach. Doch auch für solche Fälle haben wir ein erstklassiges Trainingsprogramm für Sie zusammengestellt.

WIE ES FUNKTIONIERT Alles, was Sie brauchen, ist etwas, worauf Sie steigen können - eine Parkbank, einen großen Stein oder einen Stuhl. Wenn Ihnen keine Erhöhung zur Verfügung steht, ersetzen Sie das Aufsteigen durch einen Ausfallschritt. Um den Rücken anzusprechen, den man normalerweise zumindest ohne eine Stange zum Ziehen nicht trainieren kann, setzen wir den »Blurpee« von Fitness-Experte Tim Ferriss ein. (Das Extra-L in Blurpee steht für die »Lats«, also den großen Rückenmuskel.)

Die breitere Fußstellung des Blurpees fordert vom Latissimus mehr Einsatz, um die Hüften und Beine vorwärtszuziehen, wenn der Körper aus dem Liegestütz zurückkommt.

HINWEISE Absolvieren Sie die Übungen als normale Sätze, und zwar alle Sätze einer Übung hintereinander, bevor Sie die nächste Übung in Angriff nehmen.

1 LIEGESTÜTZ MIT ENGER HANDSTELLUNG

SÄTZE: 3 WIEDERHOLUNGEN: 15 PAUSE: 60-90 SEKUNDEN

Platzieren Sie in der Ausgangsstellung des Liegestützes die Hände so dicht beieinander, dass sich die Daumen berühren. Spannen Sie die Körpermitte an. Wenn Ihnen diese Form der Liegestütze zu einfach sind, platzieren Sie Ihre Füße auf einem Stuhl oder einer anderen erhöhten Fläche.

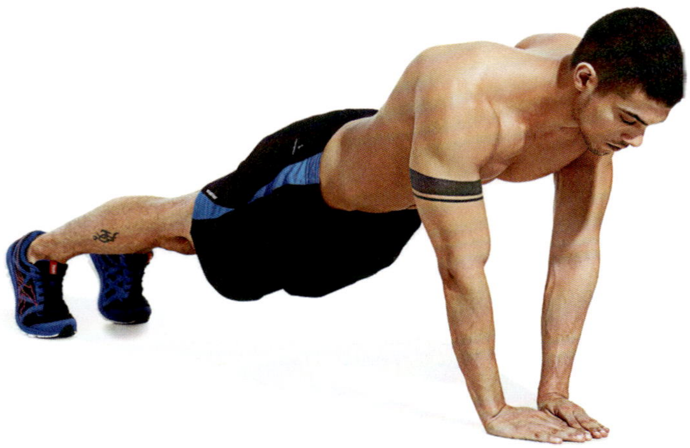

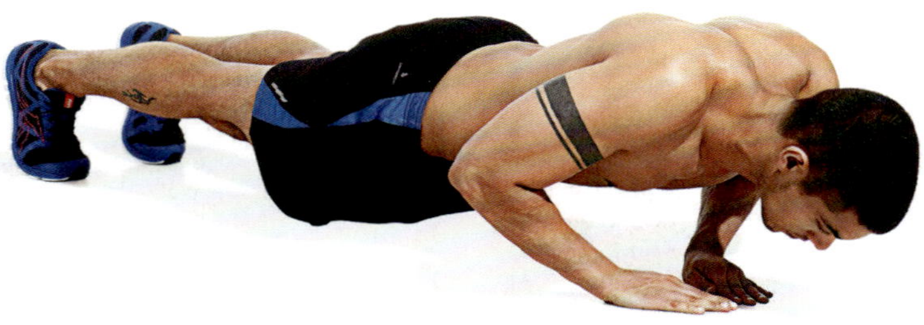

2 AUFSTEIGER

SÄTZE: 3 WIEDERHOLUNGEN: 20
PAUSE: 60–90 SEKUNDEN

Stellen Sie sich hinter eine Bank oder ein anderes Podest, das so hoch ist, dass Ihr Oberschenkel nach dem Aufstellen des Fußes parallel zum Boden ist. Stemmen Sie die Ferse gegen die Unterlage und spannen Sie im Aufsteigen die Gesäßmuskeln an. Das hintere Bein bleibt frei.

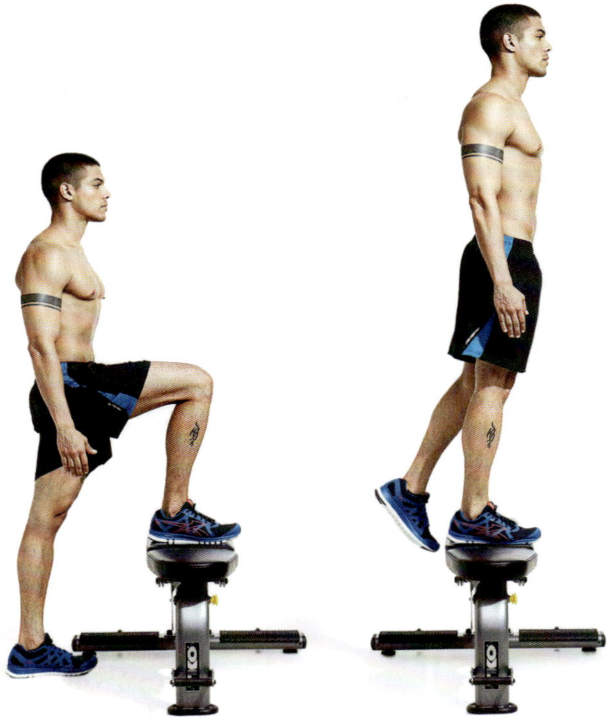

3 BLURPEE

SÄTZE: 3 WIEDERHOLUNGEN: 20 PAUSE: 60–90 SEKUNDEN

Beugen Sie sich aus dem mehr als schulterbreiten Stand nach unten, legen Sie die Handflächen auf den Boden und springen Sie mit den Füßen schnell nach hinten in die Ausgangsstellung des Liegestützes. Nach einem Liegestütz bringen Sie die Füße schnell nach vorn und springen aus der Hocke beidbeinig so weit wie möglich nach oben.

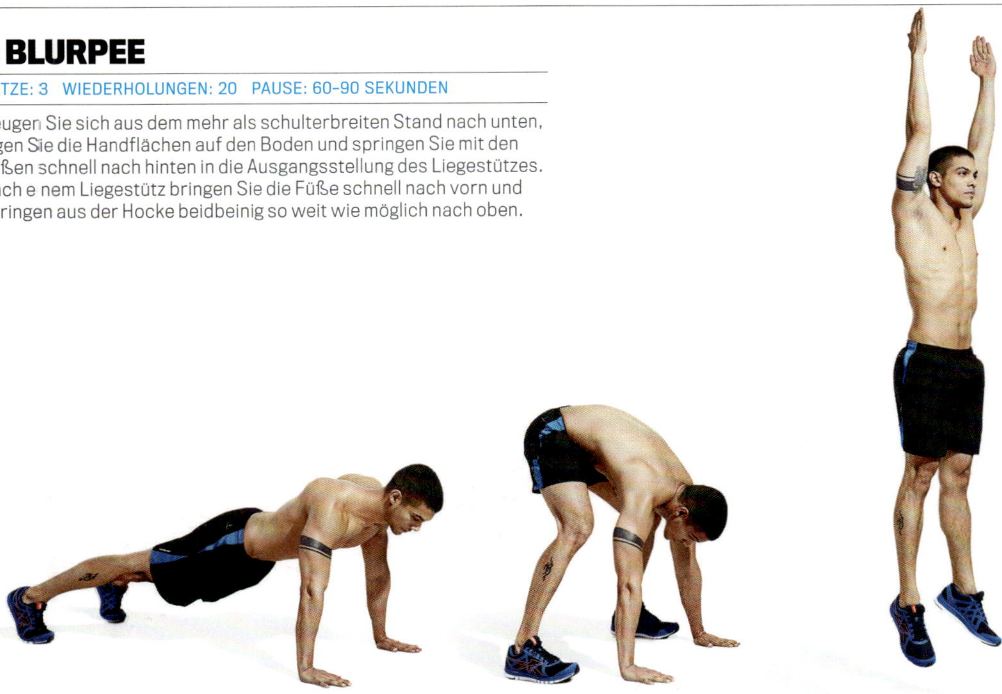

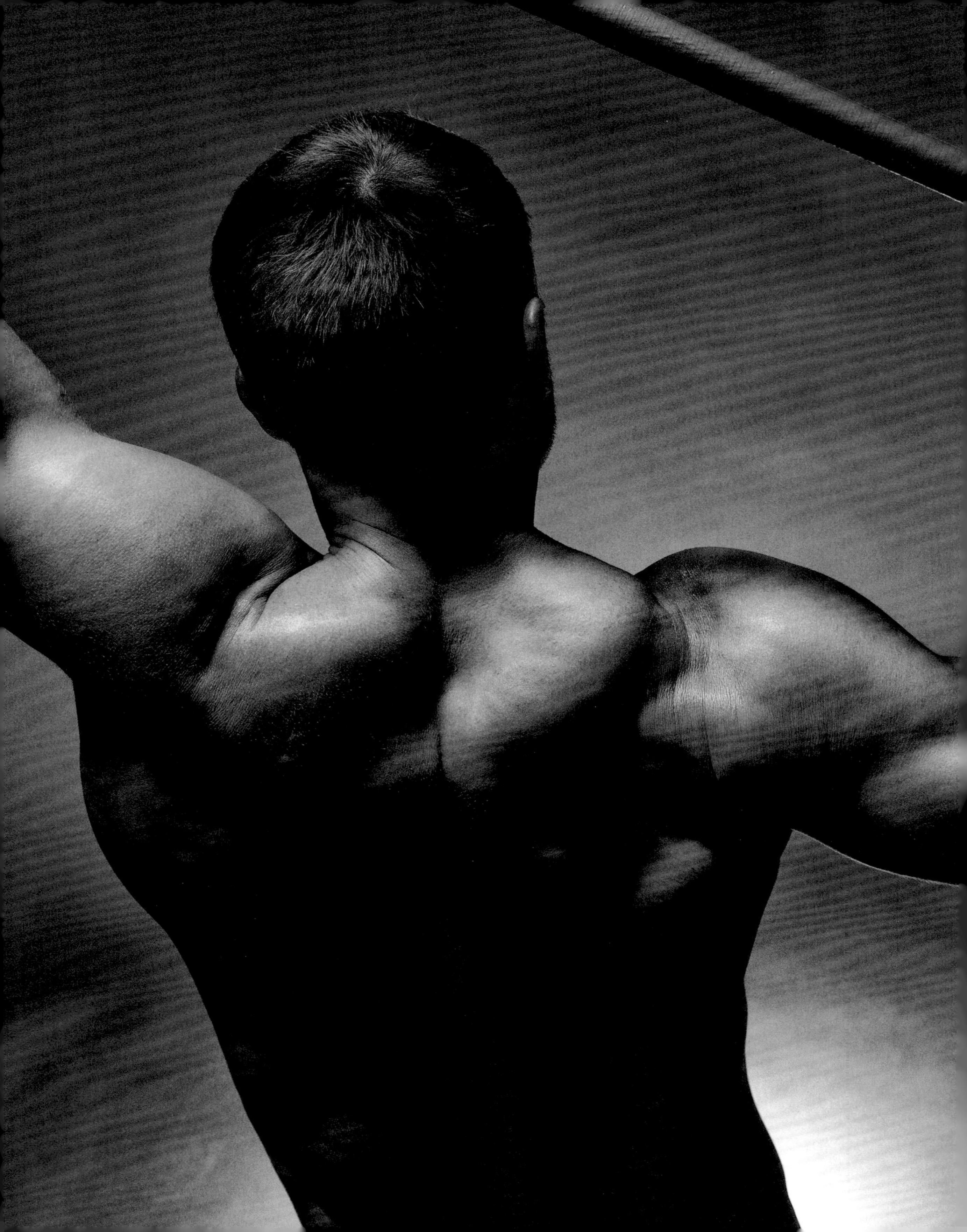

WORKOUTS FÜR EINZELNE KÖRPER-ZONEN

12 ARME

Da Ihnen das Herausbilden kräftiger Arme schon damals, als Sie mit dem Training anfingen, am wichtigsten war und sich das sicherlich auch nicht mehr ändern wird, kommen die Arme hier zuerst an die Reihe. Wir bieten Ihnen fünf verschiedene Wege an, um Bizeps und Trizeps ordentlich zu bearbeiten: Kurzhanteln, Langhantel, elastisches Band, Schlingen – und ja, auch nur Ihr eigenes Körpergewicht bietet einige gute Trainingsmöglichkeiten. Versuchen Sie aber trotz aller Arbeit an den Armen auch dem Workout für die Beine ein wenig Aufmerksamkeit zu schenken, okay?

DAS BESTE ARMTRAINING MIT KURZHANTELN

WORKOUT 22 VON JIM SMITH, C.S.C.S.

Mit einem Paar Kurzhanteln können Sie nichts falsch machen. Als die wohl vielseitigsten Trainingsgeräte gehören Kurzhanteln auch unter Wettkampf-Bodybuildern zu den Favoriten. Und die wissen, wie man sich eindrucksvolle Arme verschafft. Egal, ob Sie Bodybuilderarme wollen oder nicht, Kurzhanteln können für Ihr Armtraining von unschätzbarem Wert sein.

WIE ES FUNKTIONIERT Sie nutzen Maximalkontraktionen, indem Sie die Endstellung einer Wiederholung für ein bis zwei Sekunden halten. Außerdem profitieren Sie von langsamen exzentrischen Bewegungen durch kontrolliertes Zurückführen der Last in die Ausgangsstellung und Sie dehnen sich zwischen den Sätzen. All dies verstärkt den Blutfluss zu und in den Armen und fördert das Muskelwachstum.

HINWEISE Absolvieren Sie 1A und 1B als Supersätze, also einen Satz A und einen Satz B ohne Pause. Wiederholen Sie diesen Ablauf für die vorgeschriebene Anzahl der Sätze. Die Übungen 2A, 2B und 2C bilden einen Super-Dreisatz. Komplettieren Sie einen Satz jeder Übung ohne Pause und wiederholen Sie diesen Ablauf für die vorgeschriebene Anzahl der Sätze.

1A BIZEPS-CURLS IM SITZEN

SÄTZE: 3 WIEDERHOLUNGEN: 12 PAUSE: 0 SEKUNDEN

Lehnen Sie sich im Sitz mit dem Rücken gegen das Polster der Bank und halten Sie in jeder Hand eine Kurzhantel. Heben Sie mit den Oberarmen dicht am Körper die Hanteln gleichzeitig bis vor den Brustkorb und drehen Sie dabei die Handflächen nach oben. Halten Sie die Endstellung für zwei Sekunden (der Bizeps ist jetzt kontrahiert!) und kehren Sie über drei bis fünf Sekunden in die Ausgangsstellung zurück.

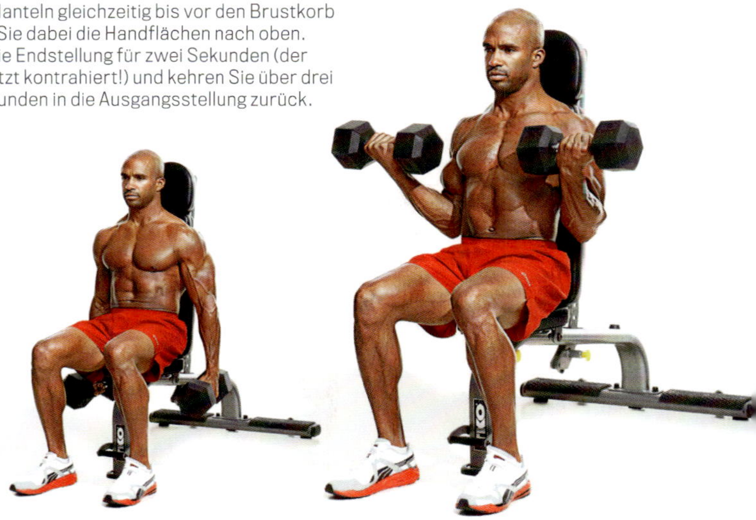

1B DIAMANT-LIEGESTÜTZ

SÄTZE: 3 WIEDERHOLUNGEN: 20 PAUSE: 60 SEKUNDEN

Platzieren Sie in der Ausgangsstellung des Liegestützes die Hände so nebeneinander, dass sich Daumen und Zeigefinger berühren. Spannen Sie die Körpermitte an, senken Sie durch Beugen der Arme den Brustkorb bis dicht vor dem Boden ab und kehren Sie durch Strecken der Arme zurück in die Ausgangsstellung.

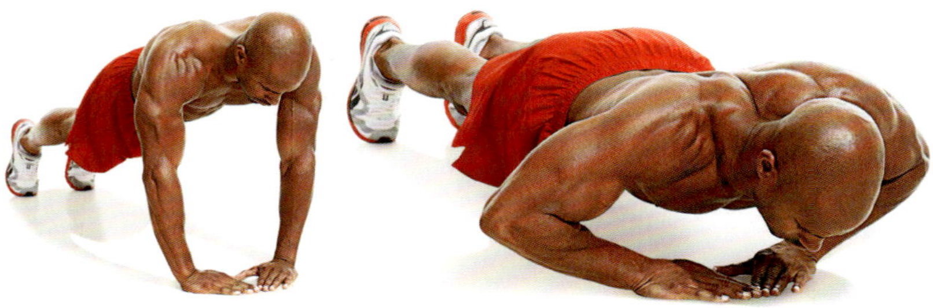

2A HAMMER-CURL

SÄTZE: 4 WIEDERHOLUNGEN: 8 PAUSE: 0 SEKUNDEN

Halten Sie im Stand in jeder Hand eine Kurzhantel, die Handflächen zeigen zu den Beinen. Heben Sie die Hanteln gleichzeitig bis vor den Brustkorb, die Oberarme sind dabei dicht am Körper.

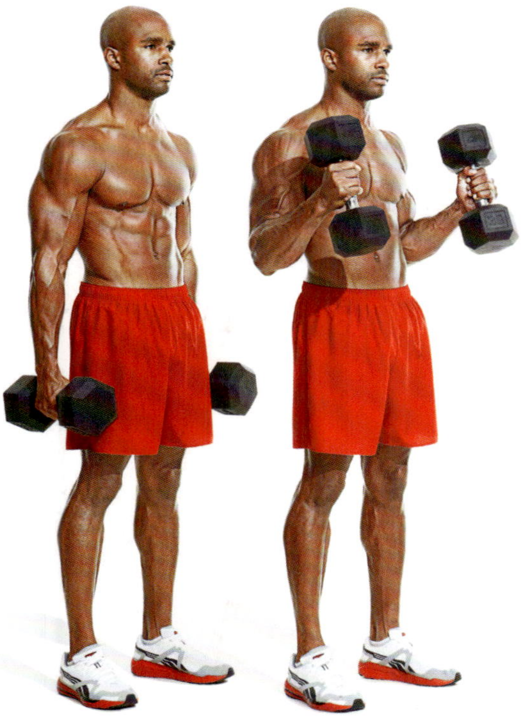

2B ARMESTRECKEN IM NEUTRALGRIFF

SÄTZE: 4 WIEDERHOLUNGEN: 12 PAUSE: 0 SEKUNDEN

Legen Sie sich rücklings auf eine Bank und halten Sie in jeder Hand eine Kurzhantel, die Handflächen weisen zueinander. Heben Sie die Gewichte über den Kopf. Beugen Sie die Arme, bis Sie eine Dehnung im Trizeps spüren, und senken Sie die Hanteln hinter dem Kopf ab. Die Oberarme bleiben senkrecht. Strecken Sie die Arme und kehren Sie in die Ausgangsstellung zurück.

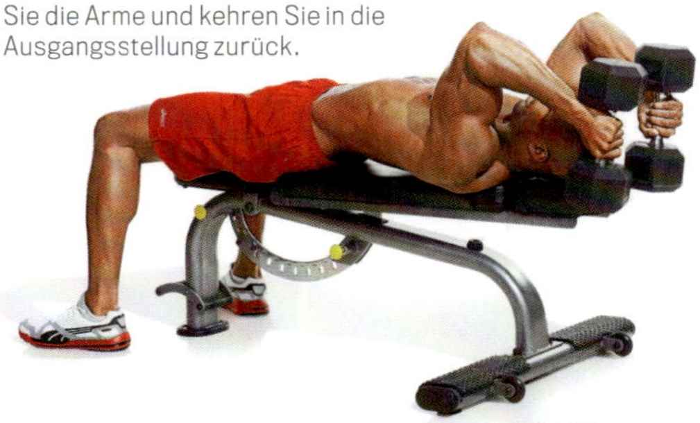

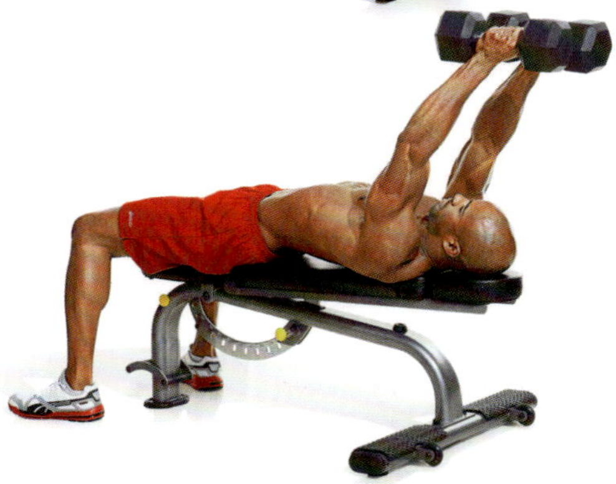

2C BIZEPS UND TRIZEPS DEHNEN

SÄTZE: 4 WIEDERHOLUNGEN: JEDE SEITE 30 SEKUNDEN HALTEN

Platzieren Sie eine Hand auf einer Bank, einem Kasten oder einer anderen ebenen Oberfläche, die Finger zeigen zu Ihrem Körper. Bewegen Sie sich für 30 Sekunden etwas nach hinten, um Unterarm und Bizeps zu dehnen. Nun strecken Sie den Arm über den Kopf und beugen den Ellenbogen. Führen Sie den Unterarm sanft hinter den Kopf und dehnen Sie Ihren Trizeps für 30 Sekunden.

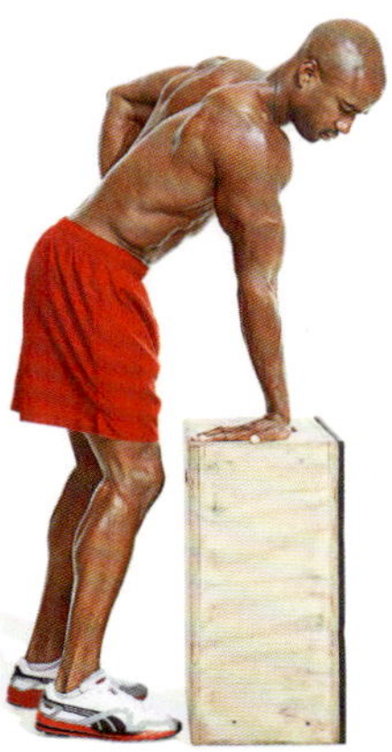

DAS BESTE ARMTRAINING MIT LANGHANTEL

WORKOUT 23 VON JASON FERRUGGIA

Der größte Vorteil einer Langhantel ist, dass man damit Muskeln maximal reizen kann. Aber es ist nicht in Stein gemeißelt, dass man dazu schwere Gewicht oder überhaupt Gewichte verwenden muss. Wir nehmen an, dass Ihnen nichts als eine Langhantel zur Verfügung steht und Sie auch keine große Auswahl an Gewichtsscheiben haben. Diese Trainingseinheit ist sozusagen ein Traum für Minimalisten.

WIE ES FUNKTIONIERT Der Poundstone-Curl ist schlicht ein Langhantel-Curl: ohne Gewichte, nur mit der Stange, aber mit sehr vielen Wiederholungen - wir empfehlen hier 100. Er ist benannt nach dem Profi-Kraftmenschen Derek Poundstone, der, obwohl 160 kg schwer und mit Bizepsen groß wie Footballs ausgestattet, immer noch auf diese Übung schwört. Der Effekt beruht auf einer Schockbehandlung des Bizeps: enorm viele Wiederholungen und kurze Pausen bis zur Erschöpfung.

Überzug und Armestrecken trainieren sowohl den Latissimus als auch den Trizeps. Durch das Aktivieren des Latissimus beziehen Sie einen starken Stabilisationsmuskel ein und können dadurch den Trizeps stärker belasten - selbst wenn Sie nur relativ leichte Gesichtsscheiben zur Verfügung haben.

HINWEISE Absolvieren Sie alle Sätze von Übung 1 und wechseln Sie dann zu Übung 2.

1 POUNDSTONE-CURL

SÄTZE: SO VIELE WIE NÖTIG WIEDERHOLUNGEN: INSGESAMT 100 PAUSE: WIE NÖTIG

Fassen Sie die Hantel mit schulterbreitem Griff. Halten Sie die Oberarme dicht am Oberkörper und beugen Sie die Arme.

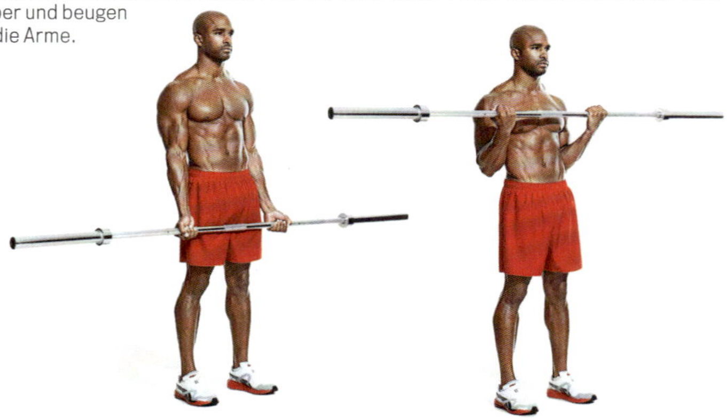

2 ÜBERZUG UND ARMESTRECKEN

SÄTZE: 6 WIEDERHOLUNGEN: 12-15 PAUSE: 45 SEKUNDEN

Legen Sie sich rücklings auf eine Bank und halten Sie eine Langhantel im schulterbreiten Ristgriff. Drücken Sie die Last über dem Brustkorb nach oben, führen Sie sie nach hinten und beugen Sie gleichzeitig die Arme, bis Sie im Latissimus eine Dehnung spüren. Nun führen Sie die Stange zurück bis über den Brustkorb und strecken die Arme nach oben.

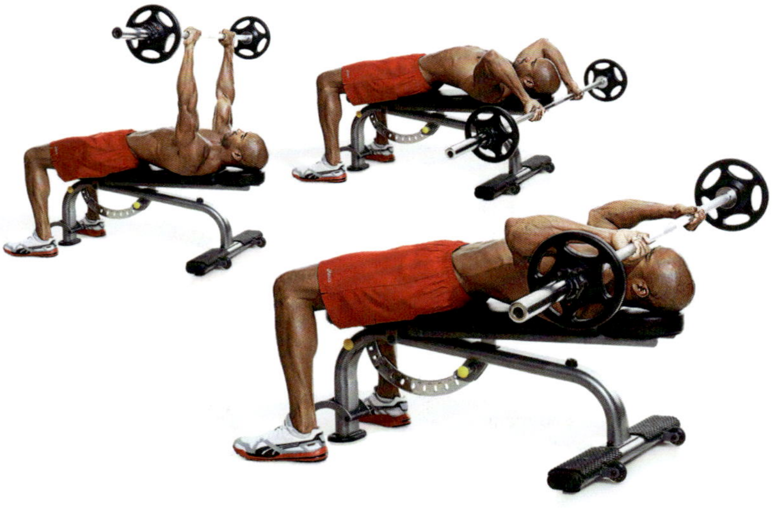

DAS BESTE ARMTRAINING MIT WIDERSTANDSBAND

WORKOUT 24 VON NICK TUMMINELLO

Manchmal ist Muskelaufbau ganz einfach: Wiederholungen so schnell wie möglich absolvieren, um sich in kurzer Zeit aufzupumpen. Es mag unseriös klingen, aber diese Trainingseinheit mit einem elastischen Band kann den Umfang Ihrer Oberarme in sechs Wochen um fast 3 cm steigern.

WIE ES FUNKTIONIERT
Diese Trainingseinheit sollte über sechs Wochen zum Einsatz kommen – genügend Zeit, um Wachstum hervorzurufen, aber nicht so viel Zeit, dass sich die Muskeln an den Stress gewöhnen würden. Während dieser Phase steigern Sie nach und nach den Trainingsumfang innerhalb der Übungen, was Ihren Körper dazu zwingt, sich an die schnell steigende Belastung anzupassen. Pushdown und Curl pumpen Ihre Arme voll mit Blut, versorgen sie mit Nährstoffen und dehnen die Zellen. Pumpen ist einerseits gut zum Angeben, aber es zeigt auch, dass tatsächlich Wachstum geschieht.

HINWEISE Wechseln Sie zwischen Band-Pushdown und Band-Curl ab. Absolvieren Sie jede Bewegung zweimal. Wenn Sie wollen, setzen Sie die Trainingseinheit einmal in der Woche für insgesamt sechs Wochen auf den Plan. In Woche 2 sind noch einmal zwei Sätze dran, gefolgt von drei in den Wochen 3 und 4. In den Wochen 5 und 6 absolvieren Sie vier Sätze. Angenommen, Sie befolgen die Essensregeln für Gewichtszunahme aus Kapitel 1, können Sie am Arm mit etwa 3 cm mehr Muskelumfang rechnen.

1 TRIZEPSDRÜCKEN

WIEDERHOLUNGEN: 60 PAUSE: 0 SEKUNDEN

Befestigen Sie das Band über Ihnen an einem festen Gegenstand und fassen Sie das freie Ende mit beiden Händen. Legen Sie die Oberarme und Ellenbogen seitlich am Rumpf an, strecken Sie die Arme und ziehen Sie das Band bis zu den Oberschenkeln. Ziel sind 60 Wiederholungen in 30 Sekunden. Es ist kein Problem, wenn Sie den Oberkörper dabei etwas bewegen.

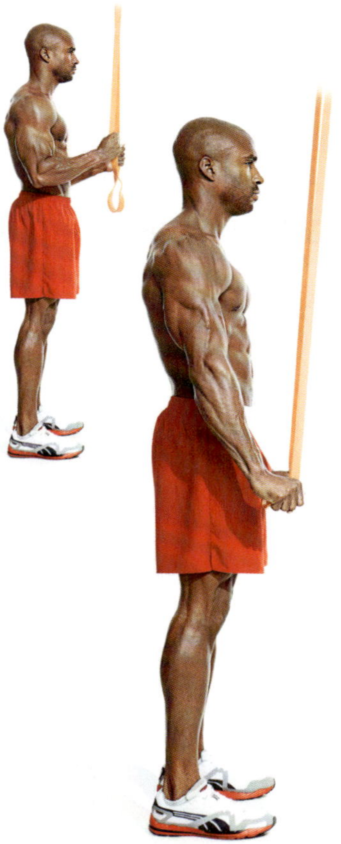

2 CURL

WIEDERHOLUNGEN: 60 PAUSE: 120 SEKUNDEN

Stellen Sie sich auf das Band und halten Sie das freie Ende mit beiden Händen. Beugen und strecken Sie die Arme 30 Sekunden lang so schnell wie möglich. Ziel sind 60 Wiederholungen.

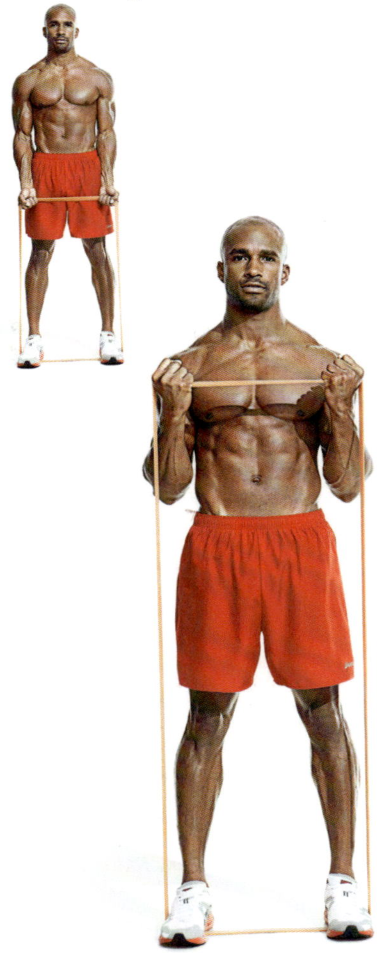

DAS BESTE ARMTRAINING MIT SCHLINGEN

WORKOUT 25 VON BEN BRUNO

In den vergangenen Jahren ist Schlingentraining aus guten Gründen förmlich durch die Decke gegangen. Das Ganzkörpertraining, das Sie mit einem Schlingensystem absolvieren können, ist äußerst effizient. Darüber hinaus haben Studien gezeigt, dass Kombinationsübungen mehr muskelbildende Hormone freisetzen als isolierte Bewegungen. Die folgende Trainingseinheit scheint zwar Ihren gesamten Oberkörper anzusprechen, aber die spezifische Belastung der Arme führt dazu, dass sie später aussehen, als hätten Sie sie mit Isolationsübungen trainiert.

WIE ES FUNKTIONIERT Das Training beginnt mit Liegestütz und Rudern. Damit sprechen Sie auch die Brust-, Schulter- und Rückenmuskulatur an, klar, aber die Übungen lassen Bizeps und Trizeps in keiner Weise aus. Tatsächlich müssen diese Muskeln härter ran als in Isolationsübungen, weil sie höheren Lasten ausgesetzt sind als im simplen Beugen oder Strecken. Dennoch kommen auch Armestrecken und Curls an die Reihe - unmittelbar nach den Kombinationsbewegungen, wenn Ihnen daran gelegen ist, die Arme etwas mehr mit direkten Reizen zu belasten.

HINWEISE Absolvieren Sie die mit A und B bezeichneten Übungspaare als Wechselsätze, also einen Satz A, Pause, dann einen Satz B, wieder Pause und so weiter, bis alle vorgeschriebenen Sätze erledigt sind.

1A LIEGESTÜTZ

SÄTZE: 4 WIEDERHOLUNGEN: 10-12 PAUSE: 60 SEKUNDEN

Befestigen Sie die Schlingen über Ihnen an einem festen Gegenstand und stellen Sie die Gurte so ein, dass Sie sicher zehn bis zwölf Liegestütze schaffen. (Sie können die Griffe mit der Zeit absenken, um die Intensität zu erhöhen; kürzen Sie die Gurte, um die Übung zu erleichtern.) Fassen Sie in der Ausgangsstellung des Liegestützes die Griffe, die Körpermitte ist angespannt, Ihr Körper bildet eine Linie. Senken Sie durch Beugen der Arme den Körper ab, bis sich der Brustkorb zwischen den Griffen befindet.

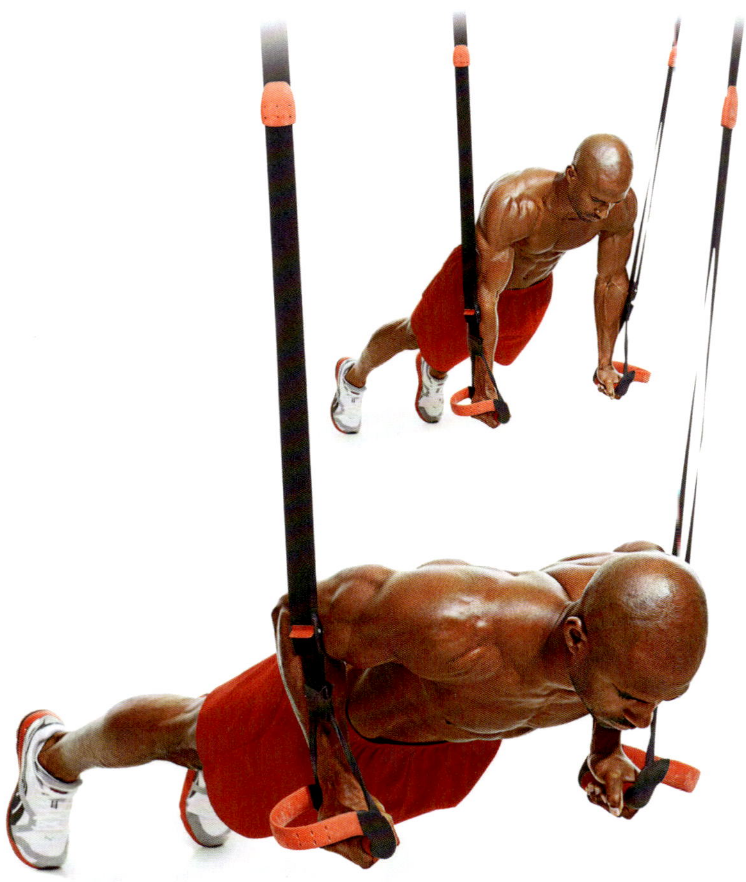

1B HORIZONTALES RUDERN MIT ARMDREHUNG

SÄTZE: 4 WIEDERHOLUNGEN: 10–12
PAUSE: 60 SEKUNDEN

Fassen Sie die Griffe und lehnen Sie sich mit gestreckten Armen so zurück, dass Sie auf den Fersen aufgestützt sind und an den Schlingen hängen. Spannen Sie die Körpermitte an, Ihr Körper bildet eine Linie. (Je tiefer Sie die Griffe einstellen, desto schwieriger ist die Übung, und sie wird noch schwerer, wenn Sie Ihre Füße auf eine Erhöhung stellen.) Zu Beginn zeigen die Handflächen zu den Füßen. Während Sie sich in einer Ruderbewegung nach oben ziehen, drehen Sie gleichzeitig die Handflächen zu Ihrem Kopf.

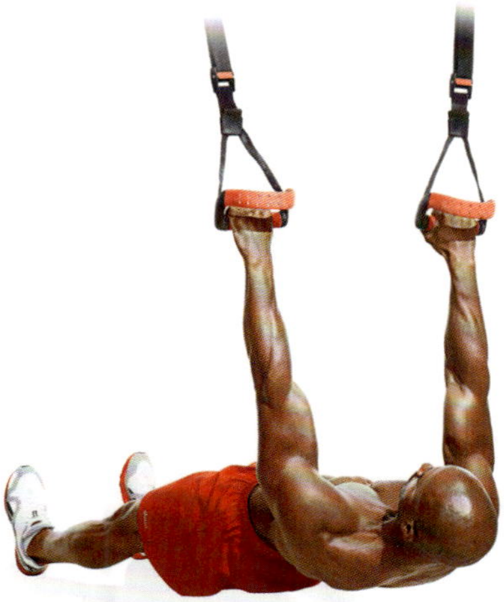

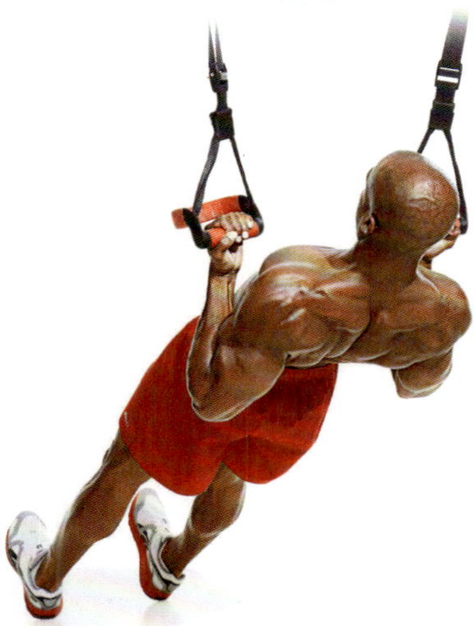

2A ARMESTRECKEN

SÄTZE: 4 WIEDERHOLUNGEN: 10 PAUSE: 60 SEKUNDEN

Stellen Sie sich unter die Befestigung der Schlingen. Fassen Sie die Griffe, lehnen Sie sich mit gestrecktem Körper nach vorn und beugen Sie die Arme, bis Sie im Trizeps eine Dehnung spüren. Ihre Handflächen zeigen hinter dem Kopf zueinander. Halten Sie die Spannung in der Körpermitte, strecken Sie die Arme, drehen Sie dabei die Handflächen nach unten und kehren Sie in die Ausgangsstellung zurück.

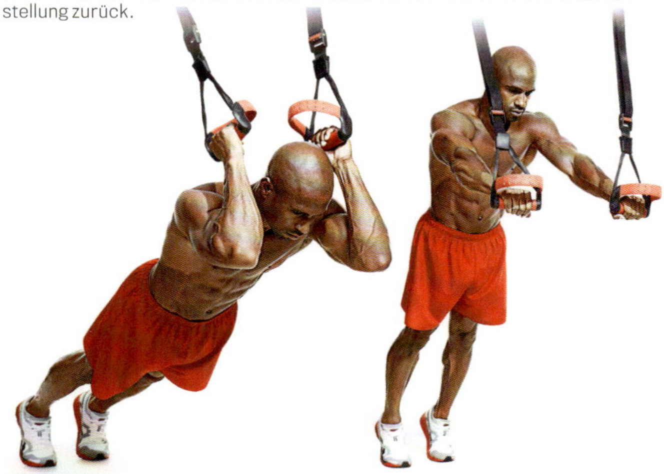

2B BIZEPS-CURL

SÄTZE: 4 WIEDERHOLUNGEN: 10
PAUSE: 60 SEKUNDEN

Fassen Sie die Griffe so, dass die Handflächen nach oben zeigen. Spannen Sie die Körpermitte an und lehnen Sie sich zurück; Ihr Körper und Ihre Arme sind gestreckt. Beugen Sie die Arme und ziehen Sie sich nach oben zu den Griffen.

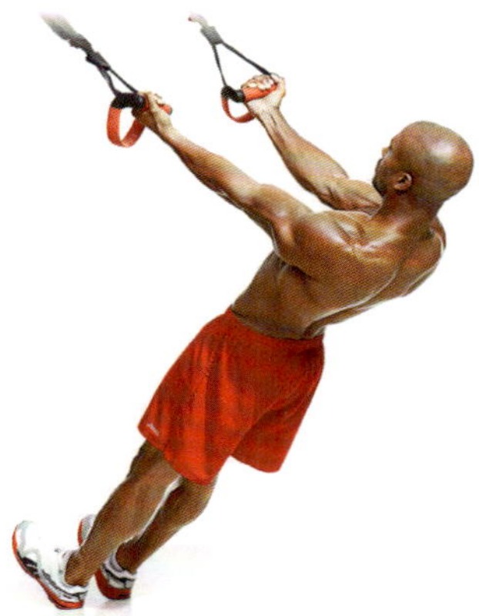

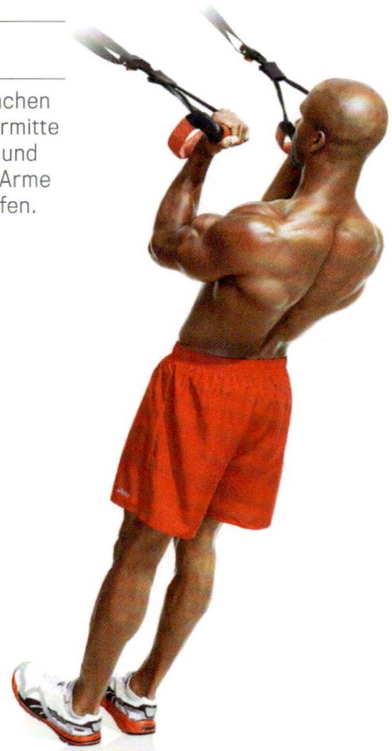

DAS BESTE ARMTRAINING MIT EIGENEM KÖRPERGEWICHT

WORKOUT 26 VON BEN BRUNO

Und wenn Sie gar kein Trainingsgerät zur Verfügung haben - weder Langhantel noch Kurzhanteln, Band oder Schlingen -, aber trotzdem Lust, Ihren Muskeln ein bisschen auf den Zahn zu fühlen? Kein Problem! Solange Sie eine in ausreichender Höhe angebrachte Querstange finden und eine solide Fläche, können Sie Ihre Arme aufbauen. Mit der folgenden Einheit trainieren Sie Ihre Arme nicht nur, Sie lassen sie an Umfang prächtig zulegen.

WIE ES FUNKTIONIERT Beim Training des Oberkörpers geht es im Wesentlichen um Ziehen und Drücken. Wenn Sie die beiden Bewegungsmuster verbinden, ist das Armtraining perfekt - und genau das haben wir hier gemacht. Die letzte Übung ist der exzentrische Klimmzug mit Kammgriff, der die Negativbewegung, also das Absenken in die Ausgangsstellung, besonders betont. Dies beansprucht den Bizeps ungeheuerlich und führt zu mehr Muskelwachstum.

HINWEISE Absolvieren Sie die mit A und B bezeichneten Übungspaare als Wechselsätze, also einen Satz A, Pause, dann einen Satz B, wieder Pause und so fort für alle vorgeschriebenen Sätze.

1A LIEGESTÜTZ MIT ENGER HANDSTELLUNG

SÄTZE: 5 WIEDERHOLUNGEN: 12-15 PAUSE: 60 SEKUNDEN

Platzieren Sie in der Ausgangsstellung des Liegestützes die Hände weniger als schulterbreit auseinander und senken Sie den Körper bis kurz vor dem Boden ab. Um die Schwierigkeit zu steigern, stellen Sie die Füße auf eine Erhöhung.

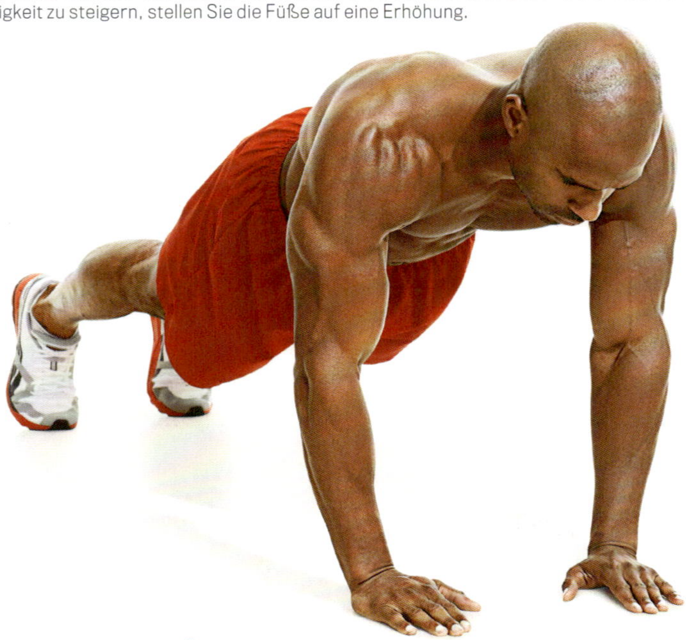

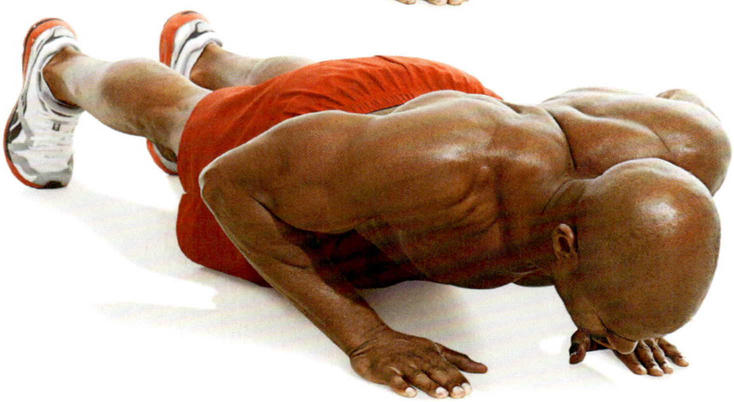

1B KLIMMZUG IM KAMMGRIFF

SÄTZE: 5 WIEDERHOLUNGEN: 6–8 PAUSE: 60 SEKUNDEN

Fassen Sie die Klimmzugstange schulterbreit im Kammgriff, die Handflächen zeigen nach hinten. Ziehen Sie sich aus dem Hang nach oben, bis das Kinn über der Stange ist.

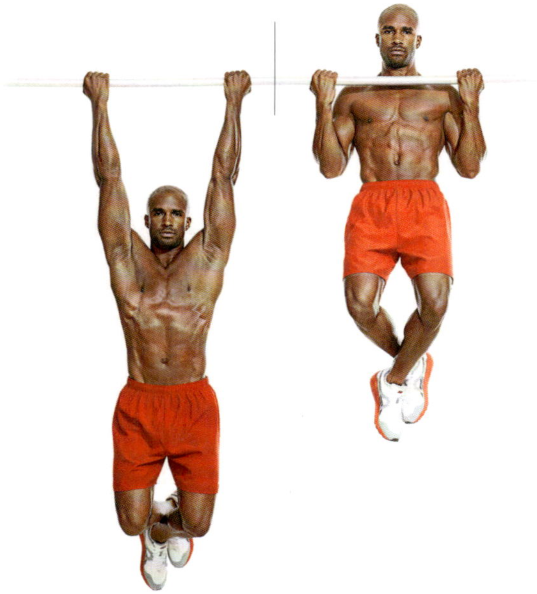

2A ARMESTRECKEN

SÄTZE: 4 WIEDERHOLUNGEN: 10 PAUSE: 60 SEKUNDEN

Gehen Sie in den Unterarmstütz. Spannen Sie die Körpermitte an, verlagern Sie das Gewicht etwas nach vorn und strecken Sie die Arme.

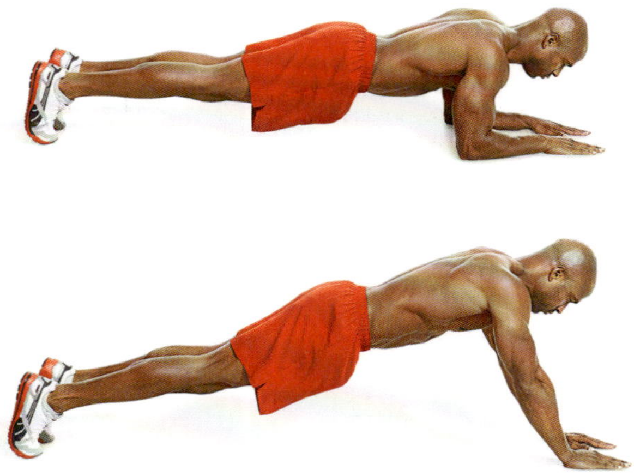

2B EXZENTRISCHER KLIMMZUG IM KAMMGRIFF

SÄTZE: 4 WIEDERHOLUNGEN: 3
PAUSE: 60 SEKUNDEN

Fassen Sie die Klimmzugstange im Kammgriff und »springen« Sie in die Endstellung des Klimmzugs – das Kinn ist über der Stange. Lassen Sie sich über fünf Sekunden langsam hinab bis in den Hang mit gestreckten Armen. Das ist eine Wiederholung.

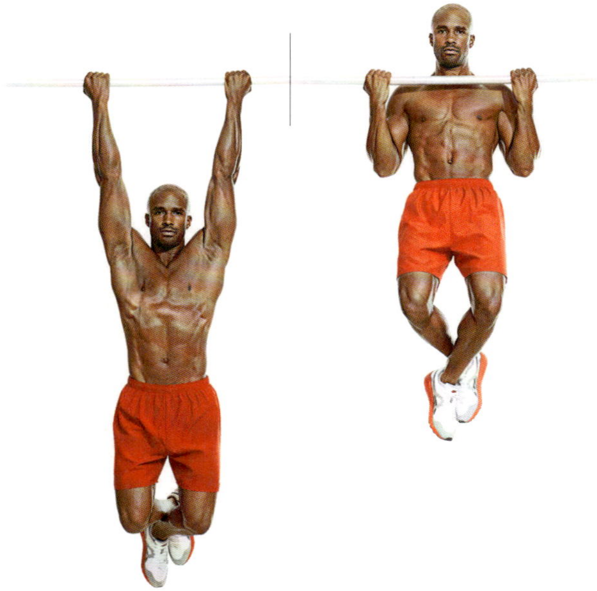

13 BIZEPS

Wenn Sie erst am Anfang Ihrer Krafttrainingskarriere stehen, ist für Bizeps und Trizeps die gleiche Menge Armtraining ausreichend, um Fortschritte zu erzielen. Aber mit der Zeit scheint sich ein Muskel immer schneller zu entwickeln als der andere, und Sie müssen dem schwächeren mehr Aufmerksamkeit schenken. Sollte dies Ihr Bizeps sein, lernen Sie auf den folgenden Seiten jede Menge neue Curls kennen, mit denen Sie schnelle und andauernde Erfolge erzielen.

DAS BESTE BIZEPSTRAINING IM FITNESSSTUDIO

WORKOUT 27 VON HARRY CLAY

Wenn Sie Zugang zu einem komplett eingerichteten Fitnessstudio haben, nutzen Sie es. Für die Eifrigen unter uns besteht allerdings durch das Abarbeiten aller angebotenen Geräte die Gefahr, dass kleinere Körperzonen wie der Bizeps über Gebühr beansprucht werden. Deshalb sollten Sie den Trainingsumfang für den Bizeps immer niedrig halten, vor allem im Vergleich mit größeren Körperzonen wie Rücken und Brust. Das folgende Programm bietet eine angemessene Vielfalt und Intensität und vermeidet die Falle des Übertrainings.

WIE ES FUNKTIONIERT
Die Einheit besteht nicht aus vielen Übungen, aber jede einzelne wurde sorgfältig ausgewählt. Dickere Kurzhantelgriffe erfordern mehr Einsatz der Hände und Unterarme, um das Gewicht zu heben, und das überträgt sich auf den Bizeps. Der selten eingesetzte Kabel-Curl hinter dem Rücken versetzt den Bizeps zunächst in eine biomechanisch missliche Lage und zwingt Sie, viel Widerstand zu überwinden, um ihn aus der Streckung heraus zu kontrahieren. Und die Curls auf der Bank mit SZ-Stange schließen die Trainingseinheit mit der präzisest möglichen Bewegung ab.

HINWEISE Absolvieren Sie die Übungen einmal pro Woche am Ende einer Oberkörpereinheit.

1 HAMMER-CURL MIT VERBREITERTEM GRIFF

SÄTZE: 3 WIEDERHOLUNGEN: 10-12 PAUSE: 60 SEKUNDEN

Wickeln Sie um die Griffe der beiden Hanteln Ihrer Wahl je ein Tuch, um den Griff zu verbreitern. Als Alternative bietet der Sportfachhandel Gummihüllen an wie die von Fat Gripz (fatgripz.com) oder Grip4orce (grip4orce.com). Legen Sie die Oberarme an den Rumpf an und fassen Sie die Hanteln im Hammergriff – die Handflächen weisen zueinander. Führen Sie die Gewichte bis vor den Brustkorb.

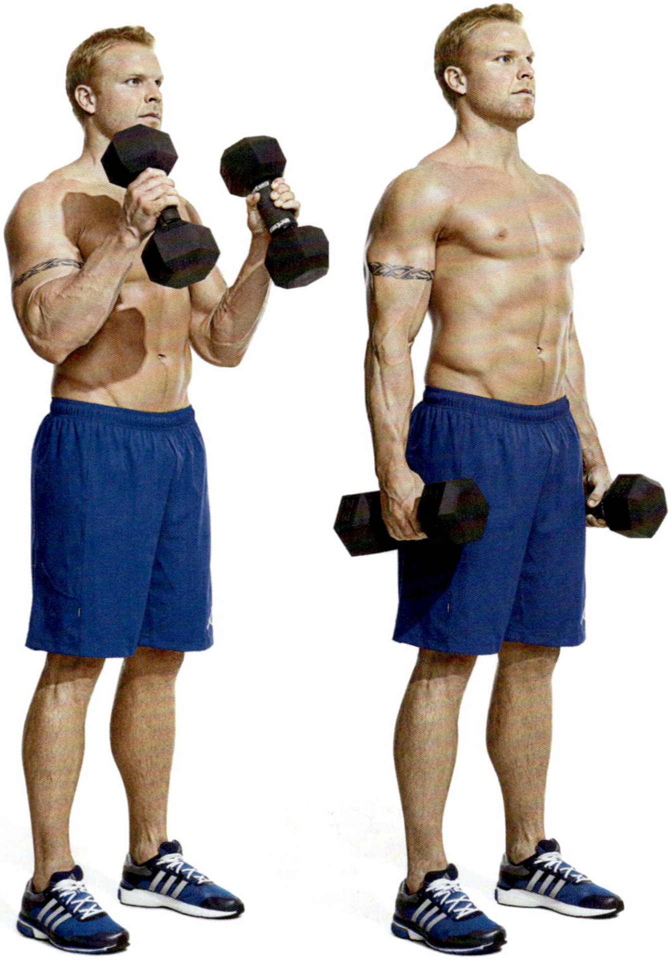

2 KABEL-CURL HINTER DEM RÜCKEN

SÄTZE: 3 WIEDERHOLUNGEN: 10-12 (JEDE SEITE) PAUSE: 60 SEKUNDEN

Greifen Sie den am tiefen Block des Kabelzugturms befestigten D-Griff mit der linken Hand. Gehen Sie mit dem Rücken zum Gerät nach vorn, bis das Kabel gespannt und Ihr Arm etwas nach hinten gezogen ist. Nehmen Sie eine Schrittstellung ein – Ihr rechter Fuß ist vorn. Ziehen Sie den Griff durch Beugen des Armes bis auf Brusthöhe nach oben.

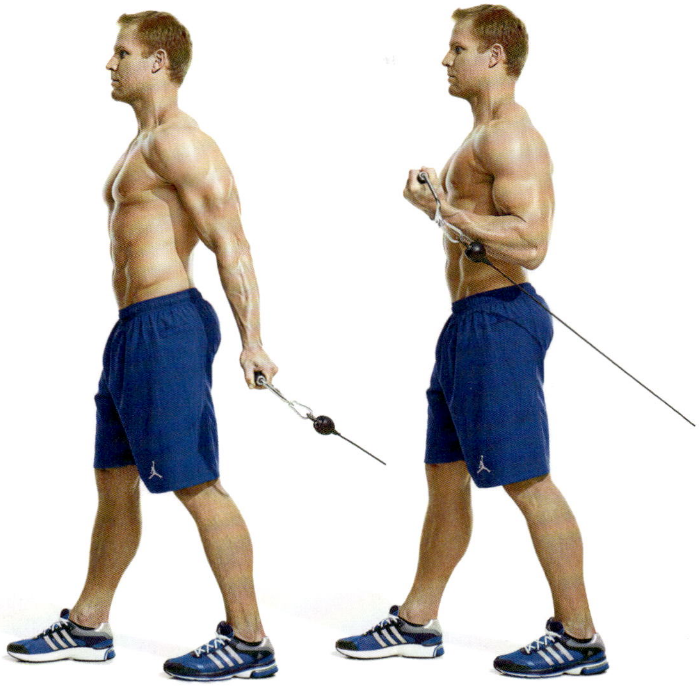

3 SCOTT-CURL MIT SZ-STANGE

SÄTZE: 2 WIEDERHOLUNGEN: 8-10 PAUSE: 60 SEKUNDEN

Setzen Sie sich auf eine Scott-Bank und stellen Sie das Polster so ein, dass Ihre Achseln dessen oberen Rand berühren. Fassen Sie eine SZ-Stange mit schulterbreitem Griff; die Arme sind leicht gebeugt. Heben Sie die Stange bis vors Kinn, die Oberarme halten stets Kontakt mit dem Polster. Lassen Sie sich für den Rückweg drei Sekunden Zeit.

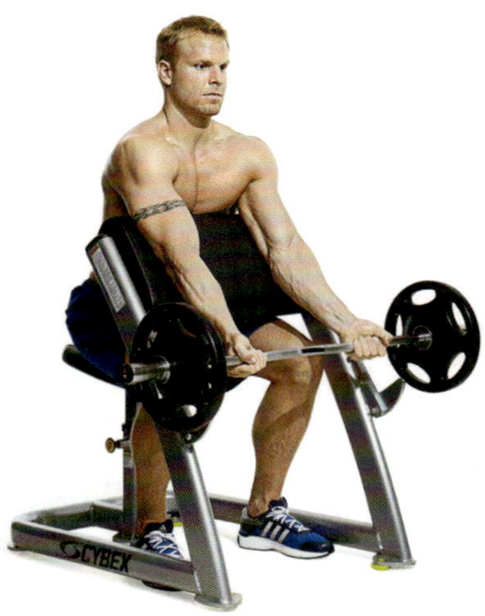

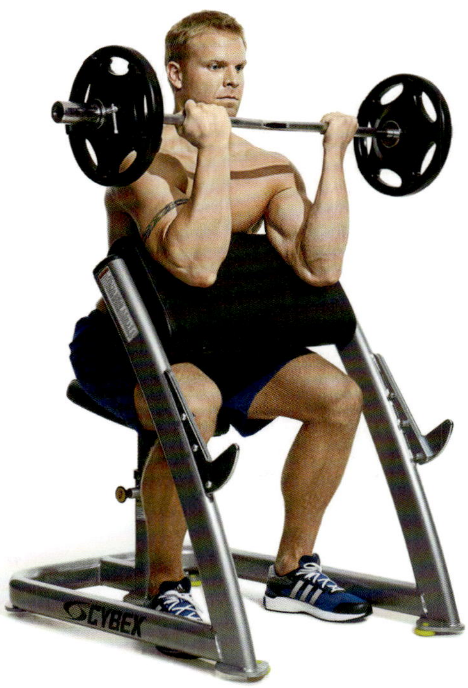

DAS BESTE BIZEPSTRAINING MIT LANGHANTEL

WORKOUT 28 VON JIM SMITH, C.S.C.S.

Die Bizepsmuskeln sind eher klein und nicht dafür geschaffen, große Widerstände zu bewegen, aber sie sprechen gut auf viele Wiederholungen mit wenigen Pausen und auf unterschiedliche Trainingswinkel an. Sie können nur mit einer mit moderaten Gewichten beladenen Langhantel und einigem Einsatz ein solides Bizepspaar herausbilden, ohne die Bizepssehnen zu überfordern.

WIE ES FUNKTIONIERT Die Einheit beginnt mit einem Ristgriff-Curl, bei dem die Handflächen nach unten weisen. Er ist der schwächste Curl-Griff. Von Übung zu Übung werden die Griffe dann stärker. Sie können größere Lasten bewegen und die Intensität auch bei einsetzender Muskelermüdung hoch halten. Wobei das Wort »Ermüdung« eher schmeichelt. Mit 20 Wiederholungen pro Satz bringen Sie Ihre Arme auf Trab und am Ende geben Sie ihnen mit Leitersätzen den Rest, wenn Sie in jedem Durchgang die Zahl der Wiederholungen steigern, bis Sie am Ende nur mit der Stange allein, ohne Gewichtsscheiben, davon 50 absolvieren. An diesem Punkt können Sie kein höheres Gewicht mehr bewegen.

HINWEISE Absolvieren Sie die Übungen nacheinander. Halten Sie die Endstellungen für mindestens eine Sekunde. Die Rückkehr in die Ausgangsstellung sollte etwa drei Sekunden dauern.

1 LANGHANTEL-CURL IM RISTGRIFF

SÄTZE: 1 WIEDERHOLUNGEN: 20 PAUSE: 60 SEKUNDEN

Fassen Sie die Stange im Ristgriff in angenehmer Breite. Beugen Sie die Arme und heben Sie die Last bis vor den Brustkorb. Die Oberarme liegen dabei dicht am Rumpf an.

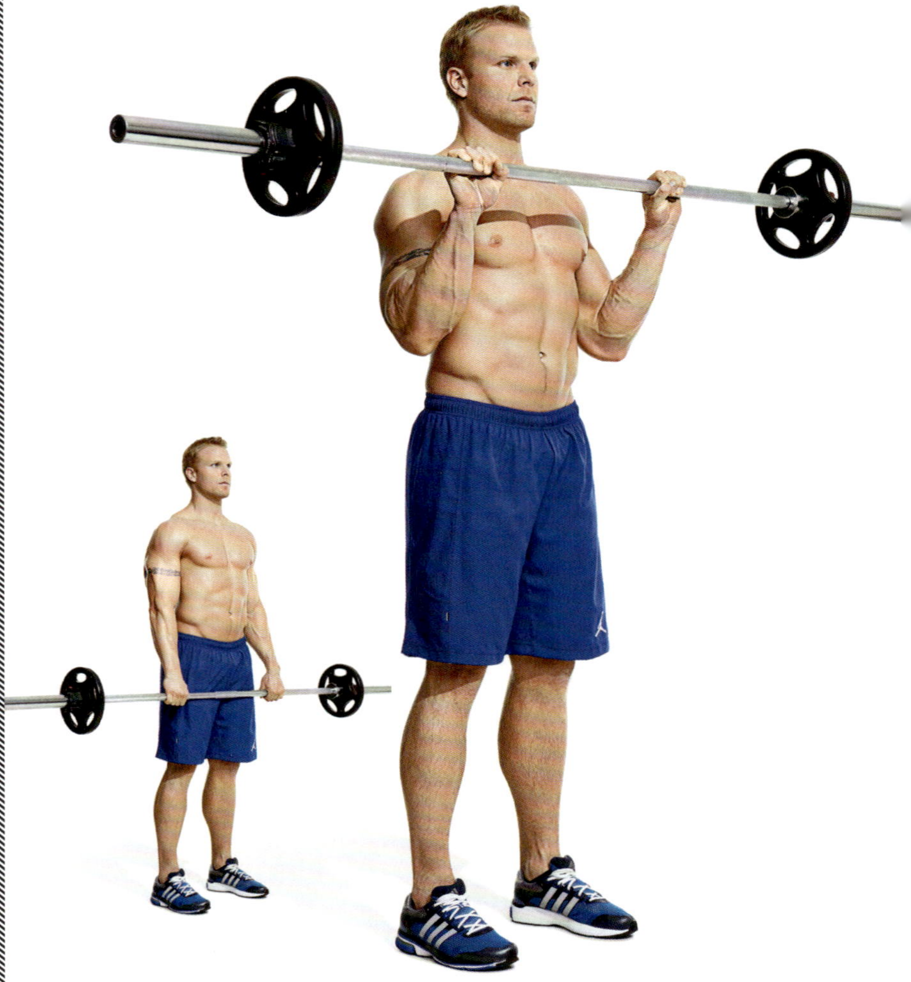

2 CURL MIT WEITEM GRIFF

SÄTZE: 1 WIEDERHOLUNGEN: 20
PAUSE: 60 SEKUNDEN

Fassen Sie die Stange im mehr als schulterbreiten Kammgriff – die Handflächen weisen dabei nach vorn. Wenn Sie eine Gewichtheberstange benutzen: Ihre kleinen Finger befinden sich außerhalb der Rändelung. Beugen und strecken Sie die Arme.

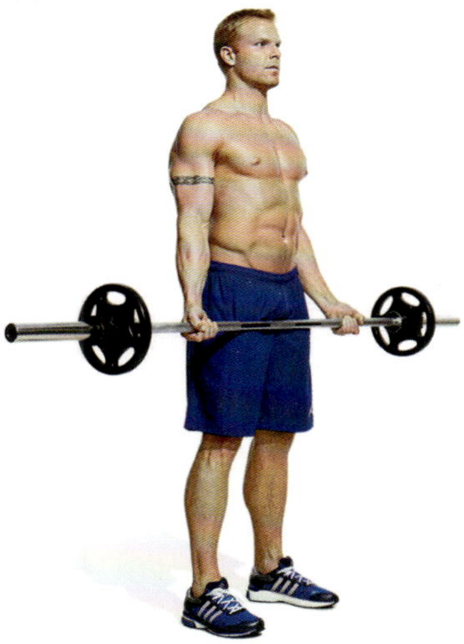

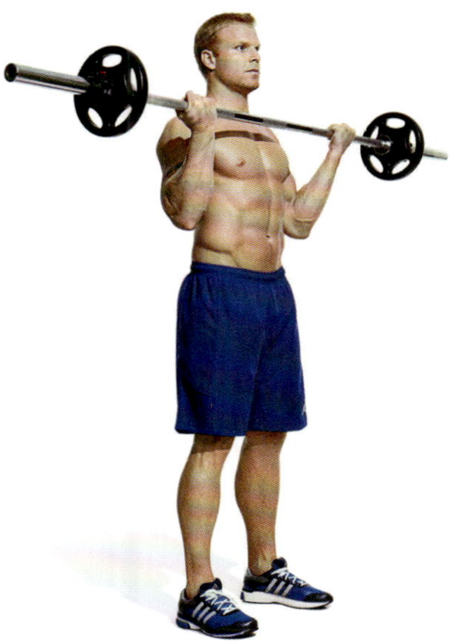

3 CURL MIT ENGEM GRIFF

SÄTZE: 1 WIEDERHOLUNGEN: 20
PAUSE: 60 SEKUNDEN

Fassen Sie die Stange im weniger als schulterbreiten Kammgriff. Beugen und strecken Sie die Arme.

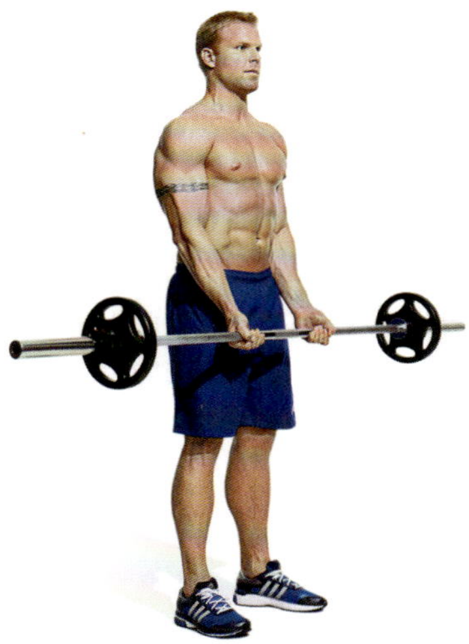

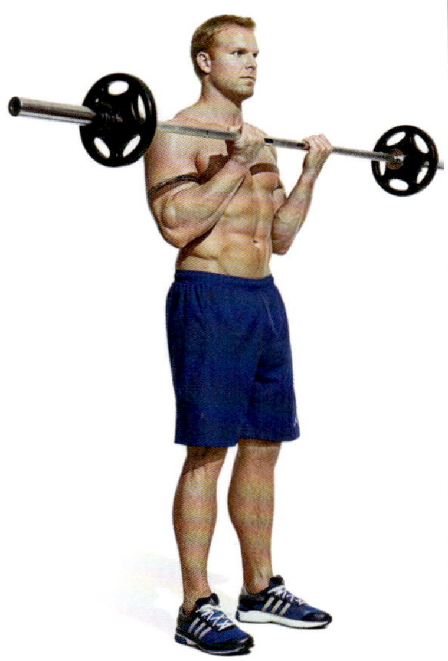

4 STANDARD-CURL

SÄTZE: 4 WIEDERHOLUNGEN: 20, 30, 40, 50
PAUSE: 60 SEKUNDEN

Legen Sie auf jeder Seite drei 2-kg-Scheiben auf und absolvieren Sie mit schulterbreitem Griff 20 Wiederholungen. Nehmen Sie auf jeder Seite eine Scheibe weg und vollziehen Sie 30 Wiederholungen. Nach dem Abziehen der beiden nächsten Scheiben sind 40 Wiederholungen dran und zum Schluss ohne Scheiben 50.

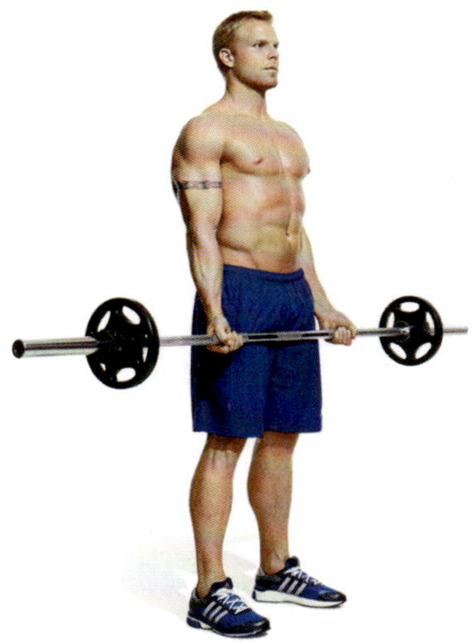

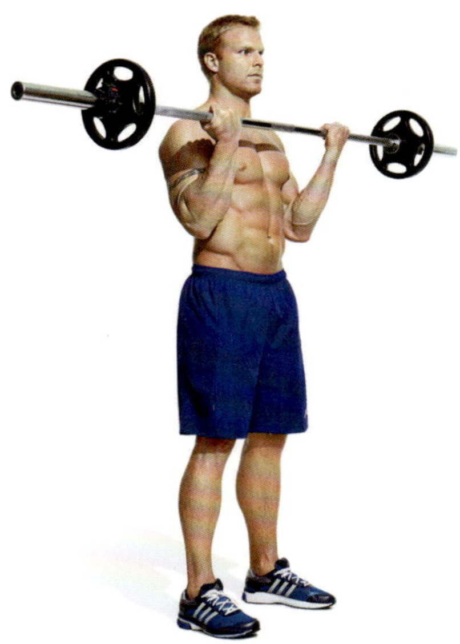

DAS BESTE BIZEPSTRAINING MIT KURZHANTELN

WORKOUT 29 VON C.J. MURPHY, M.F.S.

Vielleicht sind Sie der Meinung, dass Mogeln in einer Übung nur Ihre Muskeln um den bestmöglichen Trainingsreiz betrügt. Aber wie erklären Sie sich all die Typen mit Bizepsbergen, die während der Curls die Kurzhanteln zu den Schultern schleudern? Natürlich ist schlechte Technik keine gute Trainingsgrundlage, aber manchmal hilft es, die Regeln zu brechen. Und mit diesem Trainingsprogramm zeigen wir Ihnen, wie Sie selbst mit ein bisschen Schummeln gewinnen.

WIE ES FUNKTIONIERT Das Training beginnt mit strikten Kurzhantel-Curls. Sie sind noch frisch und haben keine Schwierigkeiten, sich auf jeden Satz maximal zu konzentrieren und nur den Bizeps zum Vollzug der Bewegung einzusetzen. Die darauf folgenden Zug-Curls bauen genauso auf präziser Technik auf und halten Schulter und Rücken davon ab, den Bizeps zu unterstützen. Später im Programm lockern sich die Regeln, es darf mit Absicht gemogelt werden. Zu diesem Zeitpunkt sind Sie längst müde und nicht mehr zu präzisen Wiederholungen mit perfekter Technik in der Lage. Warum also nicht ein wenig Hilfe von den Hüften annehmen, um das kleine Tief zu überwinden? Ihr Bizeps arbeitet immer noch hart, der größte Teil des Programms ist absolviert. Alles, was es jetzt noch zum maximalen Wachstum braucht, ist genügend Blut in den Adern.

HINWEISE Absolvieren Sie alle für eine Übung angegebenen Sätze und wechseln Sie dann zur nächsten Übung.

1 CURL

SÄTZE: 4 WIEDERHOLUNGEN: 15, 12, 8, 8 PAUSE: 60 SEKUNDEN

Halten Sie im Stand in jeder Hand eine Kurzhantel, die Handflächen zeigen zueinander. Heben Sie die Gewichte durch Beugen der Arme und drehen Sie dabei die Handflächen nach oben. Achten Sie darauf, dass Ihre Oberarme eng am Rumpf anliegen. Halten Sie die Endstellung einen Moment und konzentrieren Sie sich auf den Bizeps. Führen Sie die Gewichte zurück in die Ausgangsstellung und etwas darüber hinaus nach hinten, spannen Sie dabei den Trizeps energisch an. Steigern Sie mit jedem Satz die Last.

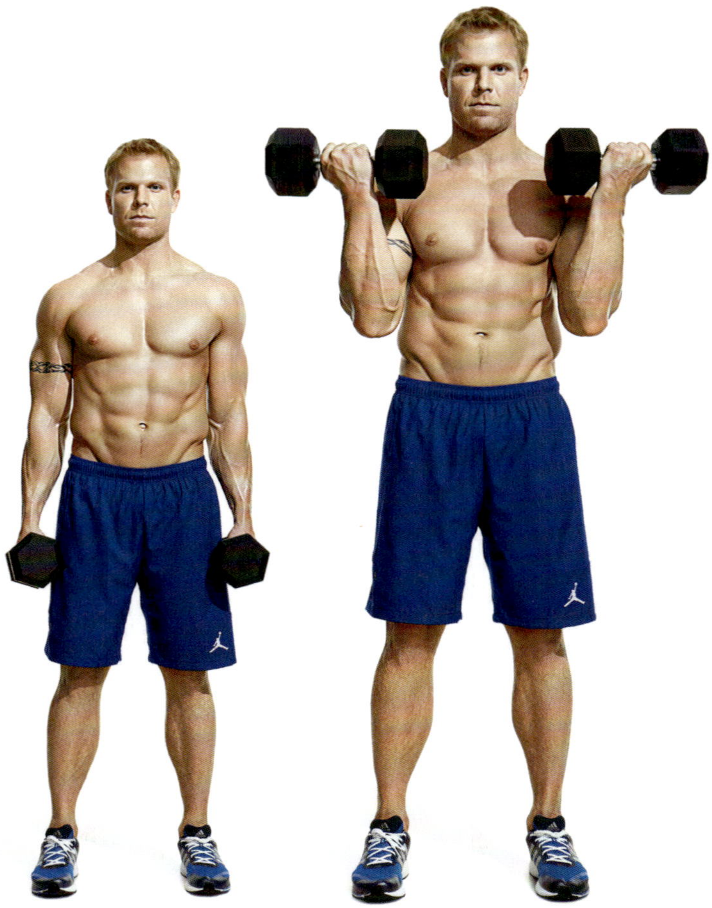

2 ZUG-CURL

SÄTZE: 4 WIEDERHOLUNGEN: 12–15
PAUSE: 60 SEKUNDEN

Der Bewegungsablauf gleicht dem Standard-Curl. Der Unterschied: Stehen Sie aufrecht und ziehen Sie während des Curls die Ellenbogen nach hinten; die Handflächen zeigen nach vorn, und die Hanteln bewegen sich entlang der Körperseiten auf und ab.

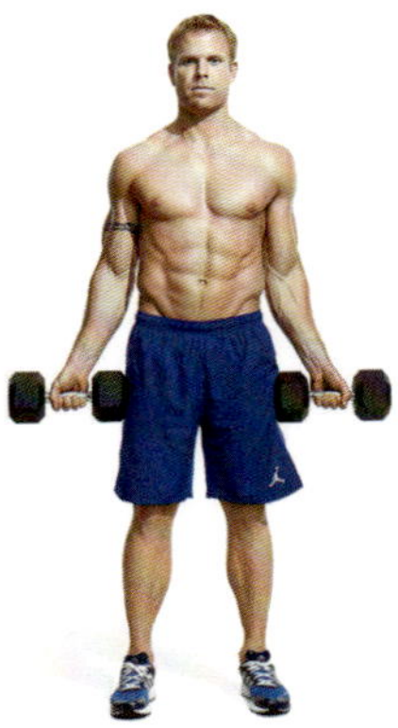

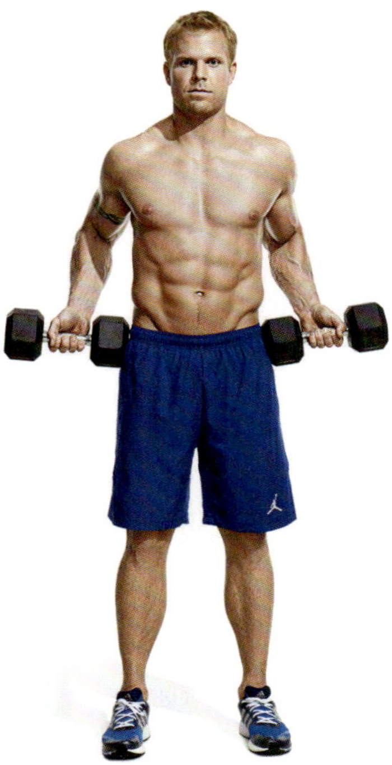

3 HAMMER-CURL

SÄTZE: 4 WIEDERHOLUNGEN: 15–20
PAUSE: 60 SEKUNDEN

Der Bewegungsablauf gleicht dem Standard-Curl. Der Unterschied: Die Handflächen zeigen die ganze Zeit zueinander.

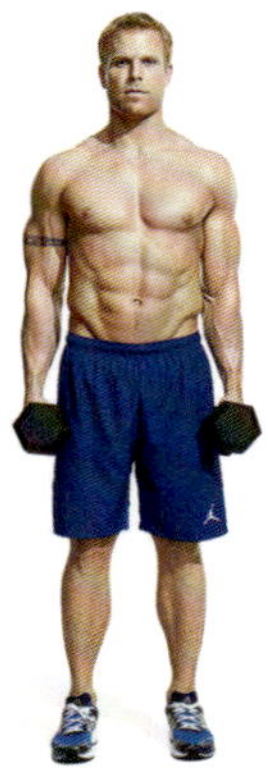

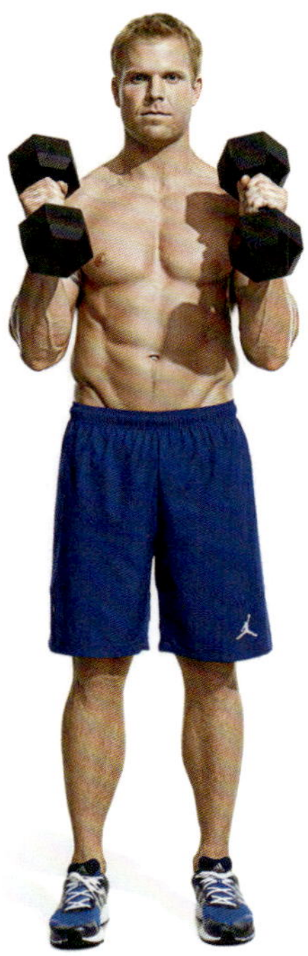

4 MOGEL-CURL

SÄTZE: 3 WIEDERHOLUNGEN: SIEHE UNTEN
PAUSE: 60 SEKUNDEN

Wählen Sie die schwersten Kurzhanteln, mit denen Sie Standard-Curls schaffen, und nutzen Sie Schwung aus den Hüften, um leichter über den toten Punkt etwa in der Hälfte des Bewegungsumfangs hinwegzukommen. Lehnen Sie sich während des Hebens nicht zurück, sondern schaukeln Sie zum Vervollständigen jeder Wiederholung den Oberkörper nach vorn und strecken Sie unmittelbar darauf die Hüften. Beenden Sie jeden Satz unmittelbar vor dem Muskelversagen.

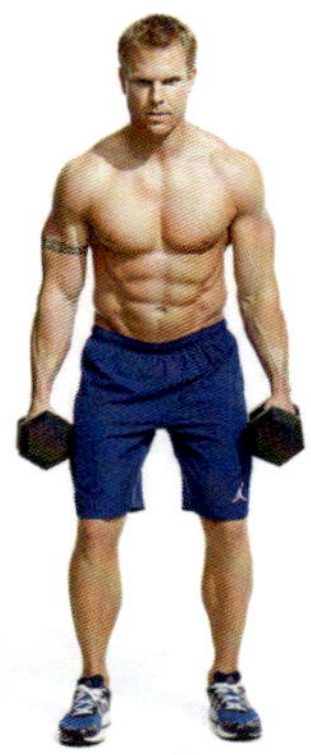

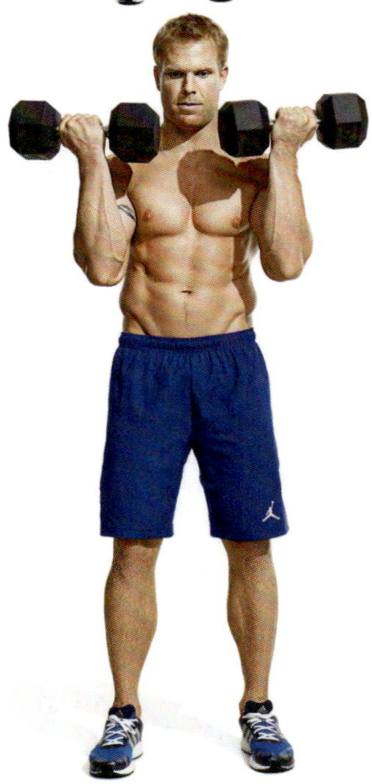

DAS BESTE BIZEPSTRAINING MIT WIDERSTANDSBAND

WORKOUT 30 VON C.J. MURPHY, M.F.S.

Früher dachte man, dass »aufgepumpte« Muskeln nur ein kosmetischer Nebeneffekt des Gewichthebens wären, tatsächlich aber sind sie ein wesentlicher Bestandteil der Muskelbildung. Mit jeder Wiederholung entsteht Spannung im Muskel. Sie klemmt ein wenig die Venen ab, die das Blut abtransportieren sollen, während die Blut heranführenden Arterien unbelästigt bleiben. Der Muskel füllt sich also schneller mit Blut, als es wieder abfließen kann. Dieses Schwellen dehnt die Membranen der Muskelzellen. Der Körper bekommt das Signal, dass die Muskeln nicht groß genug sind, um den Blutfluss zu bewältigen.

Bänder erzeugen über den gesamten Bewegungsumfang eines Muskels enorme Spannung, und diese kann durch unterschiedliche Körperhaltungen leicht angepasst werden. Das macht sie zu großartigen Hilfsmitteln zum Aufpumpen des Bizeps.

WIE ES FUNKTIONIERT Die Trainingseinheit ist für zwei oder mehr Bänder konzipiert. Wenn Ihnen nur eines zur Verfügung steht, können Sie zuerst den einen und danach den anderen Arm trainieren. Während der Hochgeschwindigkeits-Curls stehen Sie enger als schulterbreit und Sie passen das Band so an, dass Sie alle Wiederholungen in einem Satz schaffen.

HINWEISE Absolvieren Sie alle für eine Übung angegebenen Sätze und wechseln Sie dann zur nächsten Übung.

1 SPEED-CURL

SÄTZE: SO VIELE WIE NÖTIG WIEDERHOLUNGEN: 100 PAUSE: 60 SEKUNDEN

Stellen Sie sich auf je ein Bandende und fassen Sie deren andere Enden mit je einer Hand. Während Sie die Arme so schnell wie möglich beugen und strecken, halten Sie den Körper ruhig und die Oberarme parallel zum Rumpf.

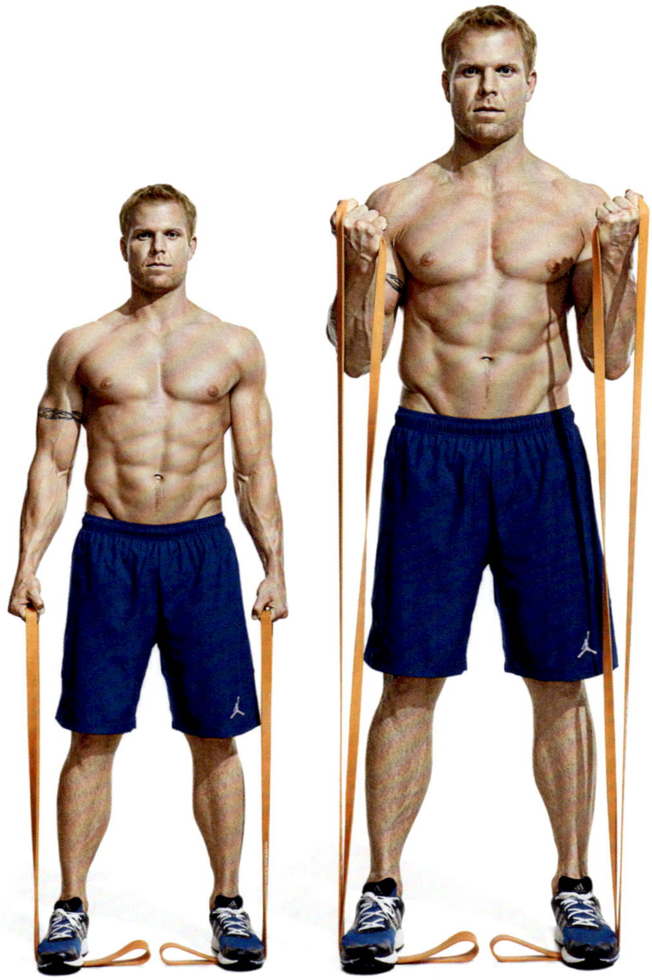

2 SEIT-CURL

SÄTZE: 4 WIEDERHOLUNGEN: 15-20
PAUSE: 60 SEKUNDEN

Befestigen Sie je ein Band auf Schulterhöhe an zwei sich gegenüberliegenden festen Gegenständen. Stellen Sie sich dazwischen und fassen Sie die Bandenden. In der Ausgangsstellung sind Ihre Ellbogen fast gestreckt, und die Bänder stehen bereits unter Spannung. Ziehen Sie die Bandenden zu den Ohren und halten Sie die Endstellung für zwei Sekunden.

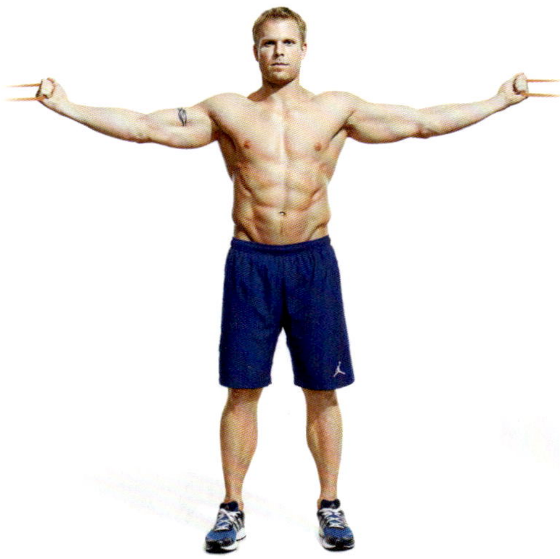

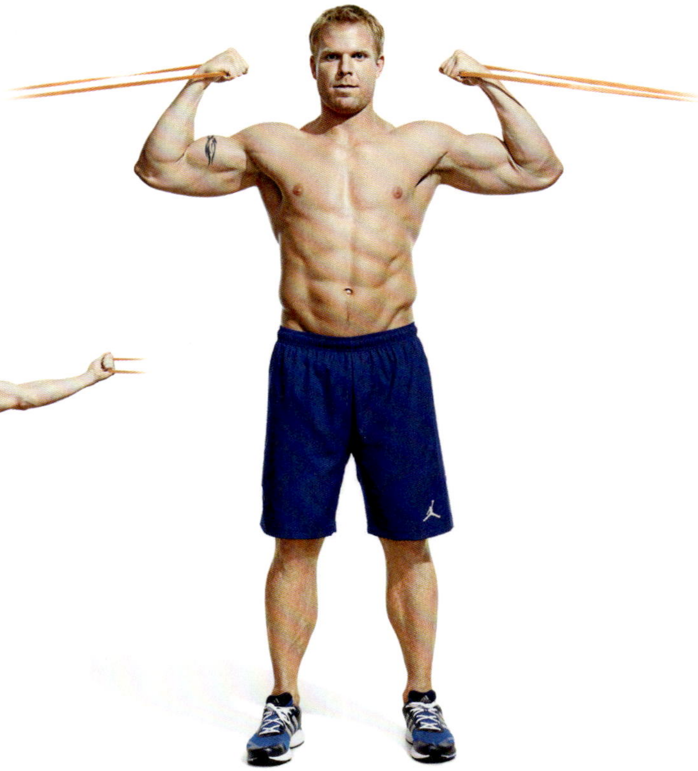

3 CURL IM RISTGRIFF

SÄTZE: 4 WIEDERHOLUNGEN: 15-20 (JEDE SEITE) PAUSE: 60 SEKUNDEN

Befestigen Sie ein Band an einem festen Gegenstand auf Fußhöhe vor Ihnen. Halten Sie mit jeder Hand ein Ende des Bands im Ristgriff und gehen Sie zurück, bis das Band ausreichend unter Spannung steht. Ziehen Sie die Bandenden durch Beugen der Arme schnell in Richtung Brustkorb. Halten Sie die Endstellung für zwei Sekunden.

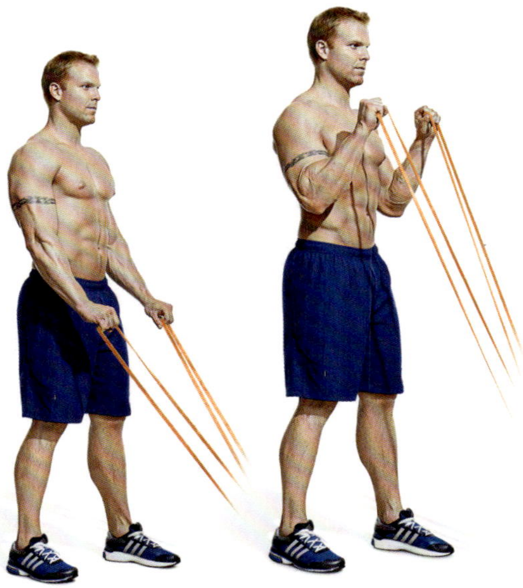

4 SPEED-CURL

SÄTZE: SIEHE UNTEN
WIEDERHOLUNGEN: INSGESAMT 50
PAUSE: 60 SEKUNDEN

Wiederholen Sie die erste Übung, aber verwenden Sie ein Band mit mehr Spannung oder stellen Sie sich weiter weg von der Befestigung. Absolvieren Sie diesmal 50 Wiederholungen.

14 TRIZEPS

Viele Kerle konzentrieren sich auf ihren Bizeps, weil sie glauben, der Schlüssel zu muskulöseren Armen läge darin, mehr Curls zu absolvieren. Tatsächlich aber besteht der Oberarm zu einem größeren Teil aus dem Trizeps – zu zwei Dritteln, um genau zu sein. Ihn mit Blick in den Spiegel zu trainieren macht nicht so viel Spaß, wie den Bizeps zu beackern, aber ein voll entwickelter Trizeps sorgt für erheblich mehr beeindruckte Pfiffe.

Ein stärkerer Trizeps ist aber nicht nur für die Optik gut, sondern überdies auch der Schlüssel zum Bewältigen höherer Gewichte im Bankdrücken und im Rückentraining. Deshalb: Wenn Sie die Prioritäten im Armtraining richtig setzen wollen, beginnen Sie mit diesem Kapitel.

DAS BESTE TRIZEPSTRAINING IM FITNESSSTUDIO

WORKOUT 31 VON JIM SMITH, C.S.C.S.

Der Trizeps ist größer als der Bizeps und kann deshalb mehr Lasten übernehmen. Er reagiert sehr gut sowohl auf hohe Gewichte als auch auf viele Wiederholungen. Dieses Programm passt perfekt, um Kraft und Größe des Trizeps zu entwickeln. Am besten gehen Sie es unmittelbar nach einem Oberkörpertraining an.

WIE ES FUNKTIONIERT Bankdrücken mit engem Griff ist schon immer eine der besten Trizepsübungen, denn Sie können hohe Gewichte auflegen, die alle verfügbaren Muskelfasern beanspruchen. In den restlichen Übungen senken Sie die Intensität und konzentrieren sich darauf, mit so vielen Wiederholungen wie möglich so viel Blut wie möglich in die Muskeln zu pumpen. Armestrecken auf der Negativbank dehnt den Trizeps und zwingt ihn, härter zu arbeiten als unter normalen Bedingungen. Mit dem Band-Pushdown können Sie schnell pumpen, ohne das Ellenbogengelenk zu überlasten.

HINWEISE Absolvieren Sie die Übungen einmal in der Woche als normale Sätze am Ende einer Trainingseinheit für den Oberkörper.

1 BANKDRÜCKEN MIT ENGEM GRIFF

SÄTZE: 4 WIEDERHOLUNGEN: 8, 8, 8, SO VIELE WIE MÖGLICH PAUSE: 60 SEKUNDEN

Fassen Sie die Hantelstange so, dass sich die kleinen Finger innerhalb der Rändelung befinden. Spannen Sie den unteren Rücken an, sodass ein leichtes Hohlkreuz entsteht. Heben Sie die Hantel aus der Ablage und senken Sie sie ab bis zum Brustbein, der Oberarm-Rumpf-Winkel beträgt 45 Grad. Wenn die Stange den Brustkasten berührt, stemmen Sie die Fersen in den Boden und drücken die Last wieder nach oben. Im letzten Satz reduzieren Sie das Gewicht auf die Hälfte und absolvieren so viele Wiederholungen wie möglich.

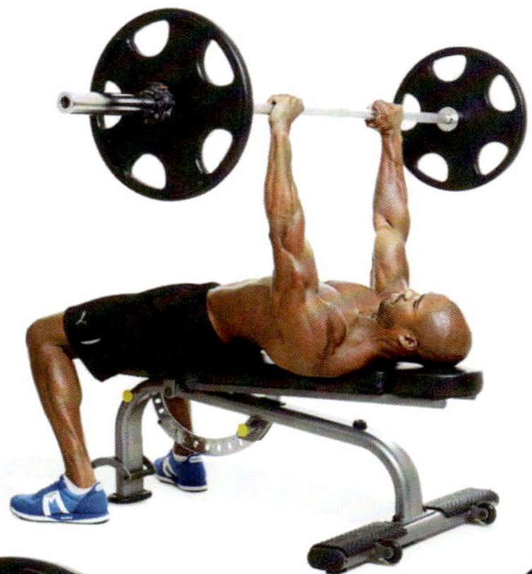

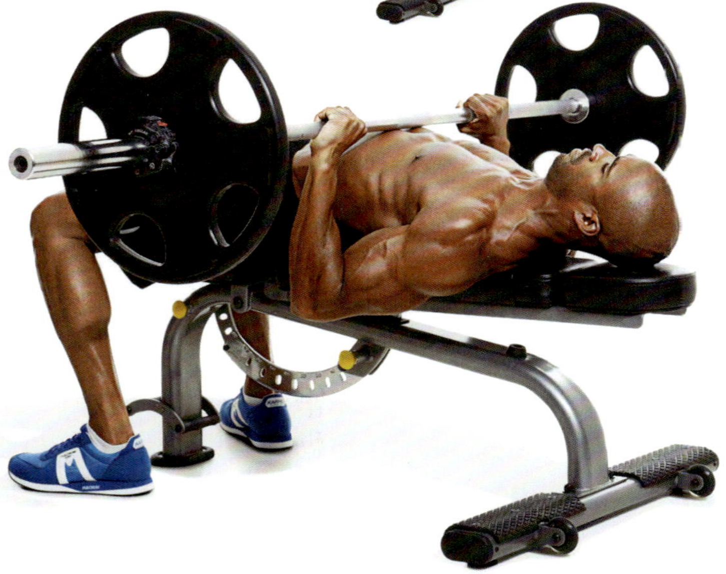

2 ARMESTRECKEN AUF DER NEGATIVBANK

SÄTZE: 4 WIEDERHOLUNGEN: SO VIELE WIE MÖGLICH
PAUSE: 15 SEKUNDEN

Stellen Sie die Neigung einer Bank auf etwa 30 Grad ein und legen Sie sich rücklings mit dem Kopf nach unten darauf. Halten Sie in jeder Hand eine Hantel mit fast gestreckten Armen über dem Brustkorb, die Handflächen zeigen zueinander. Beugen Sie die Arme (die Oberarme bleiben dabei senkrecht) und führen Sie die Gewichte hinter den Kopf. Wählen Sie ein Gewicht, mit dem Sie im ersten Satz zwölf Wiederholungen schaffen, und bleiben Sie in den weiteren Sätzen dabei.

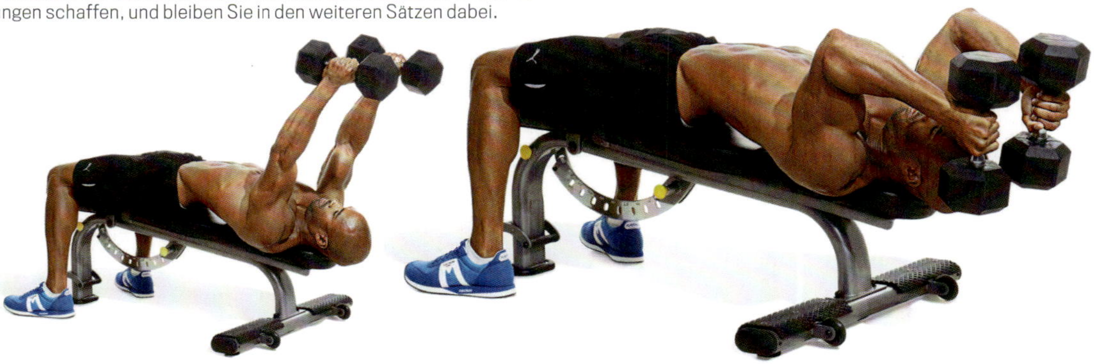

3 TRIZEPSDRÜCKEN MIT WIDERSTANDS-BAND

SÄTZE: SO VIELE WIE NÖTIG
WIEDERHOLUNGEN: INSGESAMT 100
PAUSE: WIE NÖTIG

Befestigen Sie ein Widerstandsband an einem festen Gegenstand über Ihrem Kopf und fassen Sie je eine Seite der Schlinge mit je einer Hand. Strecken Sie die Arme und ziehen Sie das Band nach unten, bis die Hände fast die Oberschenkel berühren. Die Oberarme bleiben parallel zum Rumpf. Alternativ können Sie diese Übung auch an einer Kabelzugmaschine absolvieren.

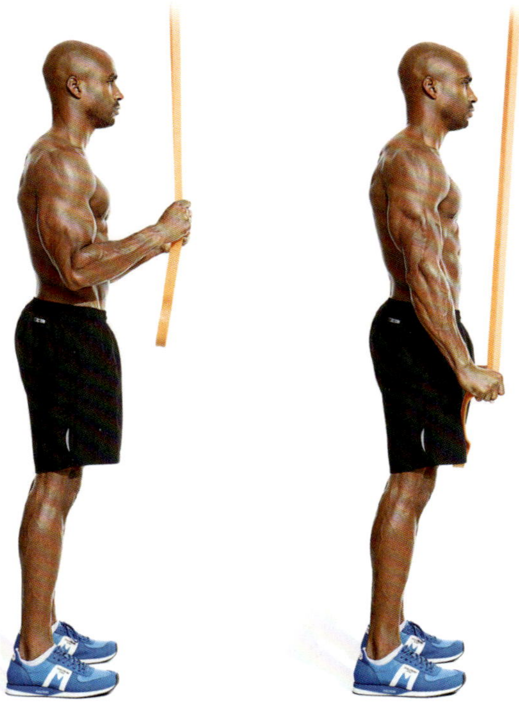

DAS BESTE TRIZEPSTRAINING MIT LANGHANTEL

WORKOUT 32 VON C.J. MURPHY, M.F.S.

Wer eine Trainingseinheit für den Trizeps plant, denkt meist sofort an eine Kabelzugmaschine. Das ist natürlich vollkommen richtig, aber Kabel sind für ein produktives Trizepstraining nicht die einzige Option. Mit nur einer Langhantel beispielsweise können Sie Ihrem Trizeps ordentlich eins mitgeben und nebenbei auch noch andere Muskelgruppen des Oberkörpers an Brust und Rücken ansprechen.

WIE ES FUNKTIONIERT Überzüge werden normalerweise zum Rückentraining eingesetzt. Wenn die Langhantel in Rückenlage hinter dem Kopf gehalten und von dort über das Gesicht nach vorn geführt wird, so spricht das in erster Linie den Latissimus an. Aber auch der Trizeps ist an der Bewegung beteiligt, vor allem dessen langer Kopf, der auf der Innenseite des Arms verläuft. Wenn Sie sich während der Sätze auf den Trizeps konzentrieren und ihn am Ende jeder Wiederholung bewusst anspannen, spüren Sie, wie der Muskel ermüdet. Auf diese Weise holen Sie mehr aus den Übungen und den Geräten heraus, die Ihnen zur Verfügung stehen.

HINWEISE Absolvieren Sie alle für eine Übung angegebenen Sätze und wechseln Sie dann zur nächsten Übung. Wenn Ihnen alternativ oder zusätzlich zur Langhantel eine SZ-Stange zur Verfügung steht, nutzen Sie sie, um Ellenbogen- und Handgelenke zu schonen. Sie können Floor Presses und Überzüge auch auf einer Bank oder einer ähnlich erhöhten Unterlage trainieren, um den Trizeps auf diese Weise noch mehr zu dehnen.

1 FLOOR PRESS MIT ENGEM GRIFF

SÄTZE: 5 WIEDERHOLUNGEN: 12 PAUSE: 60 KUNDENC.

Legen Sie sich in Rückenlage unter eine Langhantel auf den Fußboden. Fassen Sie die Stange etwa schulterbreit. Durch die natürliche Krümmung der Wirbelsäule ist der untere Rücken vom Boden gelöst. Senken Sie die Langhantel herunter bis zum Brustbein, der Oberarm-Rumpf-Winkel beträgt 45 Grad. Wenn Ihre Trizepse (nicht die Ellenboger!) den Boden berühren, drücken Sie die Hantel wieder nach oben.

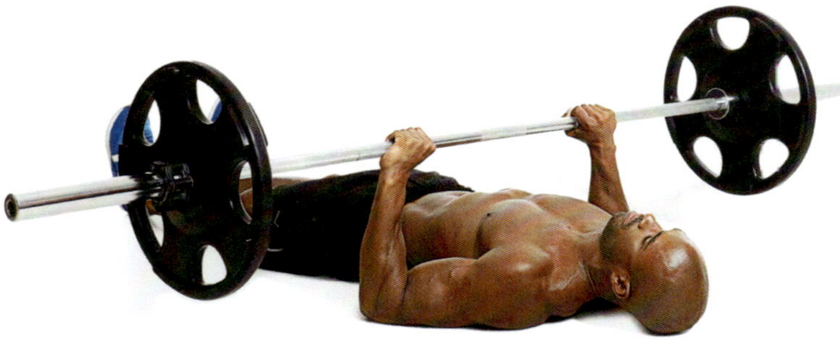

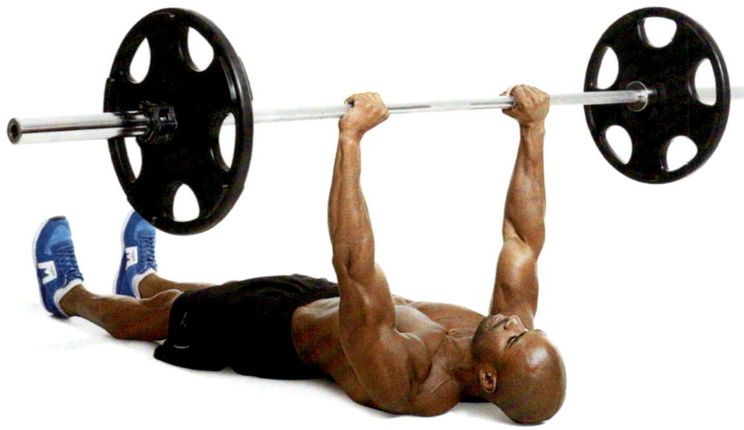

2 ARMESTRECKEN IN RÜCKENLAGE

SÄTZE: 4 WIEDERHOLUNGEN: 20 PAUSE: 60 SEKUNDEN

Drücken Sie die Hantel über den Brustkorb und führen Sie die fast gestreckten Arme so nach hinten, dass ihr Winkel zum Rumpf etwa 45 Grad beträgt. Beugen Sie die Arme und senken Sie die Last hinter dem Kopf ab. Strecken Sie die Arme und kehren Sie zurück in die Ausgangsstellung. Halten Sie stets die Ellenbogen in einer Linie mit den Handgelenken.

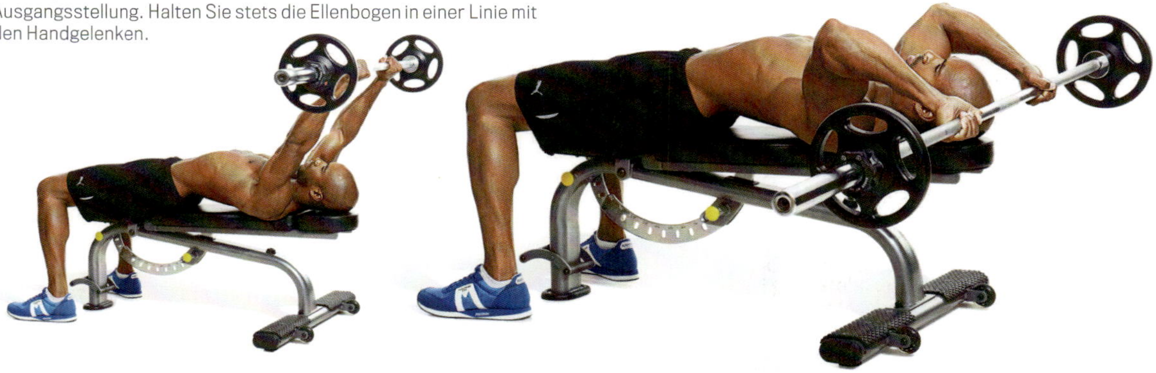

3 ÜBERZUG

SÄTZE: 3 WIEDERHOLUNGEN: 12-15 PAUSE: 60 SEKUNDEN

Halten Sie die Hantel in Rückenlage auf dem Boden mit fast gestreckten Armen und schulterbreitem Griff über dem Brustkorb. Führen Sie die Last mit leicht gebeugten Armen so weit wie möglich nach hinten unten, ohne dass die Gewichtsscheiben den Boden berühren. Sobald Sie eine Dehnung im Latissimus spüren, ziehen Sie die Hantel wieder zurück bis über den Brustkorb. Konzentrieren Sie sich dabei auf den Trizeps und spüren Sie, wie stark er an der Gesamtbewegung beteiligt ist.

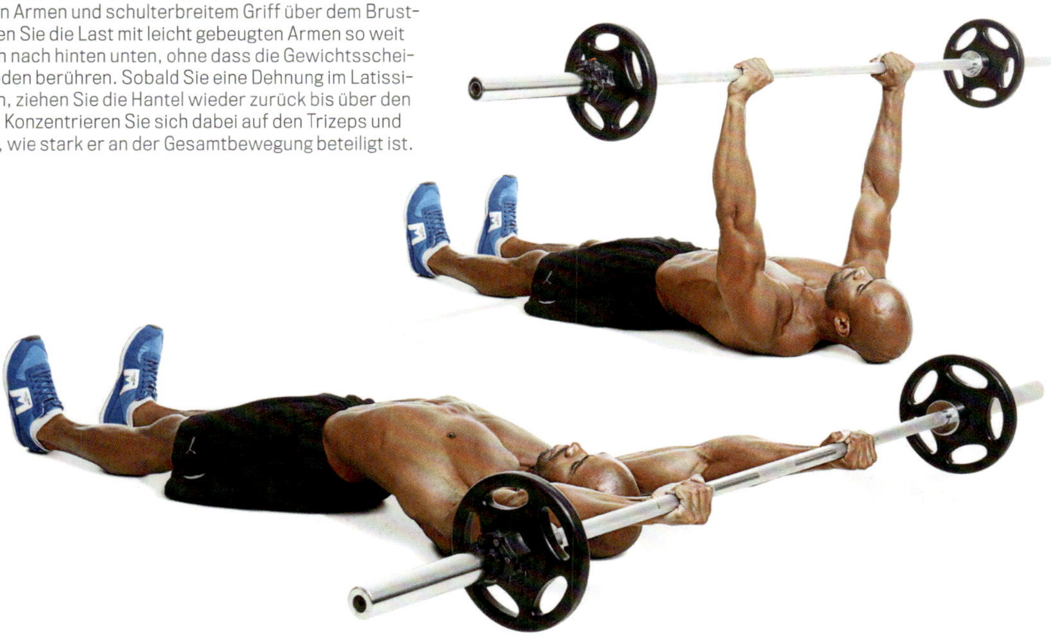

DAS BESTE TRIZEPSTRAINING MIT KURZHANTELN

WORKOUT 33 VON MICHAEL SCHLETTER, C.P.T.

Der Trizeps besteht aus drei Teilen, wie schon die Vorsilbe »Tri« (= drei) verrät. Die Innenseite des Muskels, die dem Körper am nächsten liegt, nennt man den langen Kopf. Der mittlere und der seitliche Kopf sind von außen deutlich sichtbar, beispielsweise, wenn Sie ein T-Shirt tragen. Mit diesem Training wollen wir uns also schon einmal auf die nächste warme Jahreszeit vorbereiten.

WIE ES FUNKTIONIERT
Unser Programm zielt auf den mittleren und äußeren Kopf des Trizeps - mit Übungen, die Sie möglicherweise nicht gewohnt sind. Das ist auch gut so, vor allem für das Muskelwachstum. Die Tate Press kann auch Ihre Endphase im Bankdrücken verbessern, derweil das Armestrecken im Kammgriff Hände und Unterarme zusätzlich stärkt.

HINWEISE Absolvieren Sie die mit A und B bezeichneten Übungspaare als Supersätze, also erst einen Satz A, dann einen Satz B und erst dann Pause. Wiederholen Sie diesen Ablauf für alle angegebenen Sätze. Übung 3 dagegen trainieren Sie als normalen Satz.

1A BANKDRÜCKEN IM NEUTRALGRIFF

SÄTZE: 4 WIEDERHOLUNGEN: 8-12 PAUSE: 0 SEKUNDEN

Legen Sie sich rücklings auf eine Bank und halten Sie in jeder Hand eine Kurzhantel auf Schulterhöhe; die Handflächen weisen zueinander. Drücken Sie die Hanteln durch Strecken der Arme über dem Brustkorb nach oben.

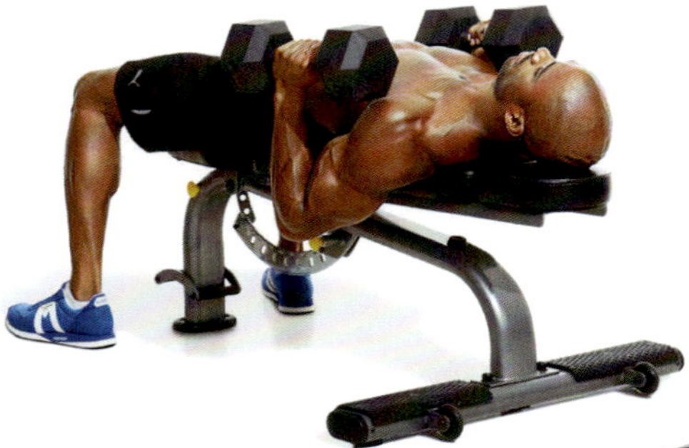

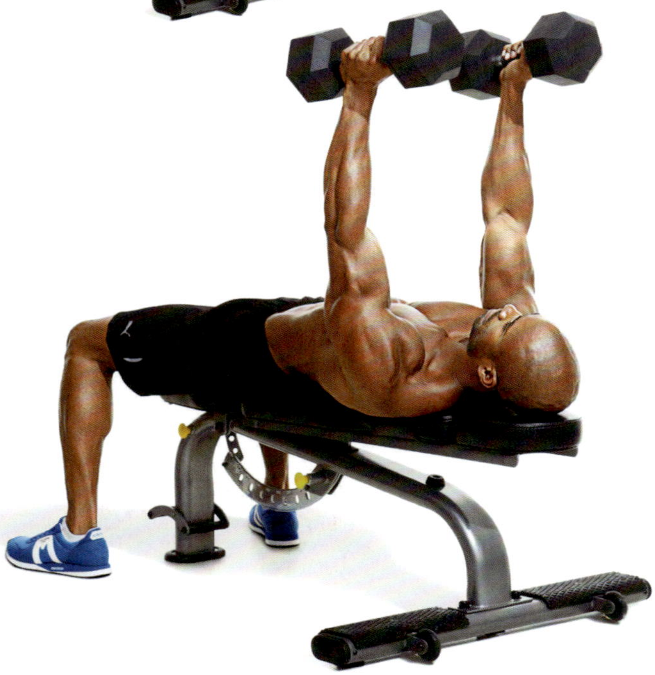

1B ARMESTRECKEN IN RÜCKENLAGE

SÄTZE: 4 WIEDERHOLUNGEN: 8-12 PAUSE: 120 SEKUNDEN

Aus der Endstellung der letzten Wiederholung des Bankdrückens mit Neutralgriff führen Sie die Gewichte nach hinten bis über das Gesicht. Aus diesem Oberarm-Rumpf-Winkel heraus beugen Sie die Arme und senken die Gewichte hinter den Kopf ab. Strecken Sie die Arme und kehren Sie in die Ausgangsstellung zurück. Den Oberarm-Rumpf-Winkel behalten Sie bei.

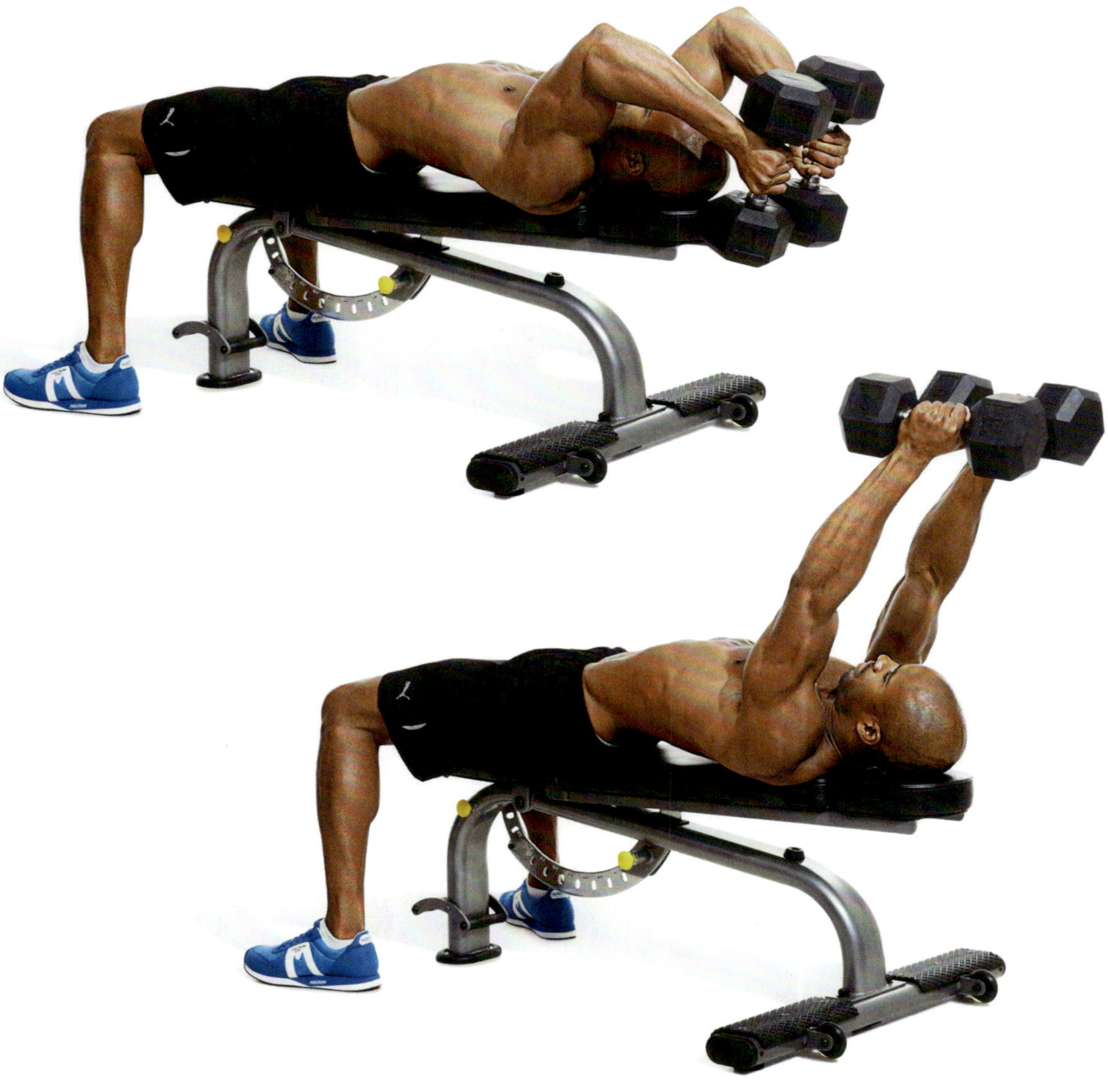

2A TATE PRESS

SÄTZE: 4 WIEDERHOLUNGEN: 8-12 PAUSE: 0 SEKUNDEN

Legen Sie sich in Rückenlage auf eine Bank, greifen Sie mit jeder Hand eine Kurzhantel und strecken Sie Ihre Arme über dem Brustkorb nach oben – die Handflächen zeigen dabei nach vorn. Führen Sie die Ellenbogen nach außen und beugen Sie die Arme, um die Gewichte bis fast auf den Brustkorb abzusenken. Strecken Sie die Arme wieder.

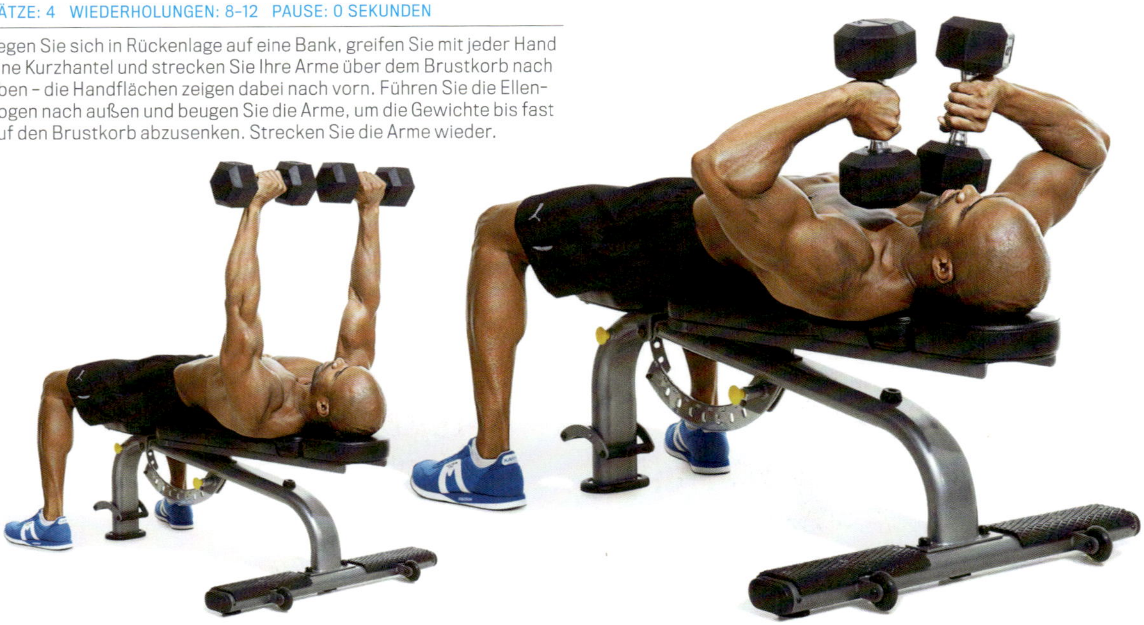

2B KICKBACK IM KAMMGRIFF

SÄTZE: 4 WIEDERHOLUNGEN: 8-12
PAUSE: 120 SEKUNDEN

Halten Sie im Stand in jeder Hand eine Kurzhantel, die Handflächen zeigen nach vorn. Beugen Sie den Oberkörper nach vorn, bis sich Ihr gerader Rücken etwa im 45-Grad-Winkel zum Boden befindet. Die Knie sind leicht, die Arme im 90-Grad-Winkel gebeugt. Die Oberarme liegen am Rumpf an. Führen Sie die Arme nach hinten, bis sie parallel zum Rumpf sind.

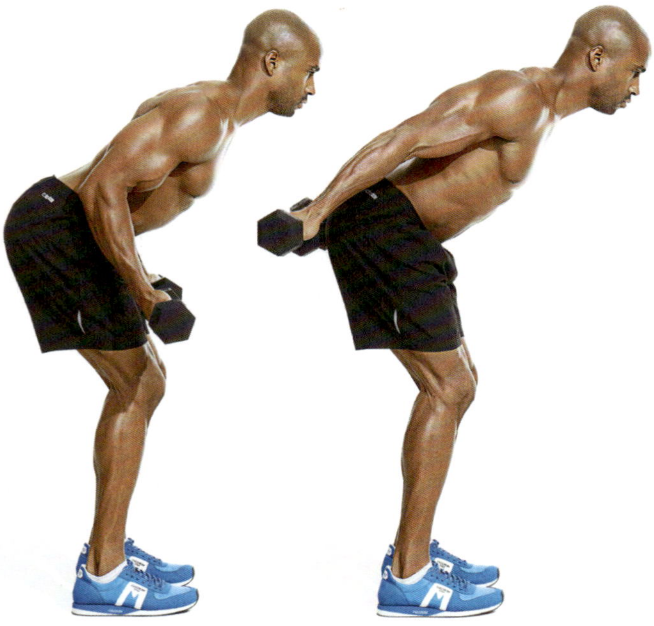

3 ARMSTRECKEN ÜBER KOPF

SÄTZE: 4   WIEDERHOLUNGEN: 8–12 (JEDE SEITE)   PAUSE: 120 SEKUNDEN

Halten Sie in einer Hand eine Kurzhantel und führen Sie sie durch Beugen des Armes hinter den Kopf. Strecken Sie den Arm so, dass er genau über der Schulter senkrecht nach oben zeigt.

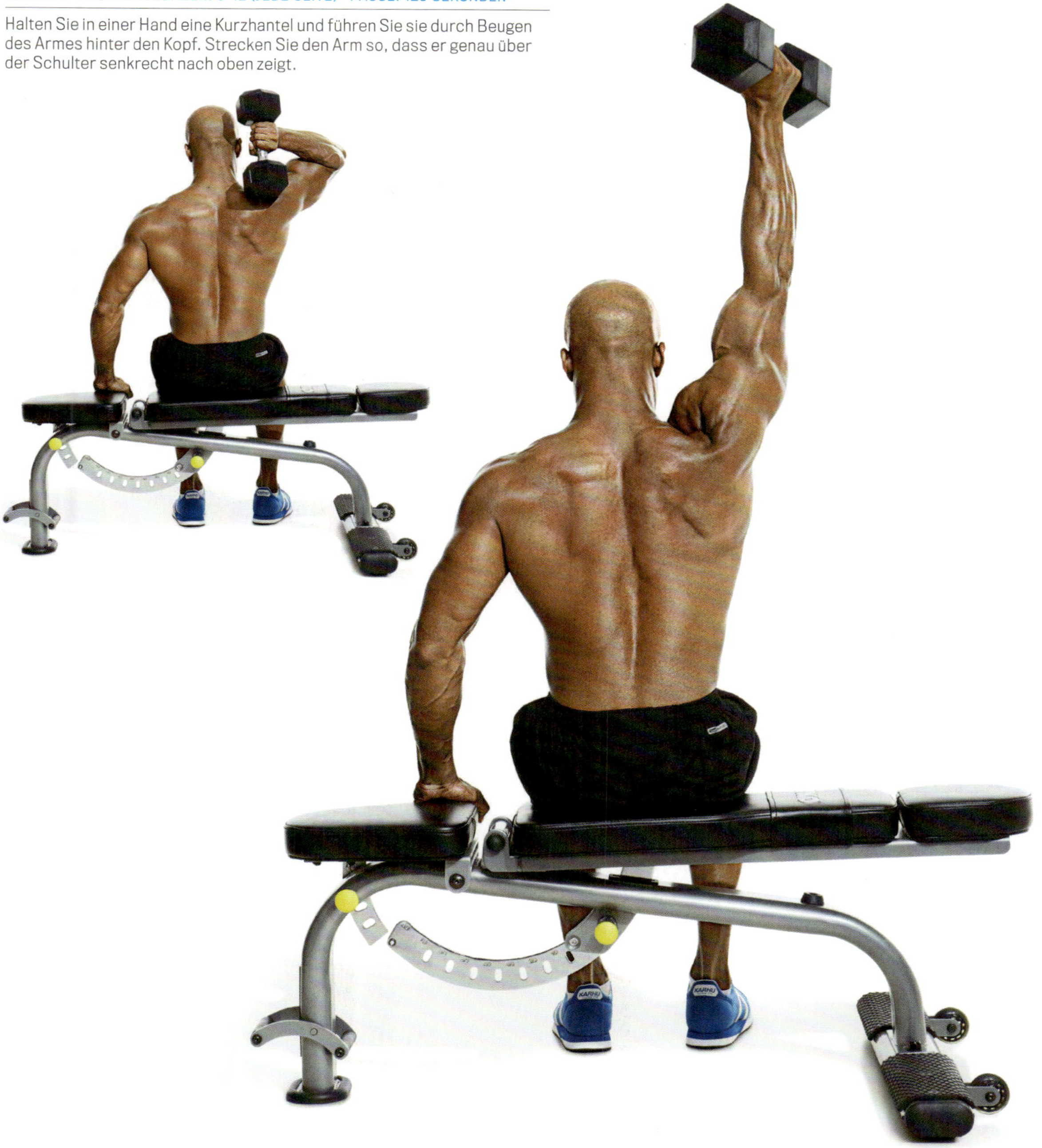

DAS BESTE TRIZEPSTRAINING MIT WIDERSTANDSBAND

WORKOUT 34 VON JIM SMITH, C.S.C.S.

Widerstandsbänder sind preiswert, leicht, vielseitig einsetzbar und für das Trizepstraining ideal. Wir haben das Programm so geschrieben, dass es zu jeder Sorte Band passt. Unabhängig von Spannung oder dem Design des Bandes absolvieren Sie mit diesen Übungen ein effizientes Training, um Ihren Bizeps wachsen zu lassen.

WIE ES FUNKTIONIERT Wenn Trainer Programme für Sportler schreiben, die sie nicht persönlich kennen (in diesem Fall Sie), geben sie oft keine Wiederholungszahlen an, sondern Zeiten, wie lange die Sätze dauern sollen. Sie haben damit mehr von der Übung, egal, ob die Übung leicht (mehr Wiederholungen) oder schwierig (weniger Wiederholungen) für Sie ist. Das Workout mit Band, das wir hier für Sie zusammengestellt haben, funktioniert auf diese Weise. Und den Rest erledigt Körpergewichtstraining.

HINWEISE Absolvieren Sie alle mit A und B bezeichneten Übungspaare als Supersätze, also einen Satz A und einen Satz B, dann Pause. Wiederholen Sie diesen Ablauf für alle angegebenen Sätze.

1A DIP

SÄTZE: 4 WIEDERHOLUNGEN: 10 PAUSE: 0 SEKUNDEN

Verwenden Sie, falls vorhanden, Dipstangen oder platzieren Sie Ihre Handflächen auf einer Bank oder einem Stuhl. Die Beine sind gestreckt. Ihre Fersen stehen auf dem Boden oder einem höheren Gegenstand (z. B. Kasten). Senken und heben Sie den Körper durch Beugen und Strecken der Arme.

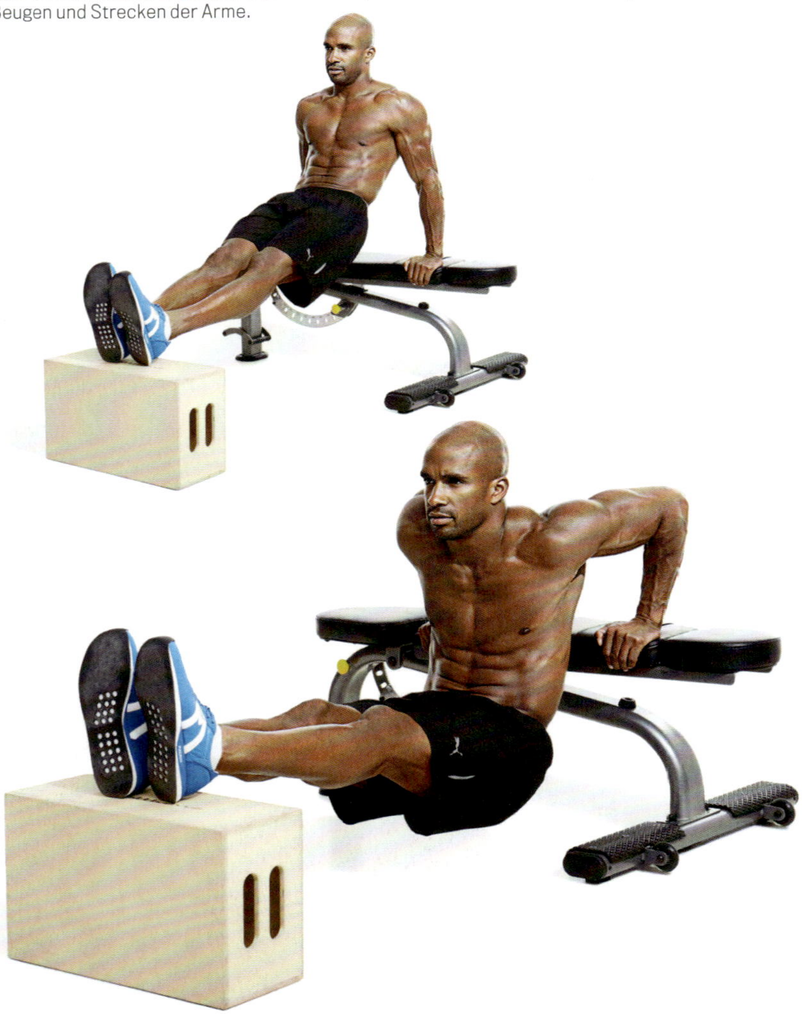

1B TRIZEPSDRÜCKEN

SÄTZE: 4 WIEDERHOLUNGEN/ZEIT: 30 SEKUNDEN PAUSE: 90 SEKUNDEN

Befestigen Sie das Band über Ihnen an einem festen Gegenstand und fassen Sie das freie Ende mit beiden Händen. Legen Sie die Oberarme und Ellenbogen seitlich am Rumpf an, strecken Sie die Arme und ziehen Sie das Band bis zu den Oberschenkeln.

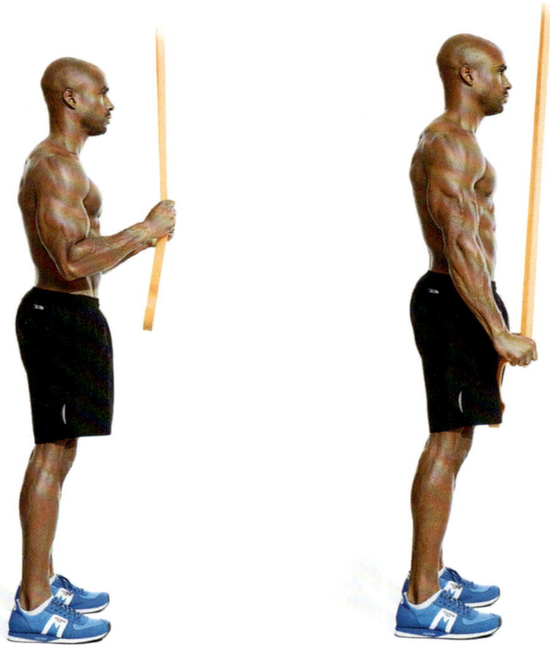

2A LIEGESTÜTZ MIT ENGER HANDSTELLUNG

SÄTZE: 4 WIEDERHOLUNGEN: 20 PAUSE: 0 SEKUNDEN

Platzieren Sie in der Ausgangsstellung des Liegestützes die Hände weniger als schulterbreit auseinander. Senken Sie Ihren gestreckten Körper ab, bis der Brustkorb dicht über dem Boden ist, und strecken Sie die Arme wieder. Zum Steigern des Schwierigkeitsgrads legen Sie ein Band um den Rücken und halten ein Ende in jeder Hand.

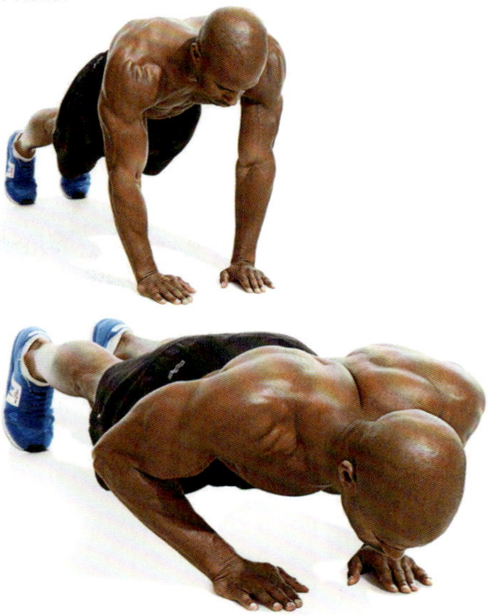

2B TRIZEPSDRÜCKEN MIT DOPPELBAND

SÄTZE: 4 WIEDERHOLUNGEN/ZEIT: 30 SEKUNDEN
PAUSE: 90 SEKUNDEN

Der Aufbau ist identisch mit dem Trizepsdrücken oben. Legen Sie ein zweites Band in die Schlinge des oberen, fassen Sie die Enden des zweiten Bandes und führen Sie die Arme bis zur Streckung seitlich neben Ihre Oberschenkel. Beugen Sie dazu den Oberkörper etwas nach vorn. Die Knie sind leicht gebeugt.

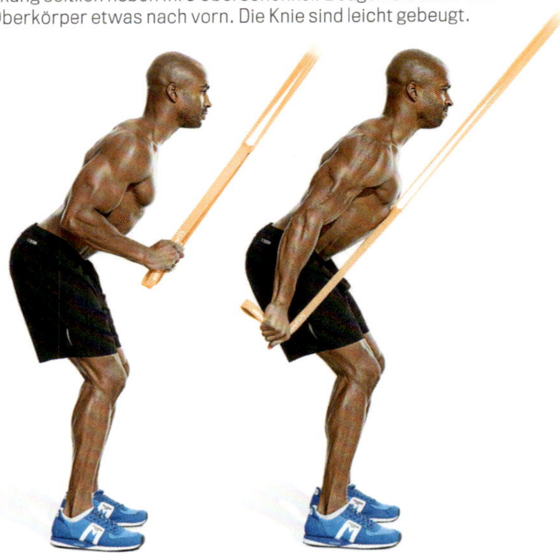

DAS BESTE TRIZEPSTRAINING MIT EIGENEM KÖRPERGEWICHT

WORKOUT 35 VON C.J. MURPHY, M.F.S.

Wir empfehlen normalerweise niemandem, seine Fitness dem Zufall zu überlassen, aber ein Stapel Karten kann die Trainingsroutine etwas aufbrechen und für eine überraschend gelungene Trainingseinheit sorgen. Lassen Sie sich darauf ein und sehen Sie Ihrem Trizeps beim Wachsen zu.

WIE ES FUNKTIONIERT Alles, was Sie brauchen, ist Ihr eigenes Körpergewicht und ein Kartenspiel. Sie lassen jedes einzelne Blatt bestimmen, wie viele Wiederholungen des Diamant-Liegestützes Sie absolvieren, der besten Liegestützvariante zum Ansprechen des Trizeps. Es mag beliebig wirken, aber so bekommen Sie viele Liegestütze aufs Konto. Und wenn Ihnen schon keine Gewichte zur Verfügung stehen, so ist der Umweg über mehr Wiederholungen immer noch ein probates, weil einziges Mittel, um einen wirksamen Trainingsreiz zu schaffen, der sich in Muskelwachstum niederschlägt. Die beiden anderen Übungen entsprechen der gleichen Denkweise, wenn insgesamt 100 Wiederholungen einer Armestrecken-Variante und möglichst viele Wiederholungen von Dips das Ziel sind.

HINWEISE Absolvieren Sie alle für eine Übung angegebenen Sätze und wechseln Sie dann zur nächsten Übung.

1 DIAMANT-LIEGESTÜTZ MIT KARTENSPIEL

SÄTZE: 3 WIEDERHOLUNGEN: SIEHE UNTEN PAUSE: SIEHE UNTEN

Legen Sie ein Kartenspiel mit den Bildern nach unten auf den Boden und sortieren Sie es in drei Stapel à zehn Karten. Die Zahlen auf den Karten stehen für die Anzahl der Wiederholungen, die Sie absolvieren. Bube, Dame und König bedeuten zehn Wiederholungen, Asse mindestens zehn.

Blättern Sie aus einem Stapel eine Karte um und vollziehen Sie die angegebene Anzahl Wiederholungen. Nach 20 Sekunden Pause drehen Sie die nächste Karte und so weiter, bis alle Karten abtrainiert sind. Nach zwei Minuten Pause wiederholen Sie den Ablauf mit den beiden übrigen Stapeln.

Im Diamant-Liegestütz berühren sich Daumen und Zeigefinger Ihrer Hände und bilden die Form eines Diamanten. Spannen Sie die Körpermitte an und senken Sie den von Kopf bis Fuß gestreckten Körper ab, bis der Brustkorb fast den Boden berührt.

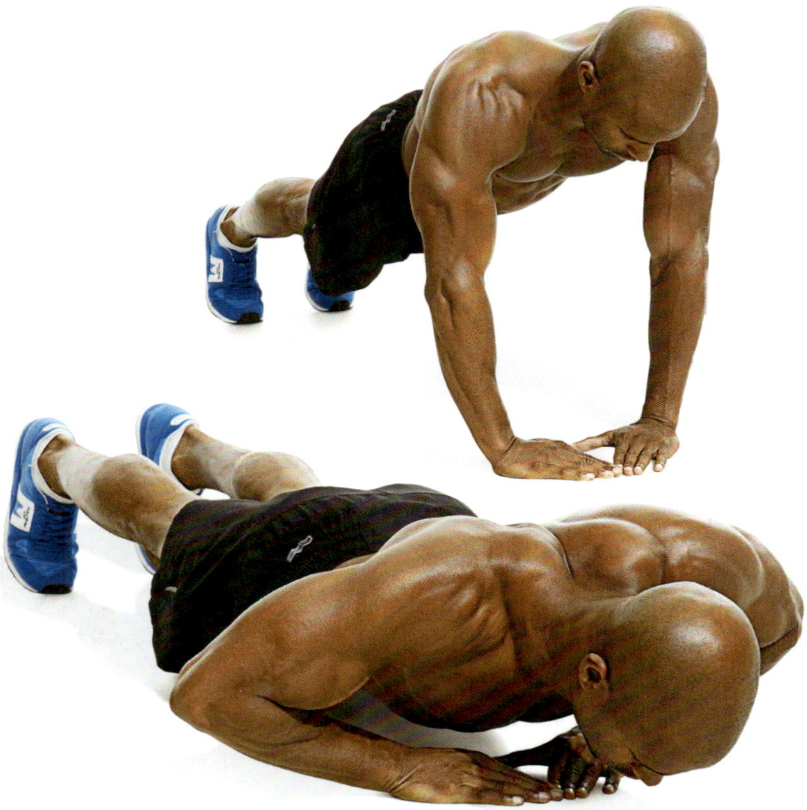

2 ARMESTRECKEN

SÄTZE: SO VIELE WIE NÖTIG
WIEDERHOLUNGEN: INSGESAMT 100
PAUSE: 60 SEKUNDEN

Nutzen Sie als Unterstützungsfläche auf Brusthöhe beispielsweise eine Fensterbank oder eine freie Querstange. Platzieren Sie dort Ihre Hände etwa schulterbreit, spannen Sie die Körpermitte an, Ihr Körper bildet von Kopf bis Fuß eine Linie. Beugen Sie die Arme und senken Sie den Kopf unter die Stützfläche ab, bis Sie im Trizeps eine Dehnung spüren. Strecken Sie die Arme und kehren Sie in die Ausgangsstellung zurück. Absolvieren Sie 100 Wiederholungen in so vielen Sätzen wie dafür nötig.

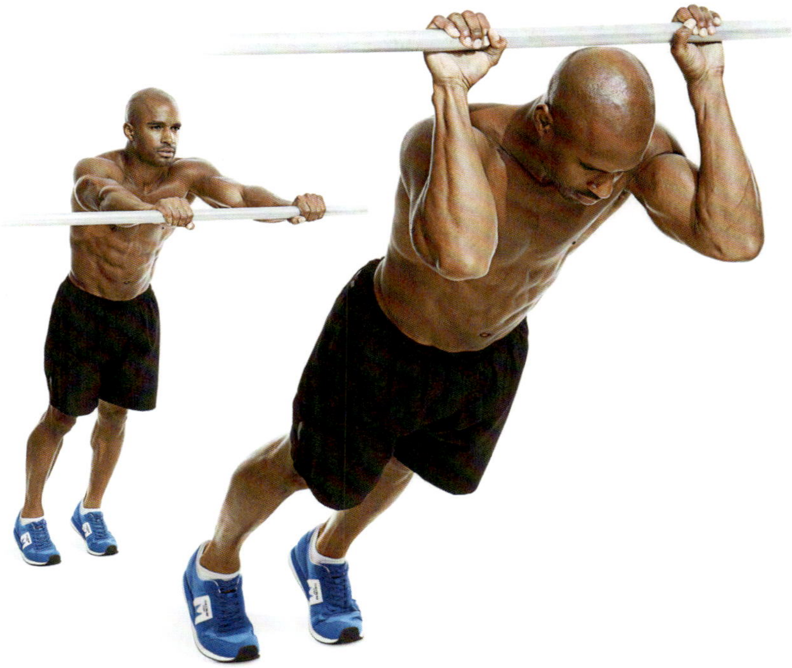

3 HALBER DIP

SÄTZE: 5 WIEDERHOLUNGEN: SO VIELE WIE MÖGLICH
PAUSE: 60 SEKUNDEN

Platzieren Sie Ihre Handballen auf einer Bank oder einem Stuhl und strecken Sie die Beine nach vorn. Senken Sie den Körper bis zur Hälfte des Bewegungsumfangs zum Boden ab und strecken Sie die Arme möglichst explosiv wieder.

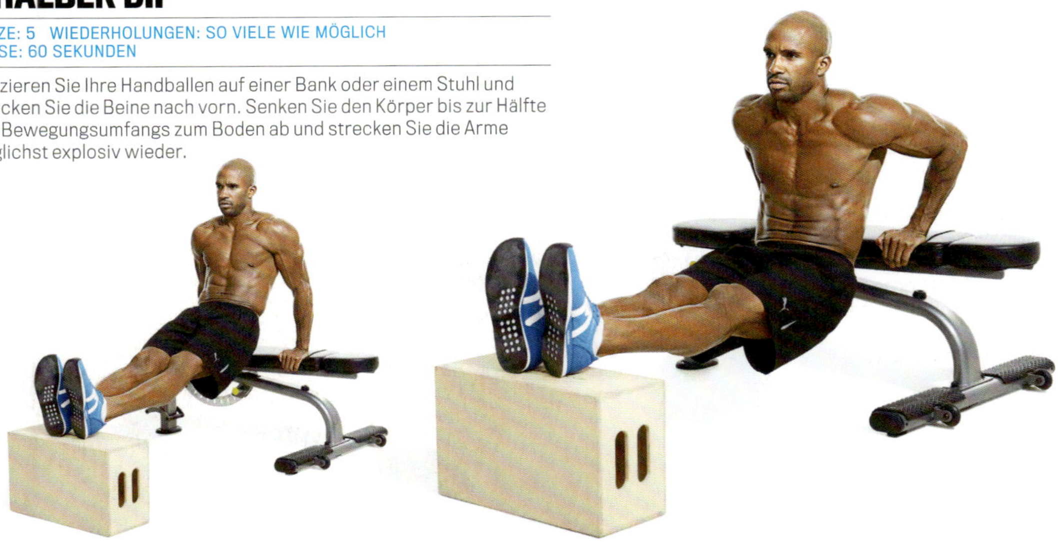

15 UNTERARME

Reines Unterarm-Workout findet normalerweise am Ende einer Trainingseinheit für den Oberkörper oder die Arme statt. Sie können ihm aber auch einen eigenen Tag widmen. Zusätzlich zu dem Programm hier gibt es einige weitere Maßnahmen, mit denen Sie Ihre Unterarme trainieren können. Vermeiden Sie während der Rückenübungen, speziell beim Kreuzheben, Handgelenksbänder. Je fester Sie zupacken können und je schwerer das Gewicht ist, desto stärker aktivieren Sie Ihre Unterarmmuskeln.

DAS BESTE UNTERARMTRAINING IM FITNESSSTUDIO

WORKOUT 36 VON MARTIN ROONEY

Ein Handtuch kann für mehr herhalten als nur zum Aufsaugen von Schweiß. Als Griff verwendet, ist es ein preiswertes, tragbares und hocheffizientes Werkzeug zum Aufmöbeln Ihrer Unterarme.

WIE ES FUNKTIONIERT Die Unterarme aktivieren Sie am besten mit Übungen, die Sie zum Ziehen oder Zusammendrücken zwingen. Das Verwenden eines Handtuchs als Griff zum Kabelrudern und für Klimmzüge intensiviert das Ansprechen einzelner Muskeln. Und obwohl dieses Trainingsprogramm auf die Unterarme abzielt, kräftigen Sie damit auch gleich noch Rücken und Bizeps. Nach ein paar Wochen werden Sie feststellen, dass sich herkömmliche Langhanteln, Kurzhanteln und Kabelgriffe dünn wie Kugelschreiber anfühlen.

HINWEISE Absolvieren Sie das Programm einmal in der Woche, nachdem Sie zu einem vorangegangenen Rücken- oder Bizepstraining mindestens einen Tag Abstand gelassen haben. Halten Sie die Endstellung (maximale Kontraktion) jeder Übung am Ende einer Wiederholung mindestens eine Sekunde lang. Absolvieren Sie alle Sätze einer Übung und wechseln Sie dann erst zur nächsten Übung.

1 KABELRUDERN MIT HANDTUCH

SÄTZE: 3 WIEDERHOLUNGEN: 8 PAUSE: 60 SEKUNDEN

Befestigen Sie ein Handtuch an einem Kabelzuggriff, halten Sie in jeder Hand ein Handtuchende und stellen Sie sich so frontal vor die Maschine, dass Ihre Arme nach vorn fast gestreckt sind. Führen Sie nun mit einer Ruderbewegung die Handtuchenden zum Bauch heran und an die Körperseiten, ziehen Sie dabei die Schulterblätter zusammen.

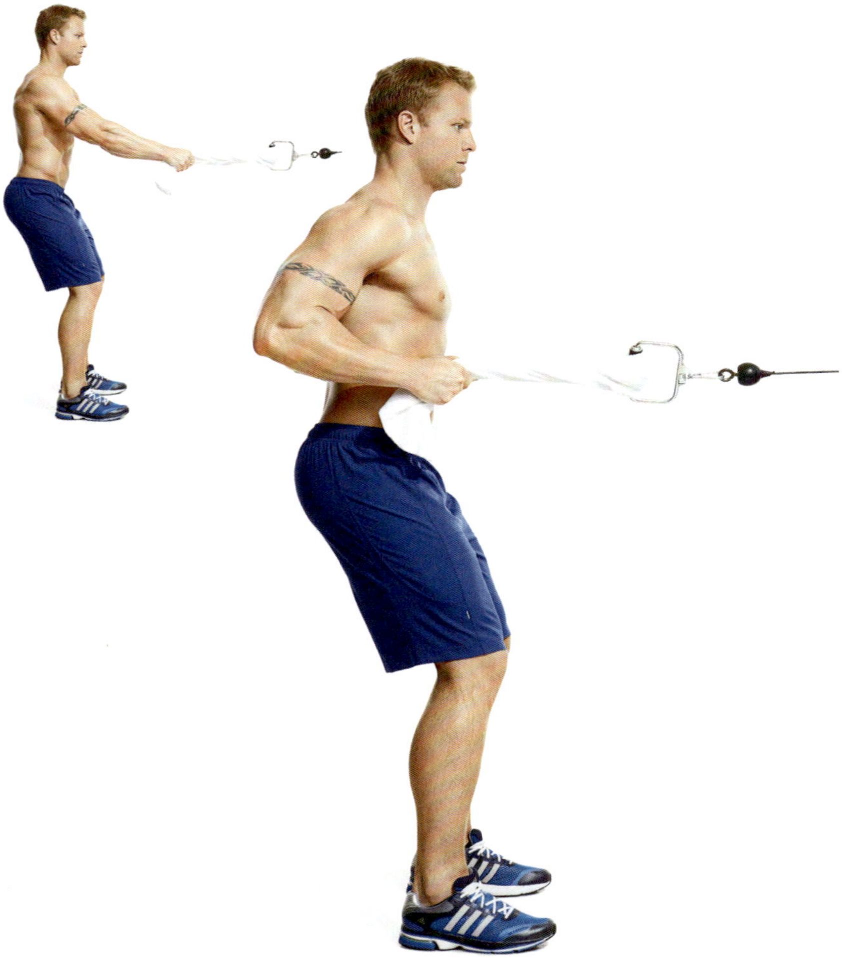

2 RUDERN ZUR BRUST MIT HANDTUCH

SÄTZE: 5 WIEDERHOLUNGEN: 7
PAUSE: 60 SEKUNDEN

Wickeln Sie ein Handtuch um den Griff, der am hohen Block einer Kabelzugmaschine befestigt ist, und greifen Sie mit jeder Hand ein Ende. In der Ausgangsstellung sind Ihre Arme etwa auf Augenhöhe gestreckt. Stellen Sie einen Fuß auf einen Kasten und ziehen Sie das Handtuch in einer Ruderbewegung zum Brustkorb.

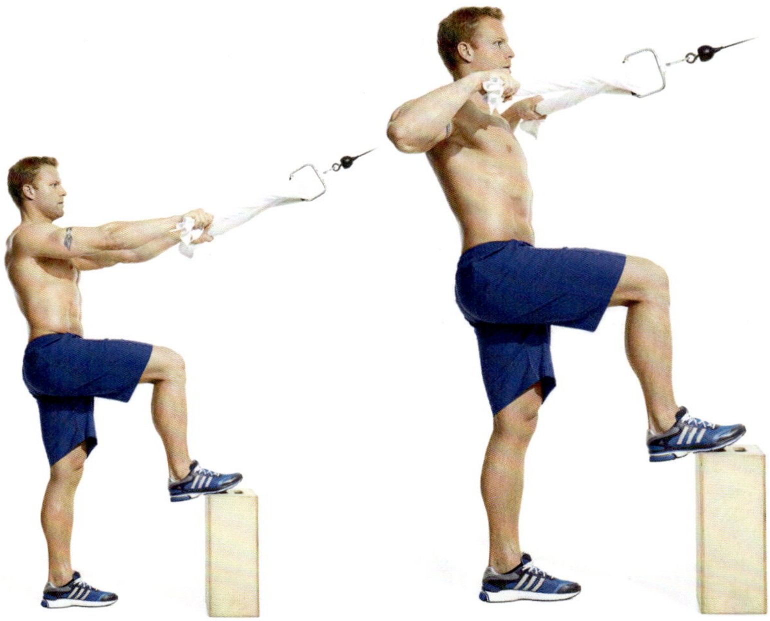

3 KLIMMZUG AM HANDTUCH

SÄTZE: 4 WIEDERHOLUNGEN: 5 PAUSE: 90 SEKUNDEN

Hängen Sie ein Handtuch über eine Klimmzugstange und fassen Sie mit jeder Hand ein Ende. Hängen Sie sich an das Handtuch und ziehen Sie sich nach oben, bis sich Ihr Kinn auf Höhe der Hände befindet. Falls das zu schwierig ist, bleiben Sie so lange wie möglich hängen.

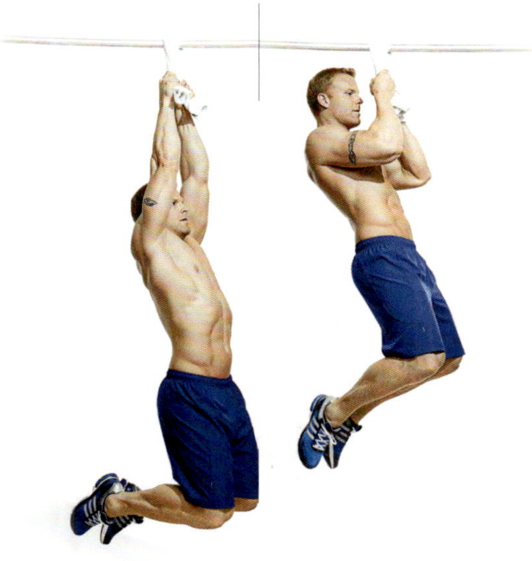

4 KURZHANTEL-CURL MIT HANDTUCH

SÄTZE: 3 WIEDERHOLUNGEN: 6 (JEDE SEITE) PAUSE: 90 SEKUNDEN

Wickeln Sie je ein Handtuch um die Griffe eines Paares Kurzhanteln oder ziehen Sie ein Handtuch durch den Griff einer Kettlebell. Legen Sie die Handtuchenden zusammen. Beugen und strecken Sie entweder beide Arme, wenn Sie die Kurzhanteln verwenden, oder einen Arm, wenn Sie die Kettlebell nutzen.

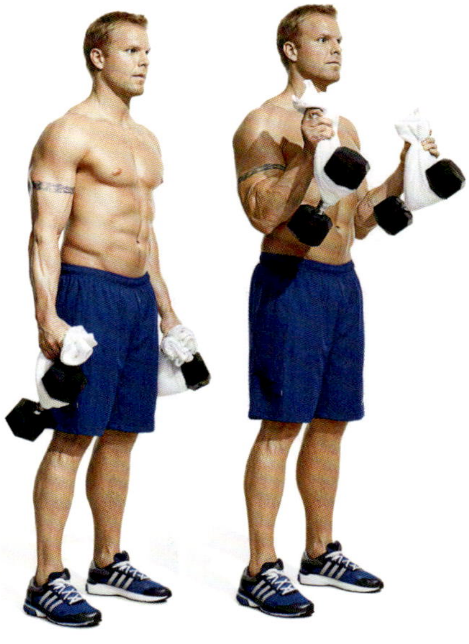

DAS BESTE UNTERARMTRAINING MIT KURZHANTELN

WORKOUT 37 VON JIM SMITH, C.S.C.S.

Es gibt einige Regeln an die Sie sich halten müssen, wenn Sie Brustmuskeln, Bizeps, Oberschenkel trainieren: voller Bewegungsumfang, Endstellung halten, exakte Technik etc. Wie viel einfacher sind da die Unterarme zu trainieren – Sie müssen nur zudrücken.

WIE ES FUNKTIONIERT Schwere Gewichte fassen und sich daran festhalten genügt, um Unterarme wachsen zu lassen. Stellen Sie sich einen Mann vor, der körperliche Schwerarbeit vollbringt, einen Strongman oder einen Powerlifter: Sie alle haben beeindruckende Unterarme, auch wenn sie sie nicht explizit trainieren.

Das ist das Hauptziel dieses Programms: Trainieren Sie mit so schweren Gewichten wie möglich, so lange Sie können, bevor Sie sie fallen lassen. Der Farmer's Walk scheint einfach, ist aber tatsächlich eine der anstrengendsten Übungen, die es gibt – nicht nur für die Unterarme, sondern für jede Körperzone. Bei den Curls konzentrieren Sie sich besonders auch auf die langsame Abwärtsbewegung. Das bringt einen enormen Trainingsreiz und führt zu Unterarmen wie Bowlingkegel.

HINWEISE Absolvieren Sie die Übungen 3A und 3B als Supersätze, also einen Satz A, einen Satz B, dann Pause. Wiederholen Sie diesen Ablauf für alle angegebenen Sätze. Trainieren Sie die anderen Übungen in normalen Sätzen. Sie führen also alle Sätze einer Bewegung aus und wechseln dann zur nächsten Übung.

1 FARMER'S WALK

SÄTZE: 3 WIEDERHOLUNGEN: 40–50 M GEHEN PAUSE: 120 SEKUNDEN

Wählen Sie die schwersten Kurzhanteln, die Sie heben können, und gehen Sie aufrecht 40–50 m (bei wenig Raum im Kreis oder in Form einer 8), das Brustbein ist erhoben, die Arme hängen zur Seite. Am Ende der Strecke stoppen Sie und halten die Gewichte so lange wie möglich in den Händen.

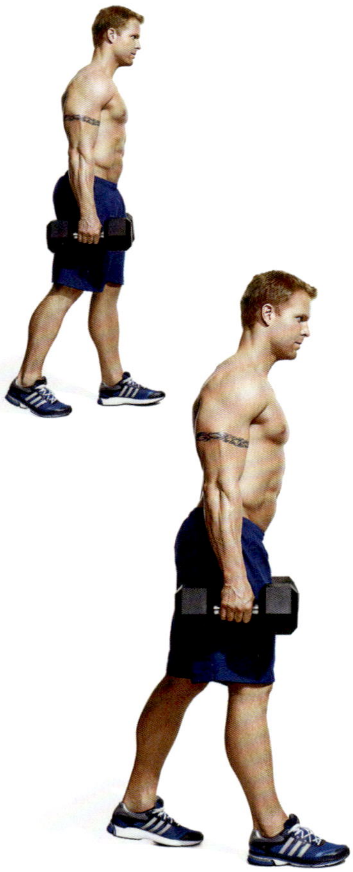

2 MOGEL-CURL IM HAMMERGRIFF

SÄTZE: 3 WIEDERHOLUNGEN: 8 PAUSE: 60 SEKUNDEN

Halten Sie im Stand in jeder Hand eine Kurzhantel und unterstützen Sie das Beugen der Arme durch eine Schwungbewegung der Hüften – als würden Sie eine Langhantel umsetzen. Führen Sie die Gewichte über fünf Sekunden zurück in die Ausgangsstellung.

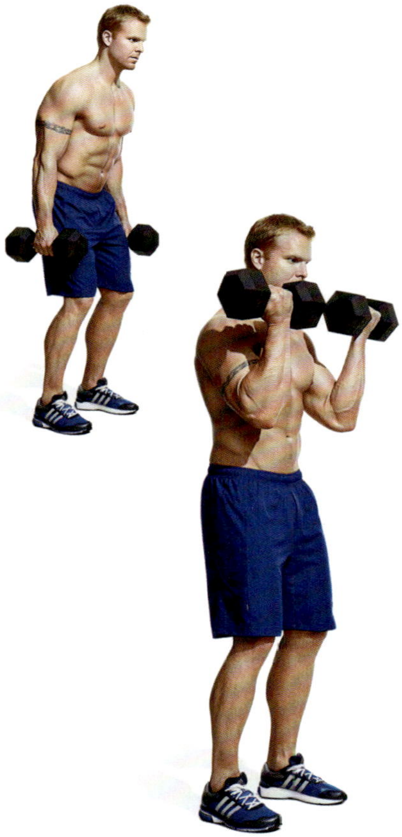

3A UNTERARM-CURL IM KAMMGRIFF

SÄTZE: 3 WIEDERHOLUNGEN: 15
PAUSE: 0 SEKUNDEN

Setzen Sie sich auf eine Bank, einen Kasten oder einen Stuhl. Halten Sie in jeder Hand eine Kurzhantel im Kammgriff (die Handflächen zeigen nach oben) und legen Sie die Unterarme auf die Oberschenkel. Beugen und strecken Sie die Handgelenke und heben und senken Sie so die Kurzhanteln.

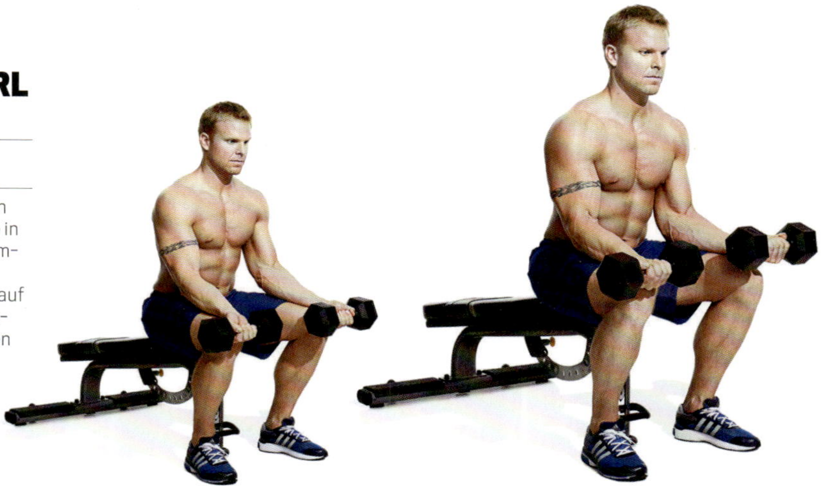

3B UNTERARM-CURL IM RISTGRIFF

SÄTZE: 3 WIEDERHOLUNGEN: 15
PAUSE: 90 SEKUNDEN

Die Gegenbewegung zum Curl im Kammgriff ist der Curl im Ristgriff. Legen Sie die Unterarme mit den Handflächen nach unten auf die Oberschenkel, halten Sie die Hanteln im Ristgriff und beugen und strecken Sie die Handgelenke.

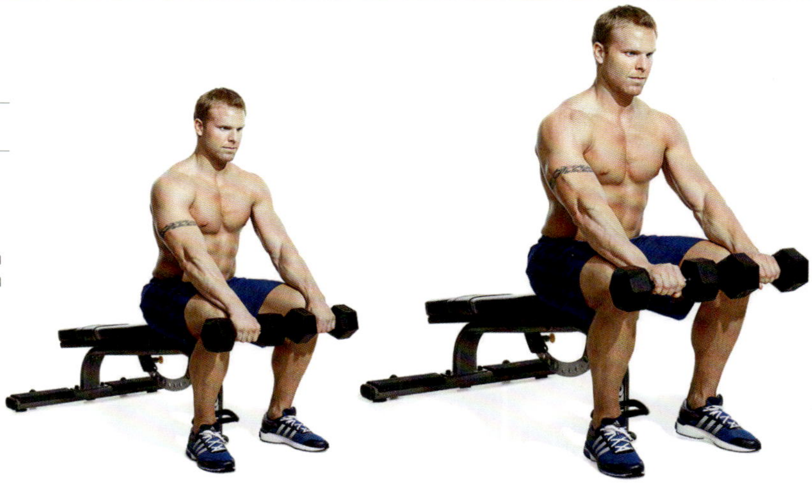

4 GRIFF UND CURL

SÄTZE: 3 WIEDERHOLUNGEN: SO VIELE WIE MÖGLICH PAUSE: 120 SEKUNDEN

Setzen Sie sich auf eine Bank, einen Kasten oder einen Stuhl und halten Sie in der linken Hand eine Kurzhantel. Strecken Sie den Arm zwischen die Beine und legen Sie Handrücken und Unterarm an den Unterschenkel an. Öffnen Sie die Hand so, dass die Hantel bis zu den Fingerspitzen rollt. Schließen Sie die Hand und absolvieren Sie einen Kammgriff-Curl, an dessen Ende Sie den Griff so fest wie möglich zusammendrücken. Wählen Sie ein Gewicht, mit dem Sie 8–12 normale Bizeps-Curls schaffen.

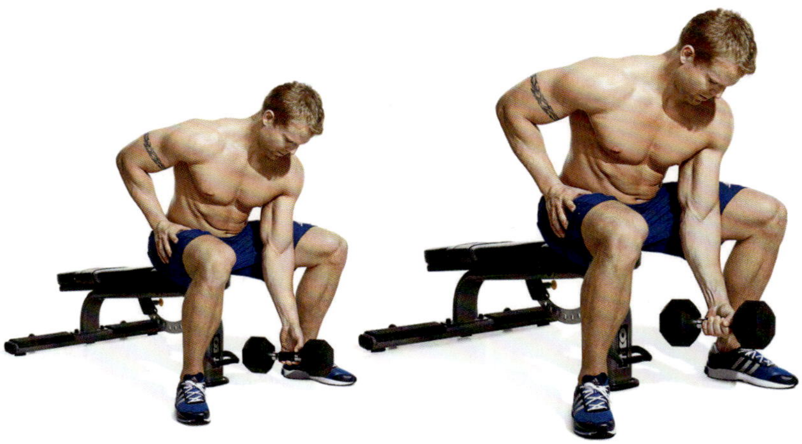

DAS BESTE UNTERARMTRAINING MIT LANGHANTEL

WORKOUT 38 VON C.J. MURPHY, M.F.S.

Wenn Sie Minimalist sind, gefällt es Ihnen sicherlich, wenn Sie aus Ihrem normalen Training ohne besonderen Aufwand viele neue Trainingsreize herausholen können. Eine effiziente Methode, um satte Unterarme zu entwickeln, ist es, die üblichen Curls mit einem Handtuch um die Stange zu absolvieren und so die Unterarme zu zwingen, noch mehr Muskeln zu rekrutieren. Dieses Trainingsprogramm optimiert Ihr Armtraining und erhöht dessen Effektivität.

WIE ES FUNKTIONIERT Der Einsatz eines Handtuchs führt dazu, dass Curls, die normalerweise nur den Bizeps ansprechen, den Unterarm mehr einbeziehen. In einem weitergehenden Schritt haben wir Ristgriff-Curls ins Programm aufgenommen, um den Oberarmmuskel (M. brachialis) und den Oberarmspeichenmuskel (M. brachioradialis) - einen langen Unterarmmuskel, der zum Daumen zeigt - anzusprechen. Aber Ihr Bizeps wird dadurch nicht vernachlässigt. Damit sind Sie einverstanden, nicht wahr?

HINWEISE Absolvieren Sie alle für eine Übung angegebenen Sätze und wechseln Sie dann zur nächsten Übung.

1 LANGHANTEL-CURL MIT HANDTUCH

SÄTZE: 3 WIEDERHOLUNGEN: 12-15, 10-12, 6-8 PAUSE: 60 SEKUNDEN

Wickeln Sie ein Handtuch um die Hantelstange, das so dick ist, dass Sie zum Greifen der Stange die Hände nicht ganz schließen können. Halten Sie im Stand die Hantel im schulterbreiten Kammgriff vor den Oberschenkeln. Heben Sie durch Beugen der Arme die Hantel bis vor den Brustkorb; Oberarme und Ellenbogen liegen stets am Rumpf an.

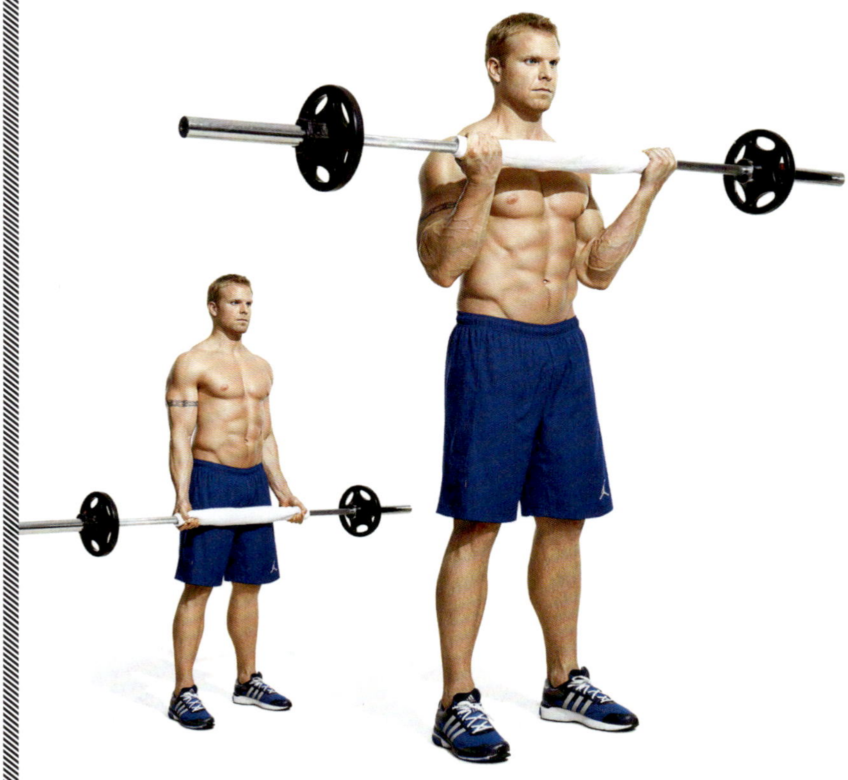

2 LANGHANTEL-CURL IM RISTGRIFF

SÄTZE: 3 WIEDERHOLUNGEN: 12
PAUSE: 60 SEKUNDEN

Fassen Sie die Hantelstange in bequemer Breite im Ristgriff. Beugen und strecken Sie die Arme; Oberarme und Ellenbogen liegen stets am Rumpf an.

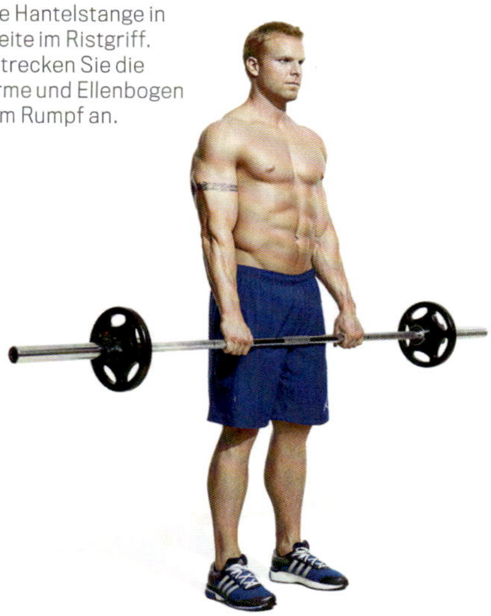

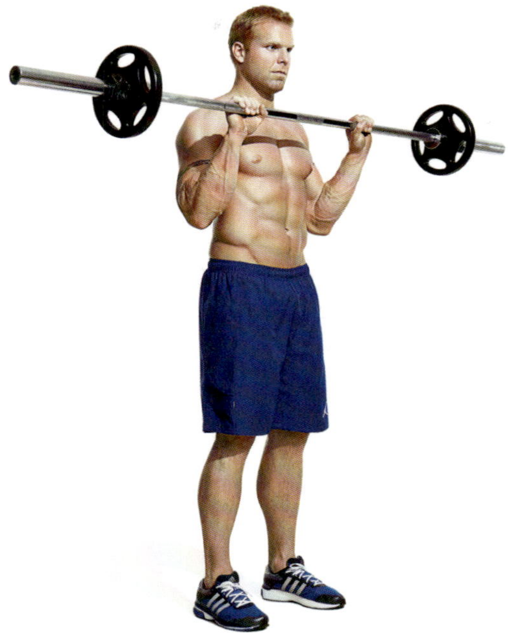

3 21er-LANGHANTEL-CURL IM RISTGRIFF

SÄTZE: 2 WIEDERHOLUNGEN: 7 (JEDE POSITION) PAUSE: 60 SEKUNDEN

Heben Sie die Hantel bis zur Hälfte der Bewegung auf Bauchhöhe und halten Sie eine Sekunde lang inne. Zurück in der Ausgangsstellung, folgen sechs weitere Wiederholungen. Anschließend führen Sie die Hantel bis auf Bauchhöhe und heben und senken sie von dort aus siebenmal bis in die Endstellung auf Brusthöhe. Am Ende folgen sieben Wiederholungen über den gesamten Bewegungsumfang.

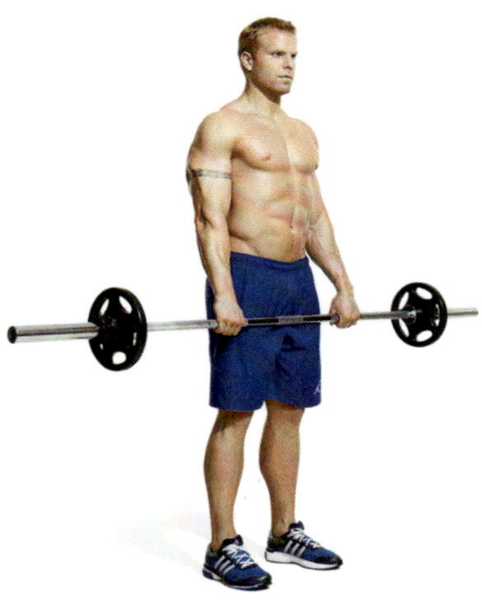

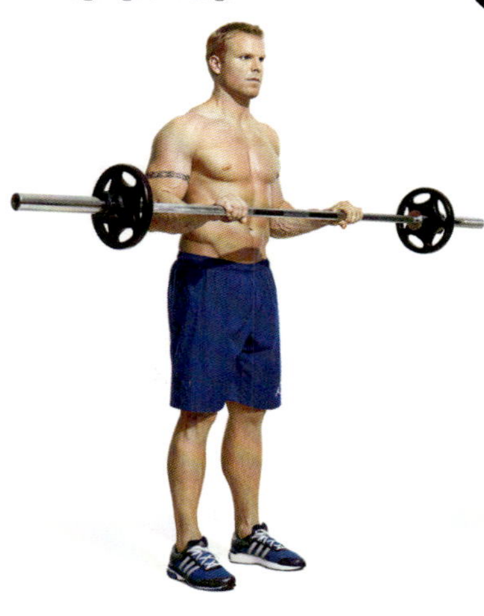

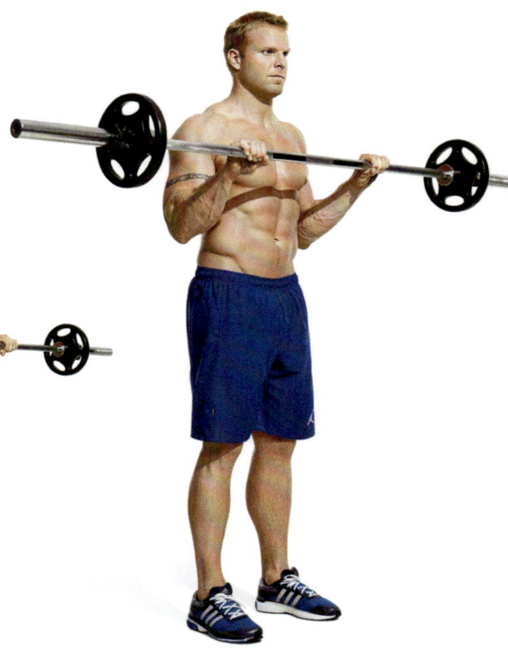

16 BRUST

Die Brustmuskeln trainieren wir in erster Linie mit Drücken, sogenannten fliegenden Bewegungen (auch Flys genannt) und einigen anderen Methoden, die Sie auf den folgenden Seiten wahrscheinlich zum ersten Mal kennenlernen werden. Trotz ihrer einfachen Bewegungen kann man Brustmuskeln mit einer großen Bandbreite von Geräten ansprechen. Maschinen, Langhanteln, Kurzhanteln, Schlingen, Medizinbälle, Widerstandsbänder und das eigene Körpergewicht tragen samt und sonders durch spezifische, den jeweiligen Geräteeigenschaften innewohnende Einflüsse dazu bei, die Dehnfähigkeit Ihrer Hemden zu testen.

DAS BESTE BRUSTMUSKEL-TRAINING IM STUDIO [Option A]

WORKOUT 39 VON HANY RAMBOD

In den 1970er-Jahren war es unter Bodybuildern gang und gäbe, zwischen den Sätzen die Muskeln zu dehnen – im Glauben, das unterstütze das Wachstum. Worüber man sich seinerzeit noch unsicher war, wurde von Hany Rambod, Trainer vieler Champions einschließlich der Mr.-Olympia-Sieger Phil Heath und Jay Cutler, zu einem Muskelaufbauplan veredelt. Für mehr Brustfleisch nutzen wir hier die FST-7-Methode.

WIE ES FUNKTIONIERT Nachdem wir die Brustmuskeln ordentlich bearbeitet haben, geben wir ihnen mit FST-7 im positiven Sinn den Rest. FST-7 bedeutet »Faszien-Stretch-Training« in 7 Sätzen. Faszien sind Bindegewebskomponenten, die jeden Muskel umhüllen. Beispiel: die dünne Schicht um das Muskelfleisch einer hautlosen Hühnerbrust. Durch das Dehnen der Faszien schaffen Sie für den Muskel mehr Wachstumsraum, und das Durchwalken bringt mehr wachstumsförderndes Blut in den Muskel.

HINWEISE Arbeiten Sie in jedem Satz bis fast zur Muskelermüdung. Im Kabel-Crossover dehnen oder walken Sie die Brustmuskeln abwechselnd zwischen den Sätzen. Sie machen also einen Satz und dehnen für 30 Sekunden, absolvieren den nächsten Satz und walken die Muskeln dann für 30 Sekunden. Nach dem Dehnen/Walken pausieren Sie 45 Sekunden. Zum Dehnen legen Sie Ihren Unterarm an einen Türrahmen oder nutzen die Träger eines Power Racks und lehnen sich nach vorn. Zum Walken spannen Sie die Brustmuskeln isometrisch an und entspannen Sie wieder.

1 SCHRÄGBANKDRÜCKEN IN DER SMITH-MASCHINE

SÄTZE: 4 WIEDERHOLUNGEN: 10–12 PAUSE: 60–90 SEKUNDEN

Platzieren Sie eine Bank in einer Smith-Maschine und stellen Sie die Rückenlehne auf einen Neigungswinkel von 30–45 Grad ein. Fassen Sie die Hantelstange im schulterbreiter Ristgriff. Heben Sie das Gewicht aus der Ablage, senken Sie es ab bis auf den Brustkorb und drücken Sie es anschließend gerade nach oben.

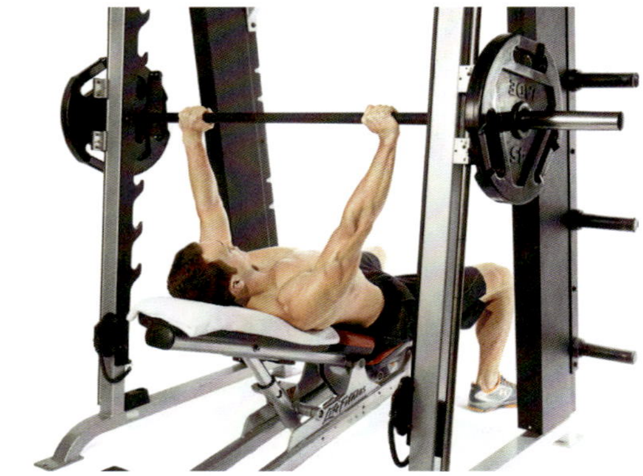

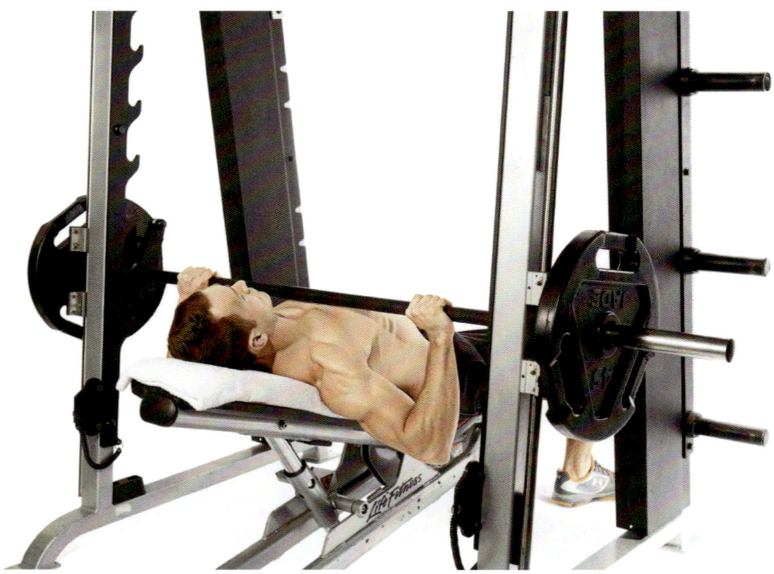

2 KURZHANTEL-BANKDRÜCKEN

SÄTZE: 3 WIEDERHOLUNGEN: 10–12 PAUSE: 60–90 SEKUNDEN

Nehmen Sie in jede Hand eine Kurzhantel und legen Sie sich rücklings auf eine Bank. Halten Sie die Gewichte auf Schulterhöhe und drücken Sie sie direkt nach oben über den Brustkorb.

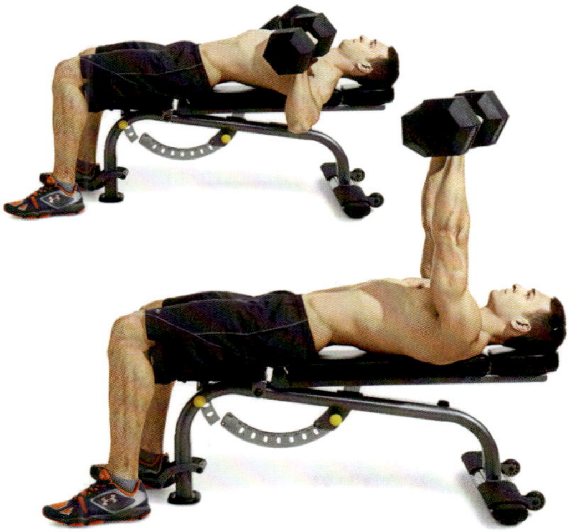

3 SCHRÄGBANK-KURZHANTEL-FLY

SÄTZE: 3 WIEDERHOLUNGEN: 10–12 PAUSE: 60–90 SEKUNDEN

Stellen Sie die Rückenlehne einer Bank auf einen Neiungswinkel von 30–45 Grad ein, setzen Sie sich darauf und nehmen Sie in jede Hand eine Kurzhantel darauf. Die Handflächen zeigen zueinander. Drücken Sie die Gewichte senkrecht nach oben. Nun öffnen Sie die leicht gebeugten Arme und führen die Arme auseinander, bis Sie die Dehnung in den Brustmuskeln fühlen. Kehren Sie zurück in die Ausgangsstellung.

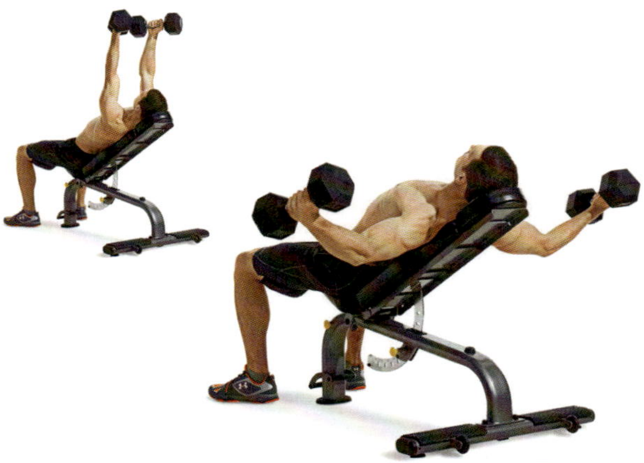

4 BANKDRÜCKEN

SÄTZE: 3 WIEDERHOLUNGEN: 10–12 PAUSE: 60–90 SEKUNDEN

Fassen Sie die Hantelstange mit etwas mehr als schulterbreitem Griff. Spannen Sie den unteren Rücken so an, dass ein leichtes Hohlkreuz entsteht. Heben Sie die Hantel aus der Ablage und senken Sie sie ab bis zum Brustbein. Sobald die Hantelstange den Brustkorb berührt, stemmen Sie die Fersen in den Boden und drücken die Last nach oben.

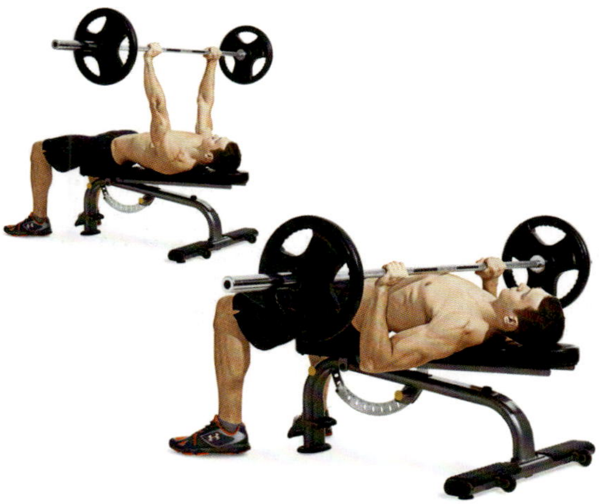

5 KABEL-CROSSOVER HORIZONTAL

SÄTZE: 7 WIEDERHOLUNGEN: 10 PAUSE: 30–45 SEKUNDEN

Stellen Sie sich zwischen zwei Kabelzugmaschinen, deren Rollen auf mittlere Höhe eingestellt sind. Nutzen Sie auf jeder Seite einen D-Griff. Bringen Sie durch einen Schritt nach vorn die Kabel unter Spannung; die Arme sind leicht gebeugt. Kontrahieren Sie die Brustmuskeln und führen Sie die Hände vor dem Brustkorb zusammen. Wechseln Sie nach jedem Satz zwischen Dehnen und Walken.

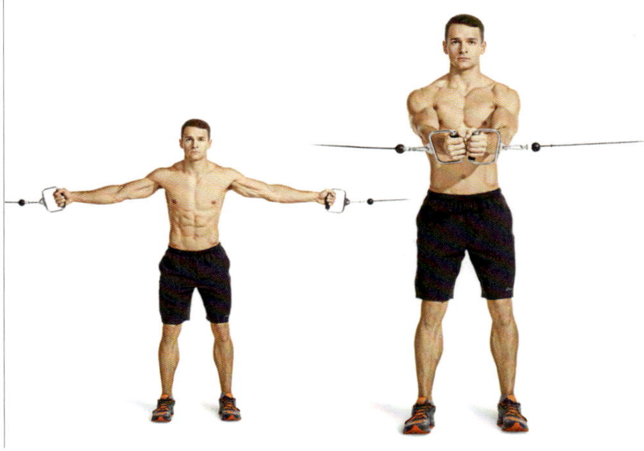

DAS BESTE BRUSTMUSKEL-TRAINING IM STUDIO [Option B]

WORKOUT 40 VON HANY RAMBOD

Wenn Sie schon einige Zeit trainieren, wird Sie das folgende Programm an die Brust-Sessions erinnern, die zu Beginn Ihrer Trainingskarriere auf dem Plan standen. Es ist traditionelle, gute und harte Arbeit, die die Brustmuskeln isoliert ansteuert. Und genau dieser einfache und direkte Ansatz könnte dazu führen, dass Ihre Muskeln wieder zum Wachsen angeregt werden.

WIE ES FUNKTIONIERT Ein Muskel kontrahiert in seiner Gesamtheit. Wenn Sie Trainer über Übungen für »obere« oder »innere« Brustmuskeln reden hören, dann ist das nicht ganz korrekt. Andererseits: Während der ganze M. pectoralis major an jedem Drücken, Dip und Fly beteiligt ist, liegt der Schwerpunkt der Belastung, je nach Winkel des Widerstands, auf unterschiedlichen Anteilen. Schrägbank-Kurzhantel-Drücken beansprucht den ganzen Brustmuskel, stärker aber die Fasern, die am Schlüsselbein entspringen, als die, die von den Rippen kommen.

Wir haben Übungen zusammengestellt, die jeden Teil der Brustmuskulatur mit unterschiedlichen Isolationsgraden ansprechen. Wenn Sie in Übungen mit der Langhantel die Brustmuskeln nicht spüren, werden Sie von Maschinen und Kurzhanteln begeistert sein.

HINWEISE Stoppen Sie jeden Satz kurz vor dem Muskelversagen. Sie können das Programm gern mit Option A kombinieren. Die beiden Einheiten passen gut zusammen. Dazwischen sollten allerdings drei Tage Pause liegen.

1 SCHRÄGBANK-KURZHANTEL-DRÜCKEN

SÄTZE: 4 WIEDERHOLUNGEN: 8 PAUSE: 60–90 SEKUNDEN

Stellen Sie die Rückenlehne einer Bank auf einen Neigungswinkel von 30–45 Grad ein und setzen Sie sich mit je einer Hantel in der Hand darauf. In der Ausgangsstellung befinden sich die Hanteln auf Schulterhöhe. Drücken Sie sie senkrecht über der Brust nach oben.

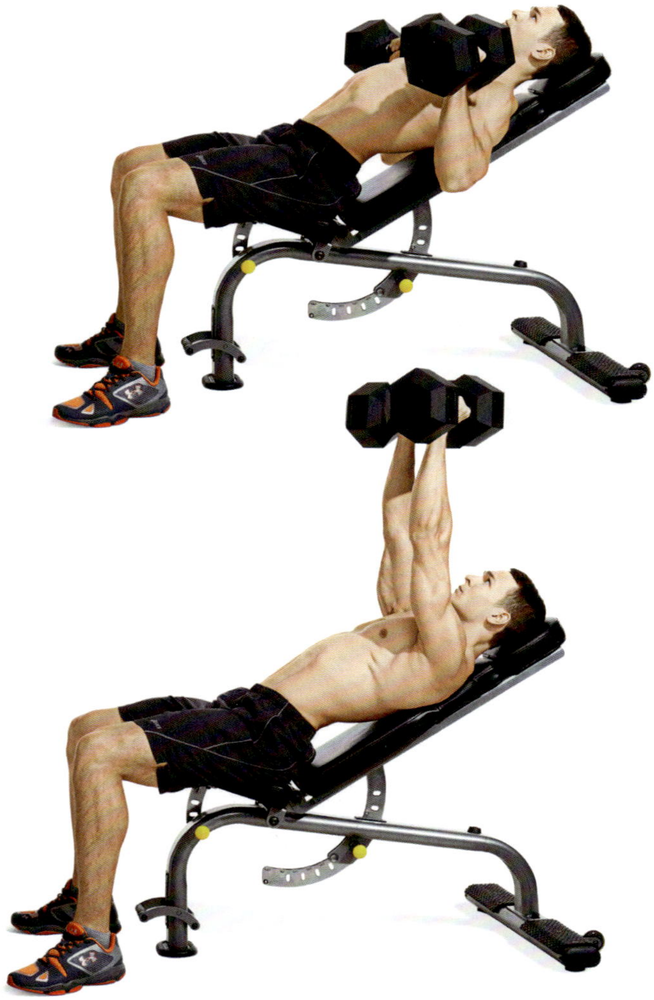

2 HAMMER-STRENGTH-BRUSTDRÜCKEN

SÄTZE: 4 WIEDERHOLUNGEN: 8 PAUSE: 60-90 SEKUNDEN

Verwenden Sie, falls möglich, eine Hammer-Strength-Flat-Press-Maschine und stellen Sie den Sitz so ein, dass beide Füße fest auf dem Boden stehen. Drücken Sie die Griffe bis zum annähernden Strecken der Arme nach vorn oben.

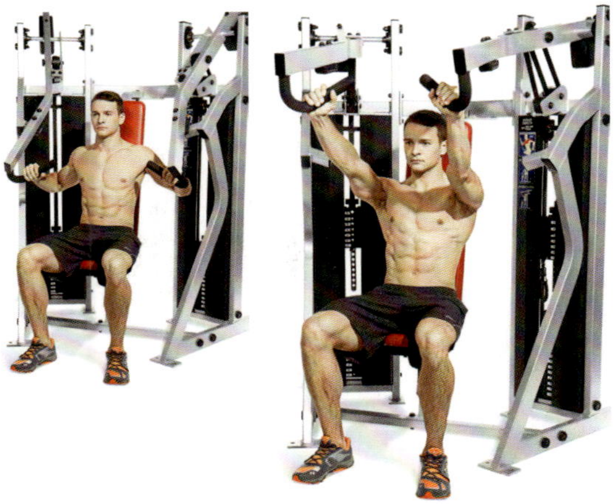

3 KURZHANTEL-FLY

SÄTZE: 3 WIEDERHOLUNGEN: 8 PAUSE: 60-90 SEKUNDEN

Legen Sie sich rücklings auf eine Bank, halten Sie in jeder Hand eine Kurzhantel und strecken Sie die Arme über dem Brustkorb gerade nach oben. Führen Sie die Arme mit leicht gebeugten Ellenbogen zu den Seiten, bis die Gewichte auf Brusthöhe sind. Kehren Sie zurück in die Ausgangsstellung.

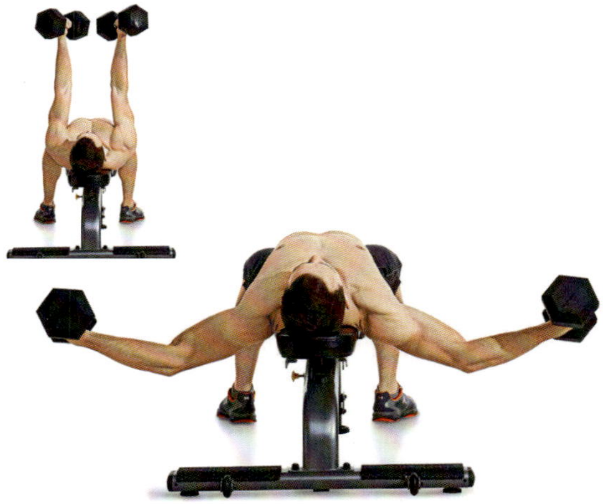

4 KABEL-CROSSOVER AUFWÄRTS

SÄTZE: 3 WIEDERHOLUNGEN: 8 PAUSE: 60-90 SEKUNDEN

Stellen Sie sich zwischen zwei Kabelzugmaschinen und befestigen Sie an den Rollen der tiefen Blöcke jeder Seite einen D-Griff. Bringen Sie durch einen Schritt nach vorn die Kabel unter Spannung; die Arme sind leicht gebeugt. Kontrahieren Sie die Brustmuskulatur und führen Sie die Hände vor der Brust zusammen.

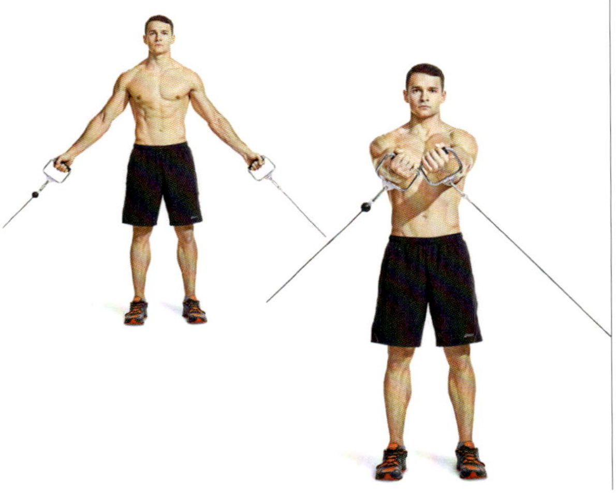

5 DIP

SÄTZE: 4 WIEDERHOLUNGEN: 8 PAUSE: 60-90 SEKUNDEN

Stützen Sie sich auf die Stangen einer Dip-Station und senken Sie durch Beugen der Arme den Körper ab, bis die Oberarme parallel zum Boden sind. Wenn acht Wiederholungen allein mit dem eigenen Körpergewicht zu leicht sind, tragen Sie einen Gewichtsgürtel oder eine Kurzhantel zwischen den Füßen.

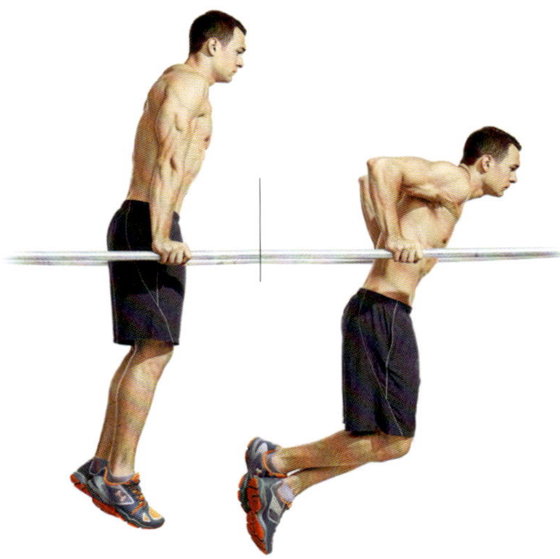

DAS BESTE BRUSTMUSKEL-TRAINING MIT LANGHANTEL

WORKOUT 41 VON JASON FERRUGGIA

Es gibt drei Trainingsmethoden, die sich zum Muskelaufbau als besonders effektiv herausgestellt haben: 1. schwere Gewichte, 2. viele Wiederholungen und 3. hohe Bewegungsgeschwindigkeit. Die beiden ersten sind Ihnen sicherlich geläufig, die dritte, auch als Speed-Training bekannt, womöglich nicht. Wenn Sie alle drei kombinieren, bleibt Ihren Brustmuskeln nichts anderes übrig als zu wachsen.

WIE ES FUNKTIONIERT
Sie absolvieren das klassische Bankdrücken auf einer nur leicht geneigten Schrägbank. Das ist nicht nur besser für Ihre Schultern, sondern beteiligt auch die Brustmuskeln stärker an der Bewegung. Beim Speed-Bankdrücken sind die Gewichte eher leicht - was aber nicht bedeutet, dass die Übung nicht anstrengend wäre. Leichte Gewichte kann man schneller bewegen - und Ihr Ziel muss sein, jede Wiederholung mit Warp-Geschwindigkeit zu vollziehen. Gerade die explosiv ausgeführten Wiederholungen aktivieren die leistungsstärksten Muskelfasern, und Sie kommen damit leichter über Bewegungshemmnisse im Bankdrücken weg.

HINWEISE Absolvieren Sie alle für eine Übung angegebenen Sätze und wechseln Sie dann zur nächsten Übung.

1 SCHRÄGBANKDRÜCKEN AUF LEICHT GENEIGTER BANK

SÄTZE: 3 WIEDERHOLUNGEN: 6–8 PAUSE: 90 SEKUNDEN

Stellen Sie die Rückenlehne einer Bank auf nicht mehr als 30 Grad Neigung ein. Fassen Sie die Hantelstange etwas mehr als schulterbreit. Spannen Sie den unteren Rücken so an, dass ein leichtes Hohlkreuz entsteht. Heben Sie die Last aus der Ablage und senken Sie sie ab bis auf das Brustbein; in der Endstellung beträgt der Oberarm-Rumpf-Winkel 45 Grad. Wenn die Hantelstange Ihren Körper berührt, stemmen Sie die Füße in den Boden und drücken die Hantel wieder nach oben.

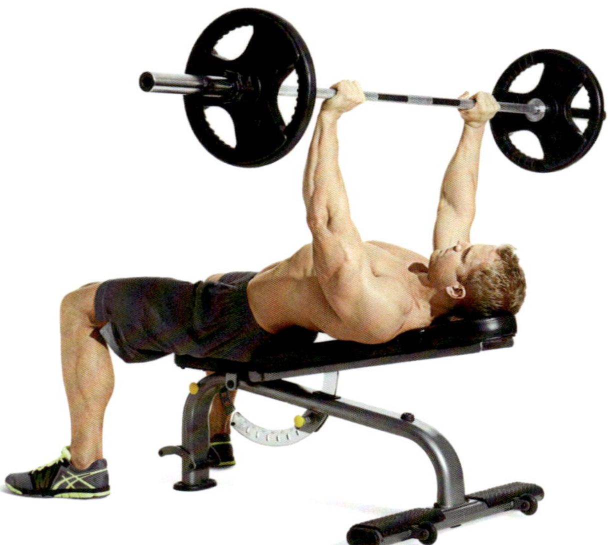

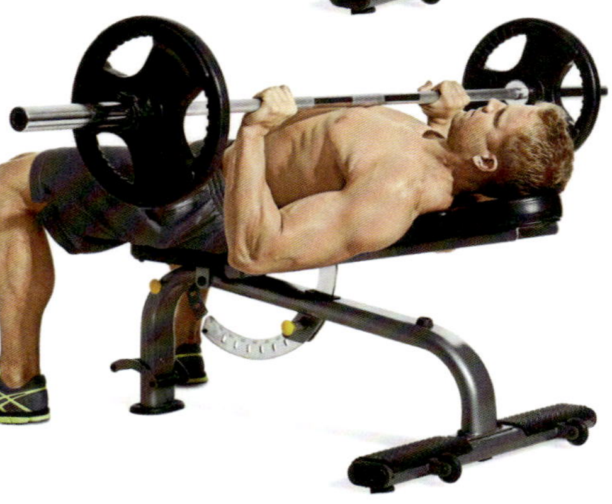

2 SPEED-BANKDRÜCKEN

SÄTZE: 3 WIEDERHOLUNGEN: 5 PAUSE: 60 SEKUNDEN

Absolvieren Sie das Bankdrücken wie links beschrieben, aber auf einer Flachbank. Trainieren Sie mit 60 Prozent Ihres Maximalgewichts. Wenn Sie beispielsweise Bankdrücken mit 120 kg Last einmal schaffen, dann absolvieren Sie Ihre Sätze mit 70 kg. Vollziehen Sie dabei jede Wiederholung so schnell Sie können.

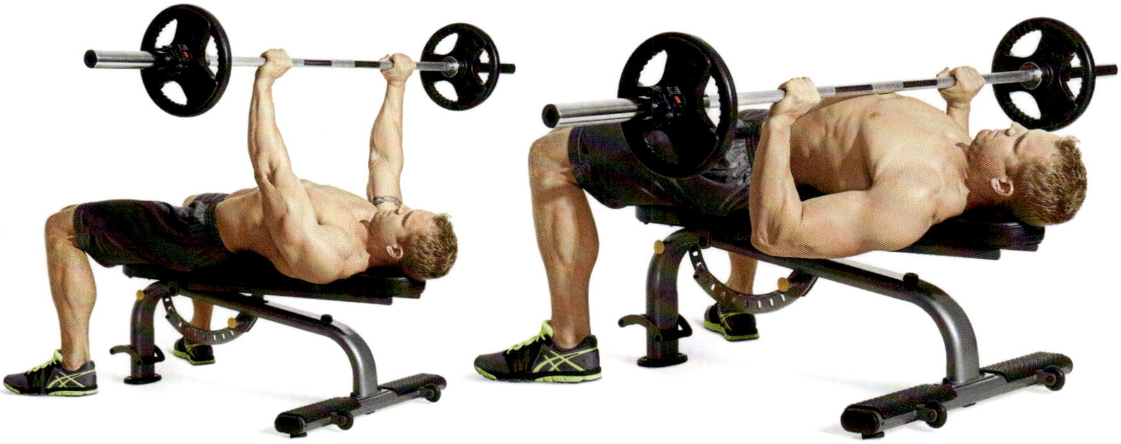

3 LANGHANTEL-DRÜCKEN EINARMIG

SÄTZE: 3 WIEDERHOLUNGEN: 8, 10, 15 (JEDE SEITE) REST: 60 SEKUNDEN

Fixieren Sie das von einem Handtuch umwickelte Ende einer Langhantelstange in der Ecke eines Raumes. Legen Sie am anderen Ende das Gewicht Ihrer Wahl auf und fassen Sie die Stange mit der linken Hand. In Schrittstellung ist Ihr rechtes Bein vorn. Drücken Sie die Langhantel nach vorn und oben.

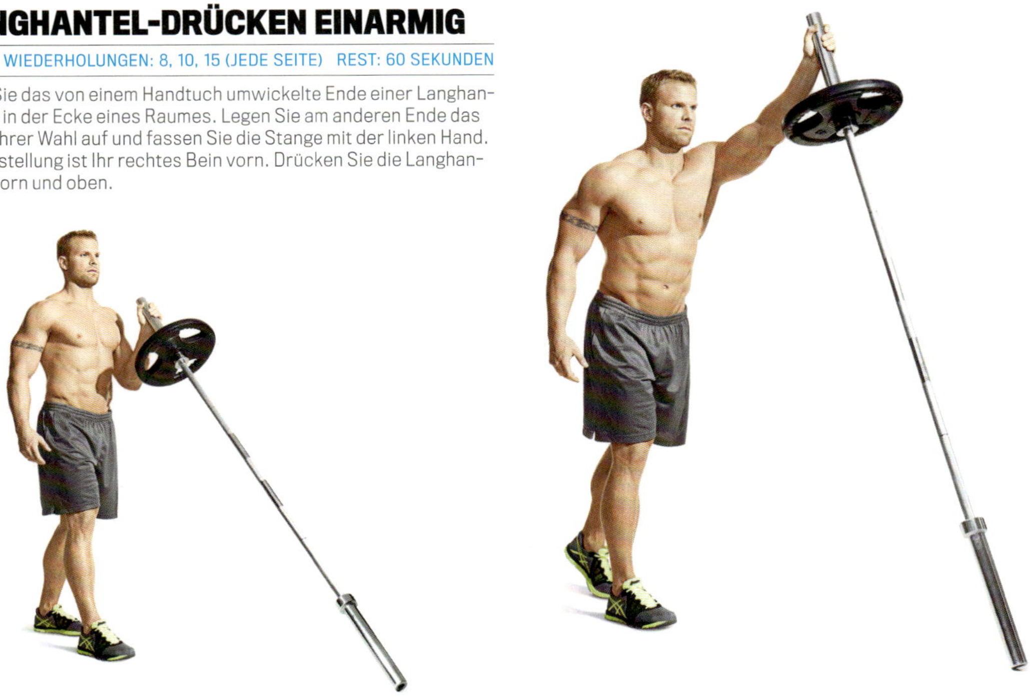

DAS BESTE BRUSTMUSKEL-TRAINING MIT KURZHANTELN

WORKOUT 42 VON C.J. MURPHY, M.F.S.

Zum Brusttraining gehört in den meisten Fällen eine Bank oder Ähnliches. Sie brauchen etwas, das Ihren Rücken hält, wenn Sie drücken oder Flys absolvieren oder wenn Ihre Brustmuskeln gedehnt werden sollen. Aber was tun, wenn keine Bank zur Hand ist, was in Hotel-Fitnessräumen oder der Trainingsecke in der eigenen Garage durchaus vorkommt und Sie schon froh über eine Auswahl an Kurzhanteln sind? Hier haben wir Ihnen ein Brustmuskeltraining zusammengestellt, das so effektiv ist, dass Sie nicht einmal die Bank vermissen werden.

WIE ES FUNKTIONIERT Wenn nichts da ist, um Ihren Oberkörper zu stabilisieren, müssen Sie es selbst übernehmen. Und das ist auch gut so, denn die Übungen werden schwieriger und aktivieren mehr Stabilisationsmuskeln in Brust, Rücken, Schultern und der Körpermitte. Tatsächlich scheint das Training gar nicht so anders zu sein. Sie drücken wie auf der Bank, aber Sie liegen auf dem Boden. Sie absolvieren fliegende Bewegungen, aber im Liegestütz. Das Gegeneinanderpressen von Gewichtsscheiben allerdings wird neu für Sie sein. Lassen Sie sich überraschen, wie stark Sie die Brustmuskeln ohne schwere Gewichte und/oder Bank kontrahieren können.

HINWEISE Absolvieren Sie alle für eine Übung angegebenen Sätze und wechseln Sie dann zur nächsten Übung.

1 FLOOR PRESS

SÄTZE: 4 WIEDERHOLUNGEN: 8 PAUSE: 60 SEKUNDEN

Legen Sie sich rücklings auf den Boden und halten Sie in jeder Hand eine Kurzhantel, die Handflächen zeigen zueinander, die Oberarme liegen auf dem Boden. Drücken Sie die Kurzhanteln mit dem Strecken der Arme explosiv nach oben und senken Sie sie wieder ab, bis die Oberarme erneut den Boden berühren. Halten Sie kurz inne und schließen Sie dann die nächste Wiederholung an. Steigern Sie mit jedem Satz das Gewicht.

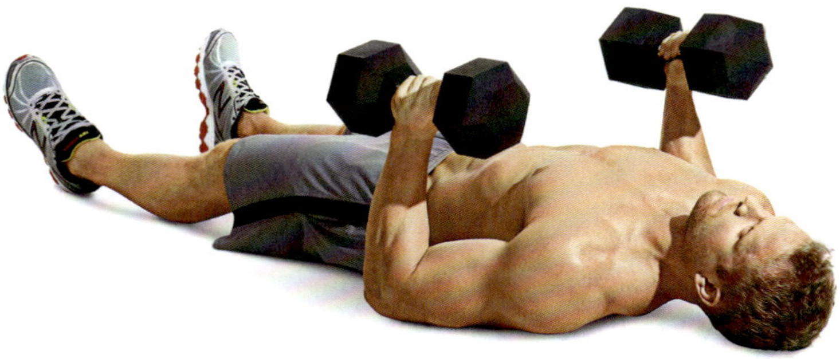

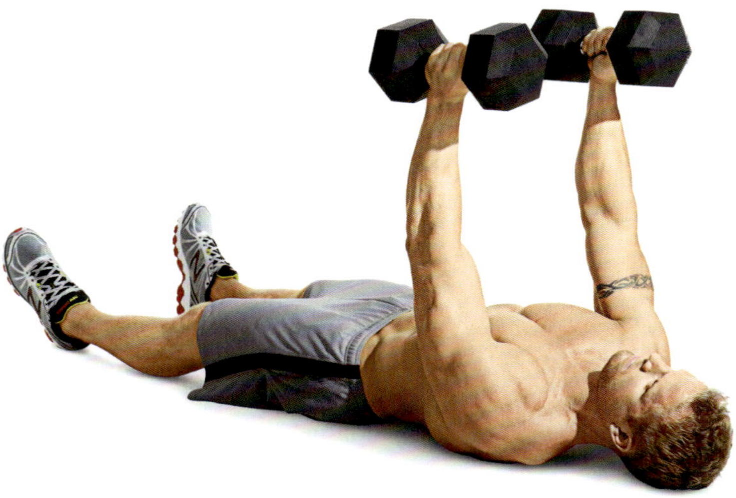

2 LIEGESTÜTZ-FLY

SÄTZE: 4 WIEDERHOLUNGEN: SO VIELE WIE MÖGLICH
PAUSE: 60 SEKUNDEN

Fassen Sie in der Ausgangsstellung des Liegestützes mit jeder Hand eine Kurzhantel, die Handflächen zeigen zueinander. Spreizen Sie die Arme wie zum normalen Kurzhantel-Fly zur Seite und senken Sie Ihren Körper ab, bis Sie eine Dehnung in den Brustmuskeln spüren. Kehren Sie in die Ausgangsstellung zurück. Spannen Sie während der ganzen Zeit die Körpermitte an und halten Sie den Körper gestreckt. Wenn Sie Kurzhanteln mit Wechselscheiben benutzen, können Sie damit auf dem Boden entlangrollen. Anderenfalls legen Sie unter jede Kurzhantel ein Handtuch, mit dem Sie auf dem Boden gleiten können. Falls das zu schwierig ist, vollziehen Sie die Übung im Knien.

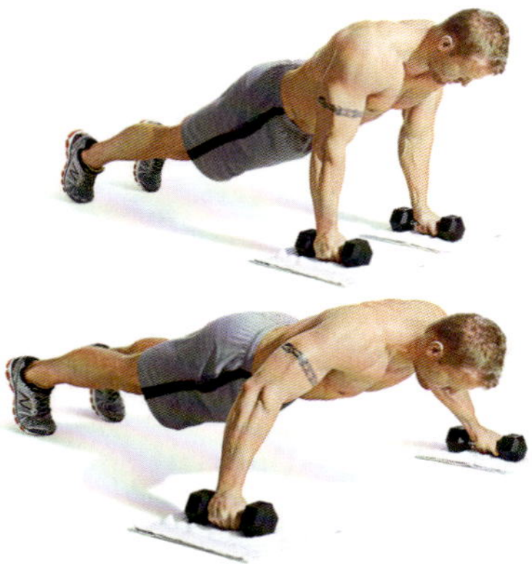

3 KURZHANTELÜBERZUG

SÄTZE: 3 WIEDERHOLUNG: 12–15 PAUSE: 60 SEKUNDEN

Legen Sie sich rücklings auf den Boden und halten Sie eine Kurzhantel mit beiden Händen. Drücken Sie das Gewicht über dem Brustkorb nach oben, führen Sie es mit leicht gebeugten Armen nach hinten, bis Sie die Dehnung im Latissimus spüren, und ziehen Sie es dann wieder zurück in die Ausgangsstellung. Immer wenn Sie die Hantel nach hinten absenken, atmen Sie tief ein.

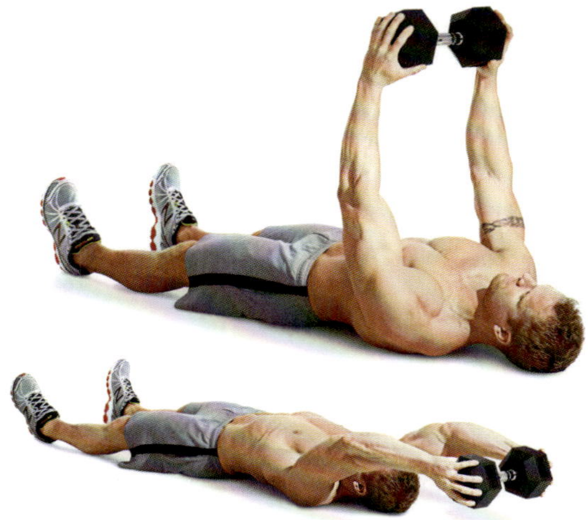

4 GEWICHTSSCHEIBEN-DRÜCKEN

SÄTZE: 3 WIEDERHOLUNGEN: 12–20
PAUSE: 60 SEKUNDEN

Pressen Sie mit den Händen zwei leichte Gewichtsscheiben gegeneinander und halten Sie sie vor dem Brustkorb, als würden Sie beten. Konzentrieren Sie sich auf Ihre Brustmuskeln und führen Sie die Gewichte nach vorn, bis Ihre Arme fast gestreckt sind. Aktivieren Sie den Latissimus und ziehen Sie die Hände wieder zurück zur Brust. Absolvieren Sie alle vorgegebenen Wiederholungen. Im zweiten Satz führen Sie das Gewicht im 45-Grad-Winkel nach unten, im dritten Satz im 45-Grad-Winkel nach oben.

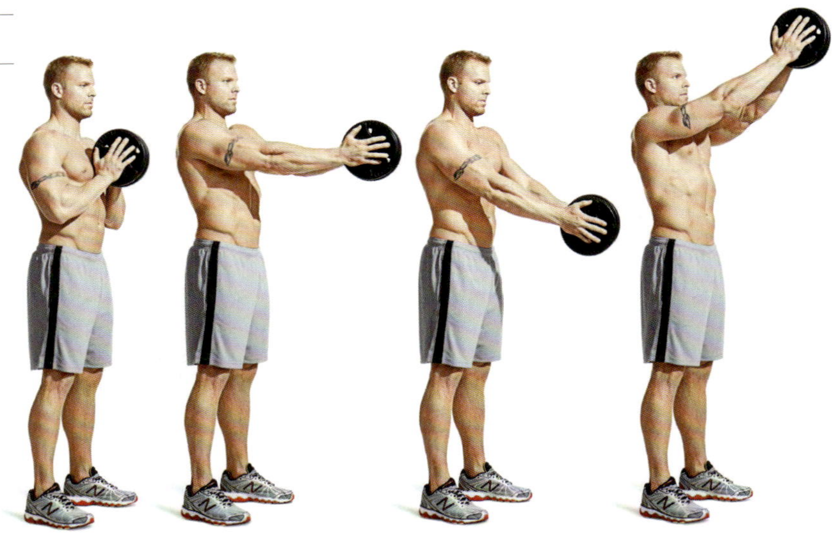

DAS BESTE BRUSTMUSKEL-TRAINING MIT SCHLINGEN

WORKOUT 43 VON BEN BRUNO

Wer sich einen ausgeprägten Brustkorb zulegen will, begeht meist den üblichen Fehler und trainiert entweder nur seine Brust oder die Brust doppelt so hart. Aber selbst wenn Sie sich nur für hemdsprengende Brustmuskeln interessieren, kommen Sie schneller voran, wenn Sie auch den übrigen Körper trainieren, vor allem den oberen Rücken und die Schultern. Das folgende Programm spricht alle drei Muskelgruppen an.

WIE ES FUNKTIONIERT
Je mehr Muskelmasse Sie einer Körperseite hinzufügen, desto mehr Muskeln brauchen Sie auch auf der Gegenseite, um Dysbalancen zu umgehen. Falls ein Ungleichgewicht besteht, verweigert der Körper möglicherweise auf der Seite, die bereits stark muskelbepackt ist, weiteres Wachstum, um auf diese Weise Verletzungen vorzubeugen. Der Weg zum Stillstand ist damit vorgezeichnet.

Mit unserem Programm sprechen Sie die Brustmuskulatur spezifisch an, etwa mit dem Drei-Wege-Fly, einem Element aus dem Geräteturnen. Dabei aktivieren Sie die Brustmuskeln in bislang nicht gekanntem Ausmaß. Um obere Rücken- und Schultermuskeln gleichzeitig mit den Brustmuskeln wachsen zu lassen, haben wir Rudern, Reverse Flys, Außenrotation und Face Pull eingebaut - Übungen, die die Brust aufbauen, ohne ihr zu schaden.

HINWEISE Absolvieren Sie die mit A und B bezeichneten Übungspaare als Wechselsätze: ein Satz A, Pause, ein Satz B, Pause und so fort für alle genannten Sätze.

1A DREI-WEGE-FLY

SÄTZE: 3 WIEDERHOLUNGEN: 3 PAUSE: 90 SEKUNDEN

Befestigen Sie zwei Schlingen an einem festen Gegenstand über Ihrem Kopf und stellen Sie die Gurte wie zum Liegestütz ein. Fassen Sie die Griffe und gehen Sie in die Ausgangsstellung des Liegestützes. Die Hände sind exakt unter den Schultern, die Körpermitte ist angespannt und der Körper vom Scheitel bis zur Sohle gestreckt. Führen Sie die Hände und Arme nach außen, senken Sie den Körper ab, bis Sie in den Brustmuskeln eine Dehnung spüren, und kehren Sie in die Ausgangsstellung zurück. Das ist eine Wiederholung. Absolvieren Sie drei davon.

Nun führen Sie aus der Ausgangsstellung die Hände und Arme erneut zur Seite, lassen die Arme aber im Ellenbogengelenk gebeugt; die Bewegung sieht aus wie eine Kombination aus Liegestütz und Fly. Drücken Sie sich wieder nach oben. Das ist eine Wiederholung des Flys mit gebeugten Armen. Absolvieren Sie drei davon.

Zum Abschluss vollziehen Sie aus der Ausgangstellung heraus Liegestütze auf den Griffen. Absolvieren Sie auch davon drei Wiederholungen.

Alle oben genannten Wiederholungen ergeben einen Satz.

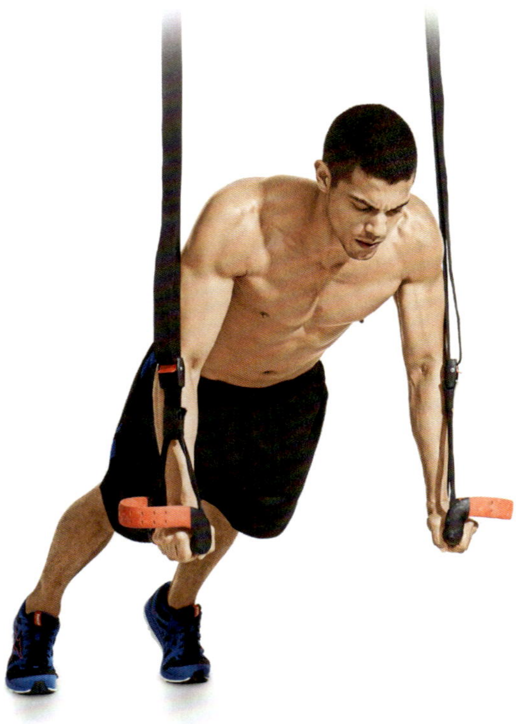

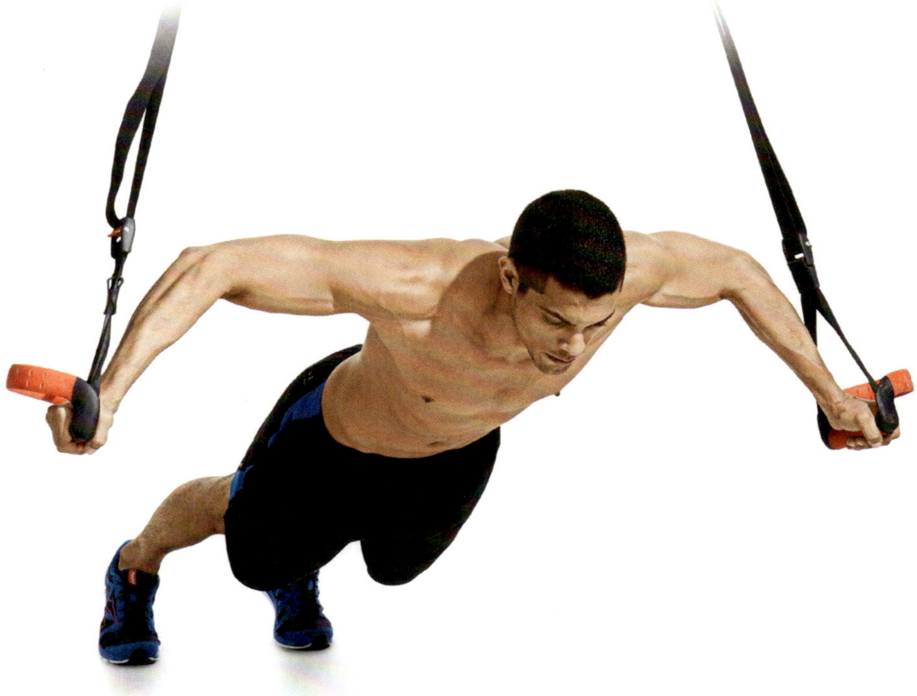

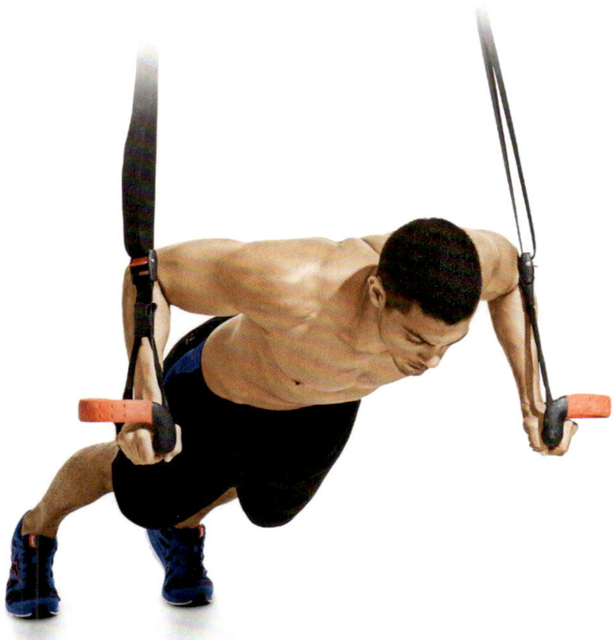

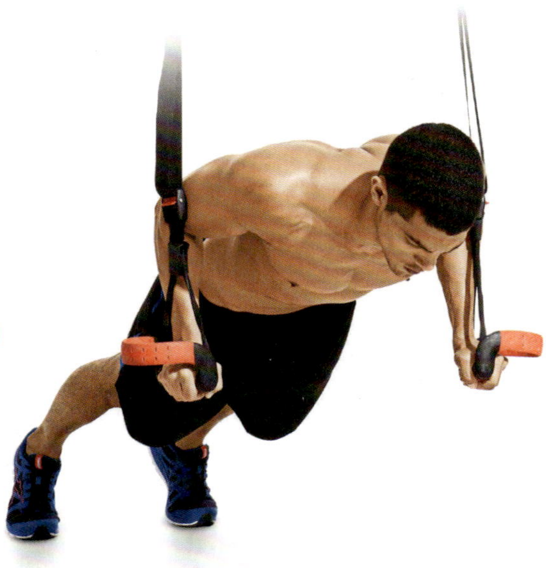

1B HORIZONTALES RUDERN

SÄTZE: 2 WIEDERHOLUNGEN: 12 PAUSE: 90 SEKUNDEN

Fassen Sie die Griffe mit fast gestreckten Armen und lehnen Sie sich so zurück, dass Ihr Körper von den Schlingen getragen und den Füßen gestützt wird. Spannen Sie die Körpermitte an, der Körper bildet eine Linie. Je tiefer die Griffe hängen, desto schwieriger ist die Übung. Zur letzten Steigerung können Sie die Füße auf ein erhöhtes Podest auflegen. Ziehen Sie den Oberkörper mit einer Ruderbewegung zu den Händen und drehen Sie während dieser Zugbewegung die Handflächen nach hinten.

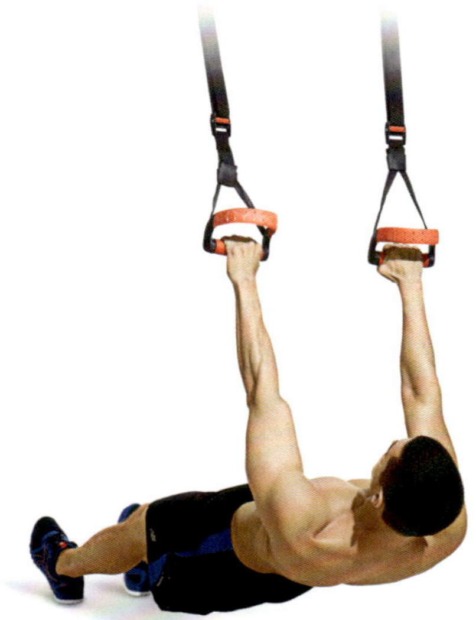

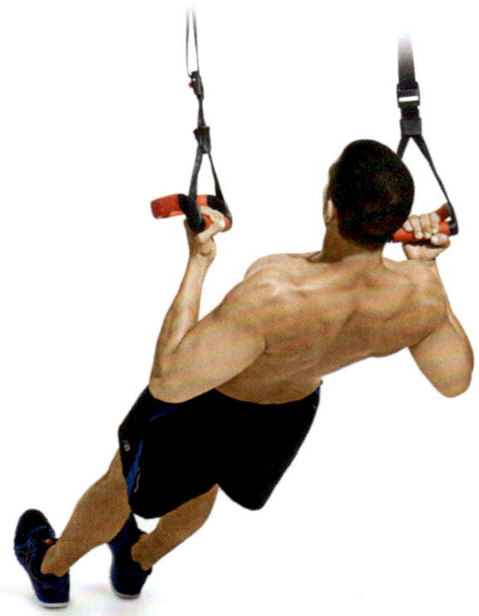

2A LIEGESTÜTZ

SÄTZE: 3 WIEDERHOLUNGEN: 12-15 PAUSE: 90 SEKUNDEN

Fassen Sie die Griffe und nehmen Sie die Ausgangsstellung des Liegestützes ein; die Hände sind exakt unter den Schultern. Spannen Sie die Körpermitte an. Senken Sie Ihren gestreckten Körper ab, bis sich der Brustkorb zwischen den Griffen befindet.

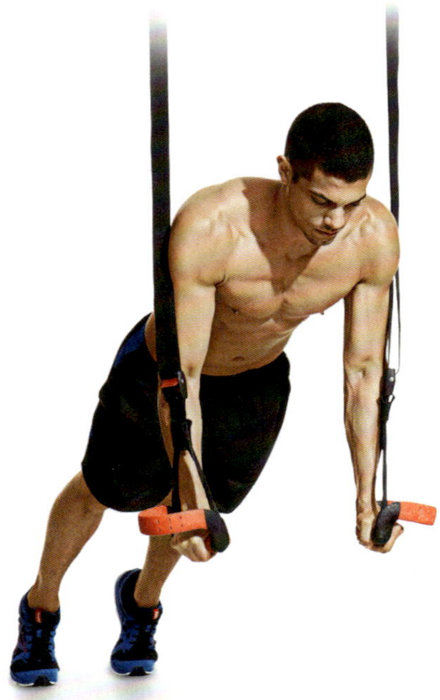

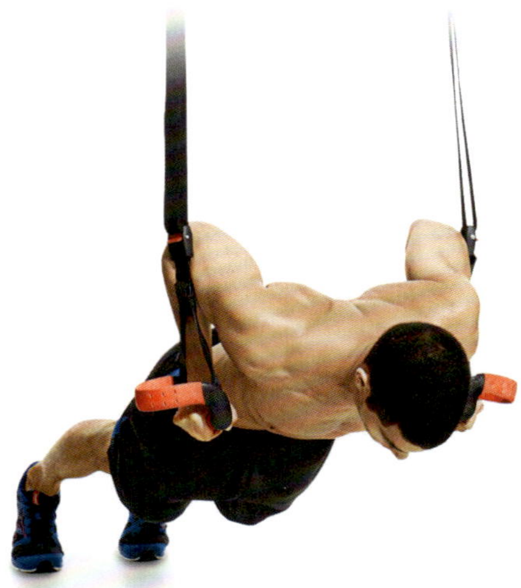

2B DREI-WEGE-FINISHER

SÄTZE: 2 WIEDERHOLUNGEN: 5
PAUSE: 120 SEKUNDEN

Fassen Sie die Griffe und lehnen Sie sich so nach hinten, dass die Fersen Ihr Gewicht tragen und bei leicht gebeugten Armen der Winkel zwischen Körper und Boden 45–50 Grad beträgt. Ziehen Sie die Arme nach hinten und die Schulterblätter zusammen. In der Endstellung zeigen die Arme in Schulterhöhe genau zur Seite. Das ist eine Wiederholung des Reverse Fly. Absolvieren Sie fünf davon.

Aus der Ausgangsstellung des Reverse Fly ziehen Sie die Arme im 90-Grad-Winkel gebeugt nach hinten, die Handknöchel zeigen zur Decke. Ihr Oberkörper sieht aus wie ein W. Das ist eine Wiederholung der Außenrotation. Absolvieren Sie fünf davon.

Kehren Sie wieder zurück in die Ausgangsstellung, ziehen Sie die Hände zur Stirn und drehen Sie die Handflächen nach vorn. Das ist ein Face Pull. Absolvieren Sie fünf Wiederholungen.

Alle oben genannten Wiederholungen ergeben einen Satz.

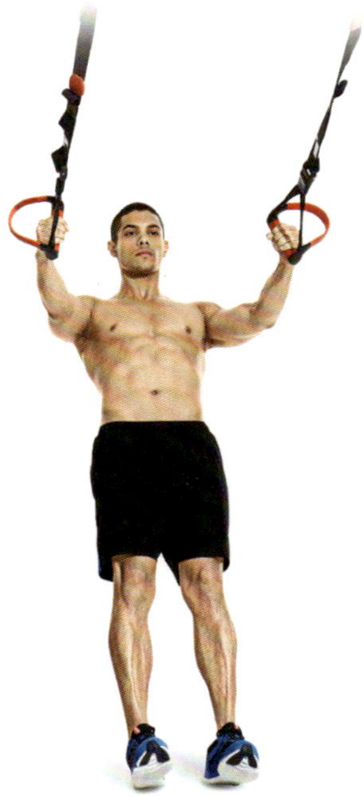

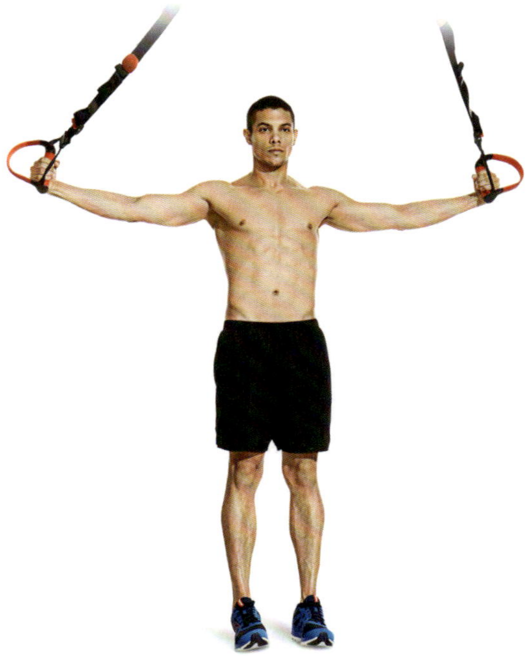

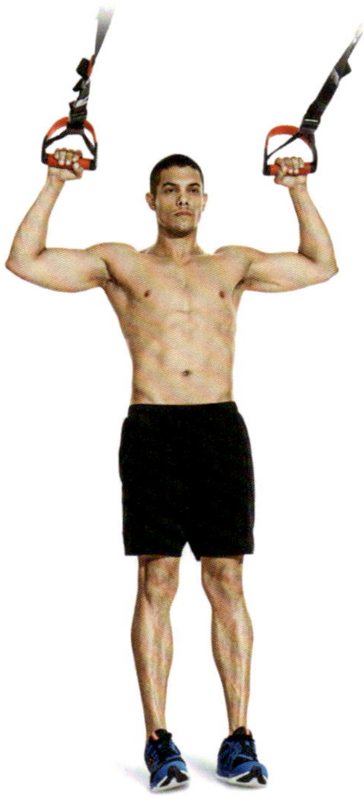

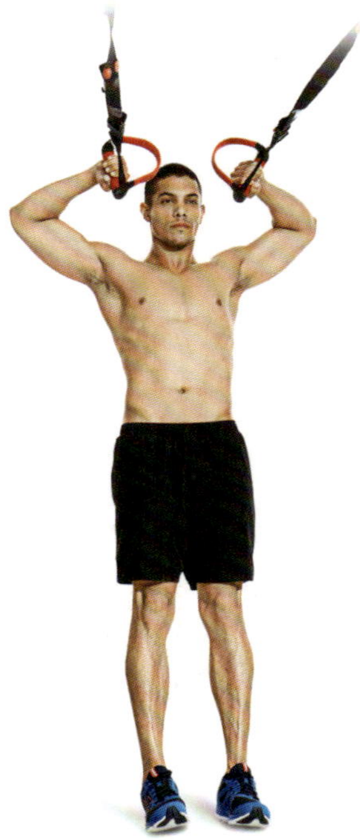

DAS BESTE BRUSTMUSKEL-TRAINING MIT MEDIZINBALL

WORKOUT 44 VON NICK TUMMINELLO

Diese Trainingseinheit dauert nur zehn Minuten und befasst sich nicht nur mit den Brustmuskeln, sondern auch sehr energisch mit dem Trizeps. Wenn Ihnen kein Medizinball zur Verfügung steht, gelingen die Übungen auch mit einem gut aufgepumpten Fuß- oder Basketball.

WIE ES FUNKTIONIERT Ein Medizinball ist so vielseitig, man muss ihn nicht einmal bewegen und kann trotzdem damit Muskeln aufbauen. Sie müssen ihn hier weder werfen noch fangen oder gar heben, sondern nur darauf balancieren. Ihn stabil zu halten gelingt nur durch Aktivierung Ihrer Stabilisationsmuskeln vor allem der Körpermitte. Und der Einsatz in Liegestützvarianten gibt Ihren Brustmuskeln und dem Trizeps einen ordentlichen Schub.

HINWEISE Absolvieren Sie die Übungen als Circuit, einen Satz von jeder Übung nacheinander, ohne Pause dazwischen. Vollziehen Sie mindestens fünf Wiederholungen pro Bewegung und addieren Sie eine weitere, wenn das gesamte Programm wieder auf der Tagesordnung steht. Trainieren Sie einen bis drei Circuits mit drei bis fünf Minuten Pause dazwischen.

1 LIEGESTÜTZ ASYNCHRON

SÄTZE: 1-3 WIEDERHOLUNGEN: 5 ODERR MEHR (JEDE SEITE) PAUSE: 0 SEKUNDEN

In der Endstellung des Liegestützes ist Ihre linke Hand auf dem Medizinball, die rechte auf dem Boden. Senken Sie den Körper ab, bis der Brustkorb fast den Boden berührt, und drücken Sie sich wieder nach oben. In der Endstellung lösen Sie die Hand vom Boden und führen Sie zum Brustbein.

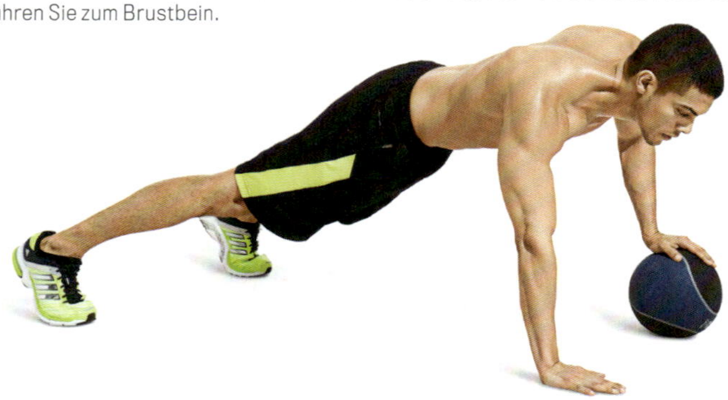

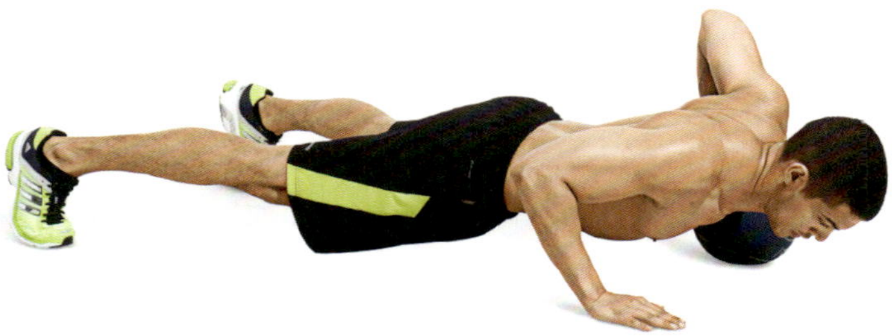

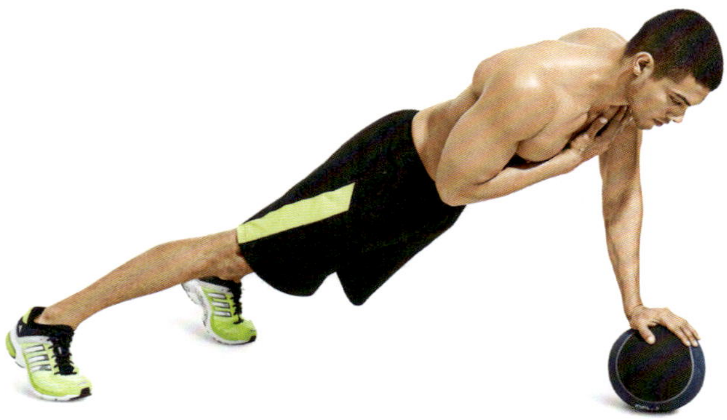

2 DROP UND HOP

SÄTZE: 1-3 WIEDERHOLUNGEN: 5 ODER MEHR
PAUSE: 0 SEKUNDEN

In der Ausgangsstellung des Liegestützes sind beide Hände auf dem Medizinball. Lösen Sie sie rasch, bringen Sie sie zu Boden im schulterbreiten Stütz und beugen Sie die Arme. Wenn Sie spüren, dass der Brustkorb den Ball berührt, drücken Sie sich wieder so explosiv nach oben, dass die Hände vom Boden abheben und damit wieder auf dem Ball landen.

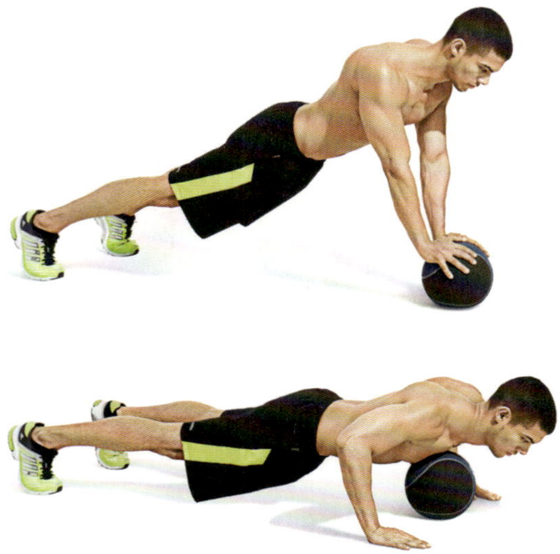

3 LIEGESTÜTZ MIT ENGER HANDSTELLUNG

SÄTZE: 1-3 WIEDERHOLUNGEN: 5 ODER MEHR
PAUSE: 0 SEKUNDEN

Beide Hände liegen auf dem Ball. Drücken Sie den Ball fest zusammen, spannen Sie die Körpermitte an und halten Sie den Körper gestreckt. Senken Sie den Oberkörper ab, bis Ihre Brust den Ball berüht, dann drücken Sie sich wieder nach oben.

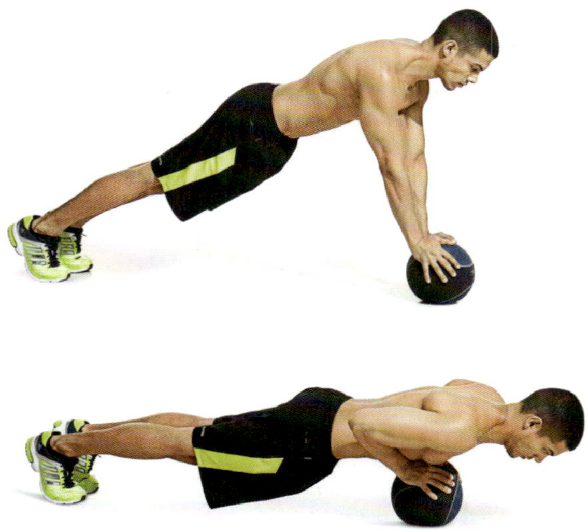

4 CROSSOVER-LIEGESTÜTZ

SÄTZE: 1-3 WIEDERHOLUNGEN: 5 ODER MEHR
PAUSE: 3-5 MINUTEN

Absolvieren Sie einen Liegestütz mit einer Hand auf dem Ball, wechseln Sie schnell die Hände, vollziehen Sie die nächste Wiederholung und so fort.

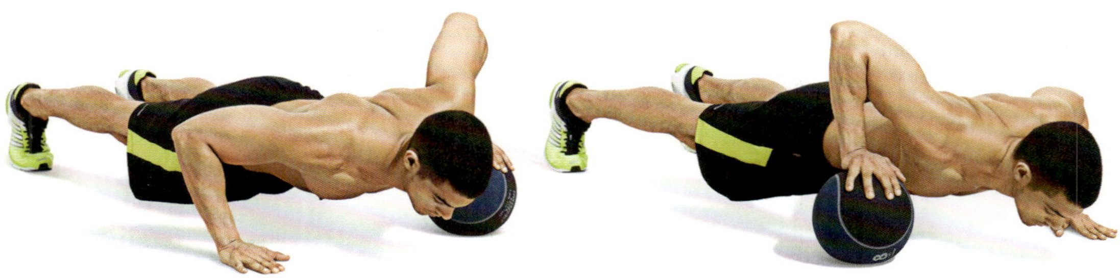

DAS BESTE BRUSTMUSKELTRAINING MIT WIDERSTANDSBAND

WORKOUT 45 VON JIM SMITH, C.S.C.S.

Eine der besten Methoden, um Muskelwachstum zu provozieren, ist das Dehnen der Muskeln in der Endstellung einer Wiederholung. Es erleichtert das Ansprechen von mehr Muskelfasern und signalisiert dem Nervensystem, dass es den Muskel hart kontrahieren muss, um weiteres Dehnen und damit eine Verletzung zu vermeiden. Widerstandsbänder sind großartige Hilfsmittel zum Hervorrufen einer Dehnung während einer Brustübung. In Verbindung mit Liegestützen pumpen Sie Ihre Brustmuskeln rasch auf.

WIE ES FUNKTIONIERT Die Brust kann auf alle möglichen Arten trainiert werden, sogar ohne schwere Gewichte. Der plyometrische Liegestütz beansprucht einige der stärksten Muskelfasern. Butterflys mit Band und Liegestütze dehnen und belasten sie aus einer Vielzahl von Winkeln. Stellen Sie sich darauf ein, beim Verlassen des Fitnessstudios so aufgepumpt zu sein, dass Ihre Brust vor der Kinnspitze den Türrahmen passiert.

HINWEISE Absolvieren Sie die mit A und B bezeichneten Übungspaare als Supersätze, also erst einen Satz von A, dann einen Satz von B, dann Pause. Komplettieren Sie alle für das Paar angegebenen Sätze, bevor Sie zum nächsten gehen. Die letzte Übung trainieren Sie in normalen Sätzen.

1A PLYOMETRISCHER LIEGESTÜTZ

SÄTZE: 4 WIEDERHOLUNGEN: 6-8 PAUSE: 0 SEKUNDEN

Absolvieren Sie Liegestütze und drücken Sie sich in jeder Aufwärtsbewegung so explosiv ab, dass die Hände den Boden verlassen und Sie vor der Landung in die Hände klatschen können. Wenn die Bewegungsgeschwindigkeit nachlässt, beenden Sie den Satz sofort, auch wenn die sechs Wiederholungen noch nicht erreicht sind.

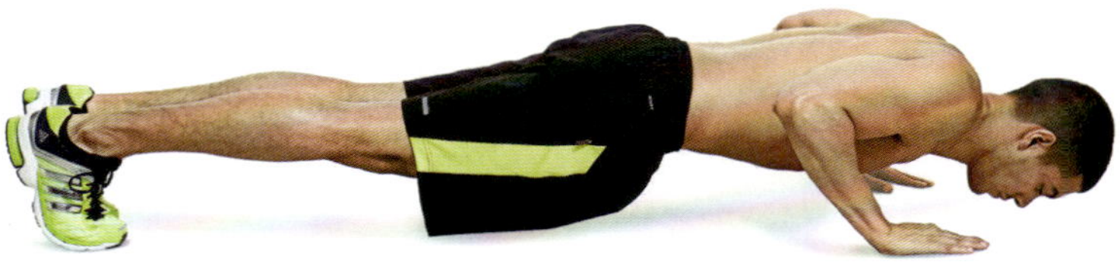

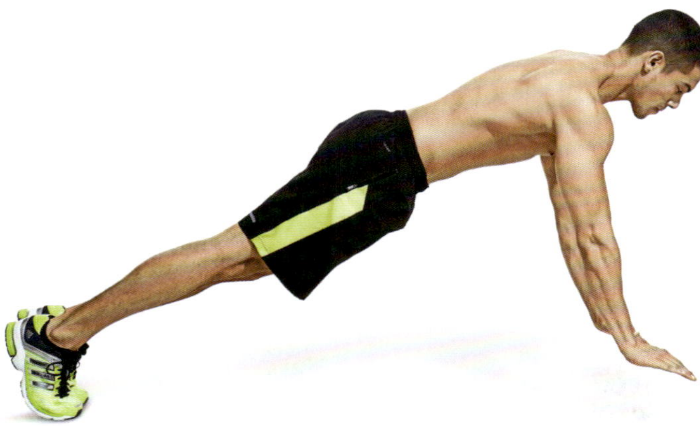

1B LIEGESTÜTZ MIT BREITER HANDSTELLUNG

SÄTZE: 4 WIEDERHOLUNGEN: 20 PAUSE: 90–120 SEKUNDEN

Stützen Sie sich mehr als schulterbreit auf dem Boden ab und absolvieren Sie Liegestütze.

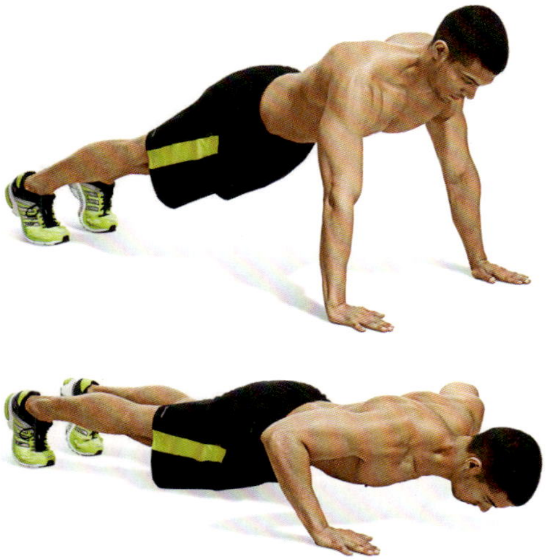

2A BAND-LIEGESTÜTZ MIT ERHÖHT PLATZIERTEN FÜSSEN

SÄTZE: 4 WIEDERHOLUNGEN: 8–10 PAUSE: 0 SEKUNDEN

Legen Sie das Band um Ihren Rücken und fassen Sie mit jeder Hand ein Ende. Platzieren Sie die Hände auf dem Boden und die Füße auf einer Bank oder einem Kasten. Ihr Körper ist parallel zum Boden gestreckt, die Handflächen fixieren die Bandenden. Absolvieren Sie Liegestütze.

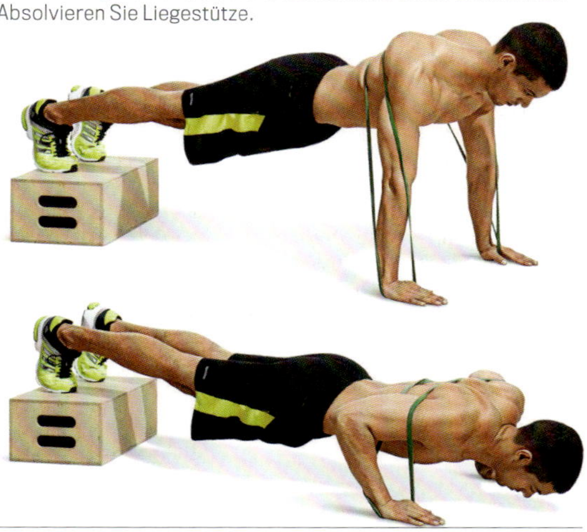

2B BUTTERFLY MIT BAND

SÄTZE: 4 WIEDERHOLUNGEN: SO VIELE WIE MÖGLICH
PAUSE: 90 SEKUNDEN

Befestigen Sie zwei Bänder in Schulterhöhe nebeneinander an einem festen Gegenstand oder legen Sie ein Band darum und fassen Sie mit jeder Hand ein Ende. Gehen Sie so weit nach vorn, dass Ihre leicht gebeugten Arme auf Schulterhöhe exakt zur Seite zeigen und Sie in den Brustmuskeln eine Dehnung spüren. Führen Sie die Hände vor der Brust zusammen.

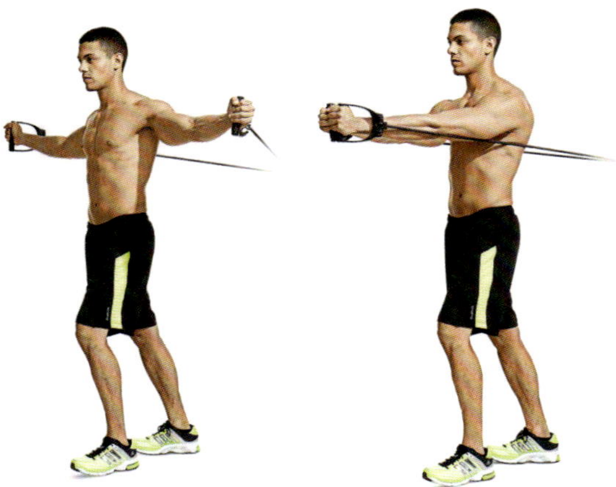

3 LIEGESTÜTZ

SÄTZE: SO VIELE WIE NÖTIG WIEDERHOLUNGEN: INSGESAMT 150

Absolvieren Sie insgesamt 150 Wiederholungen in so vielen Sätzen, wie Sie dafür brauchen, und mit so wenig Pausen wie möglich dazwischen. Wenn Ihnen Liegestütze leichtfallen, setzen Sie zunächst ein Band als zusätzlichen Widerstand ein, das Sie mit beginnender Muskelermüdung wieder weglassen. Die restlichen Liegestütze vollziehen Sie nur mit dem eigenen Körpergewicht.

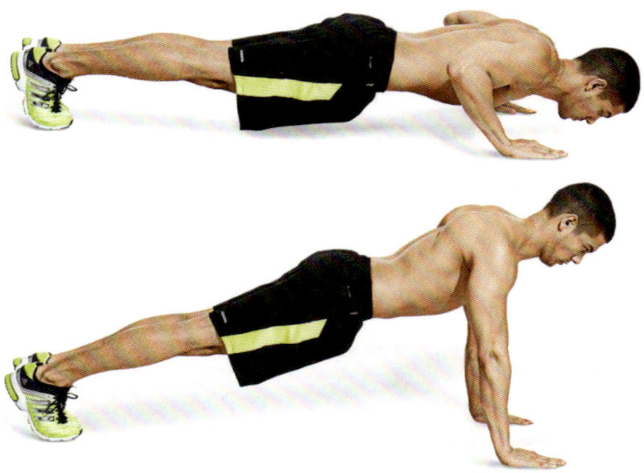

DAS BESTE BRUSTMUSKEL-TRAINING MIT KÖRPERGEWICHT

WORKOUT 46 VON BEN BRUNO

Wenn Ihnen keine Geräte zur Verfügung stehen, sind die Brustmuskeln wohl am einfachsten aufzubauen. Alles, was Sie dafür brauchen, ist der gute alte Liegestütz. Zu viele Sportler sind von Liegestützen gelangweilt und gehen zum Bankdrücken. Aber wenn Sie nicht 100 Liegestütze in einer Hand voll Sätzen schaffen, sind Ihre Brustmuskeln noch nicht stark genug und Sie lassen womöglich Zuwächse aus, die Sie sich auf ganz einfachem Weg verschaffen könnten.

WIE ES FUNKTIONIERT
In dieser Trainingseinheit geht es nur um den Liegestütz. Sie arbeiten daran, insgesamt 100 Wiederholungen in so wenige Sätze wie möglich zu packen, und stärken damit unmittelbar Trizeps und Körpermitte. Diese Muskeln unterstützen Ihre Liegestützfähigkeiten. Je kräftiger sie sind, desto mehr Liegestütze schaffen Sie nacheinander, und um so größer wird Ihr Brustkasten. Das ist einfach, aber wirkungsvoll.

HINWEISE Absolvieren Sie die Liegestütze als normale und die mit A und B bezeichneten Übungspaare als Wechselsätze, also einen Satz A, Pause, einen Satz B, Pause und so fort für alle angegebenen Sätze.

1 LIEGESTÜTZ

SÄTZE: SO VIELE WIE NÖTIG WIEDERHOLUNGEN: INSGESAMT 100 PAUSE: WIE NÖTIG

Absolvieren Sie Liegestütze. Bevor Sie eine Wiederholung nicht mehr schaffen, machen Sie eine Pause. Vollziehen Sie 100 Wiederholungen in so wenigen Sätzen wie möglich Wenn Sie diese Aufgabe in weniger als fünf Sätzen hinbekommen, erhöhen Sie auf insgesamt 120 Wiederholungen.

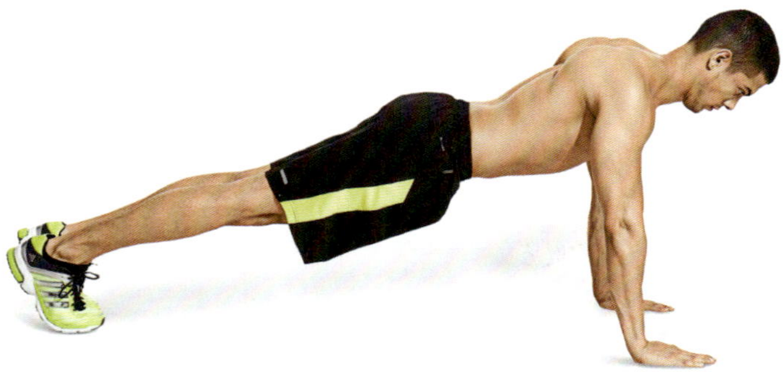

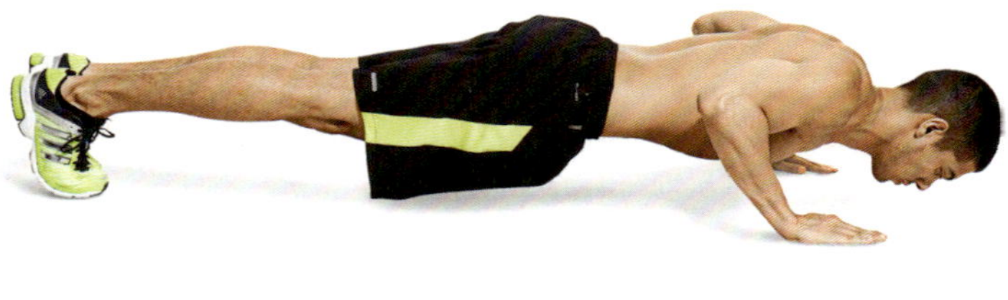

2A ARMESTRECKEN

SÄTZE: 3 WIEDERHOLUNGEN: 12 PAUSE: 90 SEKUNDEN

Gehen Sie in den Unterarmstütz. Spannen Sie die Körpermitte an, verlagern Sie das Gewicht etwas nach vorn und strecken Sie die Arme.

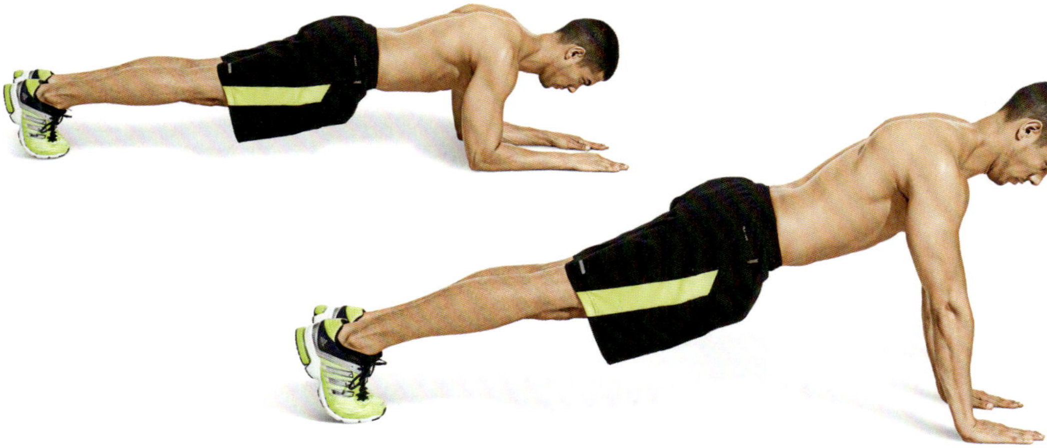

2B STÜTZBRÜCKE

SÄTZE: 3 WIEDERHOLUNGEN: 60 SEKUNDEN HALTEN PAUSE: 60 SEKUNDEN

In der Stützbrücke liegen die Unterarme mit den Handflächen nach unten auf dem Boden. Spannen Sie die Körpermitte an und halten Sie die Stellung.

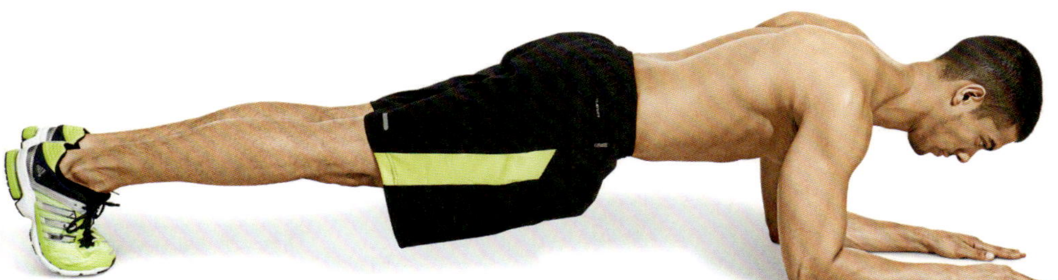

17 SCHULTERN

Die Schultergelenke sind besonders beweglich und deshalb eine der ersten Kandidaten für Verletzungen, vor allem beim Bankdrücken mit schweren Gewichten. Unsere Trainingseinheiten berücksichtigen Schwächen und Dysbalancen, unter denen Sie womöglich (unbewusst) schon leiden. So wollen wir verhindern, dass etwas in Mitleidenschaft gezogen wird, was zum Heilen Monate bräuchte. Wenn Ihnen Ihre Schultern bereits zu schaffen machen, werden Sie feststellen, dass einige Übungen sie wieder aufbauen und das Problem vielleicht sogar völlig beheben können.

DAS BESTE SCHULTERTRAINING IM FITNESSSTUDIO

WORKOUT 47 VON LEE BOYCE, C.P.T.

Mit Zugang zu einem gut ausgestatteten Fitnessstudio können Sie Ihre Schultern mit vielerlei Gerätschaften und in einer großen Bandbreite von Winkeln und Wiederholungsschemata trainieren. Wenige Wiederholungen (sechs und weniger) mit schweren Gewichten führen zum größten Kraftzuwachs. Mittlere Wiederholungszahlen (acht bis zwölf) mit mittelschweren Gewichten erschöpfen die Muskeln und provozieren sie zum Wachstum. Hohe Wiederholungszahlen (15 und mehr) trainieren die Kraftausdauer, aktivieren dabei aber einen anderen Typ Muskelfasern, der im Zuge geringerer Wiederholungszahlen weniger gebraucht wird. Unser Schulterprogramm nutzt alle drei Wiederholungsbereiche, um Ihre Deltamuskeln beeindruckend aufbauen zu lassen.

WIE ES FUNKTIONIERT Die Übungen sind in Dreiersätzen organisiert - drei Bewegungen nacheinander. Die erste in jedem Dreiersatz ist mit schweren Gewichten, die zweite mit mittleren und die dritte mit leichten Lasten, aber vielen Wiederholungen. Kombinieren Sie die Bandbreite der Übungen, Wiederholungsbereiche und Geschwindigkeiten - viel mehr können Sie nicht tun, um Ihre Deltamuskeln zu neuer Größe zu animieren.

HINWEISE Absolvieren Sie den Dreiersatz aus mit A, B und C bezeichneten Übungen nacheinander. Nach zwei Minuten Pause wiederholen Sie den Ablauf noch dreimal. Nun wechseln Sie zum nächsten Dreiersatz und vollziehen ihn auf die gleiche Weise.

1A ÜBERKOPFDRÜCKEN

SÄTZE: 4 WIEDERHOLUNGEN: 6 PAUSE: 0 SEKUNDEN

Fassen Sie die Langhantel etwas mehr als schulterbreit. Heben Sie sie aus der Ablage und halten Sie sie so auf Schulterhöhe, dass die Unterarme genau senkrecht zum Boden sind. Gehen Sie einen kleinen Schritt nach hinten, drücken Sie die Hantelstange zusammen, als wollten Sie sie brechen, und spannen Sie die Körpermitte an. Drücken Sie die Last über Kopf. Achten Sie dabei darauf, den Kopf etwas nach hinten zu ziehen, während die Hantelstange Ihr Gesicht passiert.

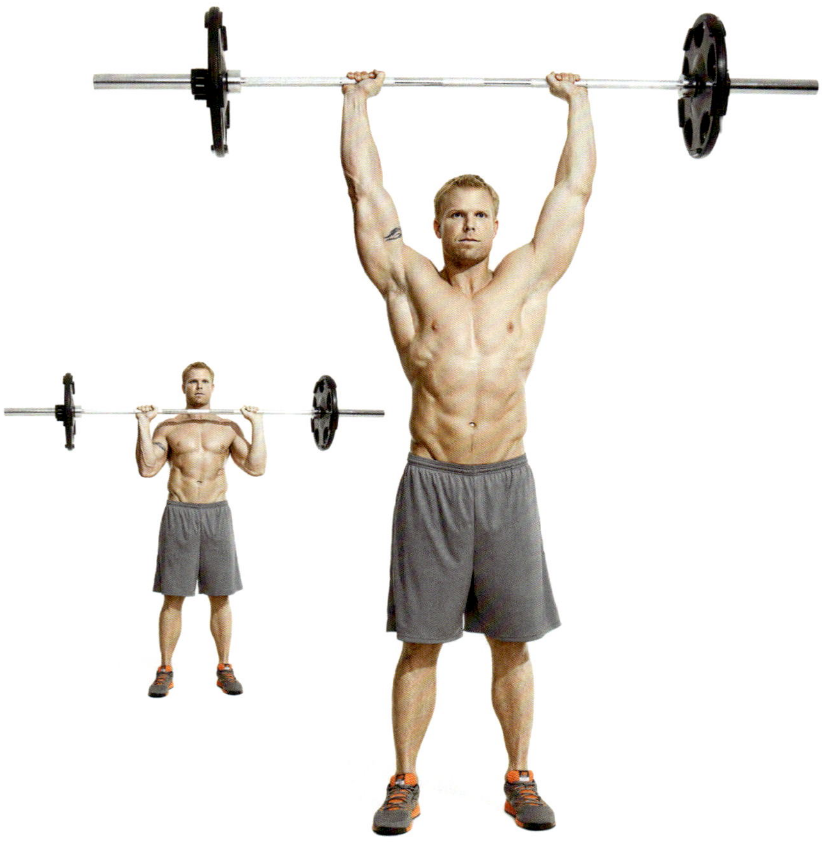

1B KURZHANTEL-FLY IM STAND

SÄTZE: 4 WIEDERHOLUNGEN: 12 PAUSE: 0 SEKUNDEN

Halten Sie in jeder Hand eine Kurzhantel. Heben Sie die Gewichte, bis der Arm-Rumpf-Winkel etwa 45 Grad beträgt und Arme und Rumpf ein umgekehrtes V bilden. Stellen Sie sich den Ablauf vor wie Seitheben mit Schwung, aber reduziertem Bewegungsumfang.

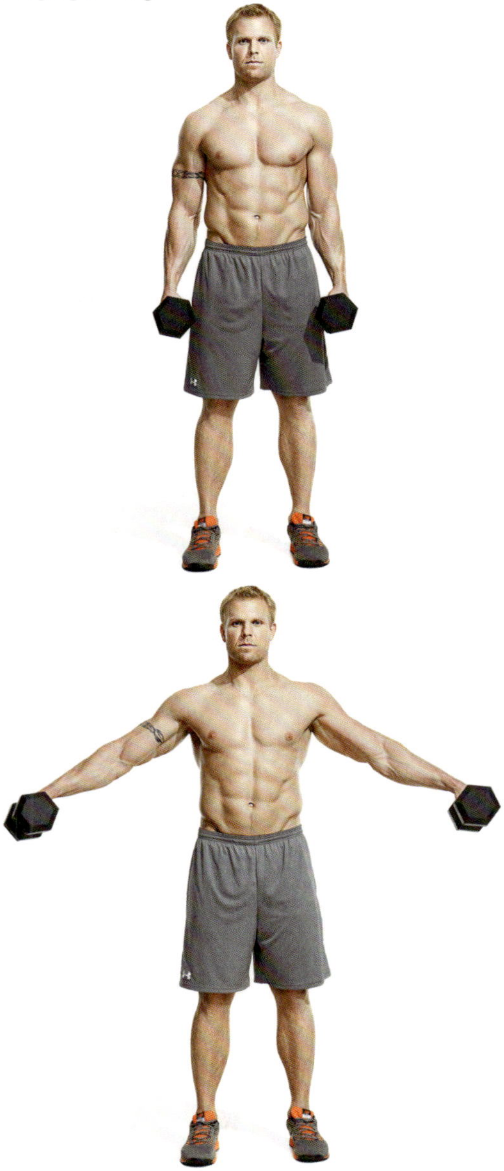

1C FACE PULL

SÄTZE: 4 WIEDERHOLUNGEN: 25 PAUSE: 120–180 SEKUNDEN

Befestigen Sie einen Seilgriff an der oberen Rolle einer Kabelzugmaschine. Fassen Sie mit jeder Hand ein Ende, die Handflächen zeigen zueinander. Gehen Sie so weit nach hinten, dass das Kabel bei gestreckten Armen unter Spannung ist. Ziehen Sie die Griffe zur Stirn; die Muskeln am oberen Rücken sind voll kontrahiert.

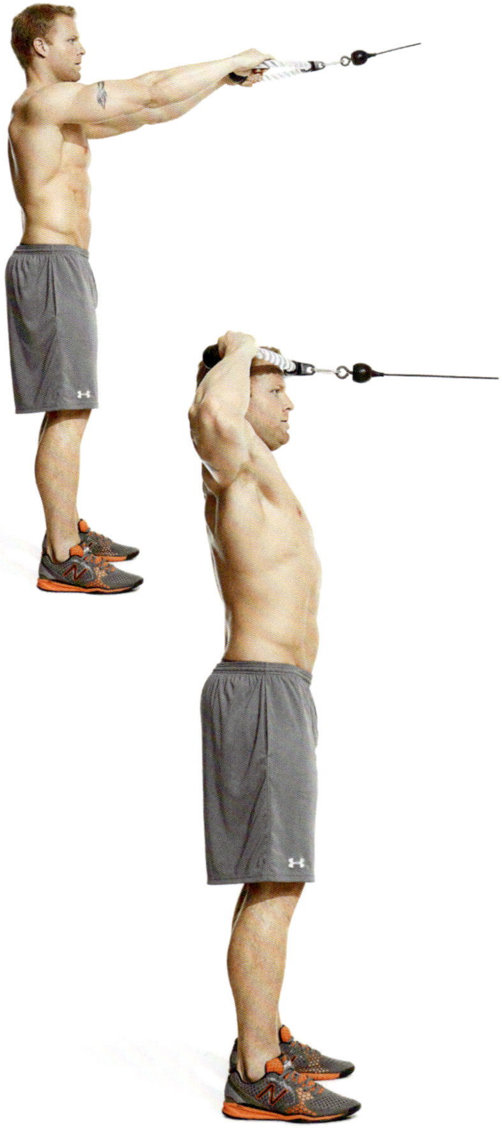

2A HIGH PULL

SÄTZE: 4 WIEDERHOLUNGEN: 6 PAUSE: 0 SEKUNDEN

Fassen Sie die Hantelstange in doppelter Schulterbreite und beugen Sie Hüften und Knie mit geradem Rücken so, dass sie sich kurz oberhalb der Knie befindet. Strecken Sie explosiv Hüften und Beine, als würden Sie springen, und ziehen Sie die Stange bis auf Schulterhöhe nach oben. In der Endstellung sind die Ellenbogen nach außen gezogen.

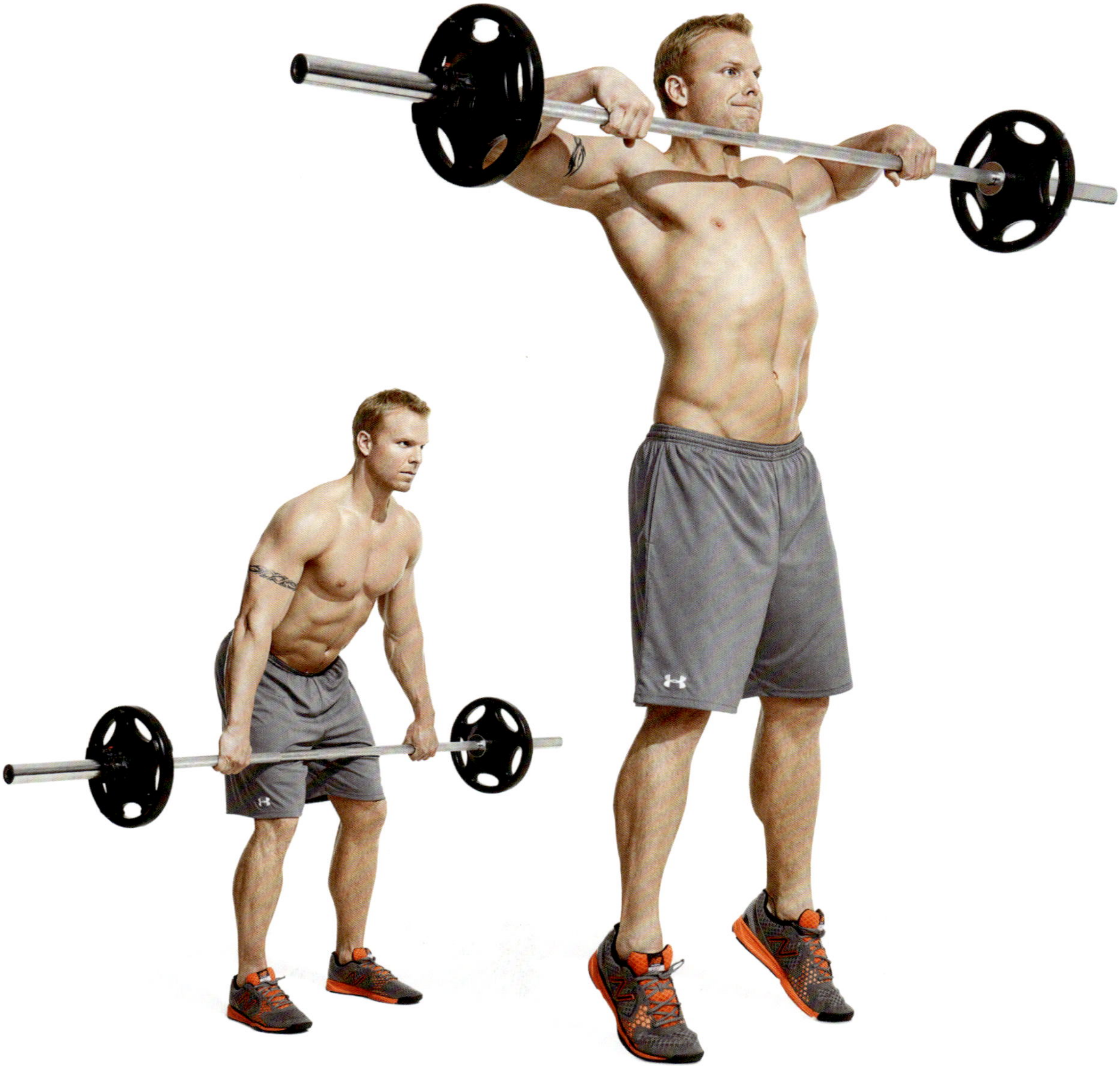

2B KURZHANTEL-CLEAN IM SITZEN

SÄTZE: 4 WIEDERHOLUNG: 12 PAUSE: 0 SEKUNDEN

Halten Sie in jeder Hand eine Kurzhantel, setzen Sie sich auf die Kante einer Bank und lehnen Sie sich nach vorn. Richten Sie den Oberkörper explosiv auf und nutzen Sie den Impuls, um die Gewichte nach oben zu ziehen. Am Umkehrpunkt drehen Sie die Handflächen nach oben und stabilisieren die Hanteln auf Schulterhöhe.

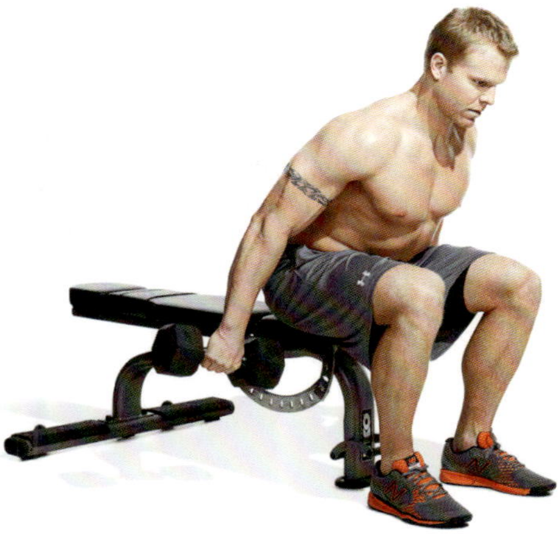

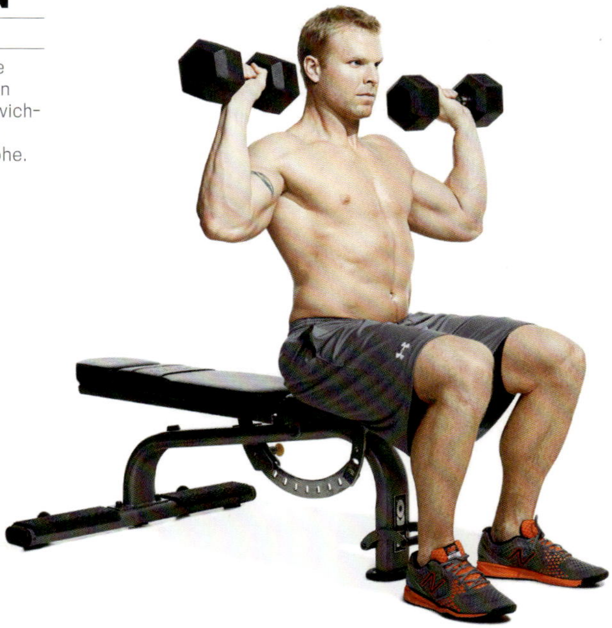

2C FRONTHEBEN AUF DER SCHRÄGBANK

SÄTZE: 4 WIEDERHOLUNGEN: 25 PAUSE: 120–180 SEKUNDEN

Um den unteren Anteil des Trapezius zu trainieren, stellen Sie die Rückenlehne einer Bank auf einen Neigungswinkel von etwa 45 Grad ein und legen sich bäuchlings darauf. Halten Sie in jeder Hand eine Kurzhantel – die Handflächen zeigen zueinander. Ziehen Sie die Schulterblätter zurück und heben Sie die Arme gerade nach oben, bis sie mit dem Körper eine Linie bilden.

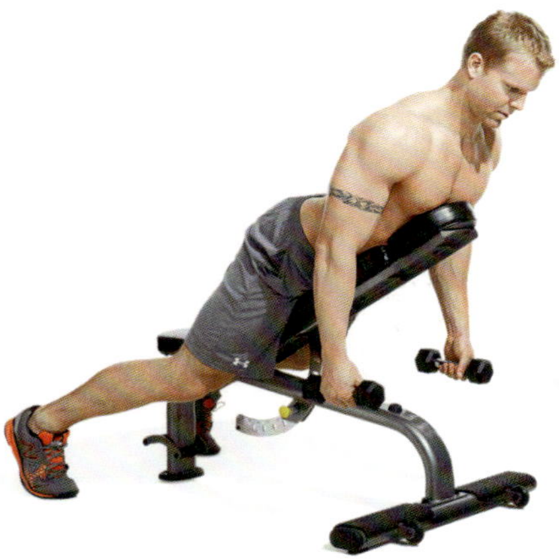

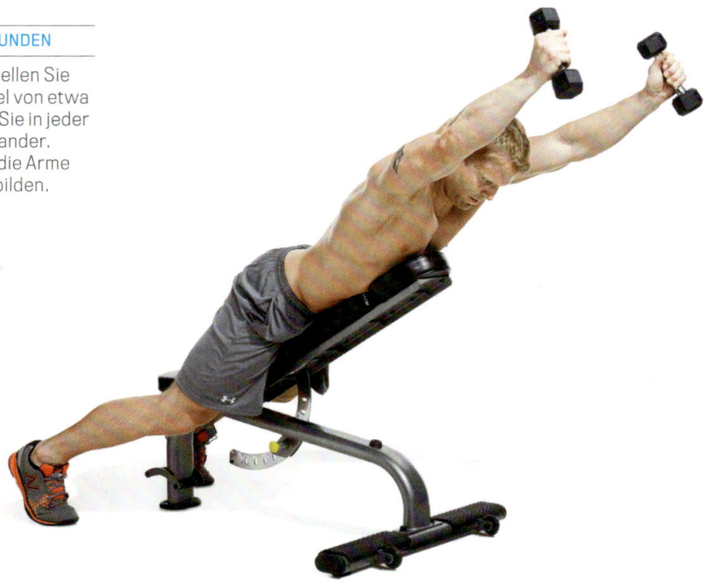

DAS BESTE SCHULTERTRAINING MIT LANGHANTEL

WORKOUT 48 VON JASON FERRUGGIA

Gewichtheber zeichnen sich durch große, breite Schultern aus und trainieren fast ausschließlich mit Langhanteln. Die Deltamuskeln brauchen zum Gedeihen keine besondere Variabilität im Training, wenn sie nur oft genug schwere Gewichte vom Boden über den Kopf transportieren dürfen. Diese Trainingseinheit besteht aus Bewegungen aus dem Gewichtheben, um Ihre Deltamuskeln aufzubauen. Aber wundern Sie sich nicht, wenn auch andere Muskeln größer und stärker werden.

WIE ES FUNKTIONIERT Clean und Press (Umsetzen und Ausstoßen) wird allgemein als funktionellste aller Übungen angesehen, da es auch den letzten Muskel des Körpers heranzieht, um ein grundlegendes Bewegungsmuster zu vollziehen: etwas vom Boden auf- und über Kopf heben. Den High Pull absolvieren Sie nicht mit schweren Gewichten, doch die richtige Bewegungsgeschwindigkeit rekrutiert die stärksten Muskelfasern. Zudem weisen wir Sie an, ihn mit einem extrabreiten Snatch-Griff zu vollziehen. Das entlastet Ihre Schultergelenke und verhindert, dass Sie ungewollt durch das Muskeltraining den damit zusammenhängenden passiven Bewegungsapparat schädigen.

HINWEISE Absolvieren Sie alle für Clean und Press angegebenen Sätze und wechseln Sie dann zum High Pull mit Snatch-Griff.

1 CLEAN UND PRESS

SÄTZE: 4 WIEDERHOLUNGEN: 6-8 PAUSE: 90 SEKUNDEN

Fassen Sie im schulterbreiten Stand mit geradem Rücken eine auf dem Boden liegende Langhantel etwa schulterbreit. Strecken Sie die Hüften und heben Sie die Last vom Boden weg. Wenn sich die Stange auf dem Weg nach oben über den Knien befindet, springen Sie und ziehen die Stange mit Schwung nach oben. Klappen Sie im Umkehrpunkt die Handflächen unter die Stange und stabilisieren Sie das Gewicht auf Schulterhöhe. Drücken Sie anschließend die Last über Kopf.

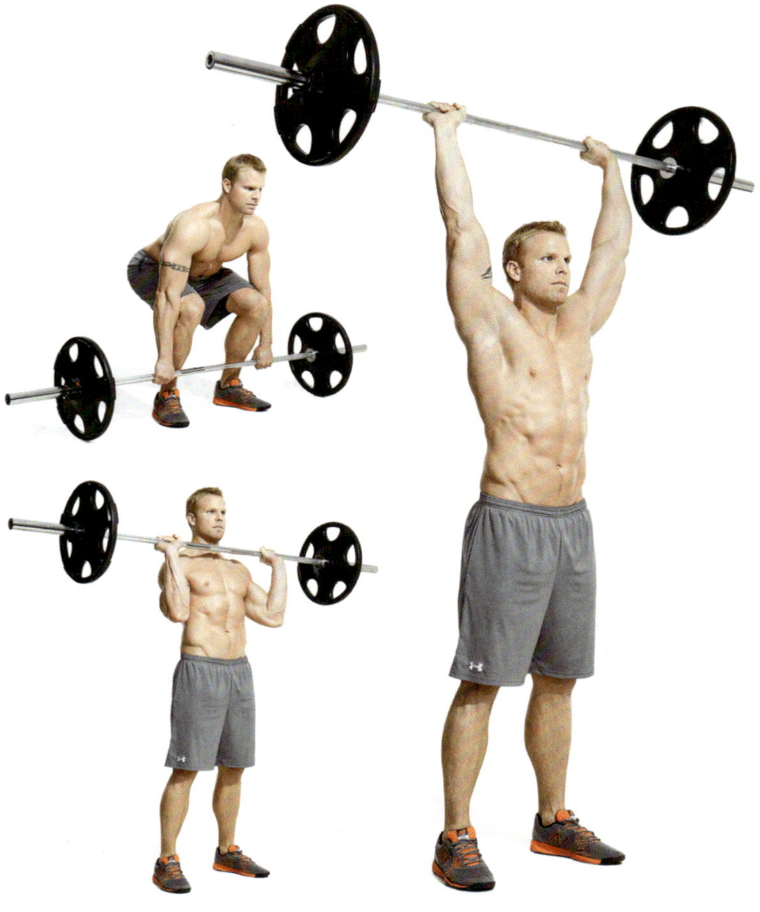

2 HIGH PULL IM SNATCH-GRIFF

SÄTZE: 4 WIEDERHOLUNGEN: 6 PAUSE: 90 SEKUNDEN.

Fassen Sie die Langhantel in doppelter Schulterbreite und halten Sie sie mit leicht gebeugten Hüften und Knien vor den Oberschenkeln, der Rücken ist gerade. Strecken Sie explosiv den Körper und ziehen Sie das Gewicht nach oben, bis die Oberarme parallel zum Boden sind. Schieben Sie in der Aufwärtsbewegung das Brustbein etwas nach vorn und spannen Sie den oberen Rücken an.

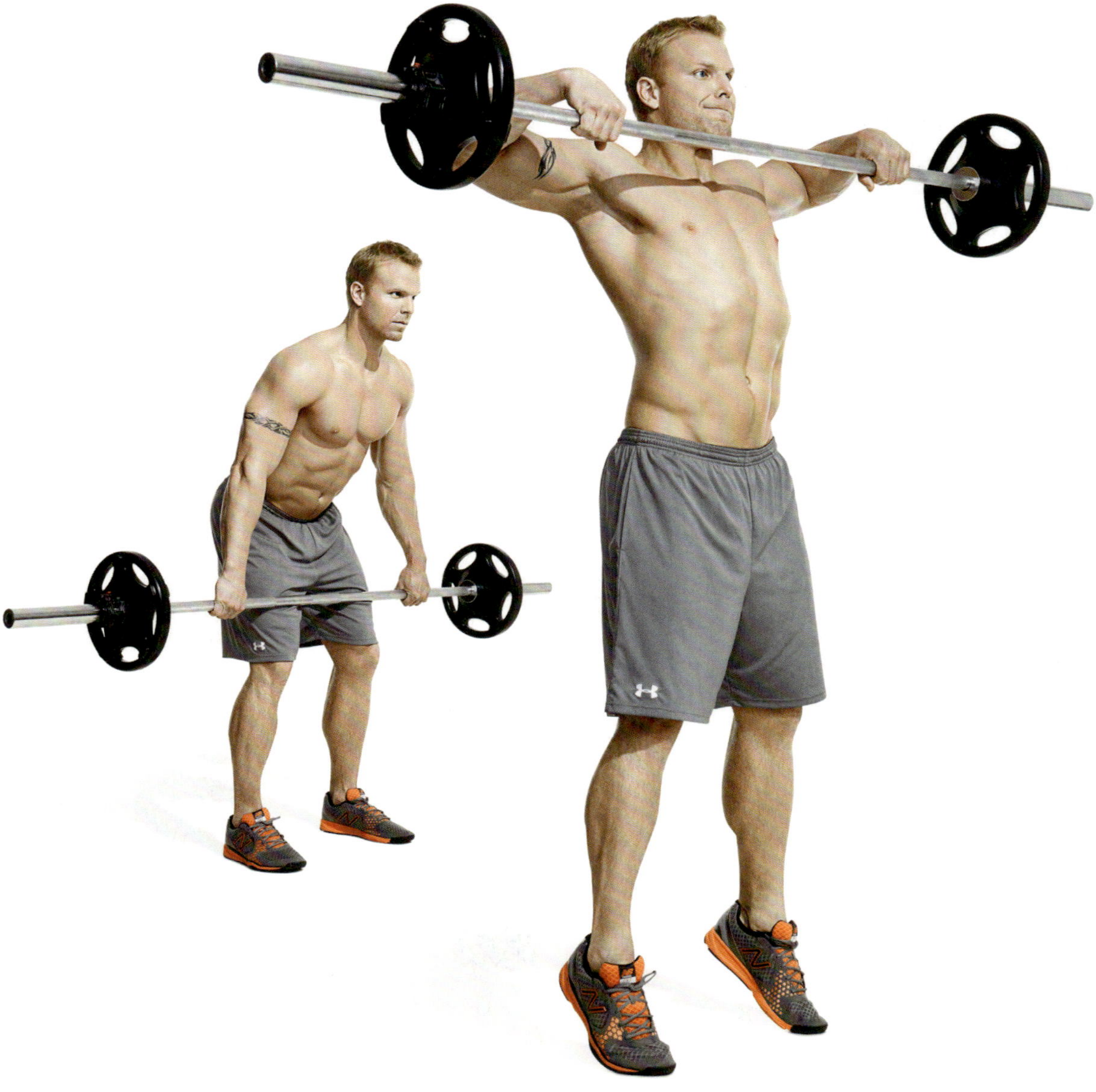

DAS BESTE SCHULTERTRAINING MIT WIDERSTANDSBAND

WORKOUT 49 VON JIM SMITH, C.S.C.S.

Der Nachteil von Seitheben mit freien Gewichten ist, dass die erste Hälfte der Bewegung meist (zu) leichtfällt. Die Schultermuskeln werden erst richtig belastet, wenn die Arme schon fast ganz zur Seite gestreckt sind. Bänder dagegen liefern von Anfang an einen angemessenen Widerstand, den sie zum Ende des Bewegungsumfangs sogar noch steigern. Falls Sie dachten, Bänder wären eine Notlösung für fehlende freie Gewichte, dann wird diese Trainingseinheit Sie eines Besseren belehren.

WIE ES FUNKTIONIERT
Wir haben bekannte Schulterübungen mit freien Gewichten hergenommen und absolvieren sie mit Bändern. Sie müssen in jeder Bewegung gegen den steigenden Widerstand bestehen, was Ihren Muskeln mehr abverlangt und Ihnen eine höhere Bewegungsgeschwindigkeit beibringt. Wenn Sie während der Wiederholungen nicht explosiv agieren, schaffen Sie es nicht bis in die Endstellung. Führen Sie deshalb Ihre Sätze bewusst und mit viel Energie aus.

HINWEISE Absolvieren Sie die mit Buchstaben bezeichneten Übungen nacheinander. Beispiel: Vollziehen Sie von A- und B-Übungen einen Satz A, dann einen Satz B, dann Pause. Wiederholen Sie den Ablauf bis alle Sätze komplett sind. Die Übungen 2A, 2B und 2C trainieren Sie unmittelbar nacheinander, dann Pause, dann Wiederholung des Ablaufs. Nur die erste Übung (Überkopfdrücken) bewältigen Sie in normalen Sätzen.

1 ÜBERKOPFDRÜCKEN

SÄTZE: 4 WIEDERHOLUNGEN: 6-8 PAUSE: 60 SEKUNDEN

Stellen Sie sich aufrecht mittig auf ein Band (oder verwenden Sie, wenn nötig, zwei Bänder, wie auf der Abbildung gezeigt) und halten Sie in jeder Hand ein Ende auf Höhe Ihres Halses. Spannen Sie die Körpermitte an und drücken Sie die Hände mit dem Band/den Bändern über Kopf.

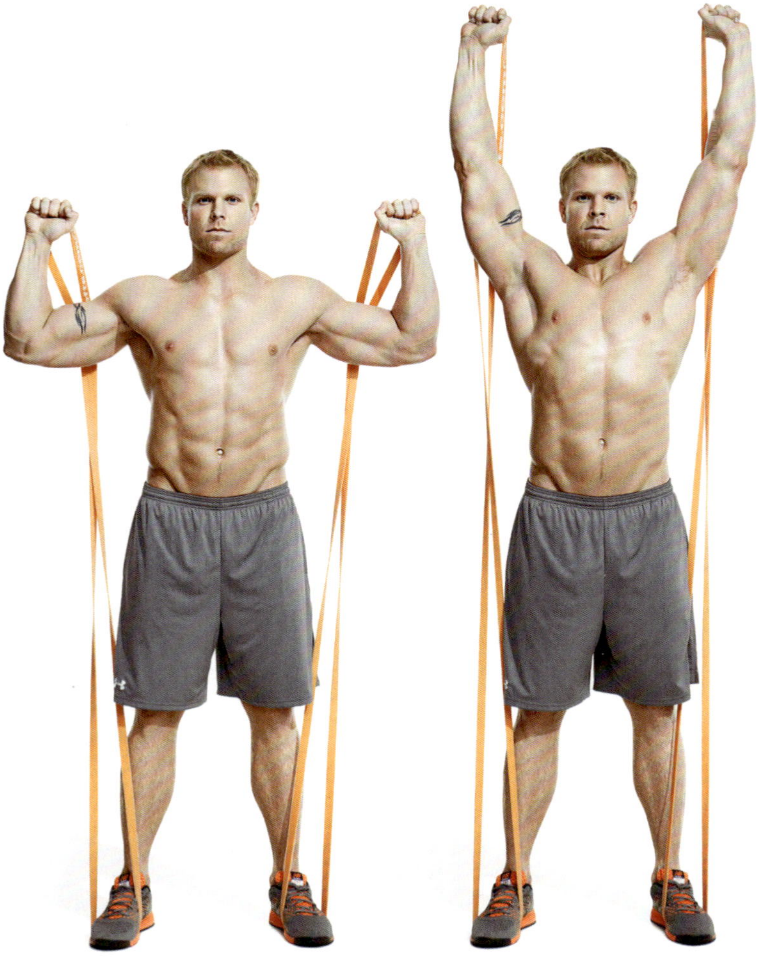

2A SEITHEBEN

SÄTZE: 3 WIEDERHOLUNGEN: 12–15 PAUSE: 0 SEKUNDEN

Stellen Sie sich mit jedem Fuß in ein Band und halten Sie je ein freies Ende so in den Händen, dass sich die Bänder vor den Beinen überkreuzen. Heben Sie die fast gestreckten Arme zur Seite, bis sie sich auf Schulterhöhe parallel zum Boden befinden.

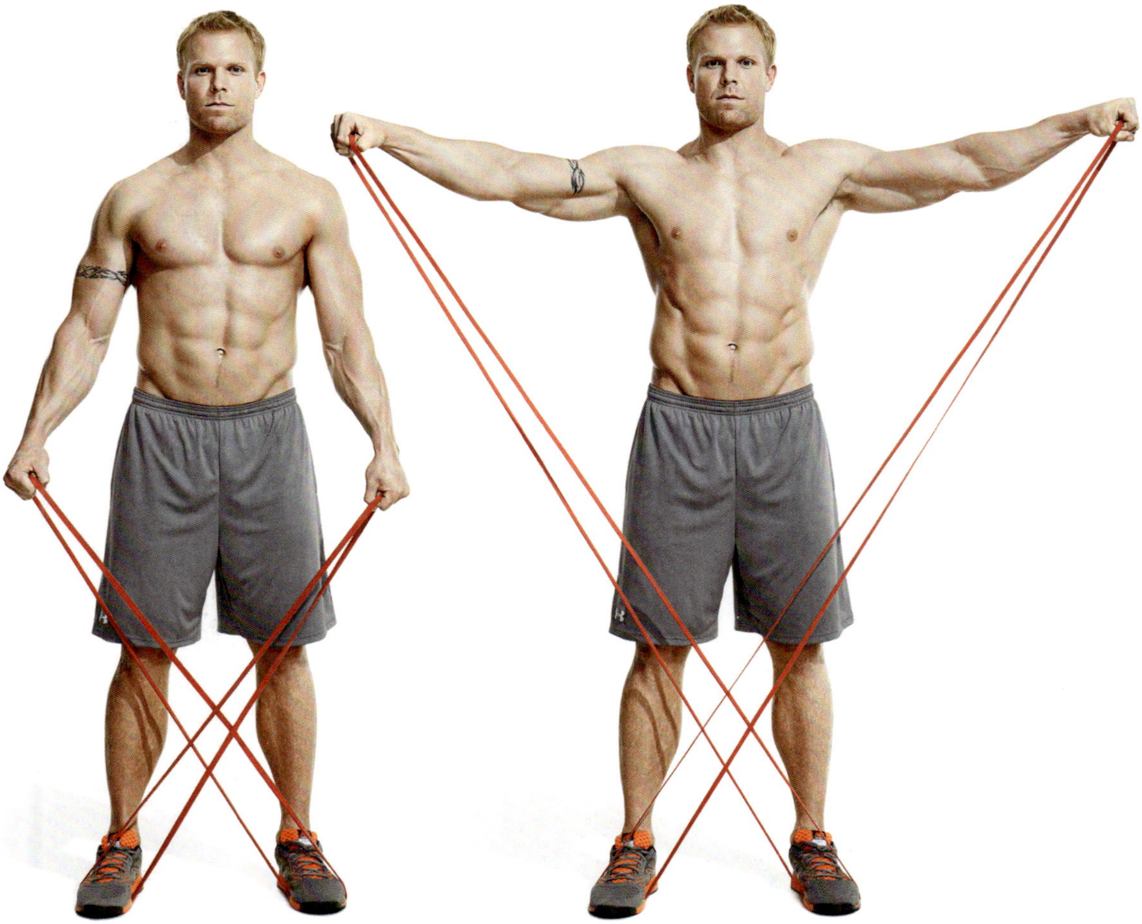

2B FRONTHEBEN

SÄTZE: 3 WIEDERHOLUNGEN: 12–15 PAUSE: 0 SEKUNDEN

Stellen Sie sich jeweils in ein Band und halten Sie die freien Enden in je einer Hand. Heben Sie die fast gestreckten Arme vor dem Körper bis auf Schulterhöhe.

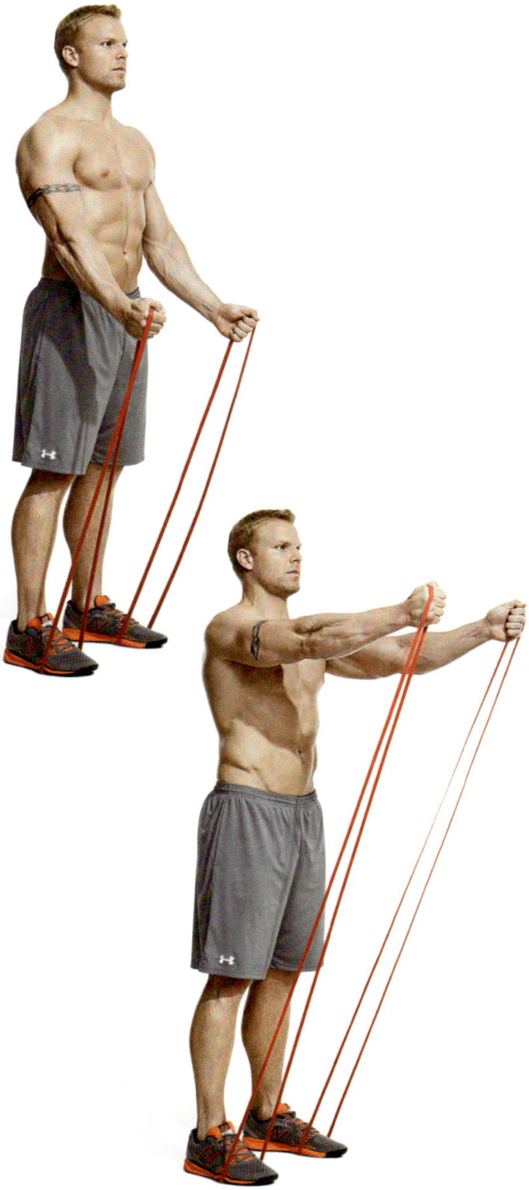

2C SEITHEBEN VORGEBEUGT

SÄTZE: 3 WIEDERHOLUNGEN: 12–15 PAUSE: 90 SEKUNDEN

Stellen Sie sich mit jedem Fuß in ein Band und halten Sie je ein freies Ende so in den Händen, dass sich die Bänder vor den Beinen überkreuzen. Beugen Sie sich nach vorn, bis sich der Oberkörper im 45-Grad-Winkel zum Boden befindet. In der Ausgangsstellung sind die Bänder schon gespannt. Heben Sie die Arme zur Seite und führen Sie die Schulterblätter zusammen.

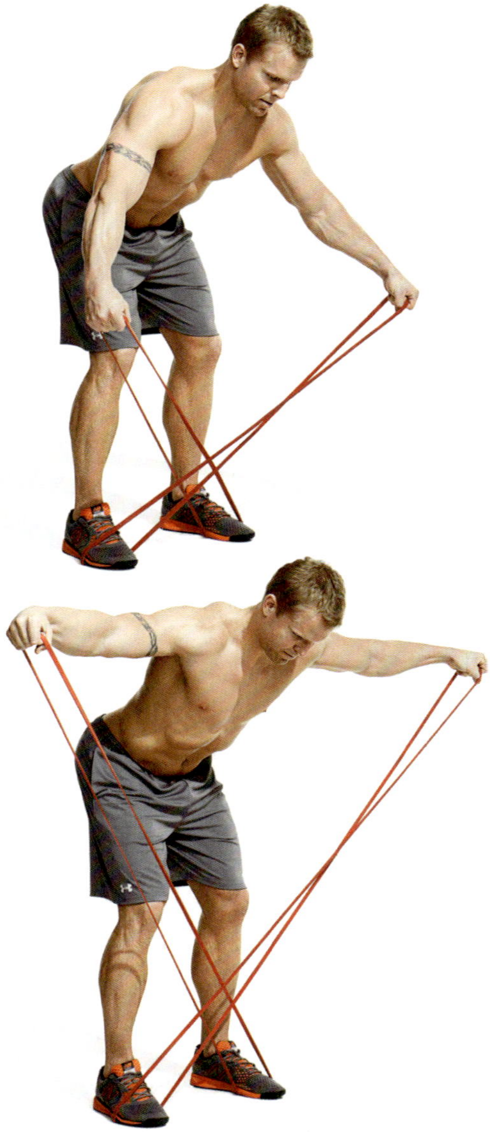

3A SCHULTERHEBEN

SÄTZE: 3 WIEDERHOLUNGEN: 20 PAUSE: 0 SEKUNDEN

Stellen Sie sich auf ein Band und fassen Sie im aufrechten Stand die Enden mit je einer Hand. Heben Sie die Schultern gerade nach oben.

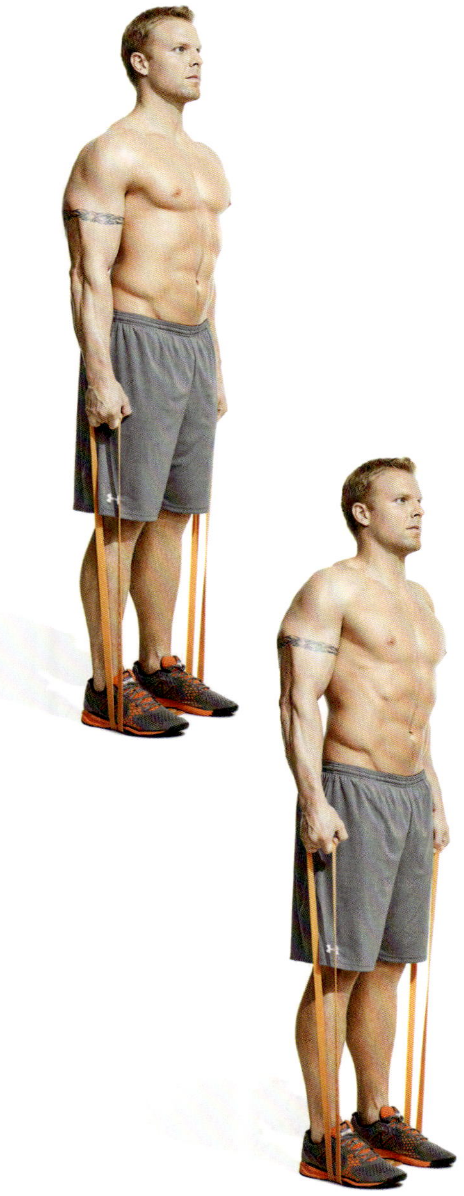

3B W-HEBEN

SÄTZE: 3 WIEDERHOLUNGEN: 20 PAUSE: 60 SEKUNDEN

Befestigen Sie zwei Bänder auf Schulterhöhe an einem festen Gegenstand und halten Sie die freien Enden in je einer Hand. Gehen Sie so weit zurück, dass die Bänder unter Spannung sind. Ziehen Sie die Hände in Richtung Kopf. Führen Sie dazu die Ellenbogen so nach außen, dass Arme und Oberkörper ein W bilden. Halten Sie die Endstellung für zwei Sekunden.

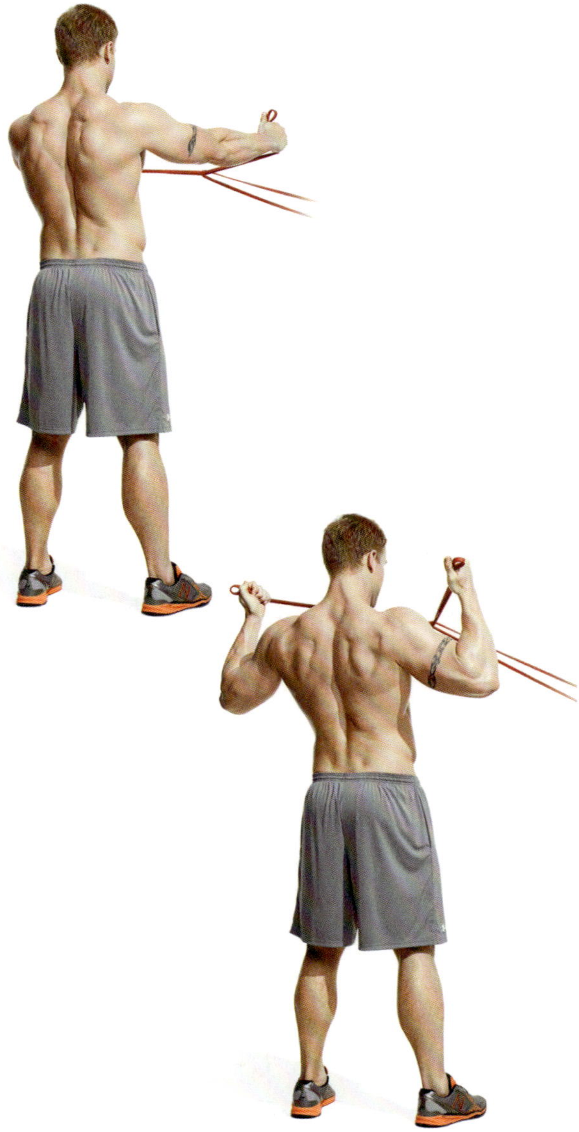

DAS BESTE SCHULTERTRAINING MIT SCHLINGEN

WORKOUT 50 VON JASON FERRUGGIA

Das folgende Schlingentraining spricht den hinteren Teil der Deltamuskeln an, eine Muskelgruppe, die grundsätzlich zu wenig beschäftigt und deshalb unterentwickelt ist. Die Dysbalance rührt vom langen Sitzen am Schreibtisch mit schlechter Haltung her und wird durch den Umstand verstärkt, dass die meisten Fitnessstudiosportler Bankdrücken all jenen Übungen vorziehen, die den hinteren Abschnitt der Deltamuskeln trainieren.

Diese Einheit zwingt Ihre hinteren Deltamuskeln, härter denn je zu arbeiten - Sie brauchen dazu nur Ihr eigenes Körpergewicht.

WIE ES FUNKTIONIERT
Y-Heben und Hinterer-Delta-Fly sind Ihnen womöglich bekannt, denn sie werden oft mit Kurzhanteln praktiziert. Aber mit Schlingen sind diese Übungen viel effektiver, denn Sie bewegen Ihr gesamtes Körpergewicht - im Gegensatz zu kleinen Handgeräten. Das aktiviert deutlich mehr Muskeln, und Sie erhalten das Aussehen eines Turners.

HINWEISE Absolvieren Sie alle für eine Übung angegebenen Sätze und wechseln Sie dann zur nächsten Übung.

1 SPITZLIEGESTÜTZ

SÄTZE: 4 WIEDERHOLUNGEN: 8-12 PAUSE: 90 SEKUNDEN

Befestigen Sie die Schlingen an einem festen Gegenstand über Kopf und stellen Sie die Fußbügel etwa auf Kniehöhe ein, damit Ihr gestreckter Körper im Liegestütz parallel zum Boden ist. Stellen Sie die Füße in die Bügel, platzieren Sie die Hände schulterbreit auf dem Boden, spannen Sie die Körpermitte an und senken Sie durch Beugen der Arme den Körper ab, bis der Brustkorb fast den Boden berührt. Strecken Sie die Arme und kehren Sie zurück in die Ausgangsstellung. Jetzt beugen Sie die Hüften und heben das Gesäß, bis der Oberkörper fast senkrecht steht. Kehren Sie zurück in die Ausgangsstellung. Das ist eine Wiederholung.

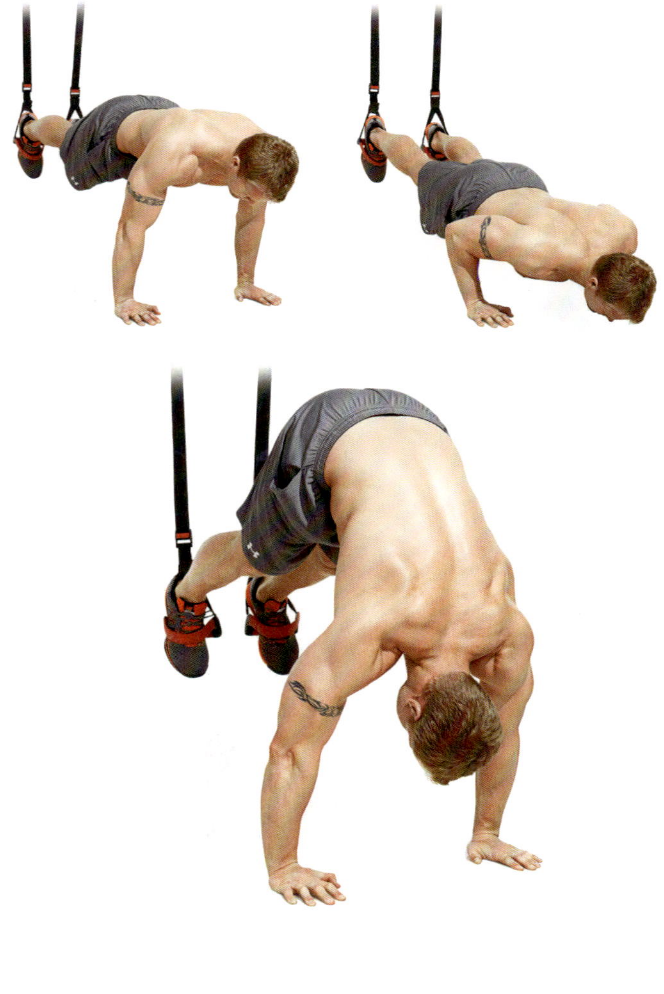

2 Y-HEBEN

SÄTZE: 2 WIEDERHOLUNGEN: 12–15
PAUSE: 60 SEKUNDEN

Fassen Sie im schulterbreiten Stand die Griffe. Lehnen Sie sich mit gestrecktem Körper nach hinten, bis der Winkel zum Boden zwischen 45 und 60 Grad beträgt. Heben Sie die Arme in Y-Stellung, die Handflächen zeigen nach vorn. Der Körper kehrt zurück bis fast in die Vertikale, aber achten Sie in der Endstellung darauf, dass die Belastung auf den Schultern erhalten bleibt. Ihr Körpergewicht verlagert sich von den Fersen auf den ganzen Fuß.

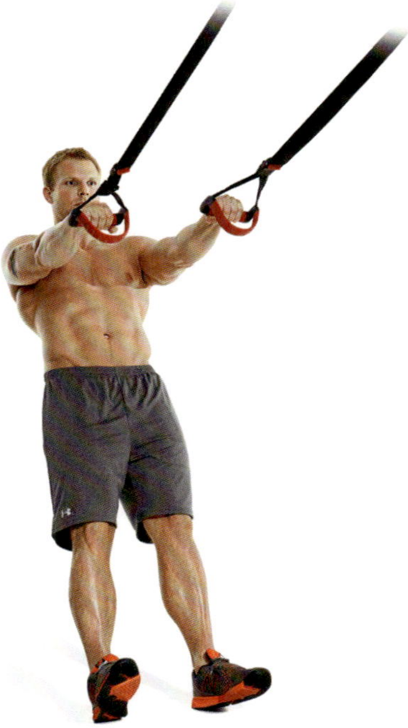

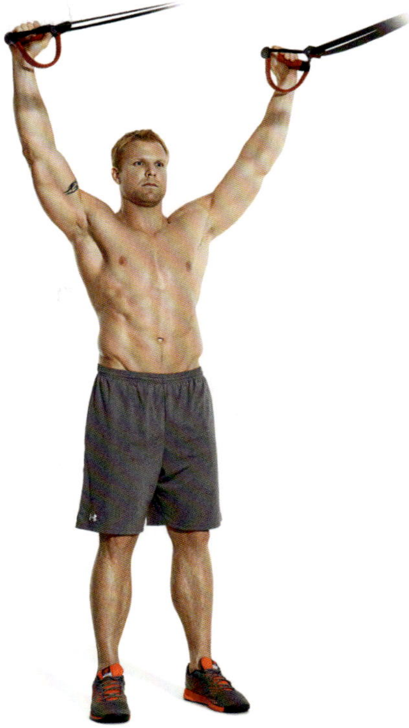

3 HINTERER-DELTA-FLY

SÄTZE: 4 WIEDERHOUNGEN: 12–15
PAUSE: 60 SEKUNDEN

Die Ausgangsstellung gleicht der zum Y-Heben, doch die Gurte sind kürzer. Öffnen Sie Ihre leicht gebeugten Arme zur Seite, bis die Schulterblätter zusammengeführt sind. Die Handflächen zeigen zueinander.

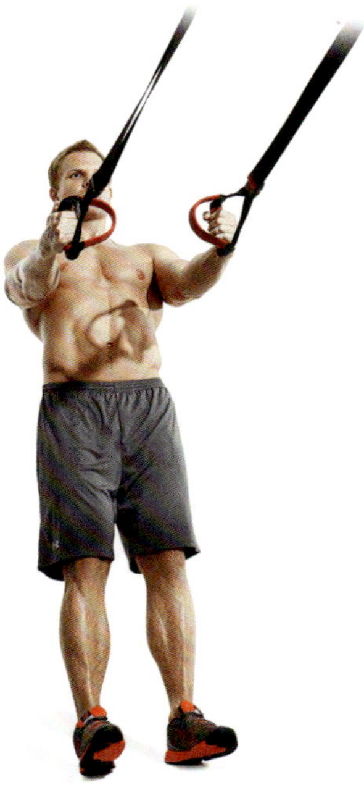

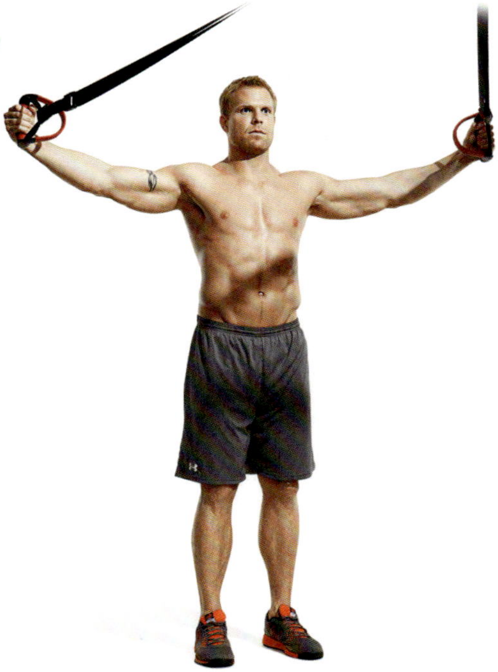

DAS BESTE SCHULTERTRAINING MIT EIGENEM KÖRPERGEWICHT

WORKOUT 51 VON JIM SMITH, C.S.C.S.

Muskeln brauchen Spannung durch Widerstand, um zu wachsen - woher der kommt, ist ihnen egal. Wenn die Spannung groß genug ist und lange genug anhält, zwingt der Körper Ihre Muskeln, sich durch das Aktivieren von mehr Muskelfasern anzupassen; sie werden stärker und größer. Das folgende Training verwendet Dreiersätze, um die Zeit- und Spannungskriterien zu erfüllen, und nutzt diverse Übungen mit eigenem Körpergewicht, die eine echte Herausforderung sind.

WIE ES FUNKTIONIERT Dreiersätze sind knallhart. Sie absolvieren eine Übung, dann eine andere und noch eine - erst danach ist Pause. So müssen Ihre Schultern lange arbeiten, mit den gewählten Übungen in ungewöhnlichen Stellungen den Körper unterstützen und dabei einen großen Teil des Körpergewichts bewegen. Sie werden Ihre Kurzhanteln nicht vermissen. Am Ende jedes Dreiersatzes steht Dehnen auf dem Programm. Es begünstigt den Blutfluss zu den Muskeln, was Nährstoffe heranschafft, die zum Wachstum beitragen.

HINWEISE Absolvieren Sie die Übungen 1A, 1B und 1C als Dreiersatz, also erst einen Satz A, dann B, dann C, dann Pause. Wiederholen Sie den Ablauf, bis alle angegebenen Sätze erledigt sind, und vollziehen Sie dann die Übungen 2A, 2B und 2C auf die gleiche Weise. Übung 3 trainieren Sie in normalen Sätzen.

1A HINDU-LIEGESTÜTZ

SÄTZE: 4 WIEDERHOLUNGEN: 12-15 PAUSE: 0 SEKUNDEN

Beugen Sie aus der Ausgangsstellung des Liegestützes heraus die Hüften und schieben Sie das Gesäß nach oben. Stemmen Sie dazu die Hände in den Boden. Der Rücken ist gerade, der Kopf zwischen den Armen. Beugen Sie nun die Arme und senken Sie den Körper in einer bogenförmigen Bewegung so nach unten, dass zuerst die Nasenspitze und danach das Brustbein fast den Boden berühren. Steuern Sie mit dem Kopf wieder nach oben und strecken Sie die Arme. In der Überstreckung zeigen Kopf und Rumpf nach oben. Das ist eine Wiederholung.

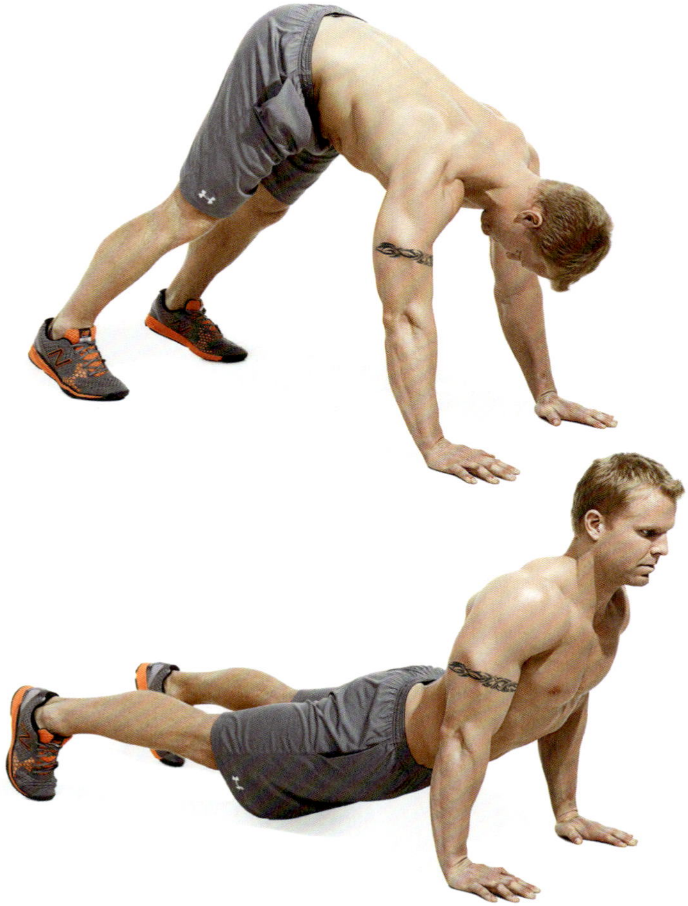

1B Y- UND W-HEBEN

SÄTZE: 4 WIEDERHOLUNGEN: 12-15 PAUSE: 0 SEKUNDEN

Legen Sie sich bäuchlings auf den Boden, spannen Sie die Körpermitte und das Gesäß an und führen Sie die Arme so gestreckt nach vorn, dass sie zusammen mit dem Körper ein Y bilden. Der Oberkörper ist bis zum Brustbein abgehoben, die Daumen zeigen zur Decke. Halten Sie eine Sekunde lang inne. Beugen Sie nun die Arme und ziehen Sie die Ellenbogen nach hinten, bis die Arme zusammen mit dem Körper ein W bilden. Halten Sie wieder eine Sekunde inne.

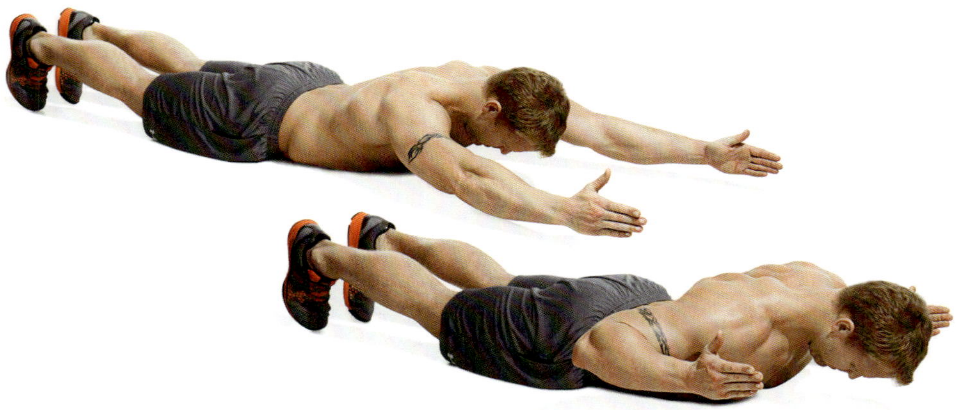

1C SCHULTER DEHNEN

SÄTZE: 4 WIEDERHOLUNGEN: 30 SEKUNDEN HALTEN (JEDE SEITE) PAUSE: 30 SEKUNDEN

Legen Sie die Innenseite Ihres rechten Unterarms gegen einen Türrahmen; der Arm ist rechtwinklig gebeugt. Drehen Sie langsam den Körper nach links weg, bis Sie in den Schulter- und Brustmuskeln die Dehnung spüren.

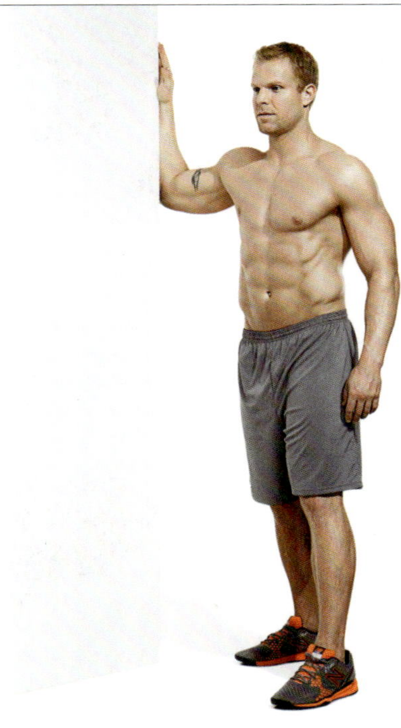

2A PIKE PRESS

SÄTZE: 4 WIEDERHOLUNGEN: 8–10 PAUSE: 0 SEKUNDEN

Beugen Sie aus der Ausgangsstellung des Liegestützes heraus die Hüften und schieben Sie das Gesäß nach oben. Stemmen Sie dazu die Hände in den Boden. Der Rücken ist gerade, der Kopf zwischen den Armen. Mit annähernd vertikalem Oberkörper beugen Sie die Arme, bis Ihr Kopf zwischen den Händen fast den Boden berührt.

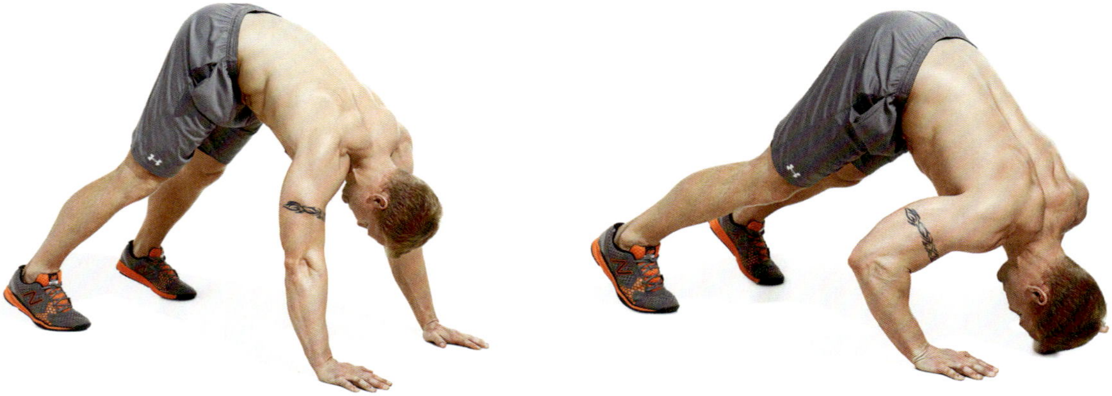

2B DIP

SÄTZE: 4 WIEDERHOLUNGEN: 12–15 PAUSE: 0 SEKUNDEN

Stützen Sie sich mit den Handballen auf eine Bank oder einen Stuhl hinter Ihnen und stellen Sie die Fersen eventuell auf einen erhöhten Gegenstand vor Ihnen. Senken Sie durch Beugen der Arme den Körper ab, bis die Oberarme parallel zum Boden sind.

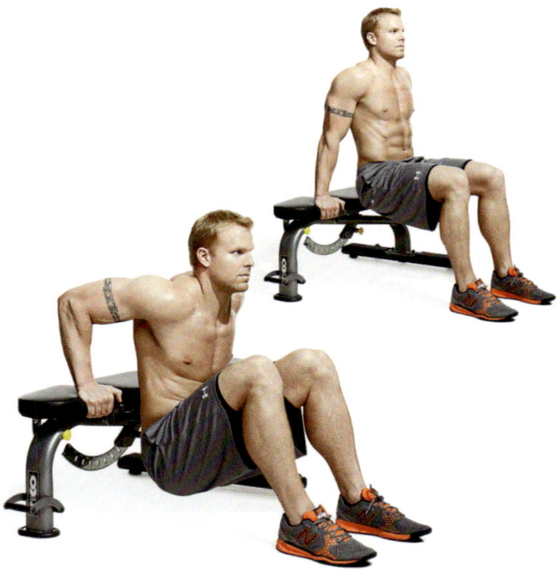

2C LAT DEHNEN

SÄTZE: 4 WIEDERHOLUNGEN/ZEIT: 30 SEKUNDEN HALTEN (JEDE SEITE) PAUSE: 30 SEKUNDEN

Fassen Sie einen Türknauf oder einen anderen festen Gegenstand auf dieser Höhe, beugen Sie sich mit geradem Rücken aus den Hüften nach vorn, bis Ihr Arm mit dem Rumpf eine Linie bildet. Schaukeln Sie die Hüften von einer Seite zur anderen und spüren Sie die Dehnung im Latissimus.

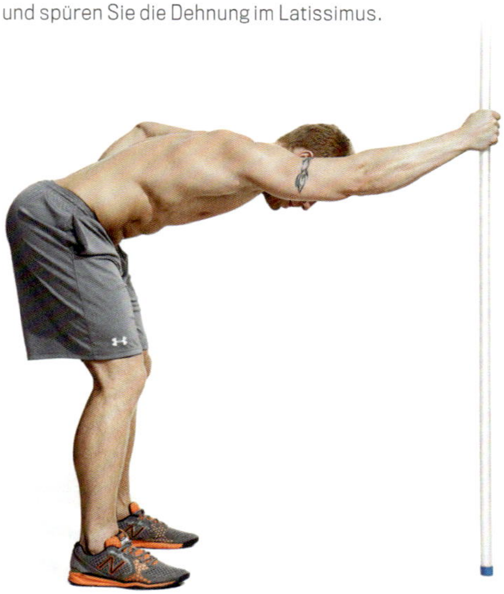

3 LIEGESTÜTZGANG SEITWÄRTS

SÄTZE: 4 WIEDERHOLUNGEN:
10-MAL ÜBERKREUZ (JEDE SEITE)
PAUSE: 60 SEKUNDEN

Aus der Ausgangsstellung des Liegestützes führen Sie gleichzeitig die linke Hand über die rechte und stellen das rechte Bein weit nach rechts. Nun stellen Sie die rechte Hand nach rechts und holen das linke Bein nach. Das ist ein Shuffle. Gehen Sie zehn Shuffles zur einen Seite und dann denselben Weg zurück zur Ausgangsposition. Spannen Sie während des gesamten Ablaufs die Körpermitte an; das Becken bewegt sich weder auf noch ab.

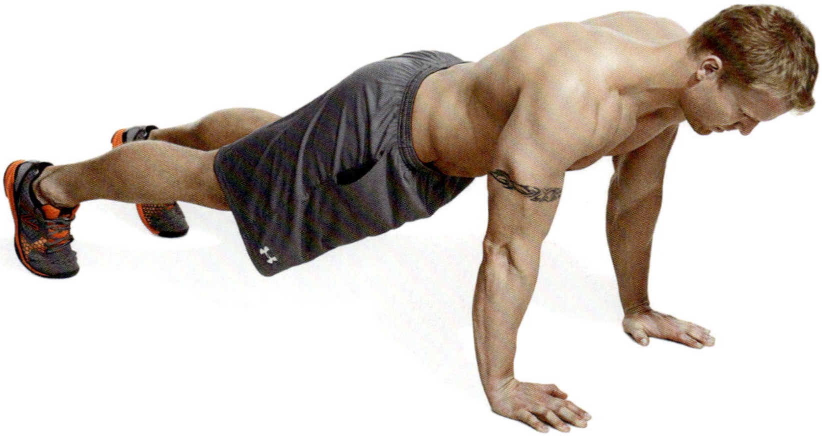

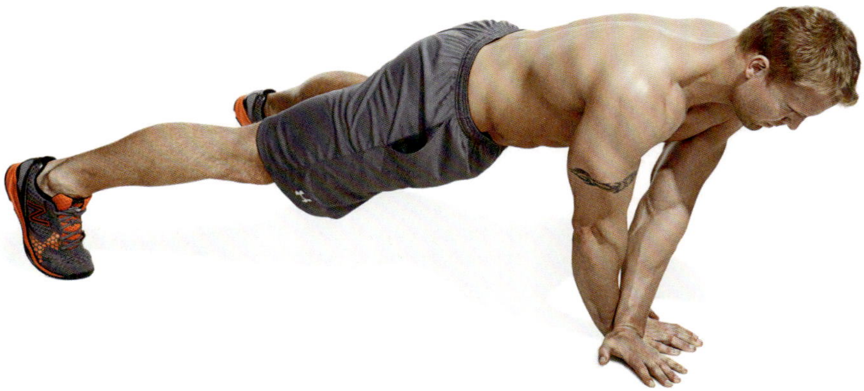

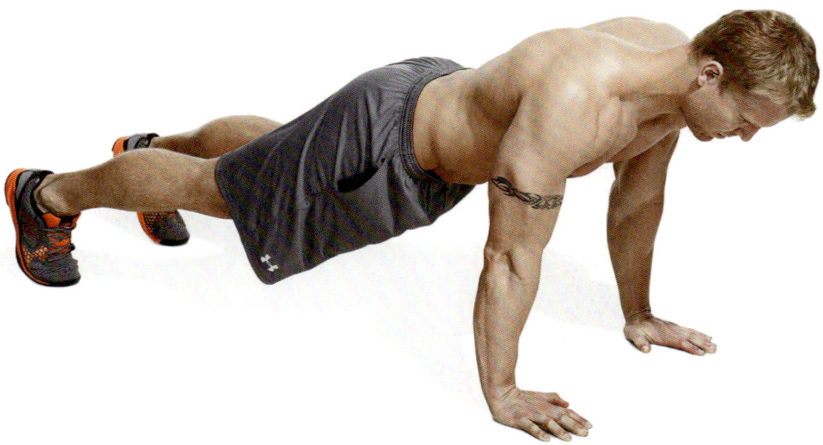

DAS BESTE SCHULTERTRAINING MIT KURZHANTELN

WORKOUT 52   VON C.J. MURPHY, M.F.S.

Viele Trainer kennen nur zwei Wege, um Schultern mit Kurzhanteln zu trainieren: drücken und heben. Wir nehmen einen dritten hinzu - und diese dreistrahlige Attacke kann zu Schultern führen, die rund und kompakt sind wie Kanonenkugeln.

WIE ES FUNKTIONIERT Die erste Übung, Überkopfdrücken im Neutralgriff, steht für die sicherste Art und Weise, Drückbewegungen zu absolvieren. Wenn Sie zuletzt Schulterübungen aus Schmerzgründen ausgelassen haben, kann die Rückkehr zu schmerzfreier Praxis ganz einfach sein: Drehen Sie die Handflächen zueinander. In dieser Haltung bewegt sich der Oberarmknochen ohne Impingement-Risiko im Schultergelenk.

Im weiteren Programm folgt ein Armheben-Komplex, in dem Sie am Ende jeder Wiederholung in Seithalte verharren. Diese Übungskombination ist unter Strongman-Wettkämpfern, deren Schultern so groß wie Kürbisse sind, sehr populär. Die Trainingseinheit endet mit dem Kurzhantel-Clean im Sitzen. Wenn Sie je Power Cleans kennengelernt haben, wissen Sie, welche Wirkung das schnelle Heben einer Last vom Boden bis in Schulterhöhe auf Ihre Schultern hat. Diese Variante isoliert sie mehr. Sie ist in der Ausführung so einfach, wie es sich liest: Wuchte die Gewichte hoch. Viel Energie macht große Schultern.

HINWEISE Absolvieren Sie alle für eine Übung angegebenen Sätze und wechseln Sie dann zur nächsten Übung.

1 ÜBERKOPFDRÜCKEN IM NEUTRALGRIFF

SÄTZE: 5   WIEDERHOLUNGEN: 8   PAUSE: 60 SEKUNDEN

Halten Sie im aufrechten Stand in jeder Hand eine Kurzhantel; die Handflächen zeigen zueinander, die Ellenbogen nach vorn. Spannen Sie die Körpermitte an und drücken Sie die Gewichte über Kopf. Wenn die Arme fast gestreckt sind, heben Sie die Schultern und halten die Stellung für eine Sekunde.

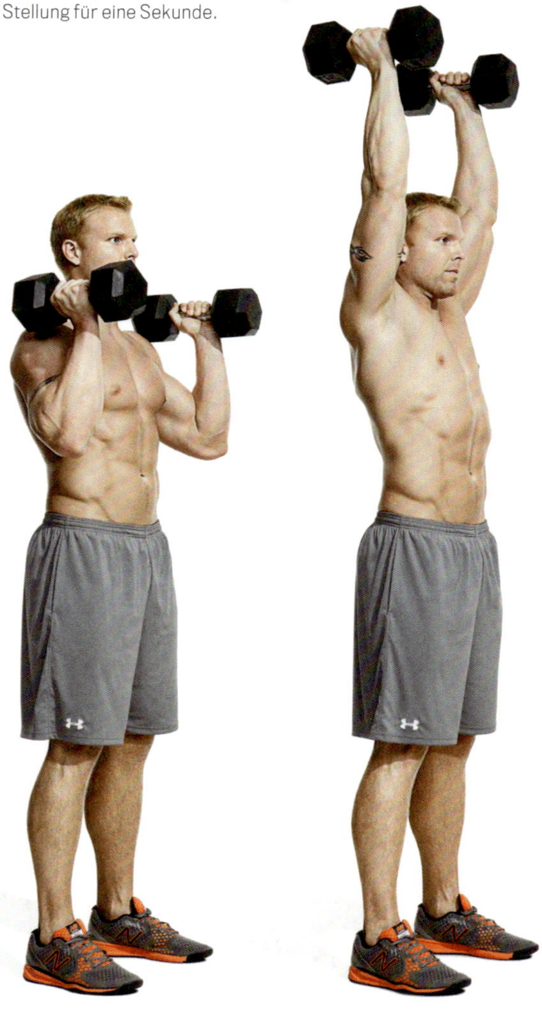

2 ARMHEBEN-KOMPLEX

SÄTZE: 3 WIEDERHOLUNGEN: 12–15
PAUSE: SIEHE UNTEN

Halten Sie im aufrechten Stand in jeder Hand eine Kurzhantel, die Handflächen zeigen zueinander. Heben Sie die Gewichte nach vorn auf Schulterhöhe, die Daumen zeigen nach oben. Nach 12 bis 15 Wiederholungen heben Sie die Arme zur Seite bis auf Schulterhöhe. Beugen Sie sie dazu leicht. Absolvieren Sie alle Wiederholungen und nehmen Sie dann ein leichteres Paar Kurzhanteln. Heben Sie sie mit gestreckten Armen zur Seite auf Ohrhöhe, die Daumen zeigen nach oben. Halten Sie diese Stellung für 30 Sekunden. Spannen Sie zur Unterstützung die Körpermitte an.

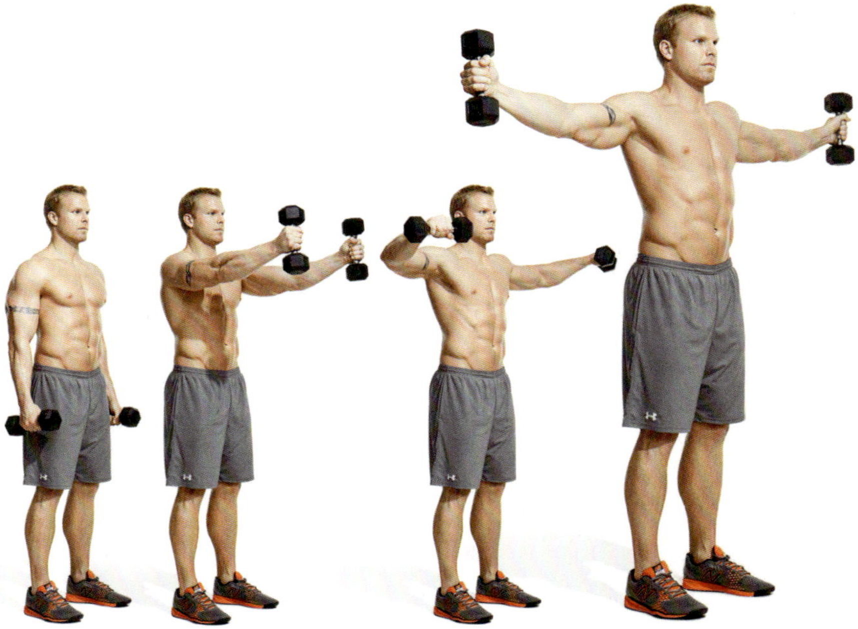

3 KURZHANTEL-CLEAN IM SITZEN

SÄTZE: 3 WIEDERHOLUNGEN: 12–15 PAUSE: 60 SEKUNDEN

Halten Sie in jeder Hand eine Kurzhantel und setzen Sie sich auf die Kante einer Bank. Strecken Sie den Rücken und lehnen Sie sich nach vorn. Richten Sie mit einer explosiven Bewegung den Oberkörper auf und nutzen Sie den Impuls, um die Gewichte nach oben zu ziehen. Am Umkehrpunkt drehen Sie die Handflächen nach oben und stabilisieren die Hanteln auf Schulterhöhe.

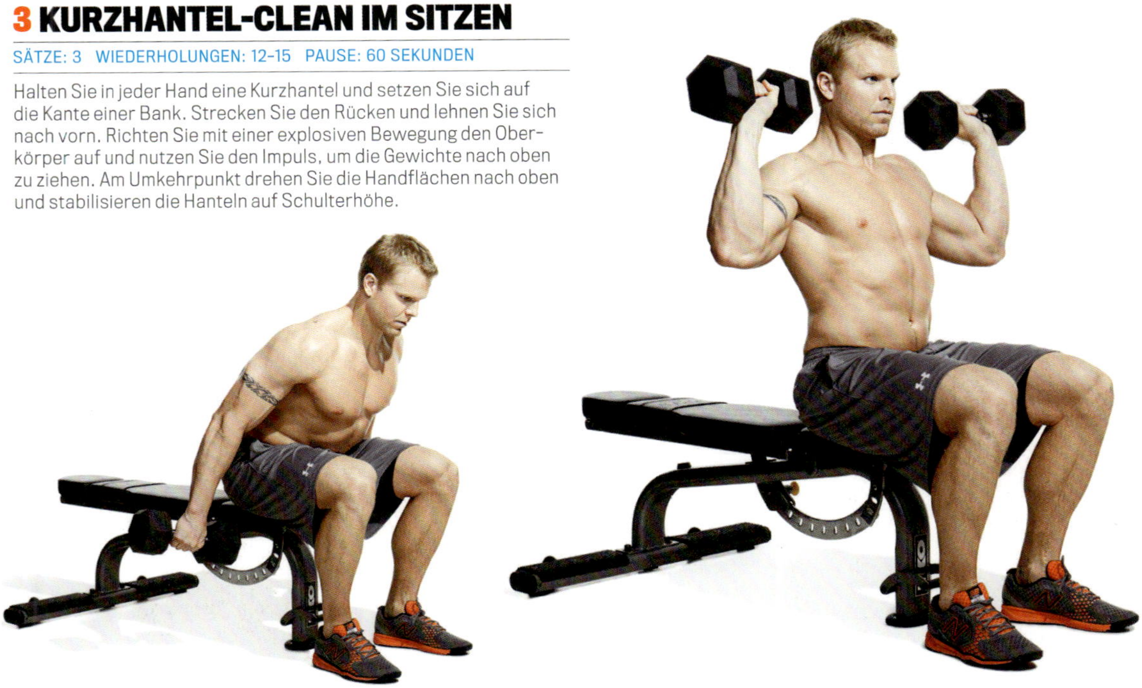

18 RÜCKEN

Sich gedanklich auf das Rückentraining einzustellen ist nicht so leicht wie auf das Brust- oder Armtraining. Den eigenen Rücken sieht man normalerweise nicht; deshalb ist es schwieriger, sich vorzustellen, wie er arbeitet, und man muss lernen, sich auf das Muskelgefühl zu konzentrieren, das mit jeder Kontraktion einhergeht. Das Ausfindigmachen der passenden Trainingsgeräte liefert einen wertvollen Beitrag. Wenn Kurzhanteln nicht ideal sind, dann vielleicht ein Widerstandsband, weil der ihm innewohnende Widerstand ein anderes Gefühl vermittelt als freie Gewichte. Möglicherweise sind Klimmzüge eine Schlüsselübung, weil Sie sich Ihre Hände als Haken vorstellen können, mit denen Ihr Latissimus den Körper auf- und abwärtsbewegt. Was immer das Beste für Sie sein mag, Sie finden es auf den folgenden Seiten – damit Sie den Rücken mit derselben Intensität trainieren können wie Ihre Arme oder die Brust.

DAS BESTE RÜCKENTRAINING IM FITNESSSTUDIO

WORKOUT 53 VON JIM SMITH, C.S.C.S.

Kreuzheben gehört zu unseren Lieblingsübungen. Es steigert den Testosteronspiegel, erhöht den Stoffwechsel und lässt an allen Ecken und Enden des Körpers Muskeln wachsen – vor allem am Rücken. Kreuzheben ist der Kern dieses Trainingsprogramms; und wenn es Sie richtig fordert, fängt die Arbeit erst an.

WIE ES FUNKTIONIERT Kreuzheben ist eine anstrengende Übung, die normalerweise eine längere Pause zwischen den Sätzen verlangt. Dieses Glück haben Sie hier nicht. Sie halten die Pausen kurz und holen so viele Wiederholungen heraus wie möglich, um den Rücken komplett zu erschöpfen. Danach folgen Kammgriff-Klimmzüge – die ultimative Latissimus-Challenge –, Seitheben im Liegen, Rudern und Rückenstrecken. Um die Wahrheit zu sagen: Schon das Kreuzheben allein wird dem Rücken am nächsten Morgen wehtun. Die restlichen Übungen verlängern dieses Empfinden noch.

HINWEISE Absolvieren Sie die mit A und B bezeichneten Übungspaare als Supersätze, also einen Satz A, dann einen Satz B, dann Pause. Komplettieren Sie alle für das Paar angegebenen Sätze und wechseln Sie dann das Übungspaar. Übung 1 absolvieren Sie als normalen Satz.

1 KREUZHEBEN

SÄTZE: 4 WIEDERHOLUNGEN: 5, SO VIELE WIE MÖGLICH PAUSE: 15 SEKUNDEN

Drücken Sie die Fersen in den Boden, halten Sie den Rücken gerade und ziehen Sie durch Strecken von Hüften und Beinen die Hantelstange dicht entlang der Schienbeine und Knie bis in den Stand. Absolvieren Sie zum Warm-up drei Sätze à fünf Wiederholungen mit 20, 40 und 60 Prozent Ihres Kreuzheben-Maximums. Zwischen den Aufwärmsätzen pausieren Sie 90 Sekunden. Im Hauptteil vollziehen Sie einen Satz von fünf Wiederholungen mit 70–75 Prozent Ihres Maximums und pausieren dann 15 Sekunden. Absolvieren Sie drei weitere Sätze mit so vielen Wiederholungen wie möglich, dazwischen jeweils 15 Sekunden Pause. In den letzten drei Sätzen schaffen Sie kaum mehr als eine oder zwei Wiederholungen. Das ist in Ordnung. Beenden Sie einen Satz, wenn Sie merken, dass die Technik leidet.

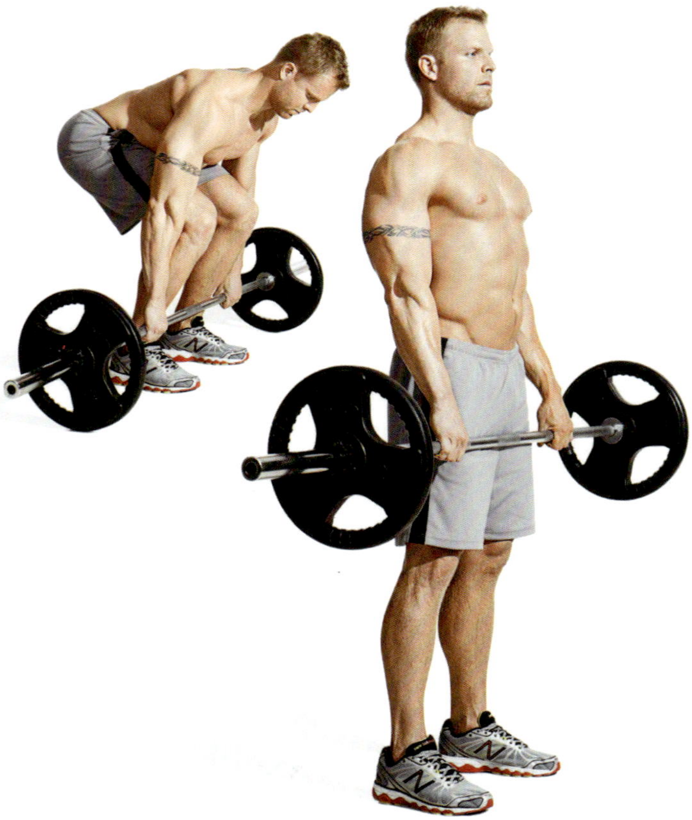

2A KLIMMZUG IM KAMMGRIFF

SÄTZE: 4 WIEDERHOLUNGEN: 6-8 PAUSE: 0 SEKUNDEN

Fassen Sie die Klimmzugstange schulterbreit im Kammgriff, die Handflächen zeigen nach hinten. Ziehen Sie sich aus dem Hang nach oben, bis das Kinn über der Stange ist.

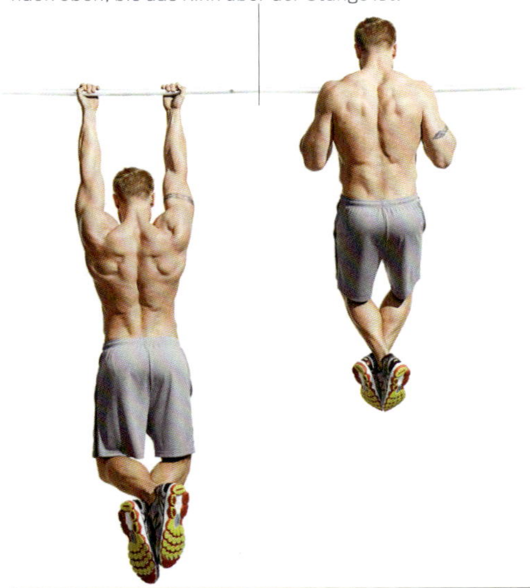

2B SEITHEBEN IM LIEGEN

SÄTZE: 4 WIEDERHOLUNGEN: 20 PAUSE: 60-90 SEKUNDEN

Legen Sie sich bäuchlings auf eine um etwa 60 Grad geneigte Schrägbank und halten Sie in jeder Hand eine Kurzhantel. Heben Sie die Arme zur Seite und führen Sie die Schulterblätter zusammen. Die Handflächen zeigen nach unten.

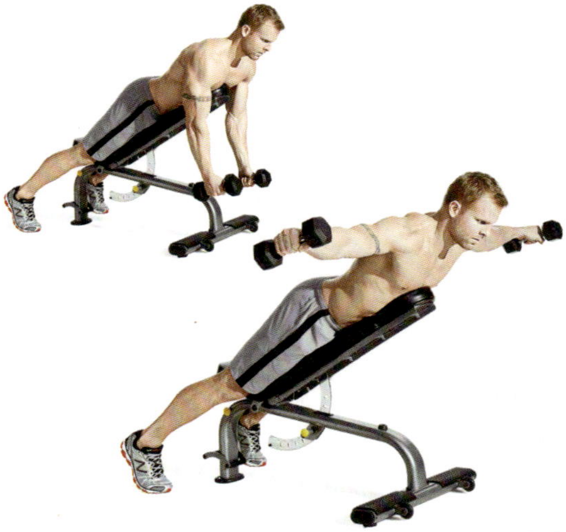

3A KABELRUDERN IM SITZEN

SÄTZE: 3 WIEDERHOLUNGEN: 10-12 PAUSE: 0 SEKUNDEN

Befestigen Sie am Zugseil einer Sitzruderstation eine gerade oder eine Latzugstange. Stellen Sie im Sitzen Ihre Füße gegen die Platte und beugen Sie die Knie leicht. Halten Sie den unteren Rücken gerade, fassen Sie die Stange und ziehen Sie sie bis zum Brustbein. In der Endstellung drücken Sie die Schulterblätter zusammen. Strecken Sie die Arme und fühlen Sie vor der nächsten Wiederholung die Dehnung im Rücken.

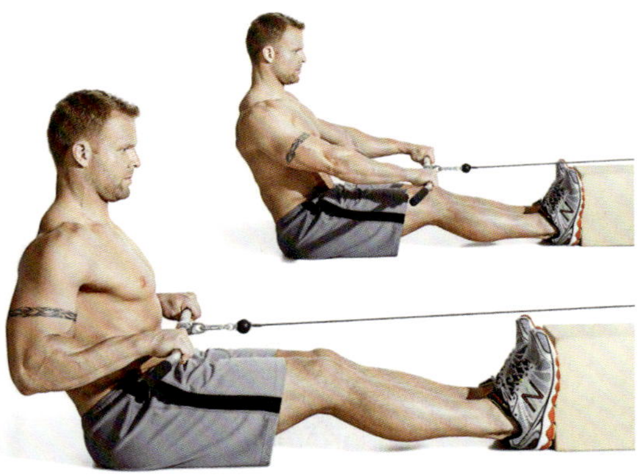

3B RÜCKENSTRECKEN

SÄTZE: 3 WIEDERHOLUNGEN: 10-12 PAUSE: 60 SEKUNDEN

Platzieren Sie Ihre Beine in einer Bank zum Rückenstrecken und beugen Sie die Hüften mehr als 90 Grad; die Hände verschränken Sie vor der Brust. Strecken Sie den Körper, bis er eine gerade Linie mit den Beinen bildet.

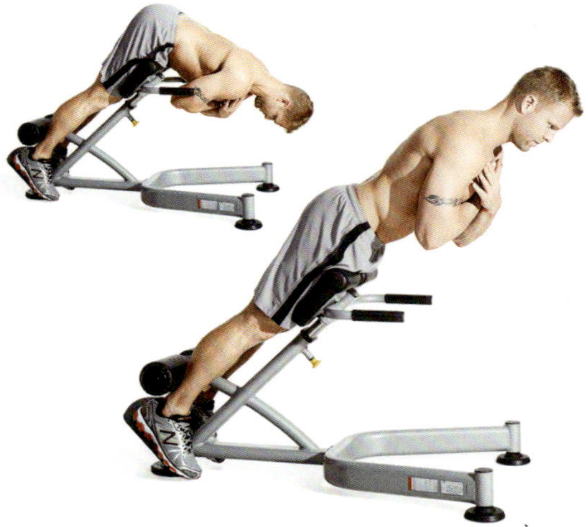

DAS BESTE RÜCKENTRAINING MIT LANGHANTEL

WORKOUT 54 VON JASON FERRUGGIA

Wer schon länger mit Langhanteln trainiert, dem fehlt es nicht an einer gut entwickelten Rückenmuskulatur. Unabhängig von den Übungen, mit denen Sie eigentlich andere Muskeln ansprechen, wie Olympisches Gewichtheben, Squats oder Kreuzheben: Schon das Halten und Stabilisieren der Langhantel aktiviert alle Rückenmuskeln - vom Trapezius bis zu den Rückenstreckern. Unser Programm kräftigt Ihren Körper von der Vorder- bis zur Rückseite.

WIE ES FUNKTIONIERT
Wir starten mit dem Clean aus dem Hang, der Teil einer der Disziplinen aus dem Olympischen Gewichtheben ist und alle Muskeln anspricht, besonders aber vom Trapezius einen Beitrag zum Heben der Last von den Knien zu den Schultern verlangt. Danach belasten Sie den Latissimus mit Ruderbewegungen aus verschiedenen Winkeln. Falls zu viel Brusttraining den vorderen und hinteren Teil Ihres Oberkörpers aus der Balance gebracht hat, gibt es nichts Besseres als die gute, alte Langhantel, um die Verhältnisse wieder geradezurücken.

HINWEISE Absolvieren Sie alle für eine Übung angegebenen Sätze und wechseln Sie dann zur nächsten Übung.

1 CLEAN AUS DEM HANG

SÄTZE: 3 WIEDERHOLUNGEN: 6 PAUSE: 90 SEKUNDEN

Halten Sie die Langhantel etwa schulterbreit vor den Oberschenkeln und beugen Sie Hüften und Beine so, dass sich die Hantelstange etwas oberhalb der Kniescheiben befindet. Strecken Sie explosiv Hüften und Beine, ziehen Sie die Schultern hoch und die Hantelstange vor dem Rumpf nach oben. Wenn sich die Hantelstange vor dem oberen Brustkorb befindet, beugen Sie die Ellenbogen so, dass die Handflächen zur Decke zeigen. Stabilisieren Sie die Hantel auf Schulterhöhe, indem Sie mit Hüften und Knien den Stoß abfangen.

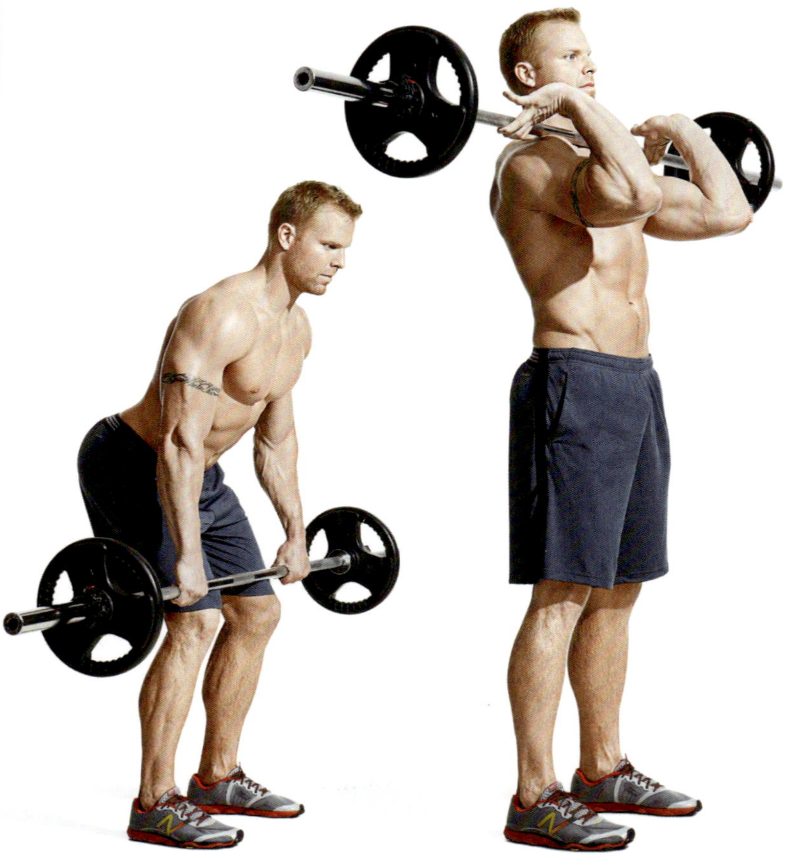

2 RUDERN EINARMIG

SÄTZE: 3 WIEDERHOLUNGEN: 12, 10, 8 (JEDE SEITE)
PAUSE: 90 SEKUNDEN

Fixieren Sie das von einem Handtuch umwickelte Ende einer Langhantelstange in der Ecke eines Raumes. Legen Sie am anderen Ende das Gewicht Ihrer Wahl auf und fassen Sie die Stange hinter der Manschette. In Schrittstellung ist ihr linkes Bein vorn. Halten Sie den Rücken gerade und beugen Sie sich nach vorn, bis sich Ihr Oberkörper etwa im 45-Grad-Winkel zum Boden befindet. Ziehen Sie die Hantel zum Brustkorb.

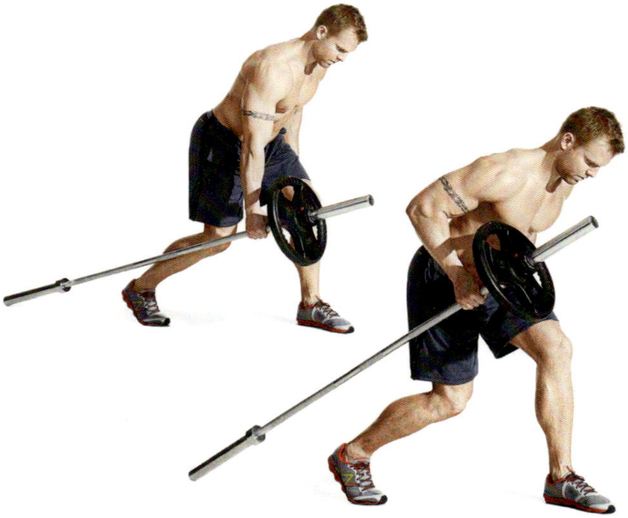

3 RUDERN IM KAMMGRIFF

SÄTZE: 2 WIEDERHOLUNGEN: 10–12 PAUSE: 90 SEKUNDEN

Fassen Sie die Langhantel schulterbreit im Kammgriff. Halten Sie den Rücken gerade und beugen Sie so die Hüften, dass der Boden-Rumpf-Winkel etwa 60 Grad beträgt. Ziehen Sie das Gewicht mit einer Ruderbewegung zum Nabel (Sie dürfen ein wenig Schwung einsetzen), der Rücken bleibt gerade. Handgelenkbänder können zum Stabilisieren des Griffs beitragen.

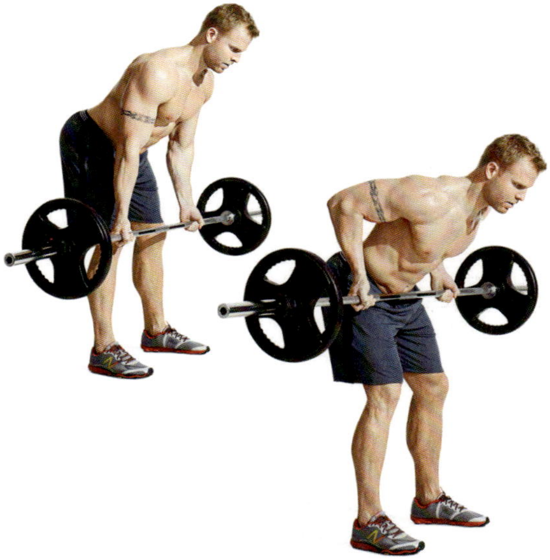

4 RUDERN VORGEBEUGT BIS ZUM HALS

SÄTZE: 2 WIEDERHOLUNGEN: 12–15
PAUSE: 60 SEKUNDEN

Bereiten Sie sich vor wie zum Kammgriffrudern, aber fassen Sie die Hantel im Ristgriff und beugen Sie sich vor, bis der Rumpf parallel etwa zum Boden ist. Ziehen Sie die Last mit einer Ruderbewegung zum Hals und führen Sie gleichzeitig die Schulterblätter zusammen. Beachten Sie, dass Sie für diese Übung leichte Gewichte verwenden müssen.

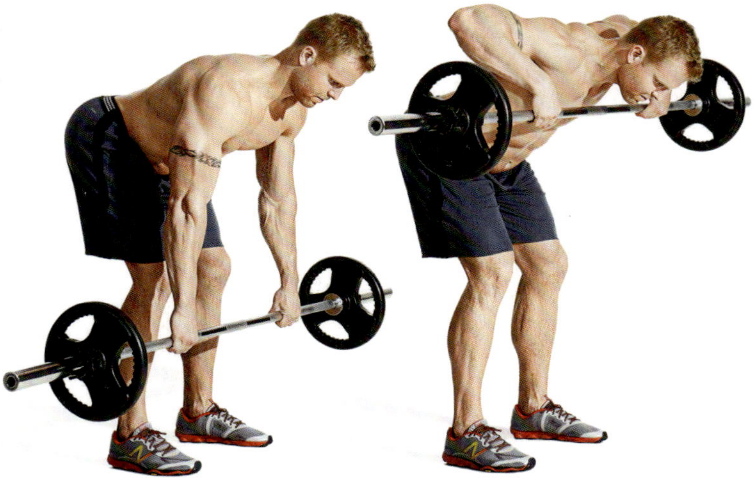

DAS BESTE RÜCKENTRAINING MIT KURZHANTELN

WORKOUT 55 VON MICHAEL SCHLETTER, C.P.T.

Der untere Rücken kommt bei den meisten Krafttrainingsübungen zu kurz. Wenn Sie der Typ sind, der gern Squats, Kreuzheben und Überkopfdrücken trainiert, wissen Sie, wie sehr dieser Körperbereich klare Rückmeldungen durch Muskelkater oder andere Schmerzsignale geben kann, auch wenn Sie das Gefühl haben, dass andere Muskeln die ganze Arbeit machen. In unserem Programm trainieren wir den Rücken direkt und indirekt, um ihn auf die kommenden Aufgaben vorzubereiten. Darüber hinaus ist der Latissimus hart gefordert.

WIE ES FUNKTIONIERT Sie werden die meiste Zeit des Trainings damit verbringen, auf den Boden zu schauen, denn Sie sind nach vorn gebeugt, halten den Rücken gerade und konzentrieren sich auf den Latissimus und den hinteren Teil des Deltamuskels. So lernen die beiden, als Synergisten zu arbeiten und die Wirbelsäule zu schützen, was sich in schwierigeren Übungen wie Rudern und Kreuzheben wieder auszahlt. Je stärker Ihr unterer Rücken ist, desto mehr Last können Sie in anderen Übungen (nicht nur für den Rücken) bewältigen. Und mehr Lasten bedeuten größere Muskeln.

HINWEISE Absolvieren Sie die mit A und B bezeichneten Übungspaare als Supersätze, also einen Satz A, dann einen Satz B, dann Pause. Komplettieren Sie alle für ein Übungspaar angegebenen Sätze und gehen Sie dann zum nächsten über. Die letzte Übung vollziehen Sie in normalen Sätzen.

1A RUDERN EINARMIG IM NEUTRALGRIFF

SÄTZE: 5 WIEDERHOLUNGEN: 5-8 (JEDE SEITE) PAUSE: SIEHE UNTEN

Halten Sie in einer Hand eine Kurzhantel, beugen Sie sich mit geradem Rücken aus der Hüften nach vorn, bis der Oberkörper fast parallel zum Boden ist und der Arm mit nach vorn zeigendem Daumen senkrecht nach unten hängt. Ziehen Sie das Gewicht mit einer Ruderbewegung zum Brustkorb. Nachdem Sie jeweils ein Satz auf beiden Seiten erledigt haben, machen Sie nach drei Minuten Pause weiter mit Übung 1B.

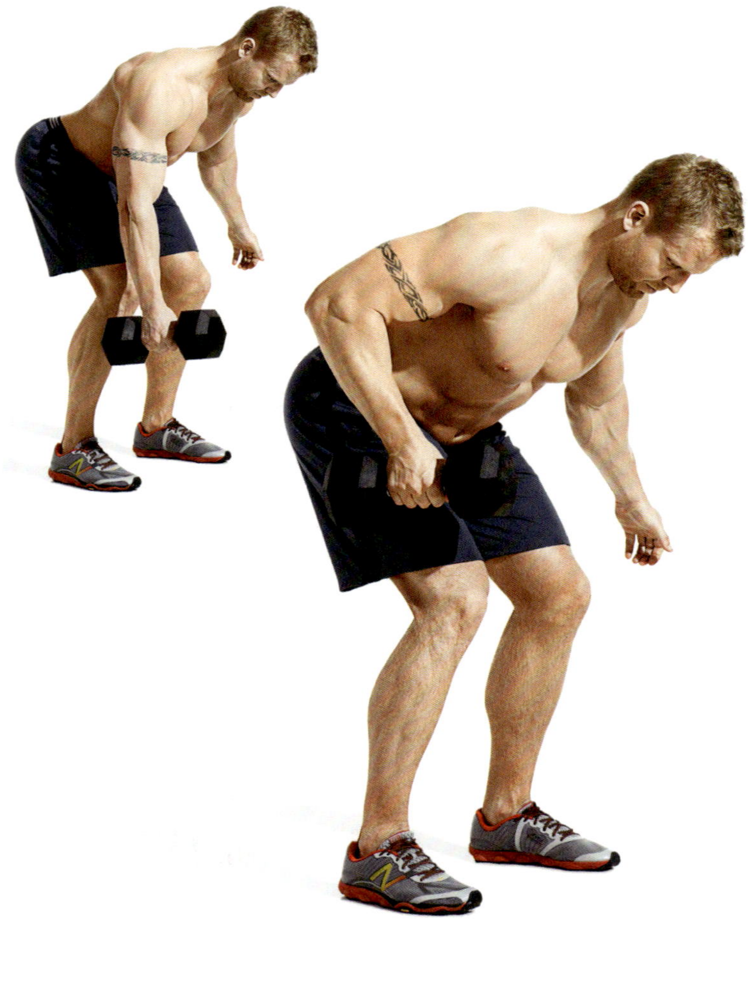

1B REVERSE FLY VORGEBEUGT

SÄTZE: 5 WIEDERHOLUNGEN: 10–12 PAUSE: 3 MINUTEN

Bereiten Sie sich vor wie zum einarmigen Rudern im Neutralgriff, aber verwenden Sie leichtere Kurzhanteln. Heben Sie die Arme exakt zur Seite, führen Sie in der Endstellung die Schulterblätter zusammen und halten Sie die Endstellung eine Sekunde lang. Komplettieren Sie den Satz und pausieren Sie drei Minuten.

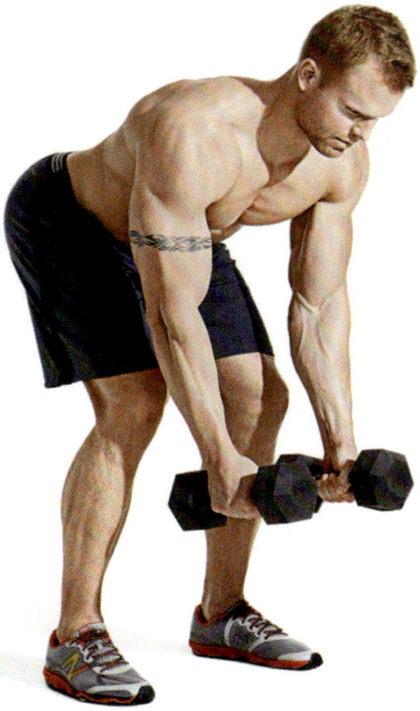

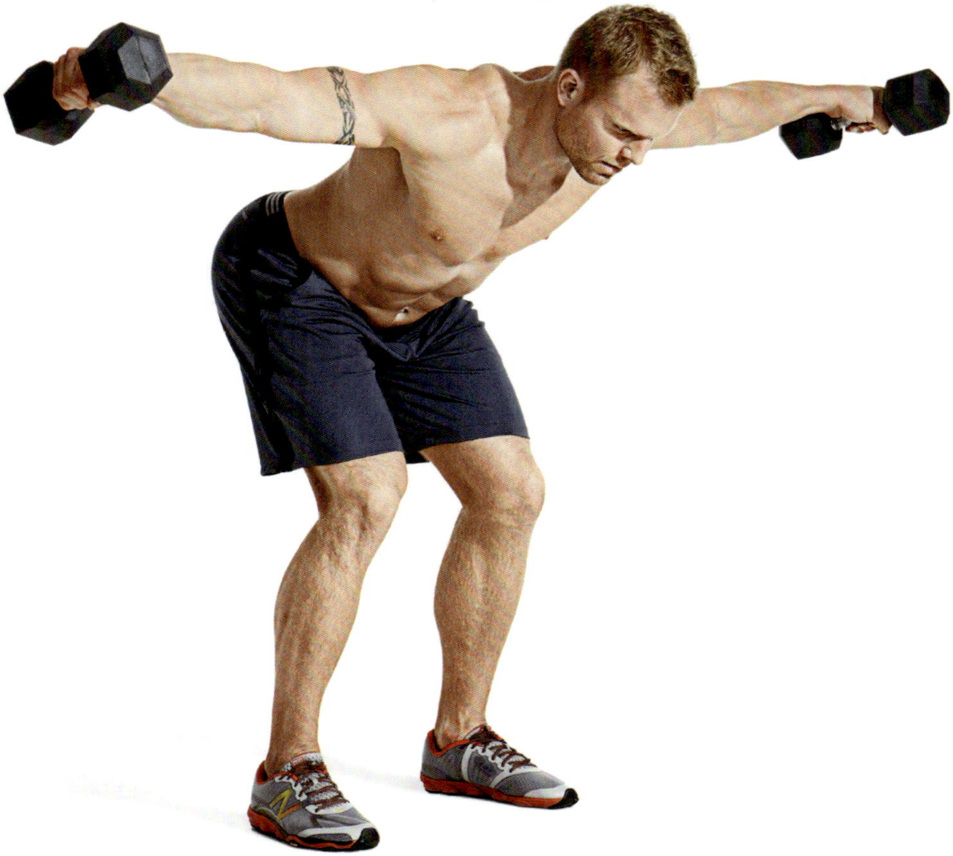

2A RUDERN EINARMIG IM KAMMGRIFF

SÄTZE: 3 WIEDERHOLUNGEN: 8–12 (JEDE SEITE)
PAUSE: 0 SEKUNDEN

Aus der gleichen Ausgangsstellung wie bei den beiden zuvor genannten Übungen drehen Sie die Handfläche nach vorn und ziehen das Gewicht in einer Ruderbewegung zum Brustkorb.

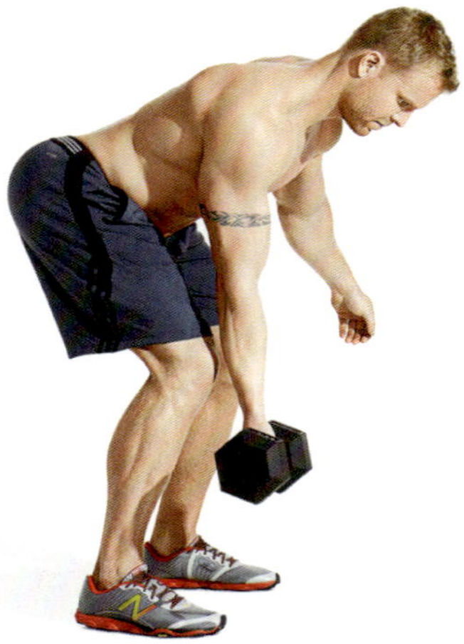

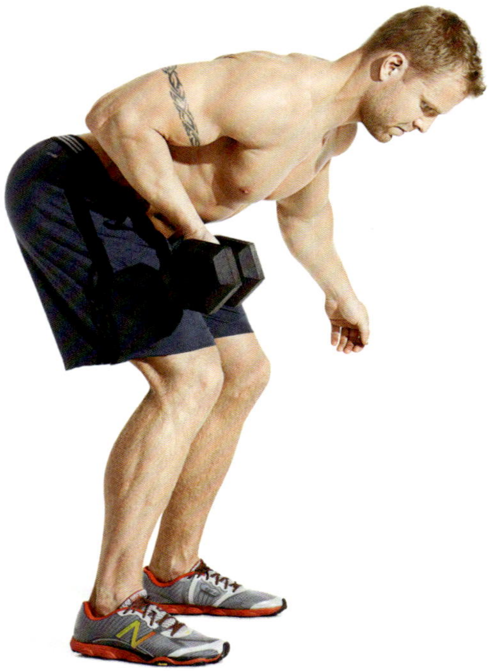

2B RÜCKENSTRECKEN IN BAUCHLAGE

SÄTZE: 3 WIEDERHOLUNGEN: 12–15 PAUSE: 120 SEKUNDEN

Legen Sie sich bäuchlings auf den Boden, die Arme befinden sich an der Seite. Heben Sie den Rumpf so hoch wie möglich vom Boden ab und halten Sie die Endstellung eine Sekunde lang.

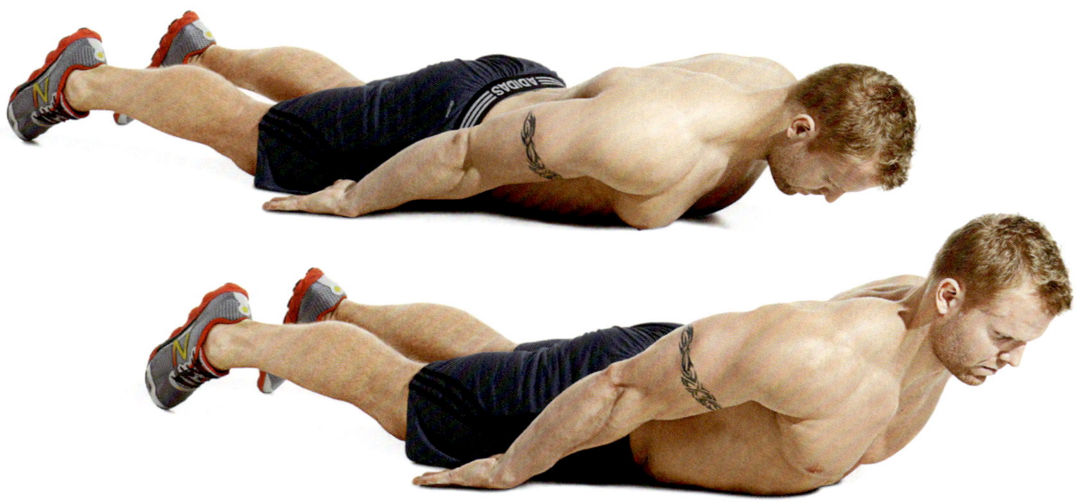

3A DIAGONALHEBEN

SÄTZE: 4 WIEDERHOLUNGEN: SO VIELE WIE MÖGLICH (JEDE SEITE)
PAUSE: 0 SEKUNDEN

Legen Sie sich bäuchlings auf den Boden und strecken Sie die Arme nach vorn. Heben Sie gleichzeitig den rechten Arm und das linke Bein. Halten Sie die Endstellung eine Sekunde lang, dann senken Sie Arm und Bein ab und heben den linken Arm und das rechte Bein.

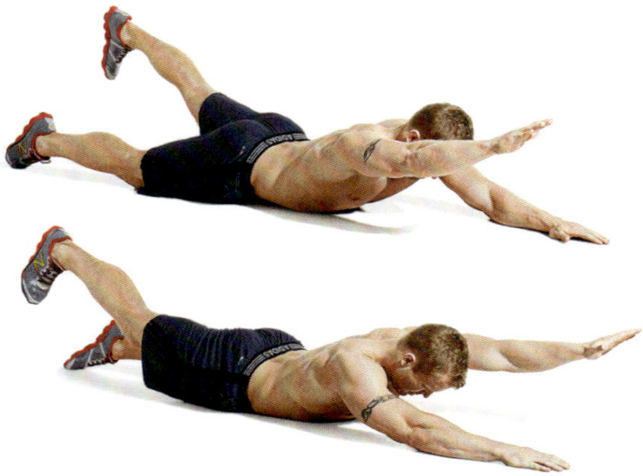

3B RUDERN VORGEBEUGT

SÄTZE: 4 WIEDERHOLUNGEN: 8–12 PAUSE: 120 SEKUNDEN

Der Bewegungsablauf entspricht dem Rudern in Übung 1A. Der Unterschied ist, dass Sie in jeder Hand eine Kurzhantel halten und die Handflächen zum Körper drehen.

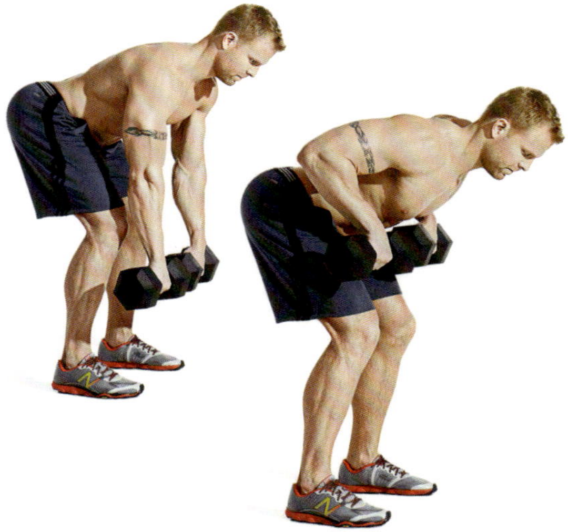

4 SUPERMAN

SÄTZE: 2 WIEDERHOLUNGEN: 20 SEKUNDEN HALTEN
PAUSE: 60 SEKUNDEN

Legen Sie sich bäuchlings auf den Boden und strecken Sie die Arme nach vorn. Heben Sie Beine und Arme gleichzeitig vom Boden weg und halten Sie die Position 20 Sekunden lang.

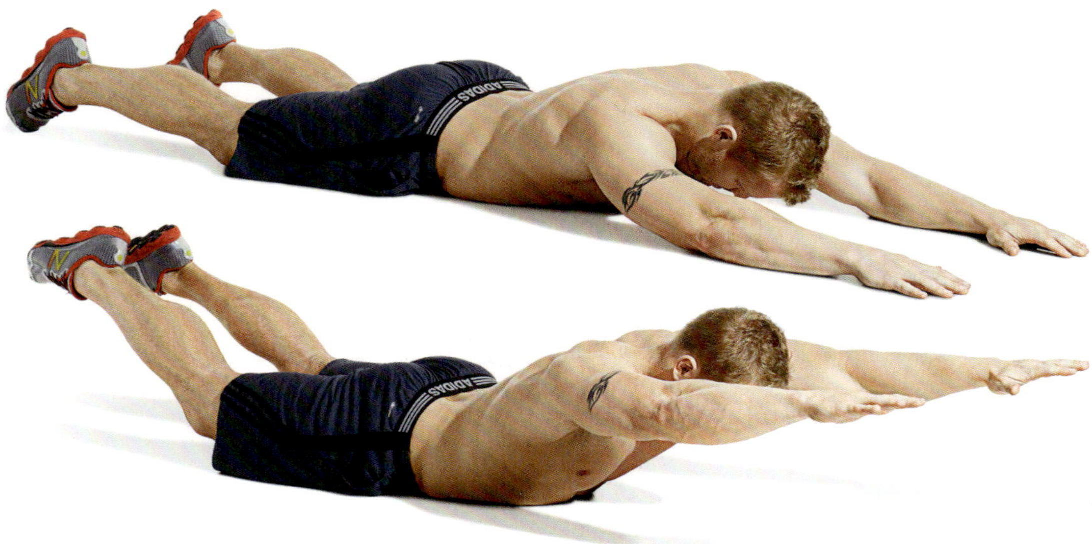

DAS BESTE RÜCKENTRAINING MIT SCHLINGEN

WORKOUT 56 VON BEN BRUNO

Sie wissen bestimmt, dass eine Kette nur so stark ist wie ihr schwächstes Glied. Ihre Muskeln arbeiten auch wie eine Kette. Die kleinen sind schwächer als die größeren und deshalb ein limitierender Faktor für die Kraft, die die Hauptantreiber produzieren können – und damit auch für die Effektivität einer Übung und Ihres Trainings. Wenn Ihr Rücken nicht mehr zulegt, ist es Zeit, sich die hintere Muskelkette genauer zu betrachten, Glied für Glied.

WIE ES FUNKTIONIERT Es gibt im Grund keine Rückenübung, an der der Bizeps und der hintere Teil des Deltamuskels nicht beteiligt wären. Schließlich sind beide auch Zugmuskeln. Aber weil sie kleiner und schwächer sind als der Latissimus, liegt es womöglich an ihnen, wenn Sie Übungen wie Rudern und Klimmzug nur mit wenig Last und/oder wenigen Wiederholungen schaffen. Das folgende Programm enthält ein gutes Training für Schultern und Arme. Es kräftigt sie, damit Sie nicht vor Ihrem Rücken aufgeben.

HINWEISE Absolvieren Sie die beiden ersten Übungen als normale Sätze und die mit A und B bezeichneten Übungspaare als Wechselsätze, also einen Satz A, dann Pause, einen Satz B, wieder Pause und so fort für alle angegebenen Sätze.

1 KLIMMZUG IM KAMM- UND RISTGRIFF

SÄTZE: 3 WIEDERHOLUNGEN: 5 PAUSE: 90 SEKUNDEN

Befestigen Sie die Schlingen an einem festen Gegenstand über Kopf; die Griffe sind etwas weniger als schulterbreit voneinander entfernt und hängen so hoch, dass Ihre Füße im Hang frei sind. Fassen Sie die Griffe im Kammgriff mit nach hinten gerichteten Handflächen und ziehen Sie sich aus dem Hang nach oben, bis das Kinn über den Händen ist.

Senken Sie sich durch Strecken der Arme wieder ab; bewegen Sie unterdessen die Ellenbogen nach außen und die Handflächen nach vorn. Die Abwärtsbewegung sollte drei bis fünf Sekunden dauern. Das ist eine Wiederholung.

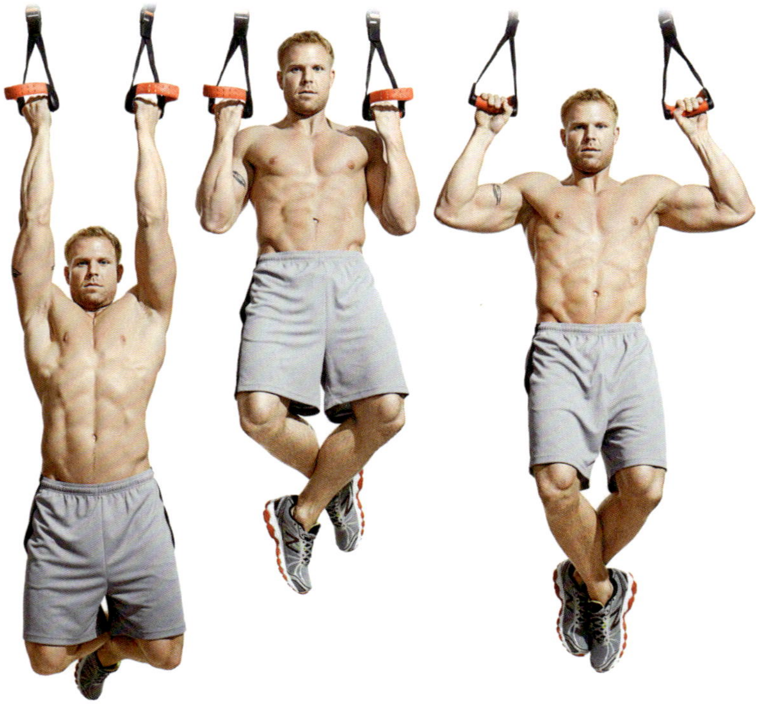

2 HORIZONTALES RUDERN

SÄTZE: SIEHE UNTEN WIEDERHOLUNGEN: INSGESAMT 75 PAUSE: WIE NÖTIG

Fassen Sie die Griffe mit fast gestreckten Armen und lehnen Sie sich so zurück, dass Ihr Körper von den Schlingen getragen und den Füßen gestützt wird. Spannen Sie die Körpermitte an, der Körper bildet eine Linie. Je tiefer die Griffe hängen, desto schwieriger ist die Übung. Zur Steigerung können Sie die Füße auf einen erhöhten Gegenstand legen. Ziehen Sie den Brustkorb mit einer Ruderbewegung zu den Händen. Absolvieren Sie insgesamt 75 Wiederholungen mit so vielen Pausen wie notwendig. Beenden Sie jeden Satz, wenn Sie eine Wiederholung vor dem Muskelversagen stehen.

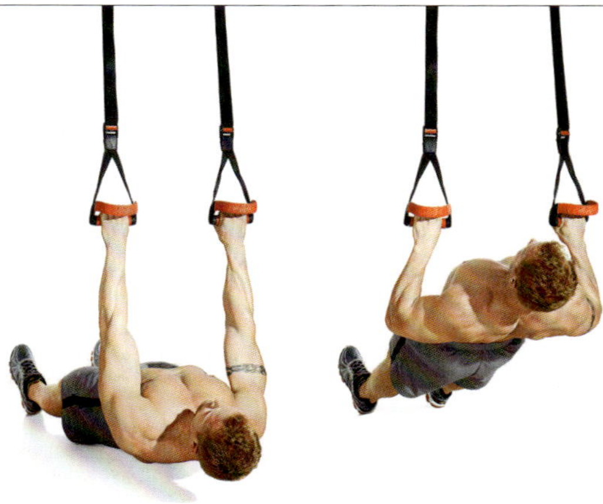

3A DREI-WEGE-FINISHER

SÄTZE: 3 WIEDERHOLUNGEN: 5
PAUSE: 90 SEKUNDEN

Fassen Sie die Griffe und lehnen Sie sich so nach hinten, dass die Fersen Ihr Gewicht tragen und bei leicht gebeugten Armen der Winkel zwischen Körper und Boden 45 Grad beträgt. Ziehen Sie die Arme nach hinten und die Schulterblätter zusammen. In der Endstellung zeigen die Arme in Schulterhöhe genau zur Seite. Das ist eine Wiederholung des Reverse Fly. Absolvieren Sie fünf davon.

Aus der Ausgangsstellung des Reverse Fly ziehen Sie die Arme im 90-Grad-Winkel gebeugt nach hinten, die Handknöchel zeigen zur Decke. Ihr Oberkörper sieht aus wie ein W. Das ist eine Wiederholung der Außenrotation. Absolvieren Sie fünf davon.

Kehren Sie wieder zurück in die Ausgangsstellung, ziehen Sie die Hände zur Stirn und drehen Sie die Handflächen nach vorne. Das ist ein Face Pull. Absolvieren Sie fünf Wiederholungen.

Alle oben genannten Wiederholungen ergeben einen Satz.

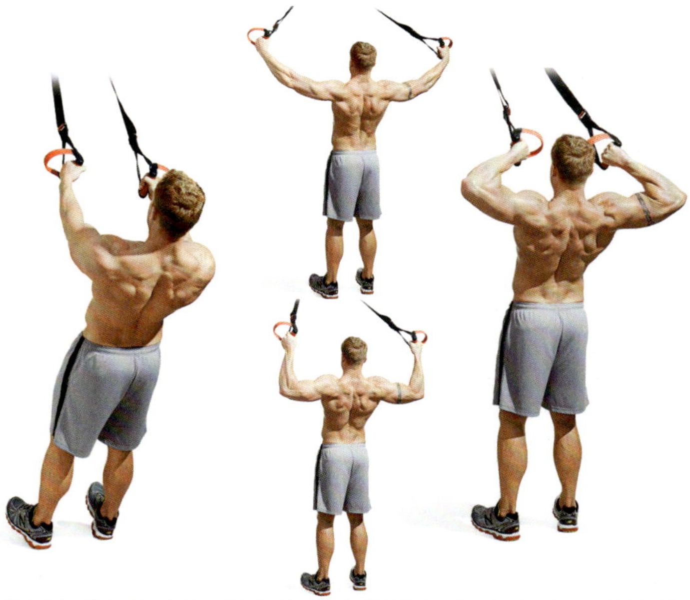

3B BIZEPS-CURL

SÄTZE: 3 WIEDERHOLUNGEN: 10
PAUSE: 90 SEKUNDEN

Fassen Sie die Griffe der Schlingen mit den Handflächen nach oben und spannen Sie die Körpermitte an. Lehnen Sie sich so nach hinten, dass der Körper gerade ist und die Arme nach vorn oben gestreckt sind. Ziehen Sie Ihren Körper durch Beugen der Arme zu den Griffen.

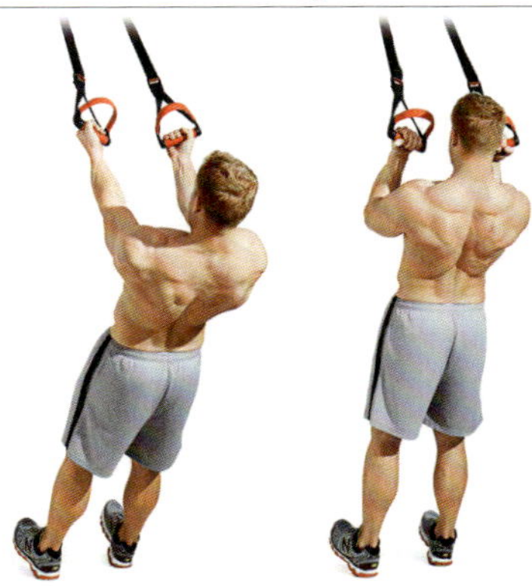

DAS BESTE RÜCKENTRAINING MIT EIGENEM KÖRPERGEWICHT

WORKOUT 57 VON HARRY CLAY

Unter Drop-Sätzen versteht man Wiederholungen bis zum Bewegungsversagen mit dem sofortigen Übergang zu einem leichteren Gewicht und anschließenden weiteren Wiederholungen. Sparsam eingesetzt, steigern sie die Intensität und verschieben Grenzen. Normalerweise mit Kurzhanteln oder Maschinen ausgeführt, lassen sie sich aber auch gut mit dem eigenen Körpergewicht absolvieren.

WIE ES FUNKTIONIERT Unsere Drop-Sätze basieren auf dem Prinzip des mechanischen Vorteils. Mit weit gespreizten Armen verfügen Sie über keinen großen Hebel, um sich hochzuziehen. Deshalb gehören Klimmzüge mit weitem Griff zu den härtesten Klimmzugvarianten. Das Training beginnt damit. Wenn Muskelversagen eintritt, gehen Sie zu normalen, einfacheren Klimmzügen über. Gelingt kein weiterer Klimmzug mehr, führen Sie die Hände noch näher zusammen, profitieren von der bestmöglichen Bewegungsmechanik und machen weiter bis zum erneuten Muskelversagen. Der Trick besteht darin, den Kreislauf in Gang zu halten und zu Übungen überzugehen, die gerade leicht genug sind, um weitermachen zu können. Im Gegensatz zum Training mit Gewichten behalten Sie mit Drop-Sätzen immer die Last (Ihr Körpergewicht) bei, damit Ihr Latissimus stets vom größtmöglichen Trainingsreiz profitiert.

HINWEISE Absolvieren Sie die Übungen als Circuit, also einen Satz von jeder Übung nacheinander ohne Pause. Danach pausieren Sie zwei Minuten und wiederholen den Circuit.

1 KLIMMZUG IM WEITEN RISTGRIFF

SÄTZE: 2 WIEDERHOLUNGEN: SO VIELE WIE MÖGLICH PAUSE: 0 SEKUNDEN

Fassen Sie eine Klimmzugstange deutlich über Schulterbreite im Ristgriff. Ziehen Sie sich aus dem Hang nach oben, bis das Kinn über der Stange ist. Absolvieren Sie alle Wiederholungen und kommen Sie für einen Moment von der Stange herunter.

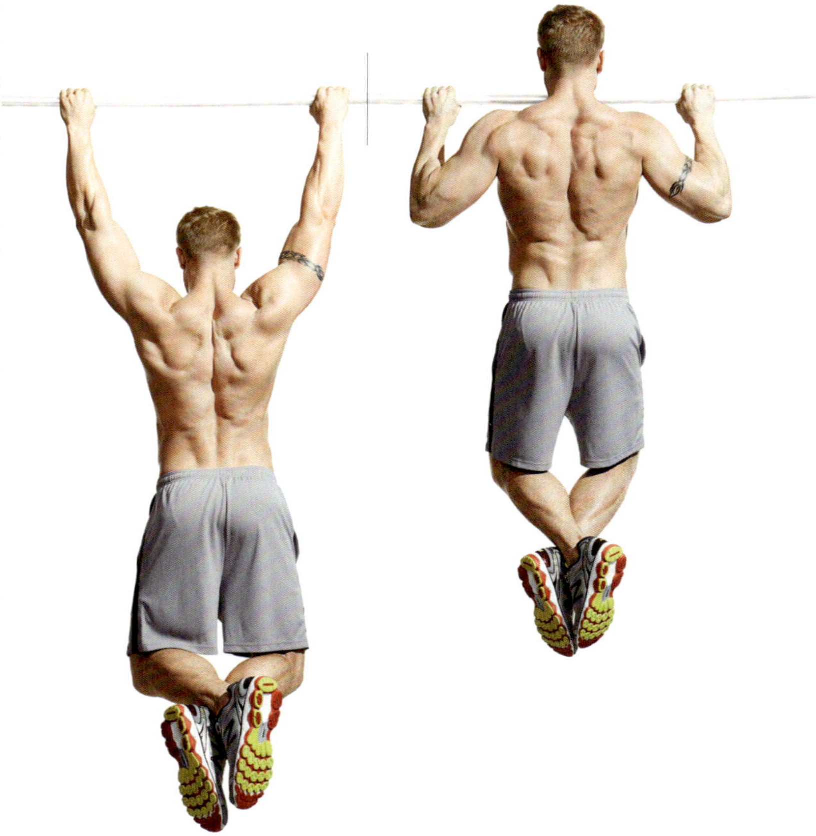

2 KLIMMZUG IM KAMMGRIFF

SÄTZE: 2 WIEDERHOLUNGEN: SO VIELE WIE MÖGLICH
PAUSE: 0 SEKUNDEN

Fassen Sie eine Klimmzugstange schulterbreit im Kammgriff. Ziehen Sie sich aus dem Hang nach oben, bis das Kinn über der Stange ist. Absolvieren Sie alle Wiederholungen und kommen Sie für einen Moment von der Stange herunter.

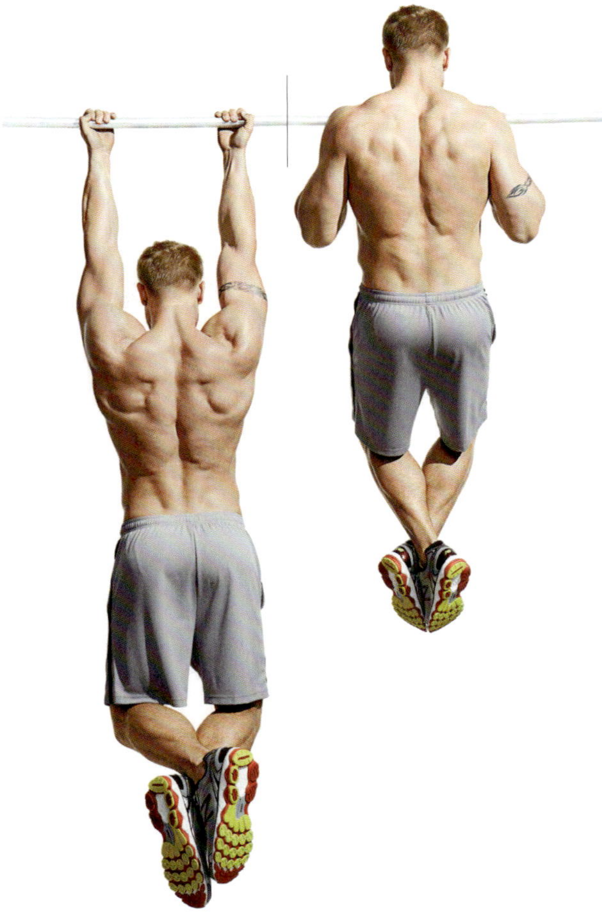

3 KLIMMZUG IM ENGEN KAMMGRIFF

SÄTZE: 2 WIEDERHOLUNGEN: SO VIELE WIE MÖGLICH
PAUSE: 120 SEKUNDEN

Fassen Sie eine Klimmzugstange im engen Kammgriff – die kleinen Finger sind etwa 15 cm voneinander entfernt. Ziehen Sie sich aus dem Hang nach oben, bis das Kinn über der Stange ist. Absolvieren Sie alle Wiederholungen und kommen Sie für einen Moment von der Stange herunter.

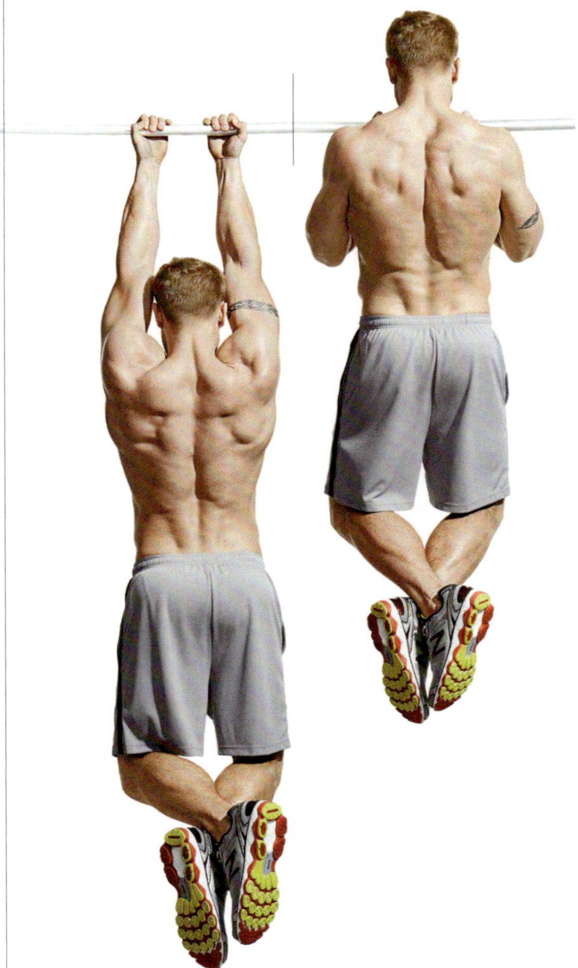

19 BEINE

Sie können nicht den Fehler begehen, auf Beintraining zu verzichten. Nicht nur dass Sie als Schwächling dastünden, sondern es würde auch Fortschritte in allen anderen Bereichen schmälern. Die Beinmuskeln sind so groß, dass durch das Beintraining mehr anabole Hormone freigesetzt werden als durch das Training anderer Körperzonen. Durch diese »Hormongaben« tragen die Beine aber auch zum Wachstum aller Muskeln bei. Wenn Sie Spielsportarten lieben, gern laufen und vermeiden wollen, dass Sie sich im Alter durch einen Sturz die Hüfte brechen, dann trainieren Sie Ihre Beine jetzt.

Die folgenden Workouts decken eine große Bandbreite unterschiedlichen Beintrainings ab. Eine davon passt garantiert zu Ihren Erfordernissen. Sei Ihre Motivation zum Beintraining Ihr gehobenes Ego durch schwere Squats, die besondere Herausforderung durch Schlingentraining oder allein die Angst vor einem Birnenkörper – wir haben die richtigen Übungen für Sie.

DAS BESTE BEINTRAINING IM FITNESSSTUDIO

WORKOUT 58 VON C.J. MURPHY, M.F.S.

Wenn Sie sich wundern, dass Ihre Beine trotz regelmäßigen Trainings noch immer nicht an Umfang zugelegt haben, stellen Sie sich die Frage: »Wie viele Kilos schaffe ich mit Squats?« Wenn die Antwort nicht mindestens »das Eineinhalbfache meines Körpergewichts« lautet, dann stellen Sie sich schnell unter die Stange und fangen an zu trainieren. Fortschritte im Squat führen schneller zu muskulösen, starken Beinen als jede andere Übung - diese Trainingseinheit hier schafft es mit nur drei Übungen.

WIE ES FUNKTIONIERT
Viele Fitnesssportler haben im Squat das Problem, »aus dem Loch« herauszukommen; sie sitzen in der Endstellung fest. Zum Ausgleich kippen Sie nach vorn und heben die Hüften zu schnell. Das Ergebnis: schlechte Technik, die mindestens zu einem Fehlversuch, im schlimmsten Fall aber zu einer Verletzung führen kann. Eine bewusste Pause am tiefsten Punkt wird Sie mit dem schwierigsten Punkt des Bewegungsumfangs vertraut machen. Darüber hinaus erleichtern Ihnen zwei weitere Übungen den Umgang mit dieser Schwierigkeit: Ausfallschritt und Rückenstrecken mit nur einem Bein als Widerlager. Den Quadrizeps und die Oberschenkelrückseite einseitig zu belasten fördert die Stabilität und stärkt die Körpermitte - damit Sie schwere Gewichte im Squat sicher bewegen.

HINWEISE Absolvieren Sie alle für eine Übung angegebenen Sätze und wechseln Sie dann zur nächsten Übung.

1 SQUAT MIT PAUSE

SÄTZE: 4 WIEDERHOLUNGEN: 12, 10, 8, 6 PAUSE: 120 SEKUNDEN

Verwenden Sie ein Squat Rack. Fassen Sie die Hantelstange in angenehmer Griffweite und stellen Sie sich darunter. Führen Sie die Schulterblätter zusammen und heben Sie die Last aus der Ablage. Gehen Sie etwas zurück. Im schulterbreiten Stand sind Ihre Füße etwas ausgedreht. Schieben Sie das Gesäß nach hinten und senken Sie durch Beugen der Knie den Körper so weit wie möglich ab; der Rücken bleibt gerade. Schieben Sie in der Abwärts- und Aufwärtsbewegung die Knie nach außen. Halten Sie die tiefste Stellung für zwei Sekunden. Kehren Sie durch Strecken von Hüften und Beinen in die Ausgangsstellung zurück.

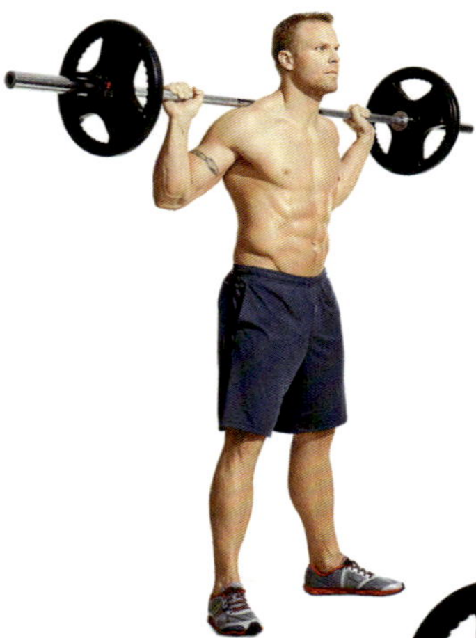

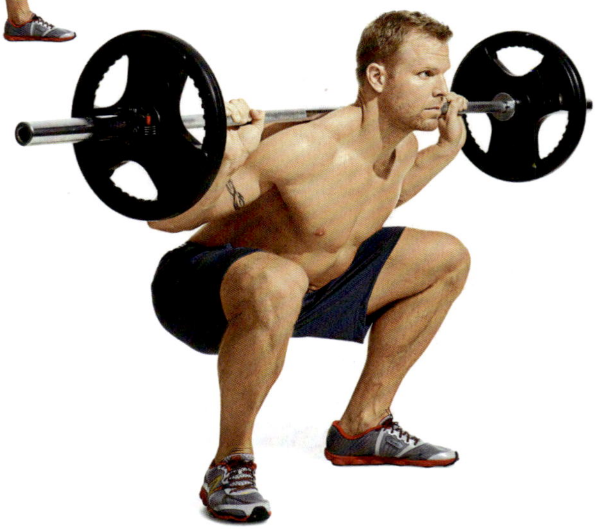

2 AUSFALLSCHRITTE GEHEN

SÄTZE: 3 WIEDERHOLUNGEN: 16-20
PAUSE: 60 SEKUNDEN

Im hüftbreiten Stand halten Sie in jeder Hand eine Kurzhantel. Stellen Sie einen Fuß so weit nach vorn und senken Sie den Körper so ab, dass Ihr hinteres Knie fast den Boden berührt und der Oberschenkel des vorderen Beines parallel zum Boden ist. Stellen Sie zur nächsten Wiederholung das hintere Bein nach vorn und so fort.

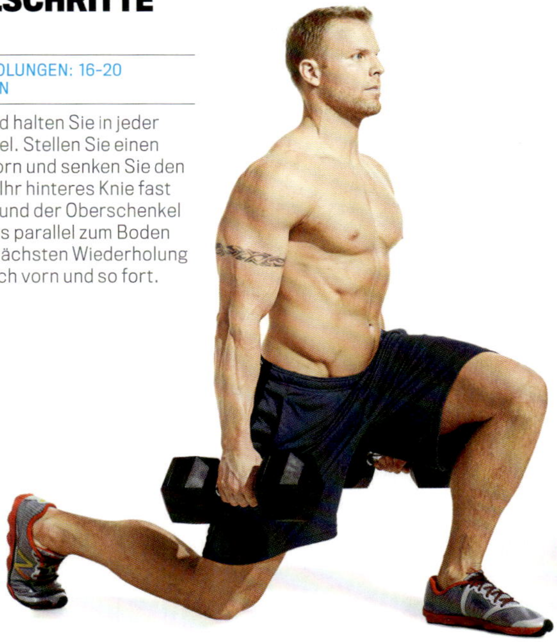

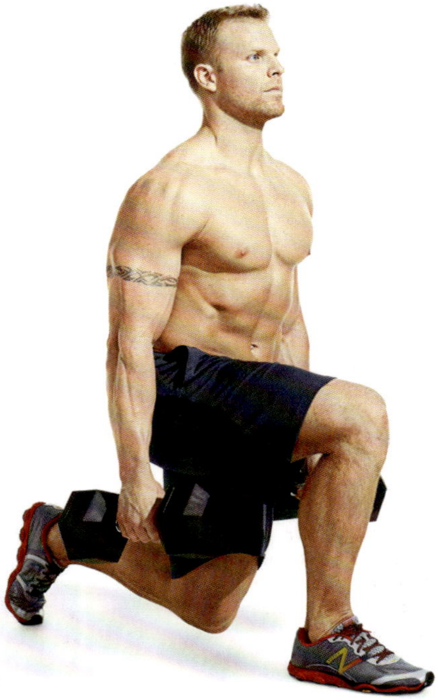

3 RÜCKENSTRECKEN EINBEINIG

SÄTZE: 2 WIEDERHOLUNGEN: 12-15 (JEDES BEIN) PAUSE: 60 SEKUNDEN

Fixieren Sie ein Bein in einer Bank zum Rückenstrecken und kreuzen Sie die Hände vor der Brust oder halten Sie zusätzlich eine Gewichtsscheibe. Beugen Sie Ihren Rumpf so weit nach vorn, dass Sie in den Hüften mindestens 90 Grad gebeugt sind; Ihr Rücken bleibt gerade. Strecken Sie die Hüften und richten Sie den Oberkörper auf. In der Endstellung bildet der Körper eine gerade Linie.

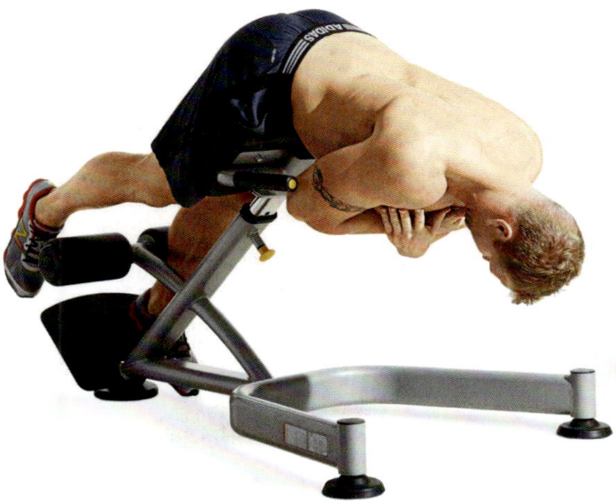

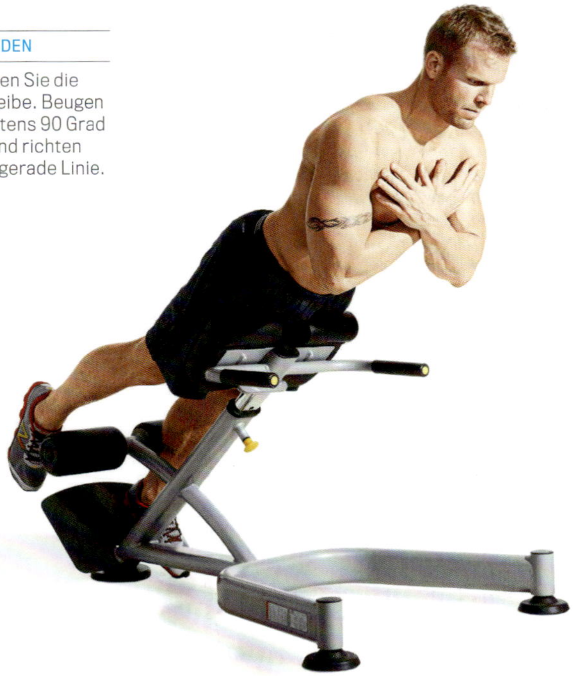

DAS BESTE BEINTRAINING MIT KURZHANTELN

WORKOUT 59 VON ZACH EVEN-ESH

Nirgendwo sind Menschenmassen augenfälliger – und lästiger – als im Fitnessstudio nach 17 Uhr. Wenn das Squat Rack oder die Beinpresse ständig belagert sind, dann liefert diese Trainingseinheit die Alternative, denn sie erfordert nur ein Paar Kurzhanteln und eine Flachbank. Wenn Sie zu Hause trainieren, ist ein stabiler Stuhl oder eine Bank genauso gut geeignet.

WIE ES FUNKTIONIERT Der Circuit, den wir hier für Sie zusammengestellt haben, erlaubt Ihnen, an Ort und Stelle zu bleiben. Sichern Sie sich eine kleine Fläche und ein Paar Kurzhanteln und Sie müssen sich bis zum Ende der Einheit nicht mehr wegbewegen. Egal, wie groß der restliche Publikumsverkehr im Studio ist: Sie absolvieren Ihr Training, ohne sich um Ausrüstung oder Platz streiten zu müssen.

Der Kurzhantel-Aufsteiger zielt auf Gesäß- und hintere Oberschenkelmuskulatur ab, der Ausfallschritt rückwärts spricht den Quadrizeps an, und der Squat trainiert natürlich alle drei Muskelgruppen. Kombinieren Sie diese Übungen zu einem Circuit, und Sie werden aus dem Studio schon wieder draußen sein, während andere noch immer auf die freie Beinpresse warten.

HINWEISE Absolvieren Sie die Übungen als Circuit, also einen Satz jeder Übung nacheinander ohne Pause. Anschließend machen Sie 90 Sekunden Pause und wiederholen danach den Circuit.

1 KURZHANTEL-AUFSTEIGER

SÄTZE: 2 WIEDERHOLUNGEN: 5 (JEDE SEITE) PAUSE: 0 SEKUNDEN

Stellen Sie sich vor eine Flachbank oder eine andere Unterlage, die so hoch ist, dass nach dem Platzieren des Fußes auf der Fläche der Oberschenkel parallel zum Boden ist. Halten Sie in jeder Hand eine Kurzhantel und steigen Sie auf die Bank. Das hintere Bein bleibt frei. Steigen Sie wieder hinab, das aktive Bein bleibt auf der Bank. Absolvieren Sie alle Wiederholungen einer Seite und wechseln Sie danach die Beine. Das ist ein Satz.

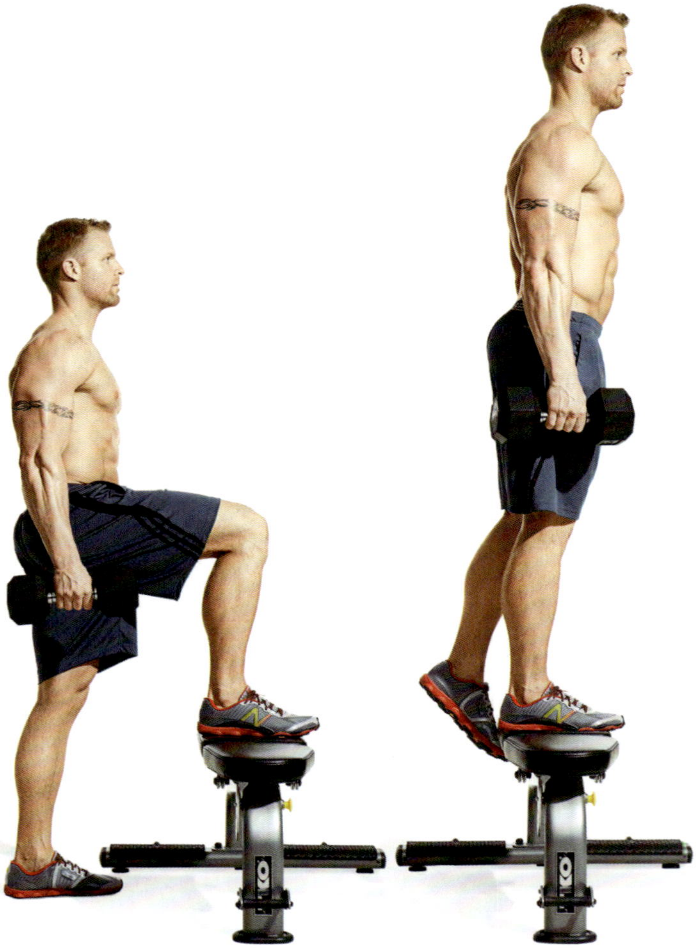

2 AUSFALLSCHRITT RÜCKWÄRTS

SÄTZE: 2 WIEDERHOLUNGEN: 5 (JEDE SEITE) PAUSE: 0 SEKUNDEN

Halten Sie im aufrechten Stand die Kurzhanteln in den Händen. Stellen Sie den rechten Fuß so weit nach hinten und senken Sie den Körper so ab, dass der vordere Oberschenkel parallel zum Boden ist und das hintere Knie fast den Boden berührt. Stellen Sie das hintere Bein wieder nach vorn und kehren Sie zurück in die Ausgangsstellung. Absolvieren Sie alle Sätze mit einem Bein, dann wechseln Sie die Seite. Das ist ein Satz.

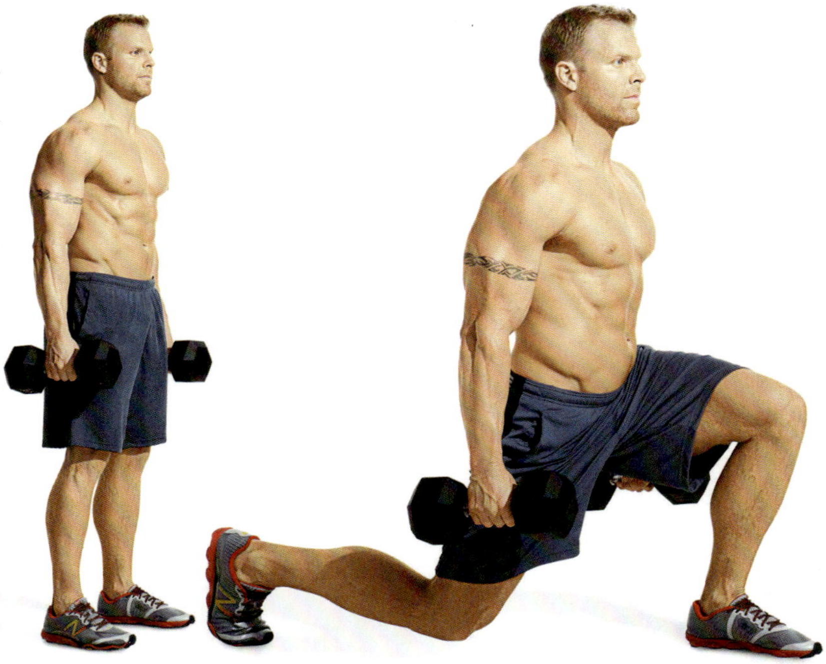

3 KURZHANTEL-SQUAT

SÄTZE: 2 WIEDERHOLUNGEN: 10 PAUSE: 90 SEKUNDEN

Halten Sie im schulterbreiten Stand die Gewichte auf Schulterhöhe und drehen Sie die Füße leicht aus. Schieben Sie das Gesäß nach hinten und beugen Sie die Knie so weit wie möglich, ohne den geraden Rücken aufzugeben.

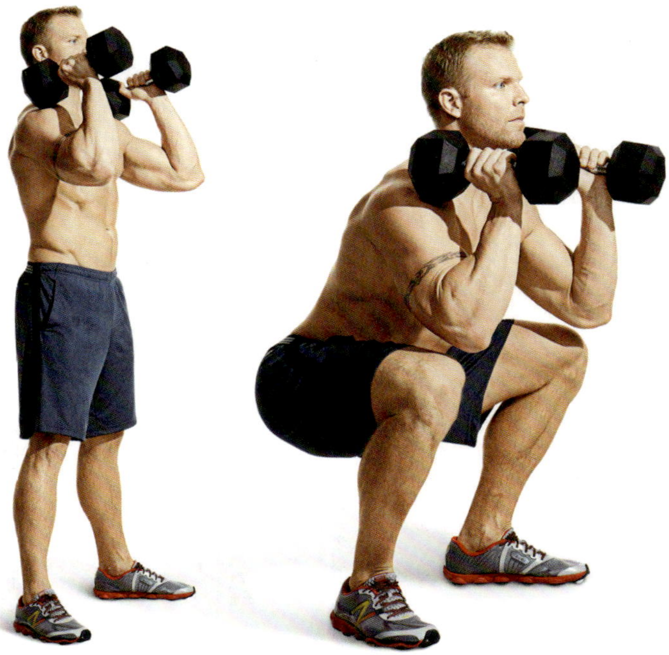

DAS BESTE BEINTRAINING MIT LANGHANTEL

WORKOUT 60 VON JOHN ROMANIELLO

Das Schöne an dem Umstand, nur eine Langhantel für das Beintraining zur Verfügung zu haben, ist, dass Sie Squats einsetzen können. Selbst wenn Squats alles wären, was Sie damit machen könnten, bräuchten Sie lange Zeit keine andere Beinübung. Die Langhantel ist vielseitiger, als die meisten ihr zugestehen – wir zeigen Ihnen gleich noch, wie Sie damit Ihre Waden trainieren können. Wenn Sie dieses Workout mit einigen explosiven Körpergewichtsübungen kombinieren, kommt dabei ein Training heraus, das mindestens so gut ist wie jedes andere in einem Fitnessstudio absolvierte Workout.

WIE ES FUNKTIONIERT
Das Training baut auf Circuits auf, in denen sich eine Übung mit großen Lasten mit einer explosiv ausgeführten abwechselt. Das schwere Heben rekrutiert viele Muskelfasern, und die explosive Aktion unmittelbar danach begünstigt das Aktivieren der Muskeln im nächsten schweren Satz. Mit wenigen Sätzen und in geringer Zeitspanne können Sie so viele Muskelfasern anregen wie sonst nur in längeren Beintrainingseinheiten. Darüber hinaus trägt die Kombination aus Stärke und Explosivität zum Verbessern der Sprintgeschwindigkeit und Sprunghöhe bei.

HINWEISE Die Trainingseinheit besteht aus 2 Circuits. Absolvieren Sie Circuit 1 wie vorgegeben und wiederholen Sie ihn noch einmal. Dann wechseln Sie zu Circuit 2, den Sie nur einmal absolvieren.

▼ CIRCUIT 1

Absolvieren Sie sofort nach dem zweiten Satz Squat den Sprung-Squat.

1 SQUAT

SÄTZE: 2 WIEDERHOLUNGEN: 5 PAUSE: 60 SEKUNDEN (NUR NACH DEM ERSTEN SATZ)

Verwenden Sie ein Squat Rack. Fassen Sie die Hantelstange mit bequemem Griff und stellen Sie sich darunter. Führen Sie die Schulterblätter zusammen und heben Sie die Last aus der Ablage. Gehen Sie etwas zurück. Im schulterbreiten Stand sind Ihre Füße etwas ausgedreht. Schieben Sie das Gesäß nach hinten und senken Sie durch Beugen der Knie den Körper so weit wie möglich ab; der Rücken bleibt gerade. Schieben Sie in der Abwärts- und Aufwärtsbewegung die Knie nach außen. Kehren Sie durch Strecken von Hüften und Beinen in die Ausgangsstellung zurück.

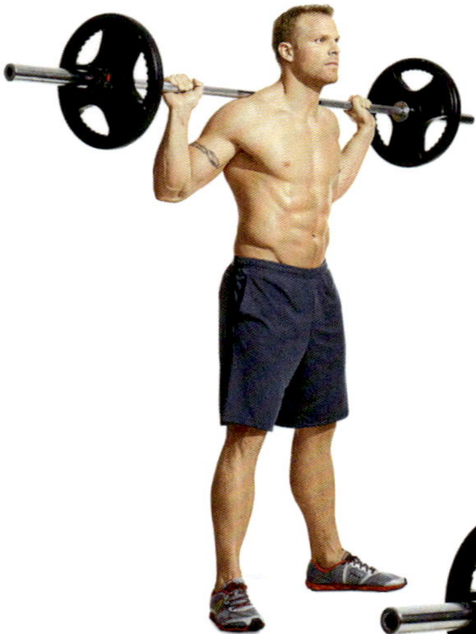

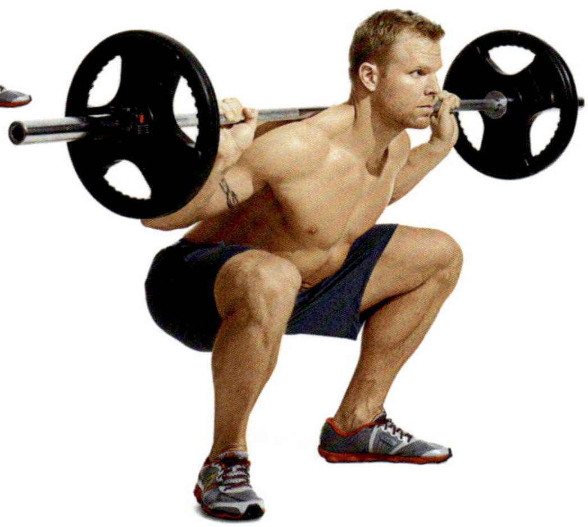

2 SPRUNG-SQUAT

SÄTZE: 1 WIEDERHOLUNGEN: SO VIELE WIE IN 60 SEKUNDEN MÖGLICH PAUSE: 60 SEKUNDEN

Beugen Sie aus dem schulterbreiten Stand die Beine, bis die Oberschenkel parallel zum Boden sind (nicht tiefer). Springen Sie nun so hoch, wie Sie können. Gleichen Sie den Landeimpuls durch Nachgeben in den Beinen aus und schließen Sie sofort die nächste Wiederholung an.

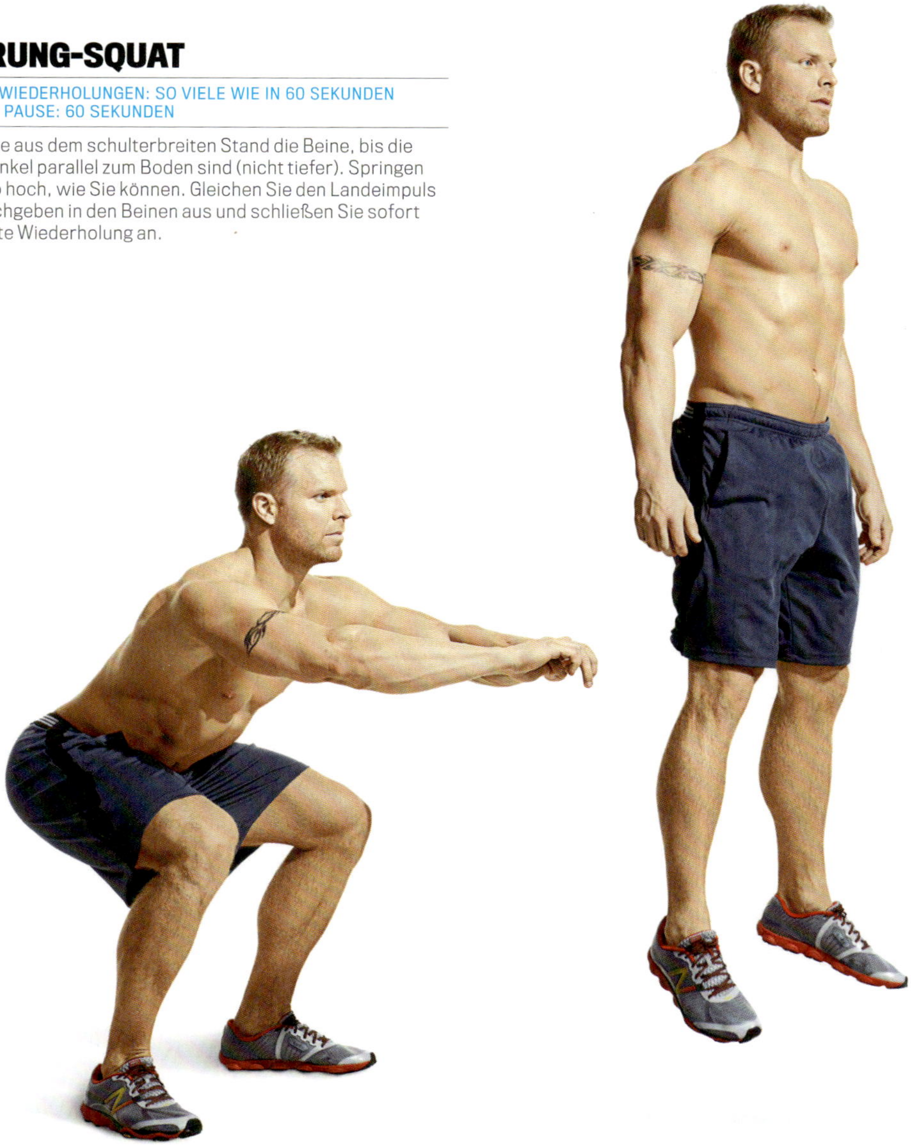

3 SQUAT

SÄTZE: 1 WIEDERHOLUNGEN: 5 PAUSE: 0 SEKUNDEN

4 SPRUNG-SQUAT

SÄTZE: 1 WIEDERHOLUNGEN: SO VIELE WIE IN 45 SEKUNDEN MÖGLICH PAUSE: 90 SEKUNDEN

▼ CIRCUIT 2

Direkt nach dem zweiten Satz Fersenheben mit Langhantel absolvieren Sie das Fersenheben mit eigenem Körpergewicht.

1 FERSENHEBEN MIT LANGHANTEL

SÄTZE: 3 WIEDERHOLUNGEN: 6
PAUSE: 30 SEKUNDEN (KEINE PAUSE NACH DEM ZWEITEN SATZ)

Legen Sie ein Kantholz oder eine Gewichtsscheibe auf den Boden. Auf den Schultern tragen Sie wie zum Squat eine Langhantel. Stellen Sie sich mit den Fußballen auf die Unterlage und achten Sie darauf, die Balance zu halten. Heben Sie die Fersen so hoch wie möglich und senken Sie sie wieder ab, bis Sie in den Waden eine Dehnung spüren.

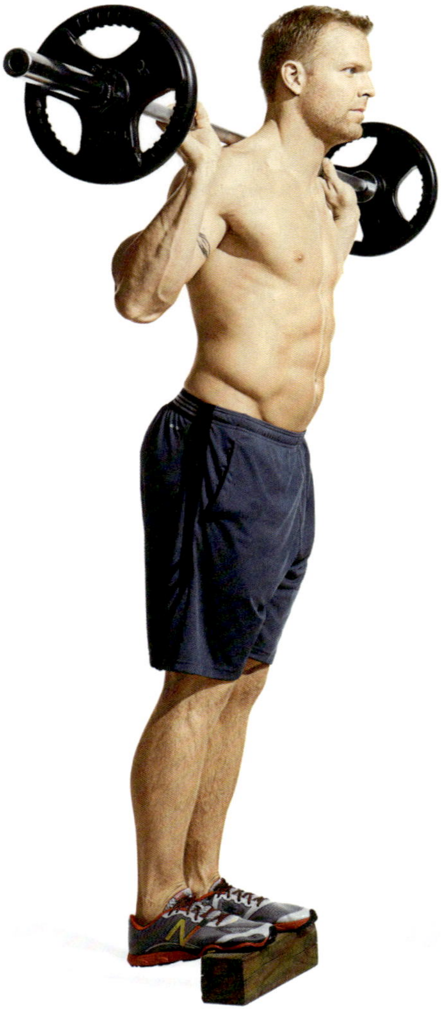

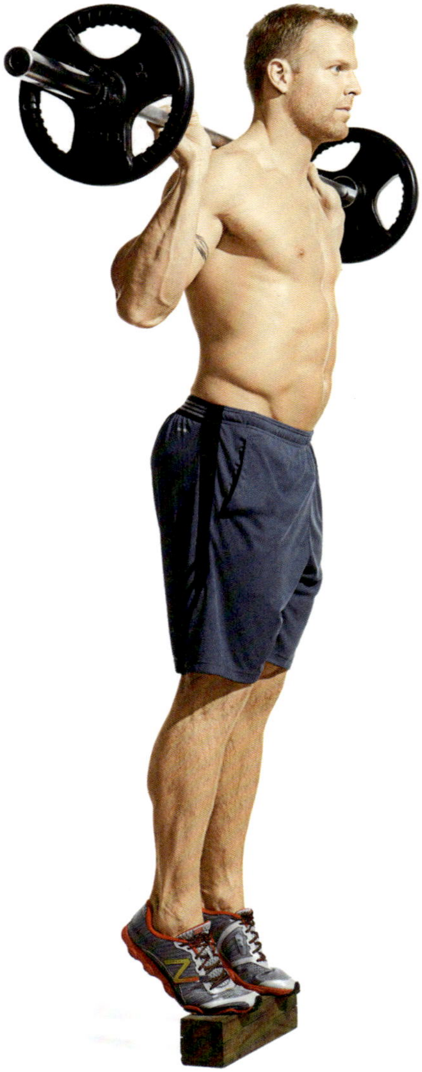

2 FERSENHEBEN MIT EIGENEM KÖRPERGEWICHT

SÄTZE: 1 WIEDERHOLUNGEN: SO VIELE WIE IN 90 SEKUNDEN MÖGLICH
PAUSE: 60 SEKUNDEN

Stellen Sie sich mit den Fußballen auf die Unterlage und halten Sie sich gegebenenfalls an einem stabilen Gegenstand fest. Heben Sie die Fersen so hoch wie möglich und senken Sie sie wieder ab, bis Sie in den Waden eine Dehnung spüren.

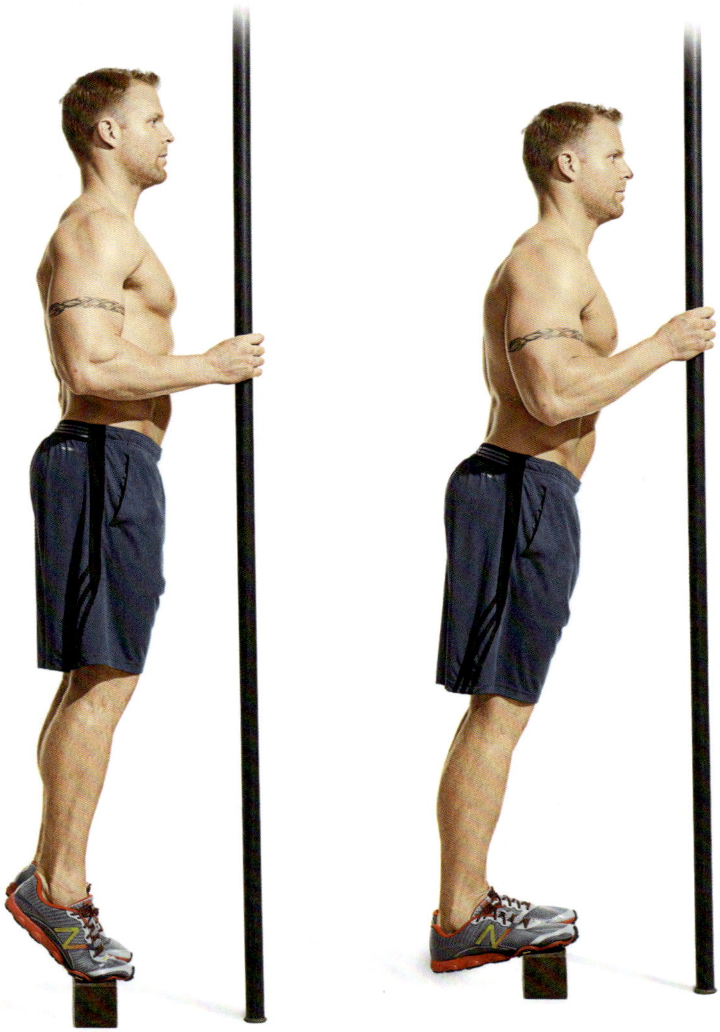

3 FERSENHEBEN MIT LANGHANTEL

SÄTZE: 1 WIEDERHOLUNGEN: 6
PAUSE: 0 SEKUNDEN

4 FERSENHEBEN MIT EIGENEM KÖRPERGEWICHT

SÄTZE: 1 WIEDERHOLUNGEN: SO VIELE WIE IN 30 SEKUNDEN MÖGLICH
PAUSE: 30 SEKUNDEN

5 FERSENHEBEN MIT LANGHANTEL

SÄTZE: 1 WIEDERHOLUNGEN: 6

DAS BESTE BEINTRAINING MIT SCHLINGEN

WORKOUT 61 VON JASON FERRUGGIA

Nach einigen Einheiten Schlingentraining sehnen Sie sich mit großer Wahrscheinlichkeit wieder nach freien Gewichten. Sie sind in der Handhabung viel einfacher. Dieses Programm fordert Ihr Gleichgewicht und bringt die Beine so zum Brennen, dass Sie beim nächsten Mal ein wenig zögern würden, wenn es die sicht- und spürbaren Ergebnisse nicht gäbe.

WIE ES FUNKTIONIERT Die Bewegungen kommen Ihnen sicherlich bekannt vor. Mit Maschinen und Kurzhanteln gehören Bein-Curls und Split Squats zu den Standardübungen. Wenn Sie mit Schlingen trainieren, müssen Sie zusätzlich die ganze Stabilisation selbst übernehmen – das bedeutet mehr Muskelaktivität und höhere Intensität.

HINWEISE Absolvieren Sie alle für eine Übung angegebenen Sätze und wechseln Sie dann zur nächsten Übung.

1 HÜFTBRÜCKE EINBEINIG

SÄTZE: 3 WIEDERHOLUNGEN: 10–15 (JEDE SEITE) PAUSE: 60 SEKUNDEN

Befestigen Sie das Gerät an einem festen Gegenstand über Kopf und stellen Sie die Schlinge auf Kniehöhe ein. Legen Sie sich rücklings auf den Boden und fixieren Sie die Ferse des linken Fußes in der Schlinge. Ihr linkes Bein ist im 90-Grad-Winkel gebeugt, das rechte liegt gestreckt auf dem Boden. Spannen Sie Körpermitte und Gesäß an und heben Sie das Becken vom Boden ab. In der Endstellung sind die Hüften gestreckt und parallel zum Boden; die Oberschenkel beider Beine sind ebenfalls parallel zueinander.

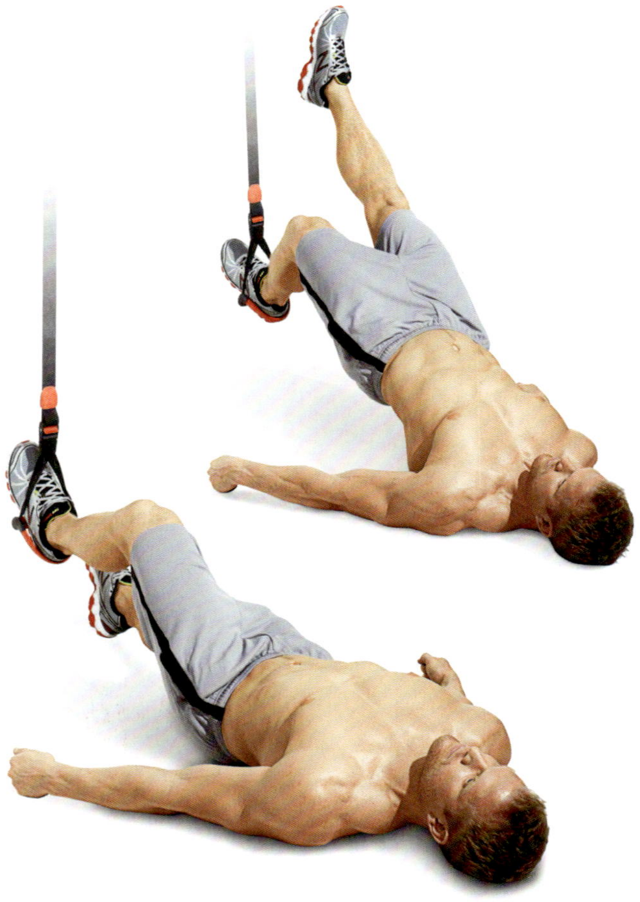

2 BEIN-CURL

SÄTZE: 3 WIEDERHOLUNGEN: 10–15 PAUSE: 60 SEKUNDEN

Die Ausgangsstellung ist identisch mit der Hüftbrücke, Sie verwenden aber zwei Schlingen. Strecken Sie beide Beine und heben Sie die Hüften so, dass der Körper eine gerade Linie bildet. Beugen Sie anschließend die Beine und führen Sie die Fersen zum Gesäß. Je näher die Hände am Körper sind, desto besser dienen sie der Unterstützung.

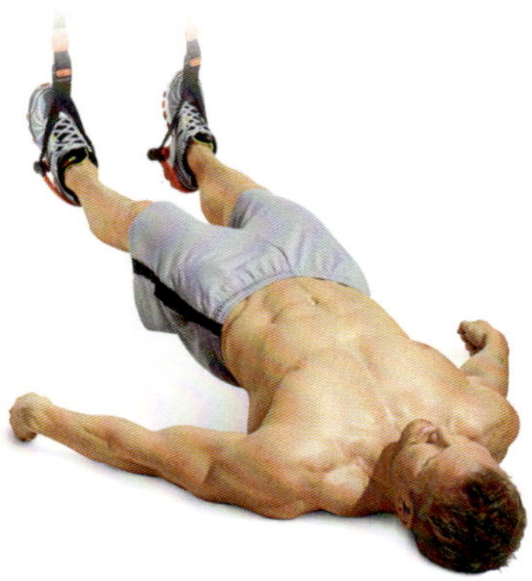

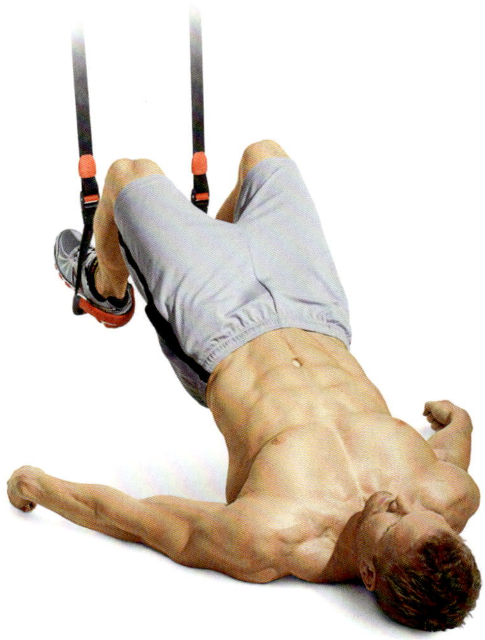

3 BULGARISCHER SPLIT SQUAT

SÄTZE: 4 WIEDERHOLUNGEN: 12–15 (JEDE SEITE) PAUSE: 60 SEKUNDEN

Verwenden Sie den gleichen Geräteaufbau wie für die einbeinige Hüftbrücke, aber stellen Sie sich mit dem Rücken zur Schlinge und fixieren Sie den rechten Fuß mit der Spitze voran im Fußbügel. Ihr linker Fuß steht in Ausfallschrittlänge vor der Schlinge. Beugen Sie Hüften und Knie und senken Sie den Körper ab, bis das hintere Knie fast den Boden berührt. Wenn Sie mehr Support für Ihr Gleichgewicht brauchen, halten Sie sich an einem stabilen Gegenstand fest.

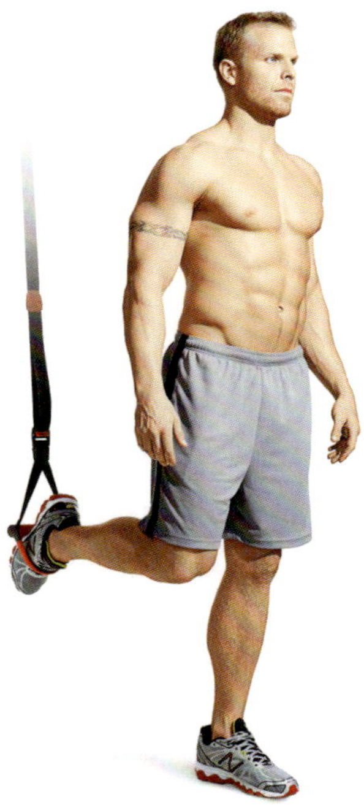

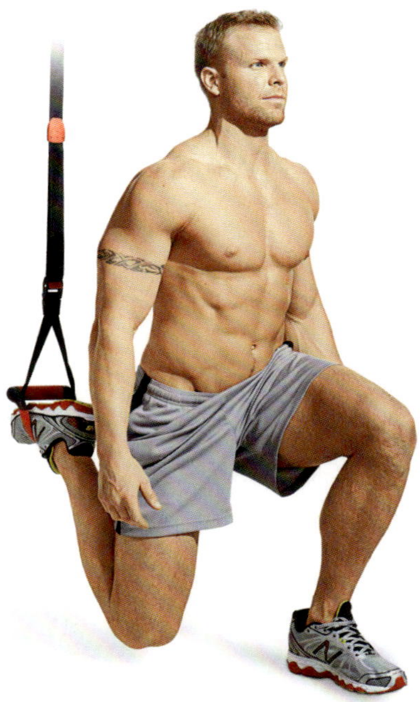

DAS BESTE BEINTRAINING MIT EIGENEM KÖRPERGEWICHT

WORKOUT 62 VON BEN BRUNO

Zum Beintraining ohne Gewichte empfehlen Ihnen die meisten Trainer endlose Wiederholungen von Squats und Ausfallschritten. Zum Glück ist *Men's-Fitness*-Mitarbeiter Ben Bruno keiner dieser Trainer, sondern einer der kreativsten Köpfe der Fitnessszene. Er entwickelte ein Programm, das Ihnen womöglich die Tränen in die Augen treibt, mit Sicherheit aber Ihre Beinmuskeln wachsen lässt. Wir können nicht versprechen, dass Sie die Trainingseinheit genießen, aber wir sind sicher, dass sie sich von allem unterscheidet, was Sie bisher gemacht haben.

WIE ES FUNKTIONIERT
Die Muskeln der Beine sind hartnäckig. Sie tragen Sie überall hin, deshalb sind auch mehr als Squats mit dem eigenen Körpergewicht nötig, um sie davon zu überzeugen, dass sie wachsen und stärker werden müssen. Diese Trainingseinheit fordert die Muskeln durch einbeinige Bewegungen und durch das Vermeiden von Kniestreckungen, in denen sich die Beinmuskeln kurz erholen könnten. Durch das Korrigieren von Dysbalancen und das Halten der Spannung über einen längeren Zeitraum brennen die Beine wie Feuer. Aber Sie werden begeistert sein, dass Sie diese Ergebnisse ohne Hantel auf dem Rücken erreicht und Ihre Zeit nicht mit Übungen verplempert haben, die schon früher keinen Nutzen brachten.

HINWEISE Absolvieren Sie die mit A und B bezeichneten Übungspaare als Wechselsätze, also einen Satz A, Pause, einen Satz B, wieder Pause und so fort für alle angegebenen Sätze.

1A JUMP SQUAT

SÄTZE: 4 WIEDERHOLUNGEN: 8 PAUSE: 60 SEKUNDEN

Im schulterbreiten Stand sind Ihre Füße leicht ausgedreht. Schieben Sie das Gesäß nach hinten und beugen Sie Hüften und Beine, bis die Oberschenkel parallel zum Boden sind. Springen Sie so hoch wie möglich. Richten Sie schon in der Landung wieder die Füße aus und beginnen Sie mit der nächsten Wiederholung.

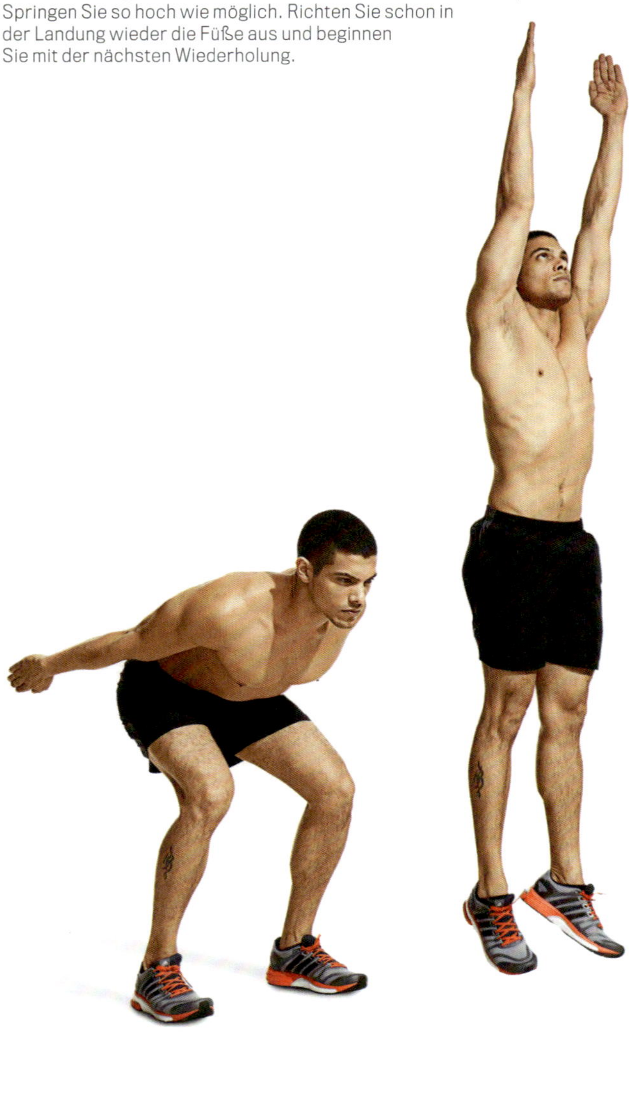

1B HÜFTBEUGER DEHNEN IM KNIESTAND

SÄTZE: 3 WIEDERHOLUNGEN: 30 SEKUNDEN HALTEN (JEDE SEITE)
PAUSE: 30 SEKUNDEN

Stellen Sie den rechten Fuß zum Ausfallschritt weit nach vorn und senken Sie den Körper so ab, dass das linke Knie auf einer Matte oder einem Handtuch aufliegt. Heben Sie den linken Arm gestreckt nach oben, der rechte hängt an der Körperseite herab. Spannen Sie den linken Gesäßmuskel an und schieben Sie die Hüften nach vorn, bis Sie die Dehnung spüren. Halten Sie die Endstellung für 30 Sekunden.

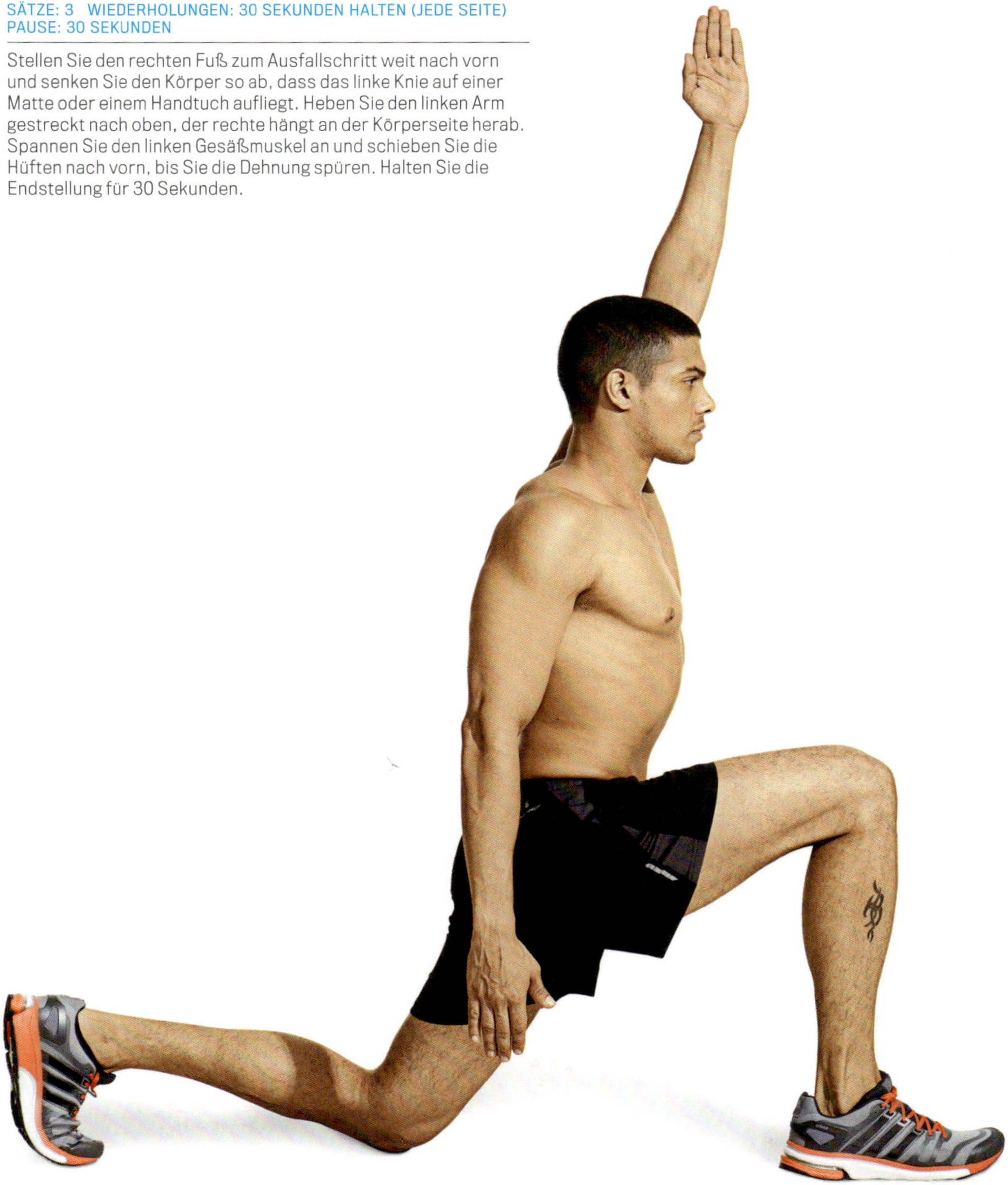

2A SKATER SQUAT

SÄTZE: 4 WIEDERHOLUNGEN: 6 (JEDE SEITE) PAUSE: 60 SEKUNDEN

Stellen Sie sich auf den rechten Fuß, heben Sie das linke Bein vom Boden ab und strecken Sie die Arme auf Brusthöhe waagerecht nach vorn. Wenn Ihnen leichte Gewichte zur Verfügung stehen, die Ihnen das Gleichgewicht erleichtern, benutzen Sie sie. Beugen Sie Hüften und Standbein so tief wie möglich und kehren Sie zurück in die Ausgangsstellung.

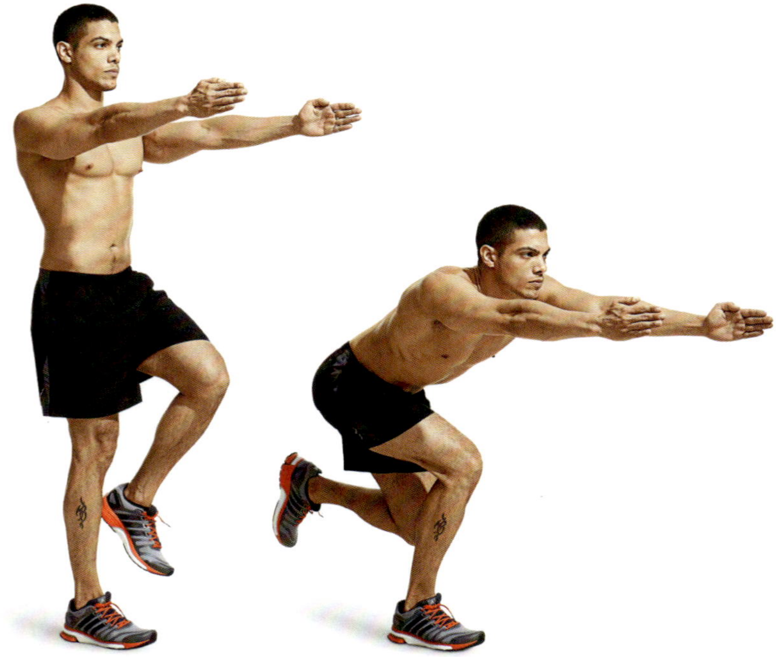

2B HÜFTBRÜCKENMARSCH

SÄTZE: 4 WIEDERHOLUNGEN: 8 PAUSE: 60 SEKUNDEN

Legen Sie sich rücklings auf den Boden und stellen Sie die Fersen nahe ans Gesäß. Stemmen Sie die Füße in den Boden und heben Sie das Becken, bis die Hüften gestreckt sind und eine Linie mit dem Rumpf bilden. Gehen Sie nun in kleinen Schritten auf den Fersen nach vorn außen, bis die gestreckten Beine ein V bilden. Die Hüften bleiben stets gestreckt. Dann kehren Sie zurück in die Ausgangsstellung. Das ist eine Wiederholung.

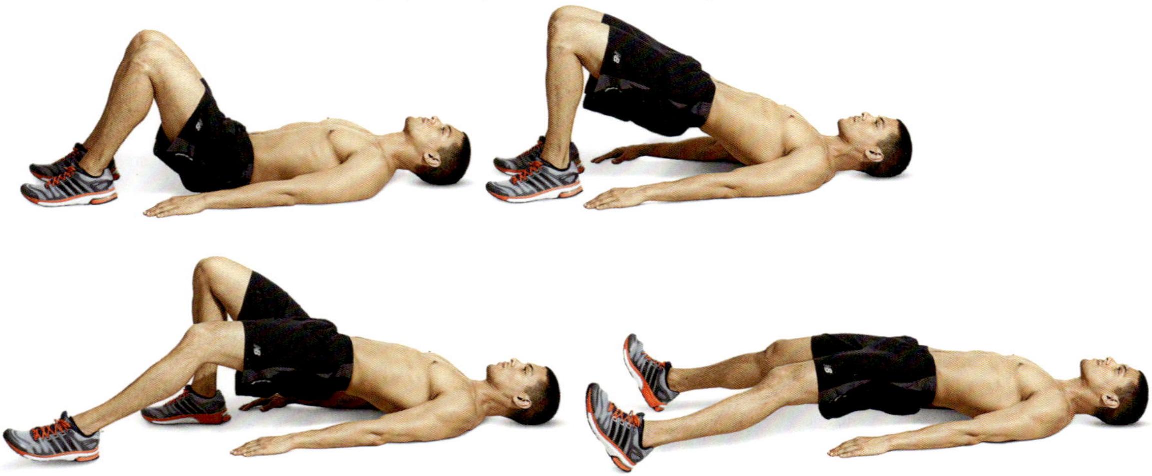

3A 1½ AUSFALLSCHRITTE GEHEN

SÄTZE: 3 WIEDERHOLUNGEN: 15 (JEDE SEITE)
PAUSE: 60 SEKUNDEN

Stellen Sie den linken Fuß zum Ausfallschritt weit nach vorn und senken Sie das linke Knie fast bis zum Boden ab. Kommen Sie bis zur Hälfte des Bewegungsumfangs hoch und senken Sie den Körper gleich wieder ab in die Endstellung. Nach einem großen Schritt mit dem rechten Bein nach vorn wiederholen Sie den Ablauf.

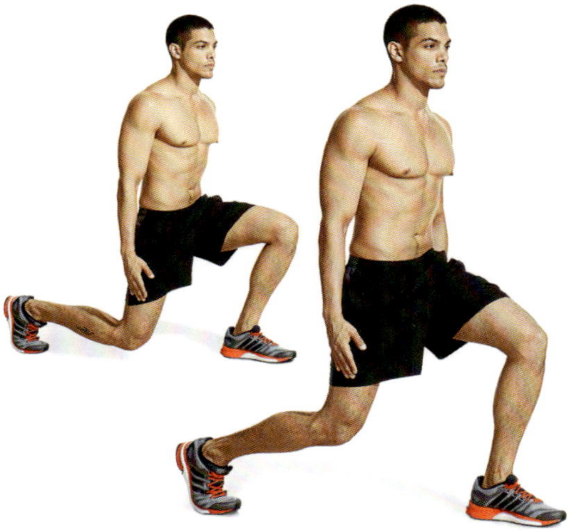

3B HÜFTBRÜCKE EINBEINIG

SÄTZE: 3 WIEDERHOLUNGEN: 12 (JEDE SEITE)
PAUSE: 60 SEKUNDEN

Legen Sie sich rücklings auf den Boden und stellen Sie die Fersen nahe ans Gesäß. Spannen Sie die Körpermitte an, stützen Sie sich auf den linken Fuß, heben Sie die Hüften bis zur Streckung und ziehen Sie das rechte Bein zum Brustkorb. In der Endstellung bildet Ihr Körper vom Knie bis zur Schulter eine Linie.

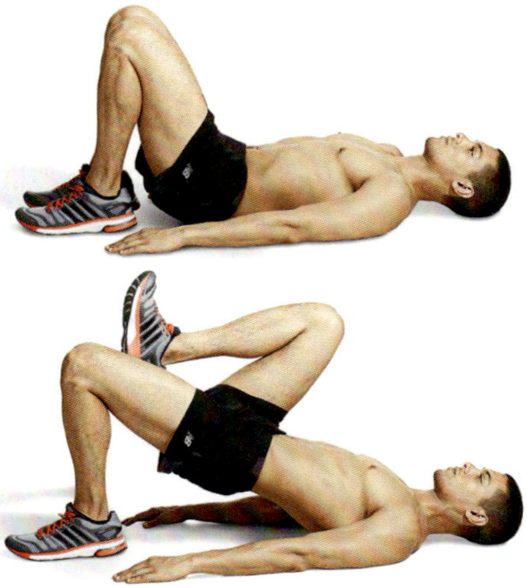

4 BULGARISCHER SPLIT SQUAT GEHALTEN

SÄTZE: 2 WIEDERHOLUNGEN: 30–60 SEKUNDEN HALTEN (JEDE SEITE) PAUSE: 60 SEKUNDEN

Stellen Sie sich in Ausfallschrittlänge mit dem Rücken zu einer Bank und legen Sie den Rist des rechten Fußes auf das Polster. Senken Sie durch Beugen der Beine den Körper ab, bis das hintere Knie fast den Boden berührt und der Oberschenkel des vorderen Beines parallel zum Boden ist. Halten Sie die Endstellung für die Dauer der angegebenen Zeit.

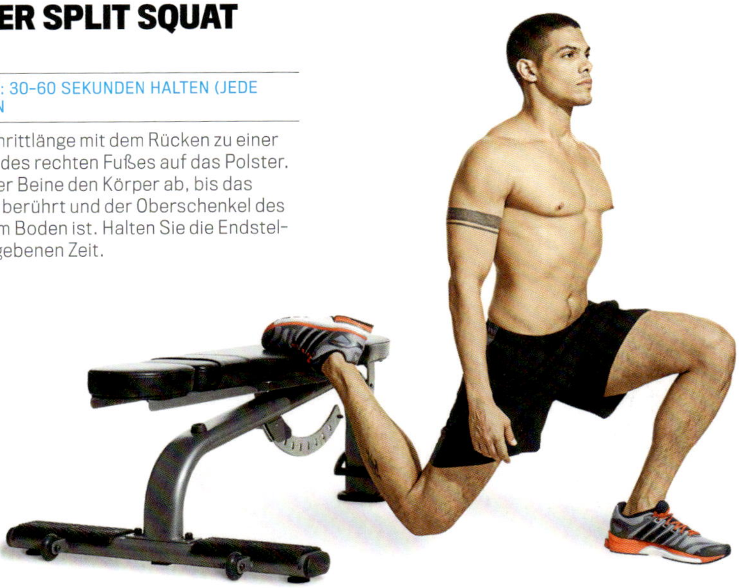

20 WADEN

Sie können sie nicht ewig ignorieren! Irgendwann muss jeder seine Waden trainieren, und sei es nur in den Monaten vor dem Sommer. Wir machen Ihnen keine Vorwürfe, wenn Sie sie auslassen – sogar großartige Trainer vergessen gelegentlich, die Waden in ihre Programme einzubauen, da sie zur allgemeinen Größe, Stärke und Athletik nicht so viel beitragen wie andere Muskeln. Trotzdem können sie, wenn sie schwach sind, die ganze Statik durcheinanderwirbeln.

Unsere Programme bringen die Waden schnell auf Vordermann. Wenn Sie dann auch noch den Willen aufbringen, sie zumindest im späten Frühjahr zu trainieren, sind Sie auf der sicheren Seite für die Shorts-Saison.

DAS BESTE WADENTRAINING IM FITNESSSTUDIO

WORKOUT 63 VON SEAN HYSON, C.S.C.S.

Lassen Sie Ihre Waden nicht links liegen - sie machen Ihre athletische Erscheinung erst vollständig. Denken Sie beispielsweise an den Sommer, wenn Sie Shorts tragen und Ihre Waden entblößen.

Unser Programm passt gut an das Ende eines Beintrainings. Es folgt dem Prinzip des Progressive Overload, einem der wichtigsten Grundsätze im Krafttraining. Es bedeutet, Wiederholungen, Sätze und Gewichte fortlaufend zu steigern und so die Muskeln zu zwingen, sich durch Wachstum der steigenden Belastung anzupassen.

WIE ES FUNKTIONIERT
Anstatt uns eng an Satz- und Wiederholungsvorgaben zu halten, setzen wir die Gesamtwiederholungsmethode ein: Das heißt, wir legen pro Übung eine Gesamtzahl der zu absolvierenden Wiederholungen fest und überlassen es Ihnen, wie viele Sätze Sie dafür brauchen.

HINWEISE Wählen Sie für jede Übung einen Widerstand, mit dem Sie mindestens zehn Wiederholungen schaffen. Damit absolvieren Sie so viele Sätze, wie Sie für insgesamt 30 Wiederholungen brauchen. Zwischen den Sätzen pausieren Sie wie angegeben. Wenn Sie das Programm das nächste Mal absolvieren, erhöhen Sie auf insgesamt 35 Wiederholungen, dann auf 40 und so fort, bis Sie bei 50 angelangt sind. Schaffen Sie schließlich 50 Wiederholungen in fünf oder weniger Sätzen, steigern Sie die Last um 10-15 kg und beginnen wieder mit 30 Wiederholungen.

1 FERSENHEBEN IM STAND

SÄTZE: SO VIELE WIE NÖTIG WIEDERHOLUNGEN: 30-50 PAUSE: 60 SEKUNDEN

Verwenden Sie eine Maschine zum Fersenheben im Stand oder stellen Sie sich mit den Ballen auf ein Kantholz oder ein Aerobic-Steppbrett und halten Sie in einer Hand eine Kurzhantel. Mit der anderen Hand stabilisieren Sie Ihren Körper an einem festen Gegenstand. Senken Sie die Fersen zum Boden, bis Sie in den Waden die Dehnung spüren. Heben Sie nun durch Kontraktion der Wadenmuskeln die Fersen so hoch wie möglich Kehren Sie stets kontrolliert in die Ausgangsstellung zurück.

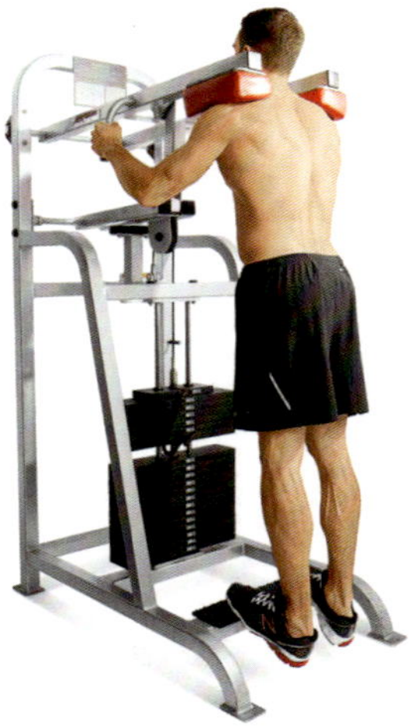

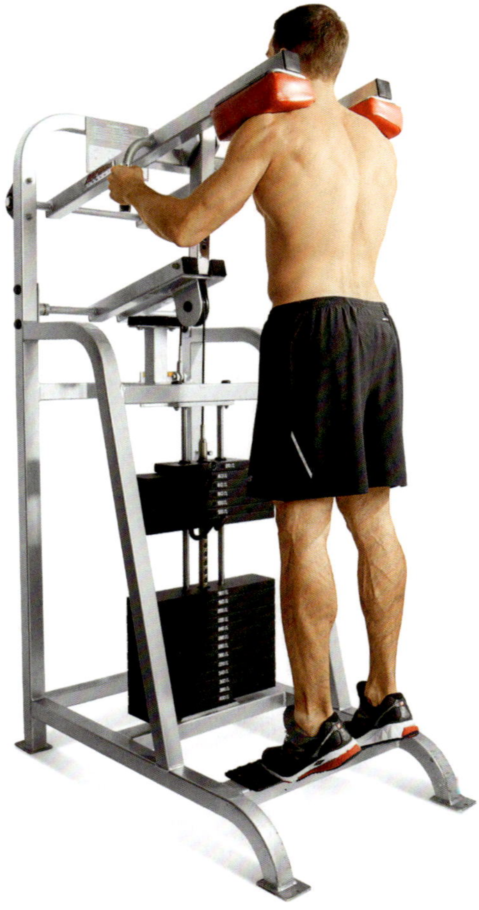

2 FERSENHEBEN IM SITZEN

SÄTZE: SO VIELE WIE NÖTIG
WIEDERHOLUNGEN: 30–50
PAUSE: 60 SEKUNDEN

Verwenden Sie eine Maschine zum Fersenheben im Sitzen oder stellen Sie die Fußballen auf ein Kantholz oder ein Aerobic-Steppbrett und legen Sie auf jeden Oberschenkel eine Kurzhantel. Heben Sie die Fersen wie in der vorherigen Übung, nur sind hier Hüften und Knie im 90-Grad-Winkel gebeugt.

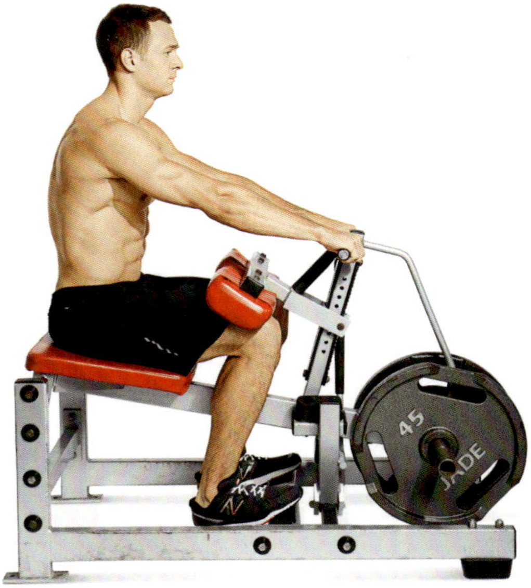

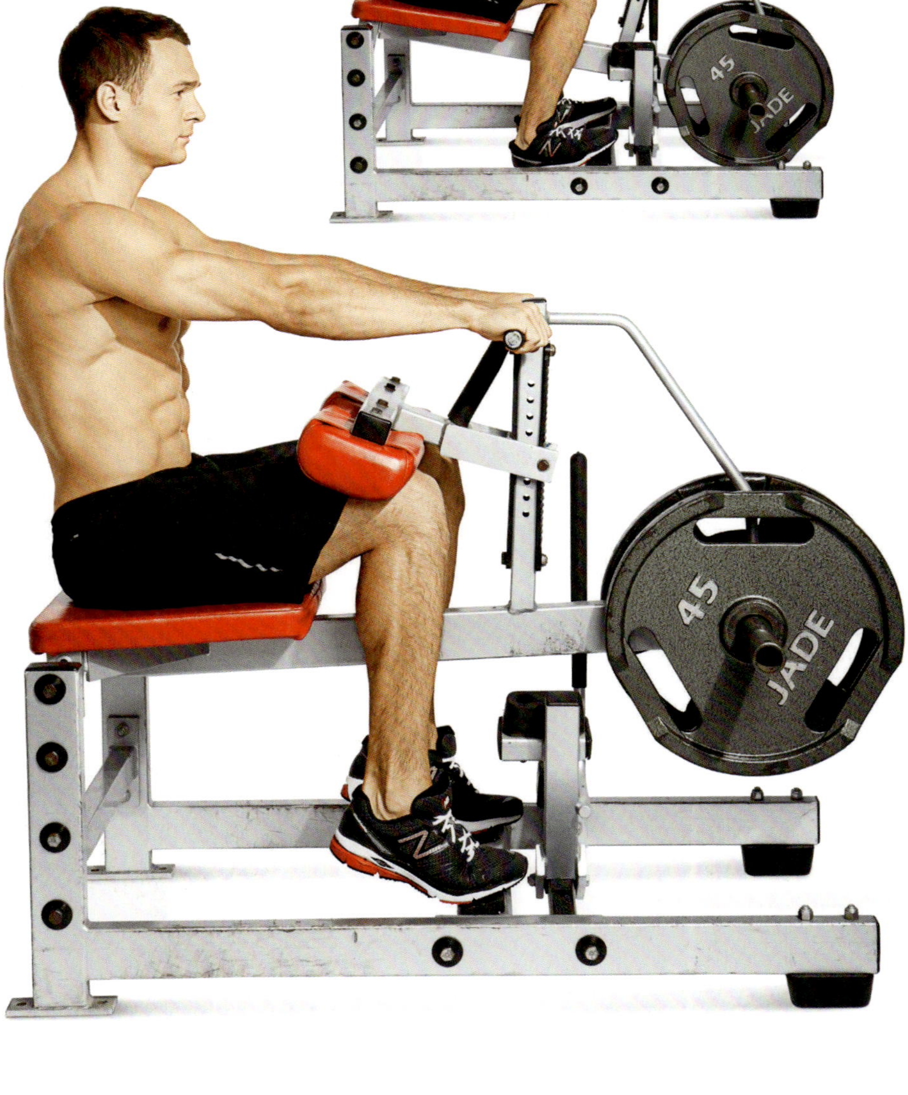

DAS BESTE WADENTRAINING MIT KURZHANTELN

WORKOUT 64 VON JIM SMITH, C.S.C.S.

Wadentraining muss intensiv sein, damit es effektiv ist. Ihre Waden stehen den ganzen Tag unter Belastung, sie sind als Dauerleister geboren. Wenn Sie sie zum Wachsen bringen wollen, müssen Sie jeden Trick anwenden, den dieses Buch bietet.

WIE ES FUNKTIONIERT Sie haben den Hampelmann wahrscheinlich noch nie als Wadenübung betrachtet, aber er beansprucht die Unterschenkelmuskeln stark. Wenn darauf unmittelbar Fersenheben folgt, spüren Sie schnell das Brennen. Falls Sie sich wundern, warum in der gleichen Übung nur die Fußstellung wechselt: damit die Muskeln in allen Winkeln trainiert werden. Mit einwärtsgedrehten Fußspitzen liegt der Schwerpunkt auf den äußeren, mit auswärtsgedrehten Fußspitzen auf den inneren Teilen der Wadenmuskulatur.

Zum Abschluss verbessern Sie auch noch die Beweglichkeit der Waden, was Sie zuvor wahrscheinlich noch nie getan haben. Die Übung passt perfekt zu deren Wirkungsweise. Je beweglicher Ihre Waden sind, desto besser sind Sie in der Lage, Wadenübungen und Bewegungen wie Squat und Kreuzheben zu absolvieren und dabei mehr Muskeln zu rekrutieren.

HINWEISE Absolvieren Sie die mit A und B bezeichneten Übungspaare als Supersätze, also einen Satz A, dann einen Satz B, dann Pause. Komplettieren Sie alle für ein Übungspaar angegebenen Sätze und gehen Sie dann zum nächsten.

1A HAMPELMANN

SÄTZE: 3 WIEDERHOLUNGEN: 10 PAUSE: 0 SEKUNDEN

Im Stand sind die Füße nahe beieinander, die Arme hängen zur Seite. Spreizen Sie im Sprung die Beine und klatschen Sie über Kopf in die Hände. Landen Sie mit schulterbreiter Fußstellung und kehren Sie mit dem nächsten Sprung zurück in die Ausgangsstellung.

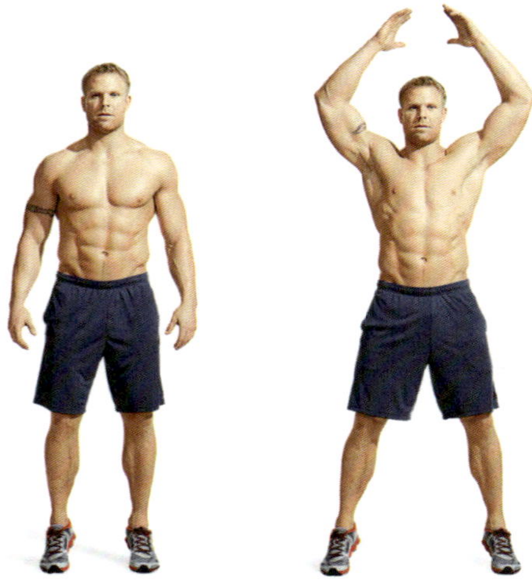

1B FERSENHEBEN IM SITZEN – FÜSSE AUSGEDREHT

SÄTZE: 3 WIEDERHOLUNGEN: 20 PAUSE: 30 SEKUNDEN

Verwenden Sie eine Maschine zum Fersenheben im Sitzen oder stellen Sie die Fußballen auf ein Kantholz oder ein Aerobic-Steppbrett und legen Sie auf jeden Oberschenkel eine Kurzhantel. Ihre Knie sind im 90-Grad-Winkel gebeugt, die Füße etwa 15 Grad ausgedreht. Senken Sie die Fersen ab, bis Sie in den Waden eine Dehnung spüren. Kontrahieren Sie die Wadenmuskeln und heben Sie die Fersen so hoch wie möglich.

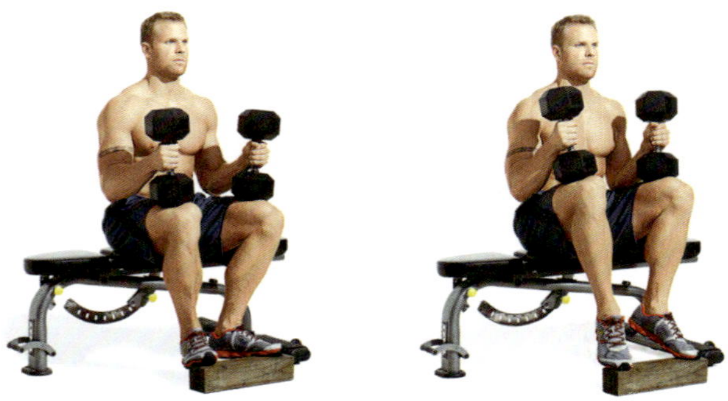

2A ROBBENSPRUNG

SÄTZE: 3 WIEDERHOLUNGEN: 10 PAUSE: 0 SEKUNDEN

Absolvieren Sie Hampelmänner, aber strecken Sie dabei die Arme zur Seite statt nach oben. Im Rücksprung zur Ausgangsstellung klatschen Sie vor dem Körper in die Hände.

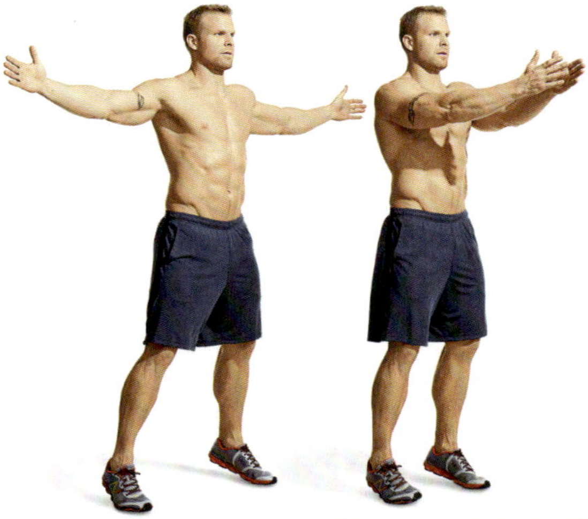

2B FERSENHEBEN IM SITZEN – FÜSSE NEUTRAL GESTELLT

SÄTZE: 3 WIEDERHOLUNGEN: 20 PAUSE: 30 SEKUNDEN

Absolvieren Sie Fersenheben im Sitzen wie auf der linken Seite beschrieben, aber mit gerade nach vorn ausgerichteten Füßen.

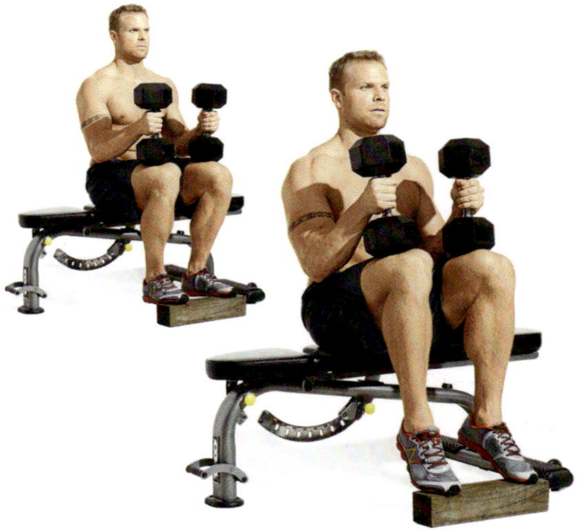

3A FERSENHEBEN IM SITZEN – FÜSSE EINGEDREHT

SÄTZE: 3 WIEDERHOLUNGEN: 20 PAUSE: 0 SEKUNDEN

Absolvieren Sie Fersenheben im Sitzen wie auf der linken Seite beschrieben, aber mit 15 Grad einwärtsgedrehten Füßen.

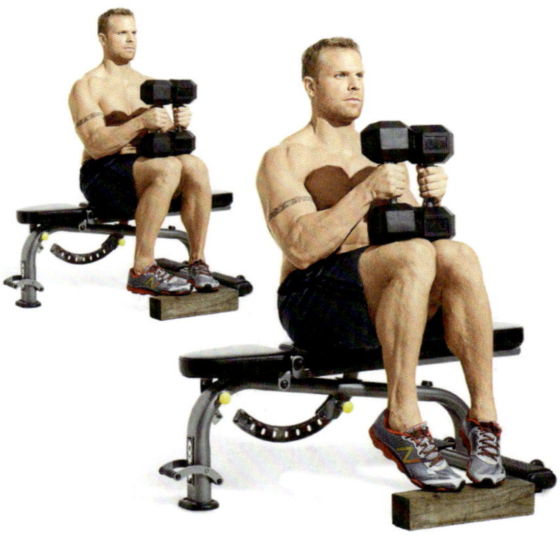

3B SPRUNGGELENKMOBILISATION

SÄTZE: 3 WIEDERHOLUNGEN: 20 (JEDER FUSS)
PAUSE: 30 SEKUNDEN

Platzieren Sie Ihren Fußballen so auf einem Kantholz, dass er höher als die Ferse ist. Beugen Sie das Knie und schieben Sie es nach vorn, bis Sie am Ende des Bewegungsumfangs des Sprunggelenks angelangt sind.

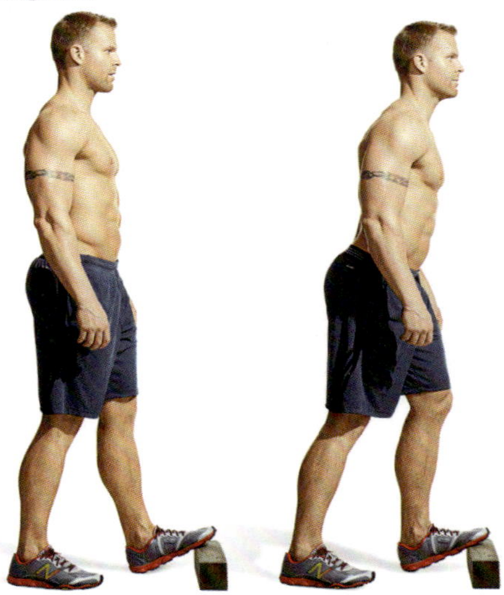

DAS BESTE WADENTRAINING MIT EIGENEM KÖRPERGEWICHT

WORKOUT 65 VON C.J. MURPHY, M.F.S.

Wenn Sie ernsthaft am Muskelaufbau arbeiten, müssen Sie sich irgendwann fragen, wie komisch Sie dafür hin und wieder aussehen wollen. Nicht alle Übungen sind auch für den Betrachter attraktiv und männlich wie Squats und Bankdrücken. Einige, wie die in diesem Trainingsprogramm, erscheinen etwas merkwürdig, aber sie funktionieren.

Also: Wie komisch sind Sie bereit auszusehen, um Ihre Muskeln aufzubauen?

WIE ES FUNKTIONIERT Die Waden brauchen Reize auf jedem erdenklichen Weg. Ihr eigenes Körpergewicht ist ein erheblicher Faktor, wenn Sie es schaffen, Ihren Körper so schwer wie möglich wirken zu lassen. Eine Methode: Fersenheben in der Hocke. Eine andere Methode: wie eine Ballerina auf den Zehenspitzen, besser gesagt den Fußballen, gehen. Wir nehmen an, dass Sie das Trainingsprogramm nicht in einem Fitnessstudio absolvieren würden, sondern eher zu Hause, was Ihnen womöglich einige Peinlichkeit erspart. Aber wenn Sie nach einigen Wochen merken, welche Wirkung das Training für Ihre Waden hat, legen Sie die Scheu ab oder kommen sich vielleicht gar nicht mehr so komisch vor.

HINWEISE Absolvieren Sie alle für eine Übung angegebenen Sätze und wechseln Sie dann zur nächsten Übung.

1 FERSENHEBEN EINBEINIG

SÄTZE: 3 WIEDERHOLUNGEN: 20 PAUSE: 60 SEKUNDEN

Stellen Sie sich mit dem Ballen eines Fußes auf ein Kantholz und legen Sie den Rist des freien Fußes um die Wade des Standbeins. Senken Sie den Körper ab, bis Sie in der Wade eine Dehnung spüren. Halten Sie die Dehnung für eine Sekunde und heben Sie dann durch Kontraktion der Wadenmuskeln die Ferse so hoch wie möglich. Halten Sie die Endstellung für zwei Sekunden.

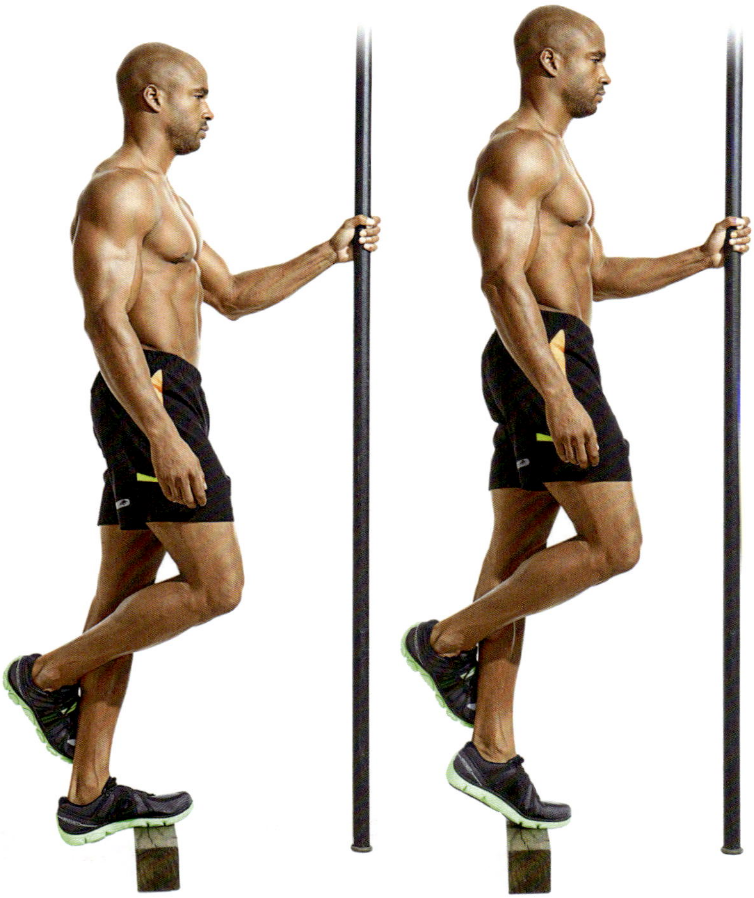

2 FERSENHEBEN IN DER HOCKE

SÄTZE: 4 WIEDERHOLUNGEN: 5
PAUSE: 90 SEKUNDEN

Stellen Sie sich mit den Ballen Ihrer etwas ausgedrehten Füße auf eine erhöhte Unterlage, beispielsweise auf zwei Gewichtsscheiben. Senken Sie den Körper in die tiefe Hocke. Heben Sie nun die Fersen so hoch wie möglich, ohne Hüften oder Beine dabei zu strecken.

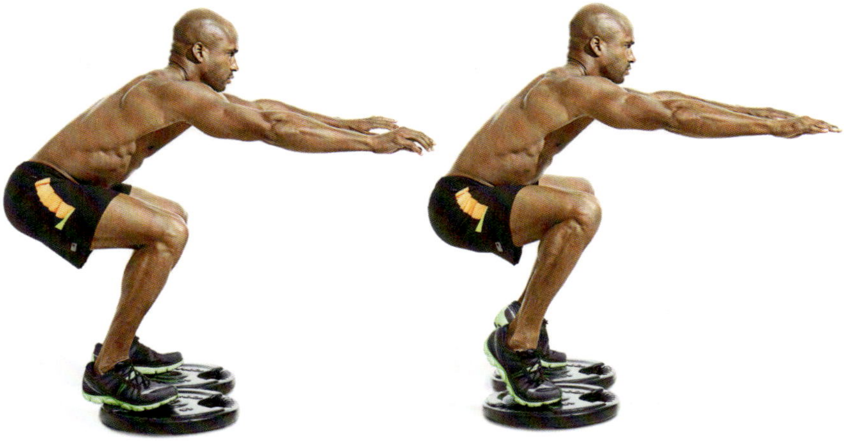

3 AUF DEN FUSSBALLEN GEHEN

SÄTZE: 3 WIEDERHOLUNGEN: 50–60 M GEHEN
PAUSE: 60 SEKUNDEN

Heben Sie die Fersen und gehen Sie auf den Fußballen. Die Fersen berühren zu keiner Zeit den Boden. Wenn möglich, absolvieren Sie die Übung barfuß – das aktiviert die Muskeln noch besser.

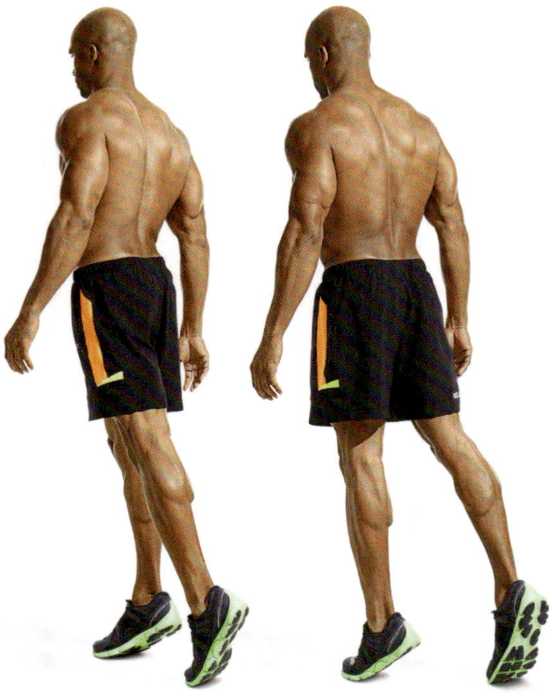

4 FERSENHEBEN MIT SPRUNG

SÄTZE: 3 WIEDERHOLUNGEN: 5 PAUSE: 60 SEKUNDEN

Springen Sie aus dem aufrechten Stand nur durch Strecken der Sprunggelenke so hoch wie möglich. Landen Sie sanft und leise, indem Sie Knie und Sprunggelenke beugen.

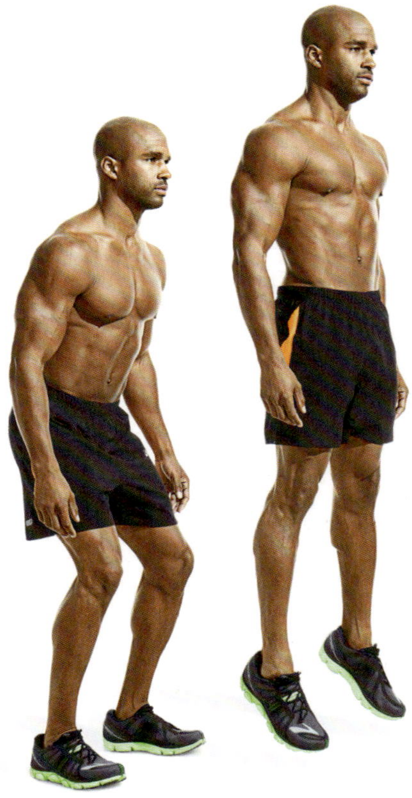

21 GESÄSS

Wir sind uns ziemlich sicher: Sie halten das einzige Trainingsbuch für Männer mit einem speziellem Kapitel für das Gesäß in Händen – und wir sind stolz darauf. Wir erwarten nicht, dass Sie Ihre Gesäßmuskeln mit der gleichen Leidenschaft trainieren wie Ihre Brustmuskulatur, aber wenn Sie Ihrer Kehrseite mehr Aufmerksamkeit widmen, bauen Sie auch mehr Muskeln an wichtigen Stellen auf und steigern Ihren Sex-Appeal erheblich.

Sie meinen, wir wären verrückt? Trainieren Sie einige der folgenden Programme und beobachten Sie einmal, ob sich dadurch nicht auch Ihre Performance bei allen anderen Übungen verbessert. Wundern Sie sich nicht, wenn Sie durch mehr Muskelmasse auch Gewicht zulegen, es Ihrem unteren Rücken und den Knien besser geht und Sie mehr Komplimente denn je für Ihren Po bekommen.

DAS BESTE GESÄSSTRAINING IM FITNESSSTUDIO

WORKOUT 66 VON BRET CONTRERAS

Die Gesäßmuskeln leisten mehr als nur die Rückseite der Hose auszufüllen. Die meisten wissen gar nicht, dass sie zu den stärksten Muskeln des Körpers gehören und wesentlicher Antrieb für das Heben schwerer Gewichte im Squat und Kreuzheben sind. Nur mit trainierten Gesäßmuskeln können Sie schneller laufen und höher springen. Deshalb: Wenn dieses Training Ihren Allerwertesten herausarbeitet, dann nicht nur für die Damen.

WIE ES FUNKTIONIERT Die drei Gesäßübungen, die wir ausgewählt haben, sind womöglich die bekanntesten. Schon der Hip Thrust mit Langhantel aktiviert die Gesäßmuskeln vollständiger als jede andere Übung. Ein Blick genügt, und Sie wissen, wofür der Bewegungsablauf gut ist.

HINWEISE Absolvieren Sie alle für eine Übung angegebenen Sätze und wechseln Sie dann zur nächsten Übung.

1 HIP THRUST MIT LANGHANTEL

SÄTZE: 3 WIEDERHOLUNGEN: 10 PAUSE: 60 SEKUNDEN

Setzen Sie sich mit dem Rücken zu einer Bank, lehnen Sie sich mit den Schultern geger das Polster, die Beine sind gestreckt. Rollen Sie eine Langhantel bis in die Hüftbeuge; polstern Sie diese Region beispielsweise mit einem Handtuch oder einer kleinen Matte. Spannen Sie die Körpermitte an, stemmen Sie die Fersen in den Boden und heben Sie durch Kontraktion der Gesäßmuskeln die Hüften bis in die vollständige Streckung.

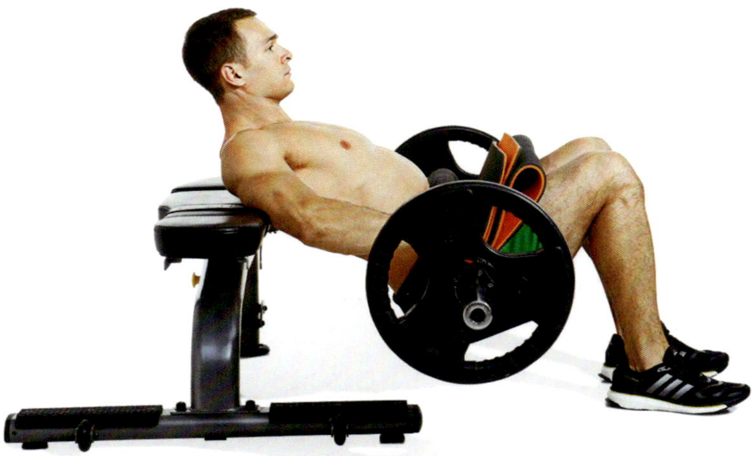

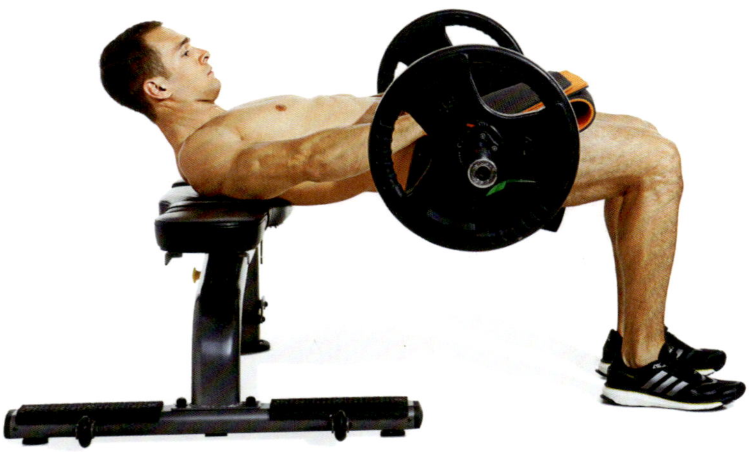

2 AUSFALLSCHRITT RÜCKWÄRTS MIT KURZHANTEL UND DEFIZIT

SÄTZE: 3 WIEDERHOLUNGEN: 8 (JEDE SEITE) PAUSE: 60 SEKUNDEN

Halten Sie in der rechten Hand eine Kurzhantel und stellen Sie sich auf einen etwa 25 cm hohen Kasten. Stellen Sie den rechten Fuß weit nach hinten und senken Sie den Körper ab, bis der Oberschenkel des linken Beines parallel zum Boden ist und das hintere Knie fast den Boden berührt. Halten Sie den Oberkörper stets aufrecht. Kehren Sie zurück in die Ausgangsstellung.

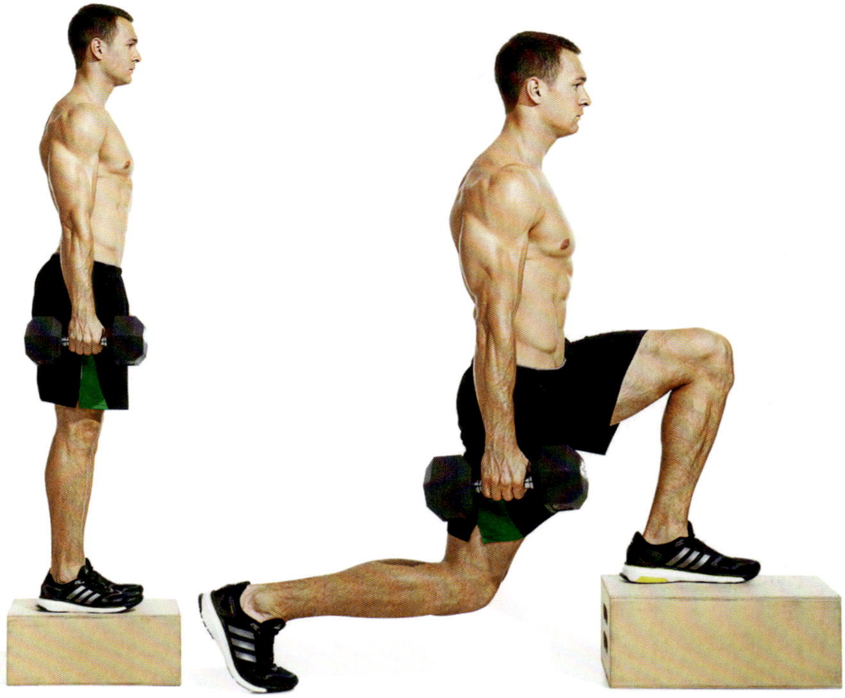

3 RUMÄNISCHES KREUZHEBEN EINBEINIG IM GEHEN

SÄTZE: 3 WIEDERHOLUNGEN: 8 (JEDE SEITE) PAUSE: 60 SEKUNDEN

Halten Sie in jeder Hand eine Kurzhantel und stellen Sie den linken Fuß in Schrittstellung nach vorn. Beugen Sie das linke Bein leicht und die Hüften so weit wie möglich, ohne die neutrale Stellung der Wirbelsäule aufzugeben. Richten Sie durch Kontraktion der Gesäßmuskeln den Körper wieder auf und leiten Sie die nächste Wiederholung ein, in der der rechte Fuß vorn steht.

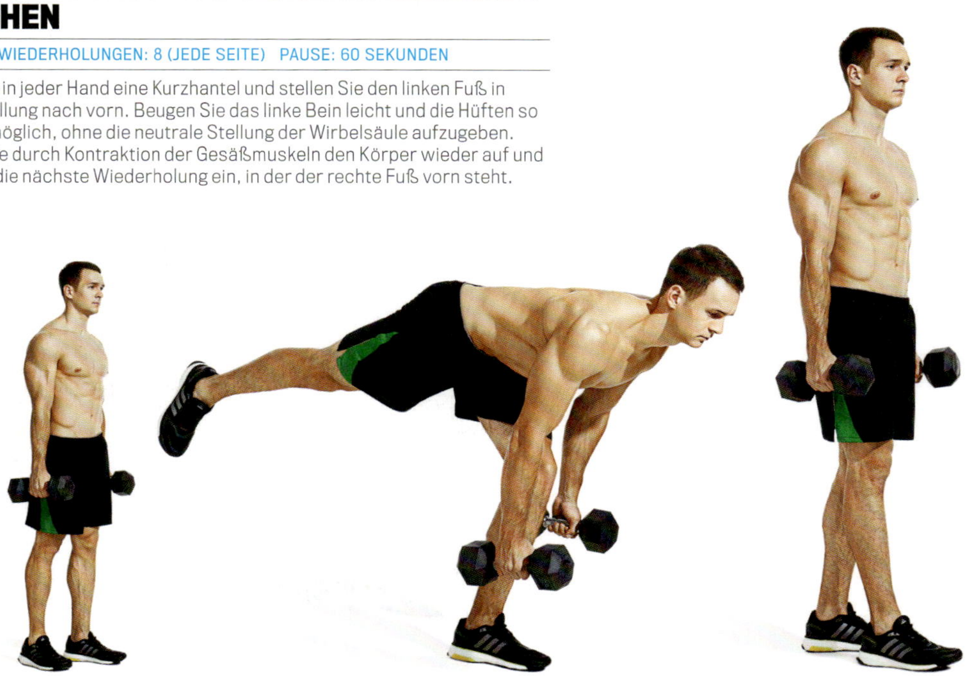

DAS BESTE GESÄSSTRAINING MIT LANGHANTEL

WORKOUT #67 VON BEN BRUNO

Ihre Gesäßmuskeln können nicht richtig arbeiten, wenn die Hüften hart sind. Dann schaffen Sie im Squat und in anderen Gesäßmuskelübungen nicht den vollen Bewegungsumfang – was Sie möglicher Trainingserfolge beraubt. Aber wenn Sie sogenannte Hüftöffnungsübungen in Ihr Gesäßtraining einbauen, kommen Sie Ihrem Wunschhinterteil näher. Gleichzeitig verbessern Sie Ihre Athletik und beugen Schmerzen im unteren Rücken vor.

WIE ES FUNKTIONIERT Im ersten und dritten Übungspaar folgt auf jede Kraft- eine Beweglichkeitsübung für die Hüften. Lassen Sie sie nicht aus! Sie bauen nicht unmittelbar Muskeln auf, klar, aber durch das Verbessern Ihrer Hüftbeweglichkeit schaffen Sie die Grundlage für das Ausschöpfen Ihrer athletischen Möglichkeiten. Die Hüften durch Kontraktion der Gesäßmuskeln nach vorn zu schieben ist eine der kräftigsten Einzelbewegungen, die der Körper leisten kann – und die Grundlage für Sprint und Squat. Darüber hinaus nehmen bewegliche Hüften Druck von der Lendenwirbelsäule und erlösen Sie womöglich von jeglichen Schmerzen, die Sie im unteren Rücken quälen.

HINWEISE Absolvieren Sie die mit A und B bezeichneten Übungspaare als Wechselsätze, also einen Satz, Pause, dann einen Satz B, wieder Pause und so fort für alle angegebenen Sätze.

1A BULGARISCHER SPLIT SQUAT

SÄTZE: 4 WIEDERHOLUNGEN: 5 (JEDES BEIN) PAUSE: 60 SEKUNDEN

Stellen Sie sich mit einer Langhantel auf den Schultern in Ausfallschrittlänge mit dem Rücken zu einer Bank und legen Sie den Rist des linken Fußes auf das Polster. Senken Sie durch Beugen der Beine den Körper ab, bis das hintere Knie fast den Boden berührt und der Oberschenkel des vorderen Beines parallel zum Boden ist.

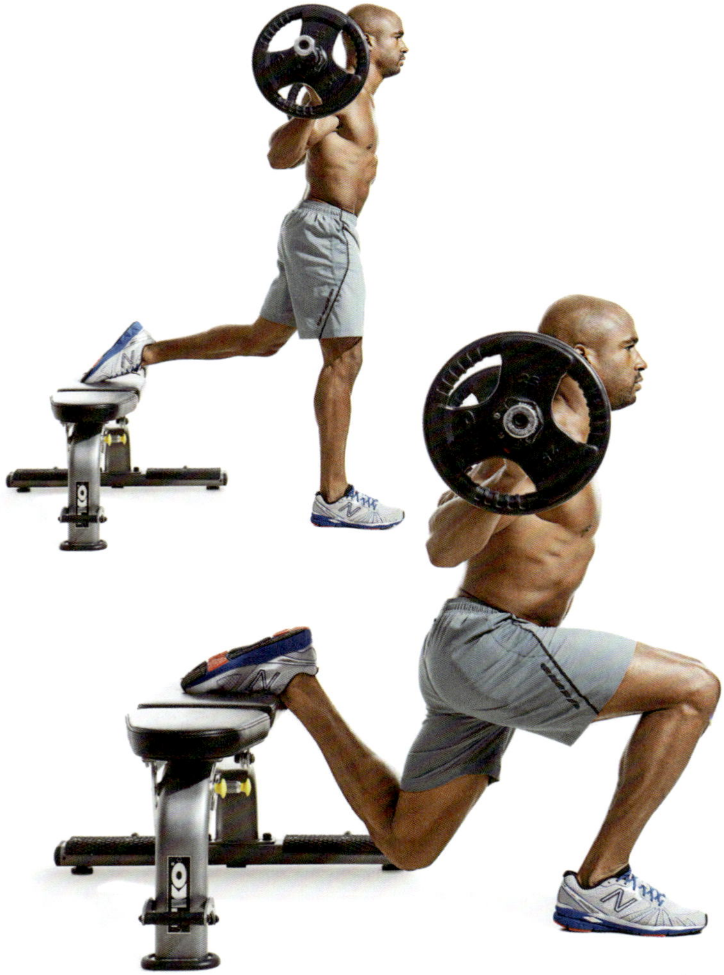

1B HÜFTBEUGER DEHNEN IM KNIESTAND

SÄTZE: 3 WIEDERHOLUNGEN: 20 SEKUNDEN HALTEN (JEDE SEITE) PAUSE: 0 SEKUNDEN

Stellen Sie im Kniestand den linken Fuß nach vorn und legen Sie unter das rechte Knie ein Handtuch oder eine Matte. Legen Sie die rechte Hand auf die rechte Gesäßhälfte und die linke auf den linken Oberschenkel. Spannen Sie den rechten Gesäßmuskel an und schieben Sie die Hüften nach vorn, bis Sie eine Dehnung spüren. Halten Sie die Endstellung 20 Sekunden und kehren Sie zurück in die Ausgangsstellung.

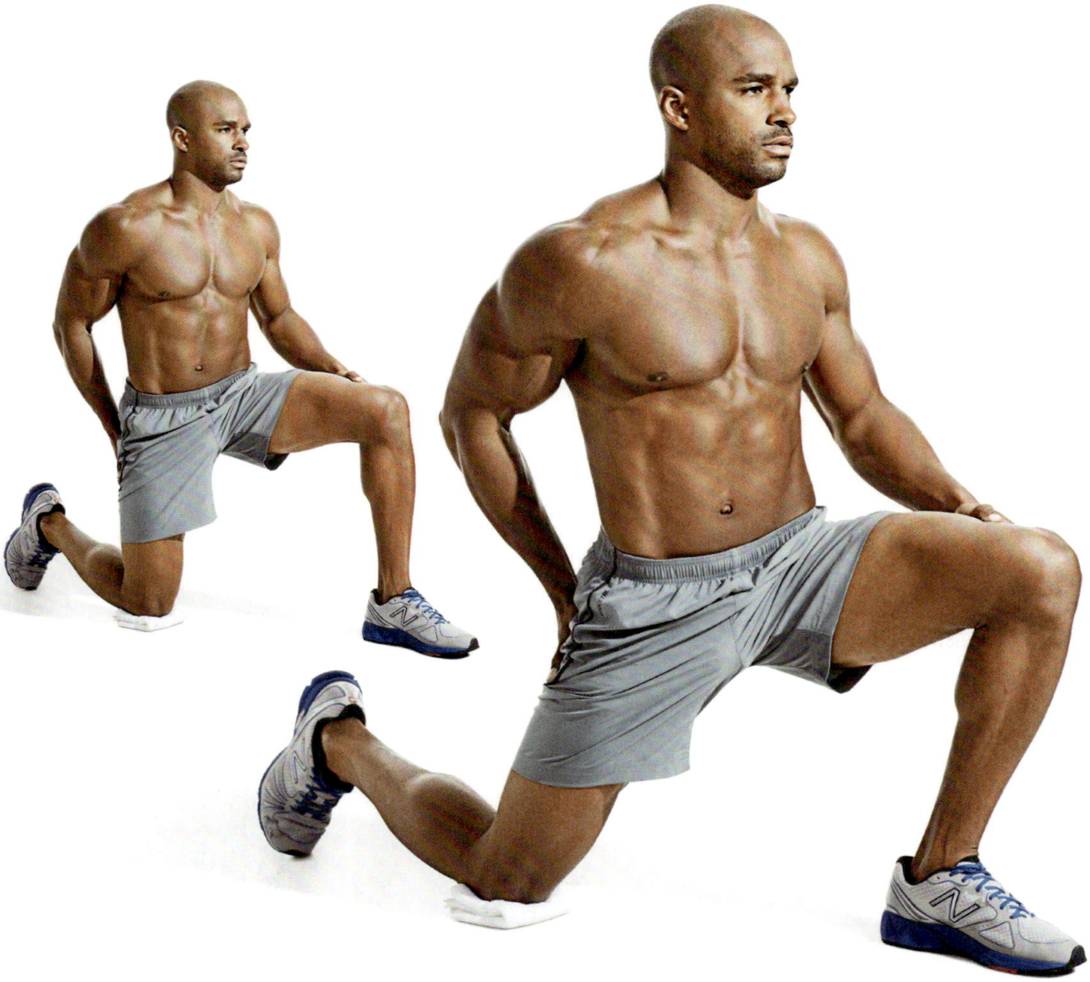

2A RUMÄNISCHES KREUZHEBEN IM SUMO-STIL

SÄTZE: 3 WIEDERHOLUNGEN: 8
PAUSE: 60 SEKUNDEN

Beugen Sie im mehr als schulterbreiten Stand mit etwa 15 Grad ausgedrehten Füßen Hüften und Knie so weit, dass Sie die am Boden liegende Langhantel mit schulterbreitem Griff fassen können. Ihr Oberkörper ist fast parallel zum Boden, das Brustbein möglichst aufgerichtet. Halten Sie den Rücken gerade und schieben Sie die Hüften bis zur Streckung nach vorn. Zum Einleiten jeder neuen Wiederholung führen Sie das Gesäß nach hinten und senken die Hantelstange bis zur Mitte der Schienbeine ab. Beugen Sie die Beine auf keinen Fall mehr, die Bewegung muss fast ausschließlich aus den Hüften kommen.

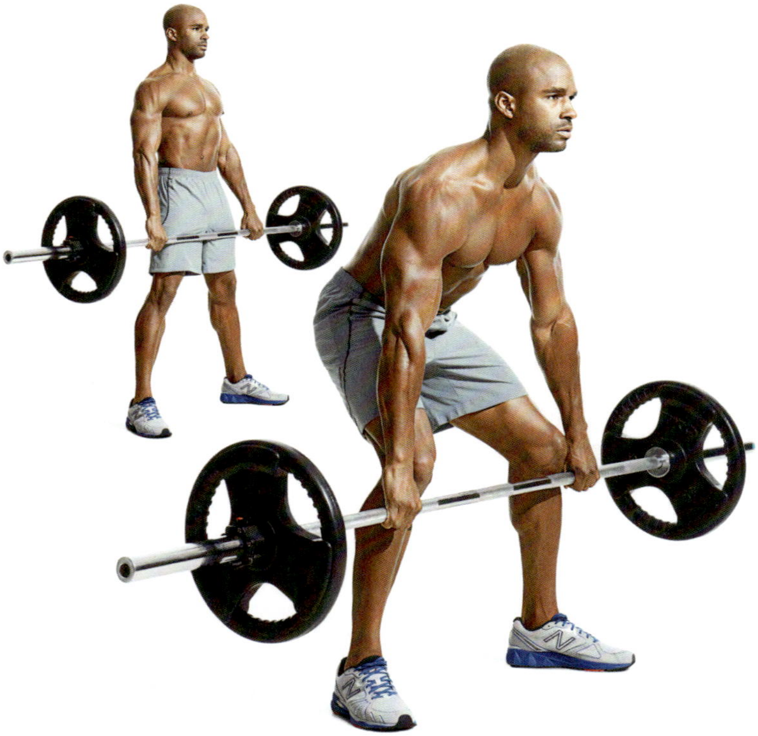

2B HÜFTBRÜCKE MIT LANGHANTEL

SÄTZE: 3 WIEDERHOLUNGEN: 10
PAUSE: 60 SEKUNDEN

Rollen Sie im Langsitz eine Langhantel bis in die Hüftbeuge und polstern Sie diese Region beispielsweise mit einem Handtuch oder einer kleinen Matte. Spannen Sie die Körpermitte an, stemmen Sie die Fersen in den Boden und heben Sie durch Kontraktion der Gesäßmuskeln die Hüften bis in die vollständige Streckung. Verwenden Sie dieselbe Last wie für die Sumo-Variante des Rumänischen Kreuzhebens. Sie können nach der Pause einfach unter die Hantel gleiten und sofort mit der Hüftbrücke beginnen.

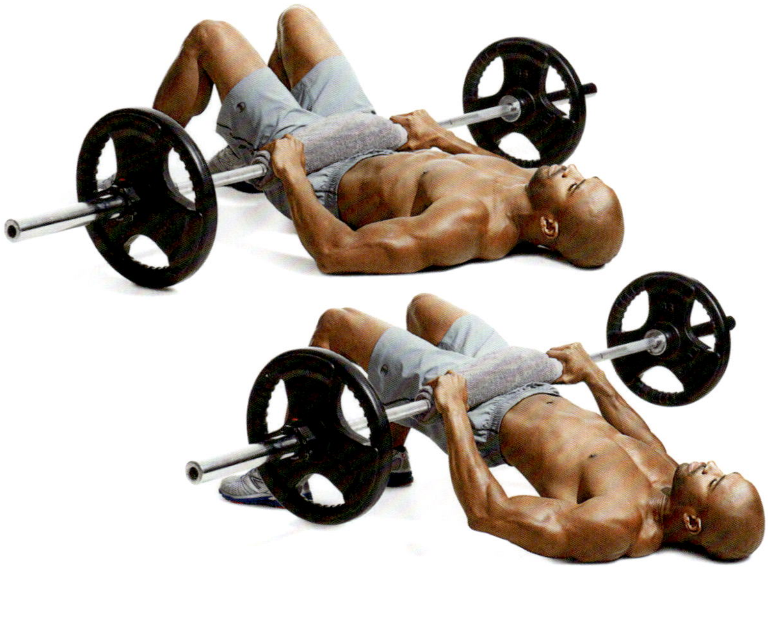

3A SQUAT

SÄTZE: 3 WIEDERHOLUNGEN: 10 PAUSE: 60 SEKUNDEN

Verwenden Sie ein Squat Rack (oder beschränken Sie die Last so, dass Sie die Hantel über Kopf auf die Schultern legen können). Fassen Sie die Stange so breit wie angenehm und stellen Sie sich darunter. Führen Sie die Schulterblätter zusammen und heben Sie die Last aus der Ablage. Gehen Sie etwas zurück; in der schulterbreiten Ausgangsstellung sind die Füße leicht ausgedreht. Schieben Sie das Gesäß nach hinten und beugen Sie Hüften und Beine so tief wie möglich, ohne die Neutralstellung der Wirbelsäule aufzugeben. Schieben Sie während des gesamten Bewegungsablaufs die Knie nach außen. Strecken Sie Hüften und Beine und kehren Sie in die Ausgangsstellung zurück.

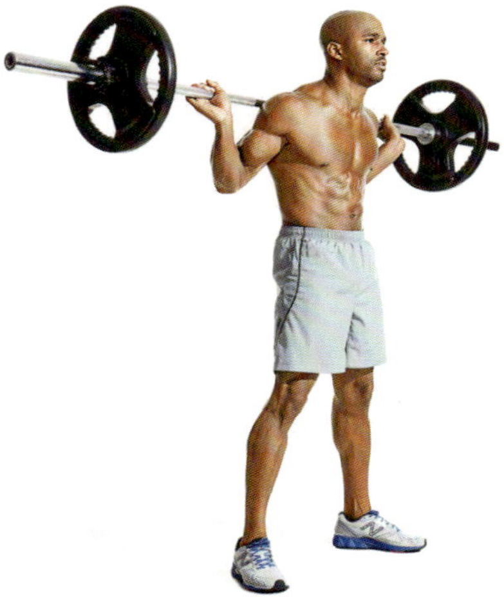

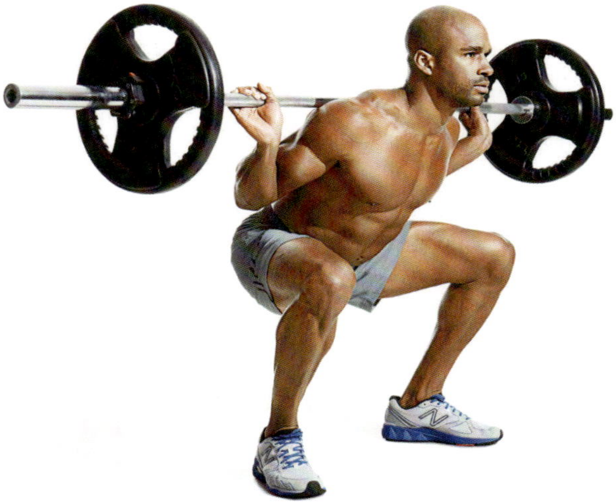

3B MUSCHEL IN SEITENLAGE

SÄTZE: 3 WIEDERHOLUNGEN: 10 (JEDE SEITE) PAUSE: 0 SEKUNDEN

Beugen Sie in Seitenlage die Beine im 90-Grad-Winkel, Knie und Füße liegen übereinander. Legen Sie die obere Hand aufs Gesäß, drücken Sie die Fersen aufeinander, heben Sie das obere Knie, bis es zur Decke zeigt, und öffnen Sie so die Hüfte. Die Bewegung soll an eine sich öffnende Muschel erinnern.

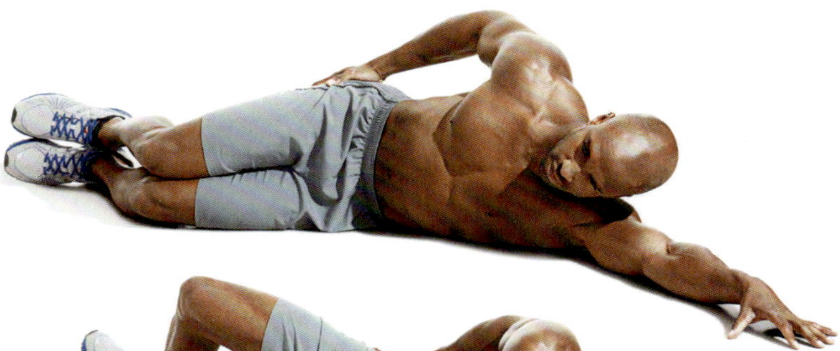

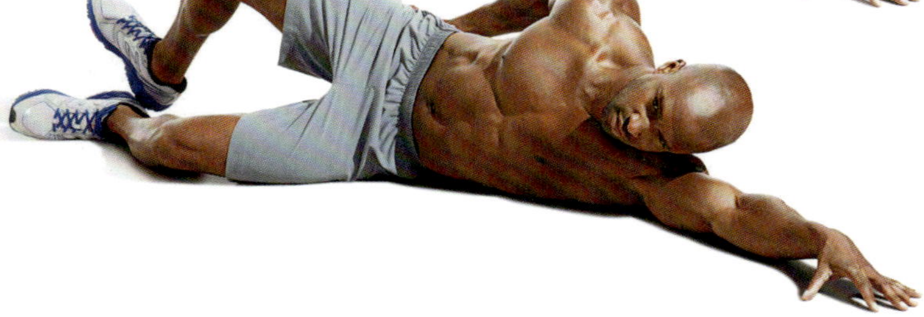

DAS BESTE GESÄSSTRAINING MIT SCHLINGEN

WORKOUT 68 VON MICHAEL SCHLETTER, C.P.T.

Manche Übungen wirken unspektakulär, aber sie sind die Grundlage dafür, dass andere Übungen besser funktionieren. Die Hüftbrücke ist nicht so sexy wie der Squat, aber je besser Sie darin werden, desto höhere Gewichte können Sie im Squat bewältigen und desto runder und härter werden Ihre Gesäßmuskeln.

WIE ES FUNKTIONIERT Das Absolvieren einer einbeinigen Hüftbrücke vor einem Split Squat aktiviert die Gesäßmuskeln. Ihr Bewusstsein ist geschärft und Ihr Körper besser vorbereitet, wenn er diese Muskeln im kompletten Squat vollständig rekrutieren muss. Darüber hinaus erschöpfen Hüftbrücke und Galionsfigur die Muskeln mit hohen Wiederholungszahlen vollständig.

HINWEISE Absolvieren Sie die mit A und B bezeichneten Übungspaare als Supersätze, also einen Satz A, dann einen Satz B, dann Pause. Komplettieren Sie alle für das Paar angegebenen Sätze und wechseln Sie dann die Übungen.

1A HÜFTBRÜCKE EINBEINIG

SÄTZE: 4 WIEDERHOLUNGEN: 5 (JEDE SEITE) PAUSE: 0 SEKUNDEN

Befestigen Sie die Schlinge an einem festen Gegenstand über Kopf und stellen Sie den Gurt auf Kniehöhe ein. Legen Sie sich auf den Rücken und fixieren Sie die Ferse des linken Beins im Fußbügel. Beugen Sie das linke Bein im 90-Grad-Winkel, das rechte Bein ist gestreckt. Spannen Sie die Körpermitte an und strecken Sie durch Kontraktion der Gesäßmuskeln die Hüften vollständig. Heben Sie dabei auch das rechte Bein vom Boden ab. In der Endstellung sind die Oberschenkel parallel.

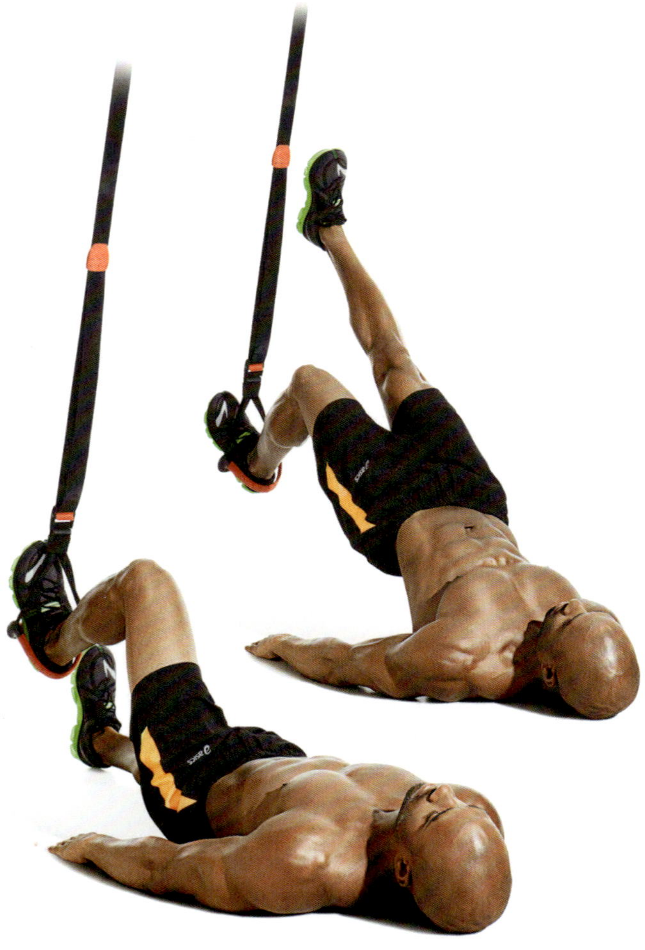

1B BULGARISCHER SPLIT SQUAT

SÄTZE: 4 WIEDERHOLUNGEN: 8 (JEDE SEITE) PAUSE: 60 SEKUNDEN

Verwenden Sie denselben Aufbau wie für die einbeinige Hüftbrücke, aber stellen Sie sich in Ausfallschrittlänge mit dem Rücken zum Gerät und fixieren Sie den linken Fuß im Fußbügel. Beugen Sie Hüften und Beine so, dass der Oberschenkel des rechten Beines parallel zum Boden ist und das linke Knie fast den Boden berührt. Wenn Sie mehr Support für Ihr Gleichgewicht brauchen, stützen Sie sich mit der Hand an einem festen Gegenstand ab.

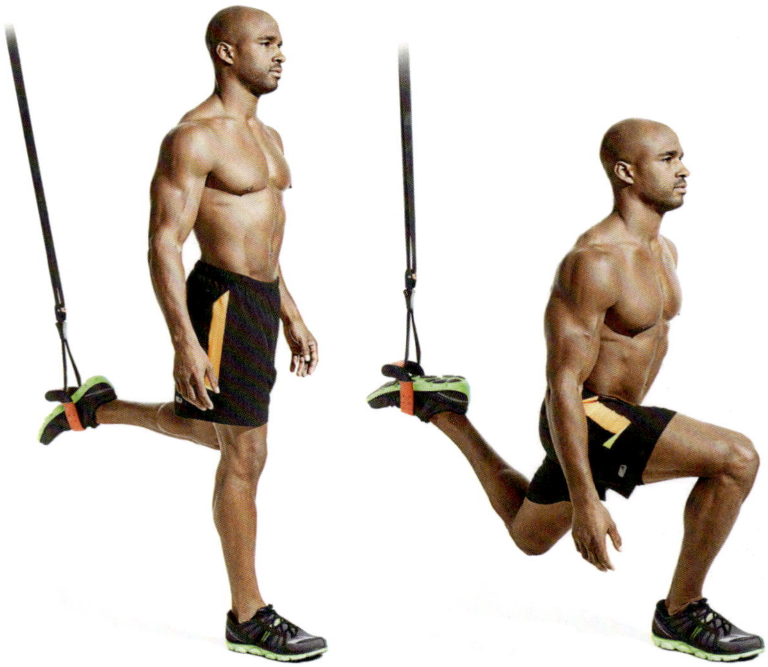

2A HÜFTBRÜCKE BEIDBEINIG

SÄTZE: 4 WIEDERHOLUNGEN: 12 PAUSE: 0 SEKUNDEN

Verwenden Sie den gleichen Aufbau wie für die einbeinige Hüftbrücke, aber mit zwei Schlingen. Stemmen Sie die Fersen in die Bügel, um die Hüften zu heben.

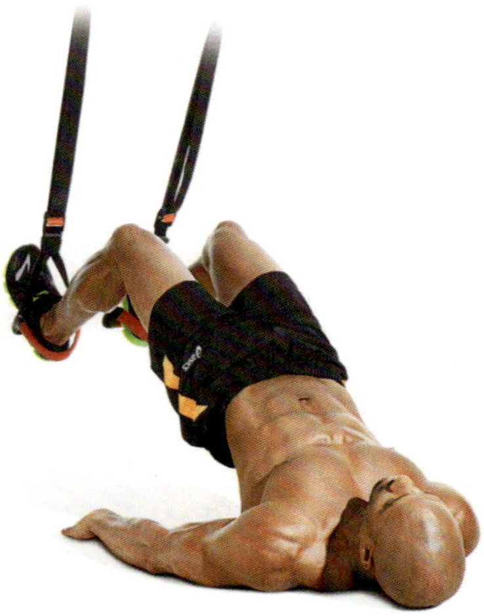

2B GALIONSFIGUR

SÄTZE: 4 WIEDERHOLUNGEN: SO VIELE WIE MÖGLICH PAUSE: 120 SEKUNDEN

Legen Sie sich bäuchlings auf den Boden, die Arme sind an der Körperseite nach hinten gestreckt. Spannen Sie die Gesäßmuskeln und den unteren Rücken an und heben Sie den Körper so ab, dass nur noch Hüften und Bauch den Boden berühren. Halten Sie die Endstellung für zwei Sekunden und kehren Sie anschließend in die Ausgangsstellung zurück.

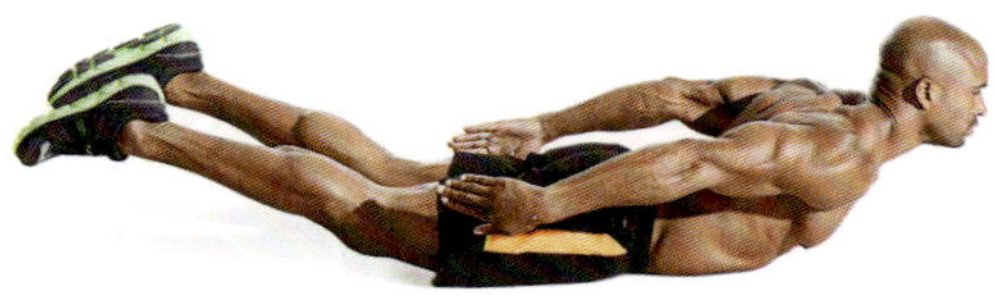

DAS BESTE GESÄSSTRAINING MIT GYMNASTIKBALL

WORKOUT 69 VON MICHAEL SCHLETTER, C.P.T.

Einer der Gründe, warum ein gut aussehendes athletisches Hinterteil auffällt, ist der klar definierte Übergang der Gesäßmuskeln in die hintere Oberschenkelmuskulatur. Die Linie läuft die Beine hinauf und folgt dann einer markanten Kurve nach außen, um den Po abzubilden. Erfreulicherweise kann man diese Zone gezielt trainieren – und Frauen wissen es zu schätzen, wenn Sie es tun.

WIE ES FUNKTIONIERT Wir haben dem Gesäßtraining auch Übungen für die Oberschenkelrückseite hinzugefügt, um beide Muskelgruppen zu kräftigen. Schließlich arbeiten sie für die Hüftstreckung zusammen. Andererseits betont dieses Training aber auch deren Unterschied, und zwar dort, wo die Muskelgruppen am Ende des Beines zusammentreffen. Sie ermüden also Ihre hinteren Oberschenkelmuskeln mit der Hüftbrücke auf dem Ball und geben ihnen mit Curls den Rest. Ihre Gesäßmuskeln sind zusätzlich aktiv, um Sie zu stabilisieren.

Der Butterfly Hip Thrust ist eine besondere Herausforderung. Es zielt auf den M. gluteus medius ab, der meist unterentwickelt ist, was zu Instabilität im gesamten Unterkörper führen kann. Ist er dagegen gut entwickelt, trägt er zu einem knackig aussehenden Po bei.

HINWEISE Absolvieren Sie die mit A und B bezeichneten Übungspaare als Supersätze, also einen Satz A, dann einen Satz B, dann Pause. Komplettieren Sie alle angegebenen Sätze und wechseln Sie dann die Übungen.

1A HÜFTBRÜCKE AUF DEM BALL

SÄTZE: 3 WIEDERHOLUNGEN: 10 PAUSE: 0 SEKUNDEN

Legen Sie sich auf den Rücken und platzieren Sie die Füße so auf dem Ball, dass Hüften und Beine einen 90-Grad-Winkel bilden. Spannen Sie die Körpermitte an und heben Sie durch Kontraktion der Gesäßmuskeln die Hüften bis zur vollständigen Streckung.

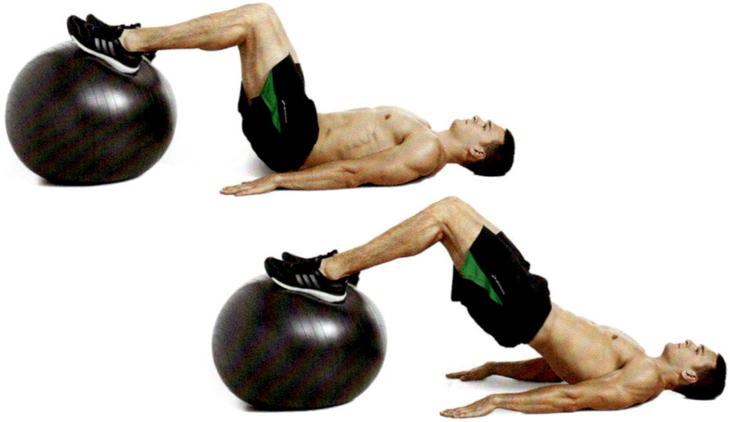

1B OBERSCHENKELRÜCKSEITEN-CURL

SÄTZE: 3 WIEDERHOLUNGEN: 10 PAUSE: 90 SEKUNDEN

Legen Sie sich auf den Rücken, spannen Sie die Körpermitte an und platzieren Sie die Füße und Unterschenkel auf dem Ball. Hüften und Beine sind vollständig gestreckt. Rollen Sie den Ball zu sich heran, bis die Beine einen 90-Grad-Winkel bilden. Senken Sie dabei nicht die Hüften ab, sie bilden weiterhin mit dem Rumpf eine gerade Linie.

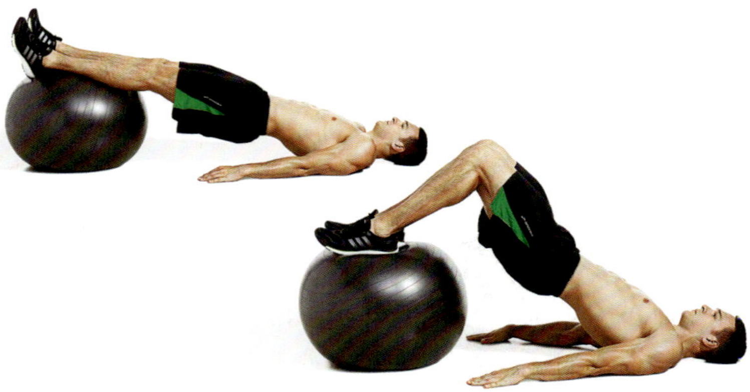

2A BUTTERFLY HIP THRUST

SÄTZE: 4 WIEDERHOLUNGEN: 8 PAUSE: 0 SEKUNDEN

Rollen Sie den Ball mit einer Seite gegen eine Wand und legen Sie sich rücklings so darauf, dass das Gesäß frei über dem Boden ist. Beugen Sie die Beine und legen Sie die Fußsohlen aneinander. Spannen Sie die Körpermitte an, schieben Sie die Knie nach außen, stemmen Sie die Außenkanten in den Boden und heben Sie die Hüften bis zur vollständigen Streckung.

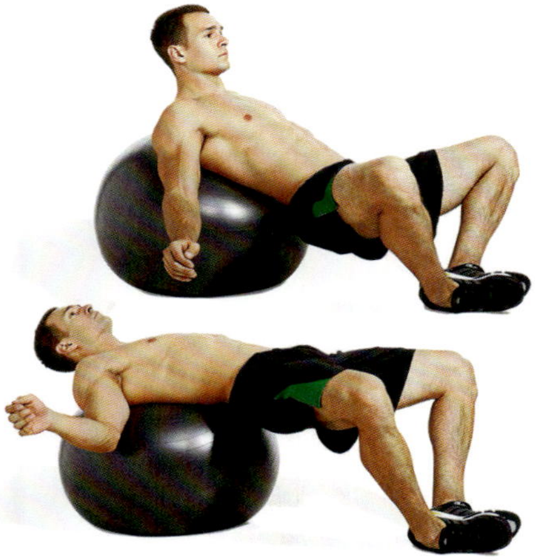

2B WAND-SQUAT

SÄTZE: 4 WIEDERHOLUNGEN: 10 PAUSE: 90 SEKUNDEN

Drücken Sie im schulterbreiten Stand und mit um etwa 15 Grad ausgedrehten Füßen einen Gymnastikball mit dem Rücken so gegen eine Wand, dass dessen Kugelform die natürliche Krümmung der Lendenwirbelsäule ausfüllt. Beugen Sie Hüften und Beine so tief wie möglich, ohne die neutrale Stellung der Wirbelsäule aufzugeben, und rollen Sie mit dem Ball die Wand hinunter.

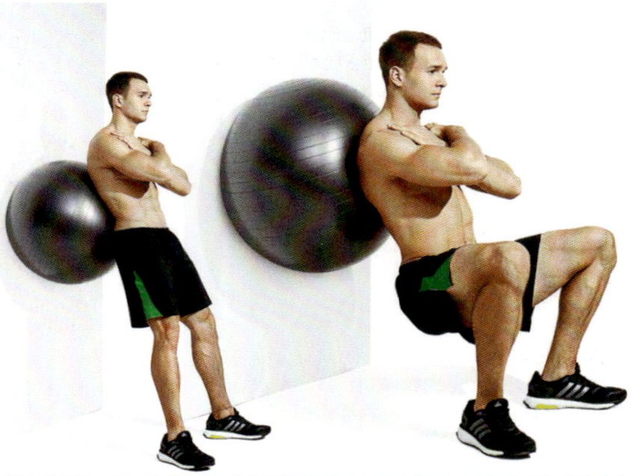

3A UMGEKEHRTES RÜCKENSTRECKEN

SÄTZE: 3 WIEDERHOLUNGEN: 12 PAUSE: 0 SEKUNDEN

Legen Sie sich bäuchlings vom Bauch bis zu den Oberschenkeln auf den Ball. Mit den Unterarmen stützen Sie sich auf dem Boden ab. Spannen Sie die Gesäßmuskeln an und heben Sie die Beine bis zur vollständigen Körperstreckung.

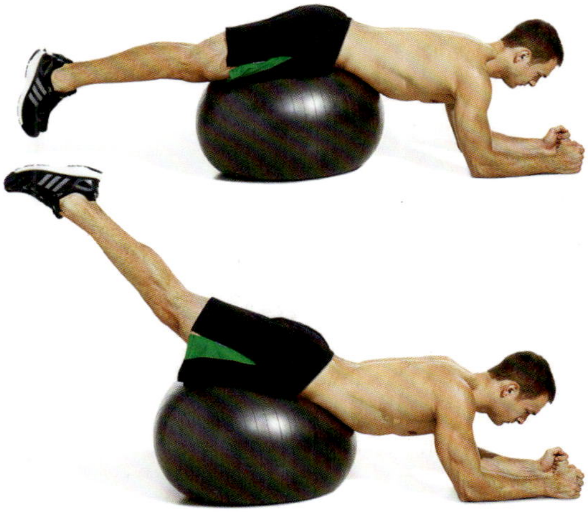

3B HÜFTBRÜCKE EINBEINIG

SÄTZE: 3 WIEDERHOLUNGEN: 5 (JEDE SEITE) PAUSE: 60 SEKUNDEN

Platzieren Sie in Rückenlage die Fersen dicht am Gesäß, die Arme liegen V-förmig neben dem Körper. Strecken Sie das linke Bein, die Oberschenkel sind parallel. Spannen Sie die Gesäßmuskeln an und heben Sie die Hüften bis zur vollständigen Streckung.

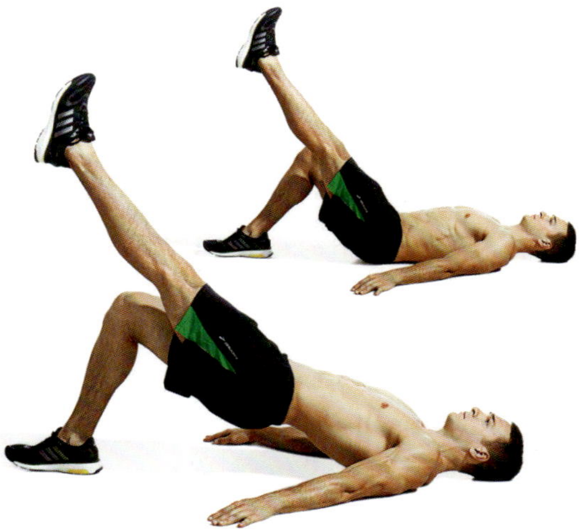

DAS BESTE GESÄSSTRAINING MIT EIGENEM KÖRPERGEWICHT

WORKOUT 70 VON C.J. MURPHY, M.F.S.

Es ist kein Zufall, dass die besten Übungen zum Herausbilden eines größeren und besser definierteren Hinterteils denen beim Sex ähneln. Manche sind auch unter dazu passenden Spitznamen bekannt. Tatsache ist: Wenn Sie Ihre Hüften energisch nach vorn schieben können, sind Sie in der Lage, einen festeren Po zu entwickeln. Deshalb könnte diese Trainingseinheit, sagen wir mal, nicht sportspezifischer sein.

WIE ES FUNKTIONIERT Sie heben die Hüften ein- und beidbeinig und bekommen es mit einer Variante des Rumänischen Kreuzhebens zu tun, einer der besten Allround-Übungen zum Training des Unterkörpers. Jede Verbindung zwischen besserer Leistung in diesem Training und im Schlafzimmer ist kaum zufällig.

HINWEISE Absolvieren Sie alle für eine Übung angegebenen Sätze und wechseln Sie dann zur nächsten Übung.

1 GRAY-COOK-HÜFTBRÜCKE

SÄTZE: 3 WIEDERHOLUNGEN: 20 (JEDE SEITE) PAUSE: 60 SEKUNDEN

Platzieren Sie in Rückenlage die Fersen dicht am Gesäß, führen Sie das linke Bein mit dem Oberschenkel zur Brust und fassen Sie mit den Händen das Schienbein. Spannen Sie die Gesäßmuskeln an und heben Sie die Hüften bis zur vollständigen Streckung. Achten Sie darauf, dass die Hüftstreckung nur aus den Gesäßmuskeln heraus gesteuert wird und die hinteren Oberschenkelmuskeln keinen Beitrag dazu leisten.

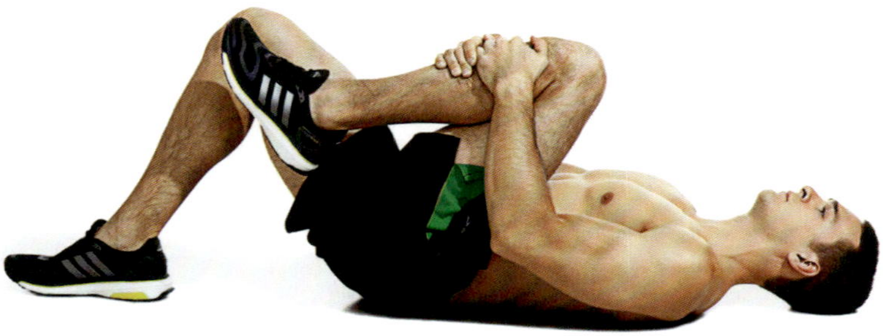

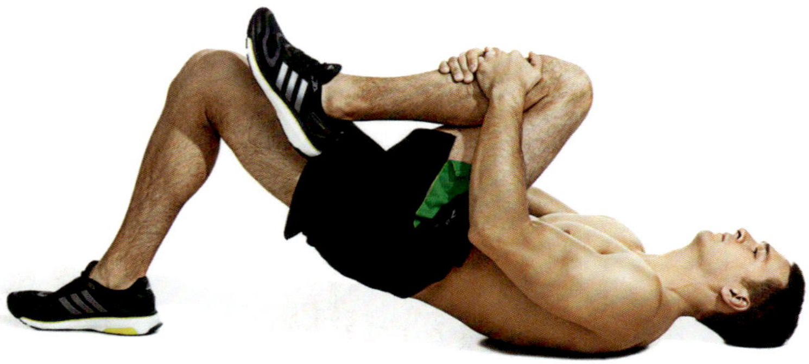

2 EINBEINIGES RUMÄNISCHES KREUZHEBEN

SÄTZE: 4 WIEDERHOLUNGEN: 8
PAUSE: 60 SEKUNDEN

Stellen Sie sich auf den rechten Fuß, heben Sie das gestreckte linke Bein nach hinten, neigen Sie gleichzeitig den gestreckten Oberkörper so weit wie möglich nach vorn und beugen Sie das rechte Bein; die Arme hängen senkrecht nach unten. Halten Sie die Endstellung für zwei Sekunden. Spannen Sie die Gesäßmuskeln an und kehren Sie zurück in die Ausgangsstellung.

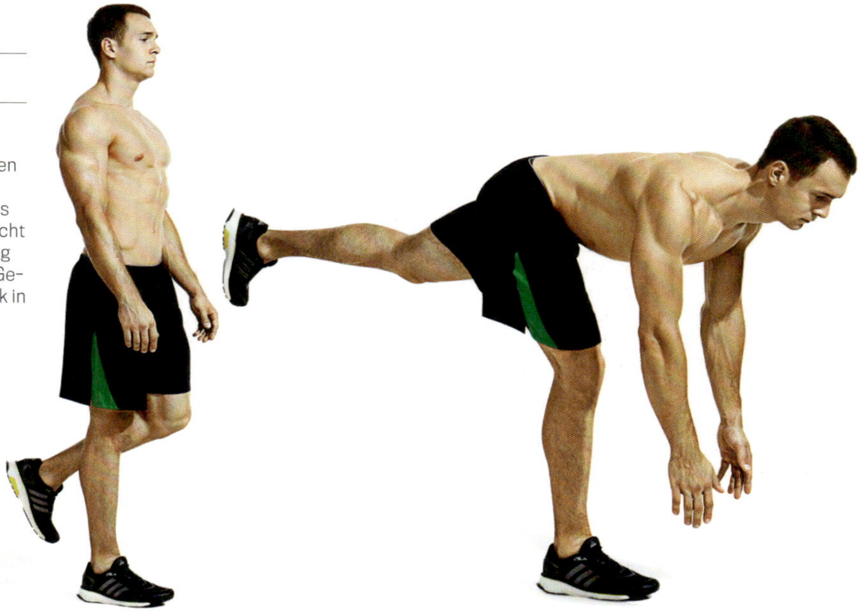

3 TISCH

SÄTZE: 4 WIEDERHOLUNGEN: 8-12 PAUSE: 60 SEKUNDEN

Setzen Sie sich auf den Boden und platzieren Sie Ihre Hände direkt unterhalb der Schultern, die Finger zeigen zu Ihrem Gesäß. Die Füße sind schulterbreit voneinander entfernt. Spannen Sie die Gesäßmuskeln an, stemmen Sie die Fersen fest in den Boden und drücken Sie sich nach oben. Oberschenkel und Rumpf formen einen Tisch. Halten Sie die Stellung für zwei Sekunden.

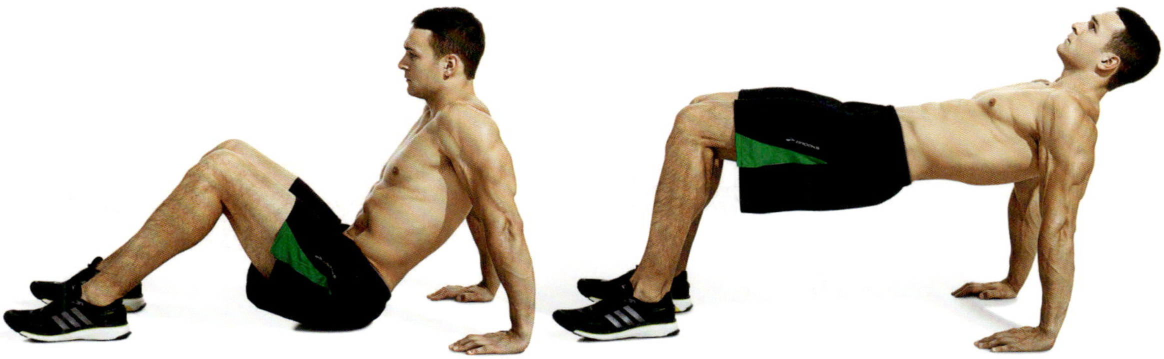

22 BAUCH

Wir finden, es ist für jeden Mann eine Schande zu sterben, ohne seine Bauchmuskeln je gesehen zu haben. Wenn das für Sie wie Schicksal klingt, seien Sie froh, das Sie unser Buch in die Finger bekommen haben.

Die folgendenTrainingseinheiten für den Bauch werden Sie mit ungewöhnlichen Anleitungen zum Aufblühen eines veritablen Sixpacks überraschen – und ebenso mit dem durchschlagenden Erfolg dieser Übungen. Kombinieren Sie die Übungen mit unserem Ernährungsplan in Kapitel 1, und es wird nicht lange dauern, bis Sie die Aufgabe »definierten Bauch antrainieren« von Ihrer To-do-Liste streichen können.

DAS BESTE BAUCHTRAINING IM FITNESSSTUDIO

WORKOUT 71 VON ZACH EVEN-ESH

Den Bauch wie ein Bodybuilder zu trainieren kann zu einem gut aussehenden Sixpack führen. Aber athletisch trainierte Bauchmuskeln bringen auch Leistung. Schnelligkeit, Kraft und die Fähigkeit, sich explosiv in alle Richtungen zu bewegen, kommen aus der Körpermitte, dem Zentrum, das für diese Bewegungsanforderungen prädestiniert ist.

WIE ES FUNKTIONIERT Bewegungskombinationen, mit denen Sie aus unterschiedlichen Abläufen eine Superübung zusammenstellen, trainieren die Körpermitte so, dass sie in der Lage ist, komplexe Stabilisationsaufgaben zu vollführen. Diese Trainingseinheit berücksichtigt auch die vielen Funktionen der Bauchmuskeln: Kontrolle der Wirbelsäule in Beugung und Streckung, Drehen des Rumpfes und Aufnehmen und Weiterleiten von Kräften. Das Schöne an dieser Art Training ist, dass Sie großartige Bauchmuskeln entwickeln, ohne darüber nachzudenken. Konzentrieren Sie sich auf die Herausforderung, das Vergnügen, auf Bewegungen, die Sie an Ihre Tage als junger Athlet erinnern, und Sie erobern sich Ihr Sixpack zurück.

HINWEISE Absolvieren Sie die Übungen als Circuit, also einen Satz jeder Übung unmittelbar nacheinander, danach 60 Sekunden Pause. Insgesamt stehen drei Durchgänge auf dem Programm.

1 STÜTZ UND BEINEHEBEN

SÄTZE: 3 WIEDERHOLUNGEN: 12 PAUSE: 0 SEKUNDEN

Gehen Sie an zwei parallelen Stangen in den Stütz und heben Sie Ihre in den Knien leicht gebeugten Beine, bis sie parallel zum Boden sind.

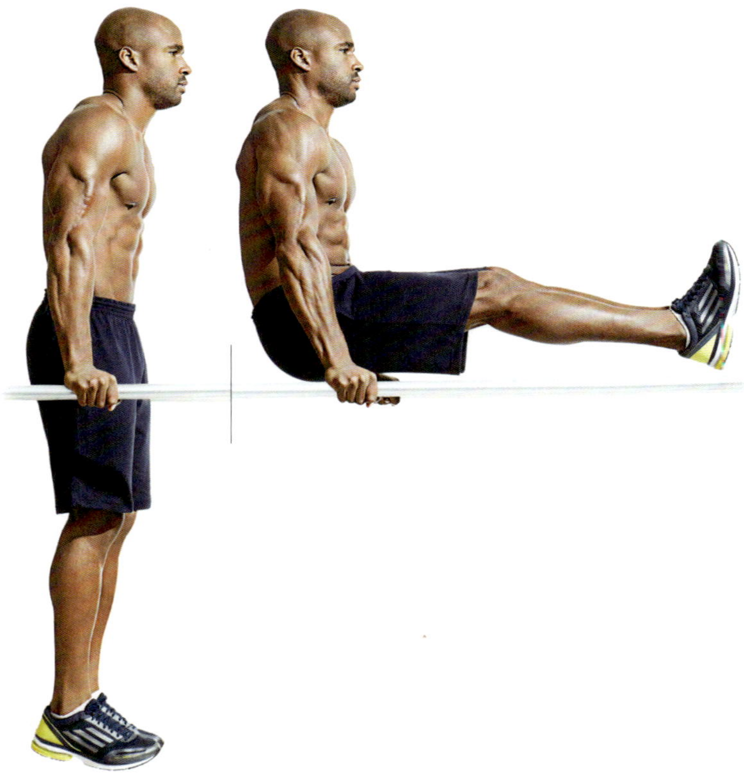

2 BAUCHROLLEN MIT AB-WHEEL

SÄTZE: 3 WIEDERHOLUNGEN: SO VIELE WIE MÖGLICH PAUSE: 0 SEKUNDEN

Knien Sie sich auf den Boden und fassen Sie die Griffe des Ab-Wheels. Spannen Sie den Bauch an und rollen Sie mit dem Rad nach vorn, bis Sie in der Körpermitte fast die Spannung verlieren. Kehren Sie in die Ausgangsstellung zurück. Absolvieren Sie so viele Wiederholungen, wie mit exakter Technik möglich sind.

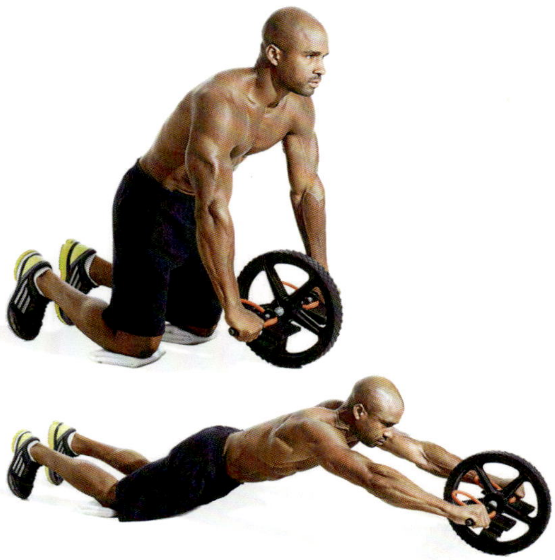

3 SIT-UP MIT MEDIZINBALLWURF

SÄTZE: 3 WIEDERHOLUNGEN: 10 PAUSE: 0 SEKUNDEN

Legen Sie sich mit aufgestellten Füßen auf den Rücken und halten Sie einen Medizinball in Händen. Absolvieren Sie einen Sit-up und werfen Sie dabei einen Ball gegen eine Wand oder zu einem Partner, der ihn unmittelbar zurückwirft. Fangen Sie den Ball und kehren Sie zur nächsten Wiederholung zurück in die Ausgangsstellung.

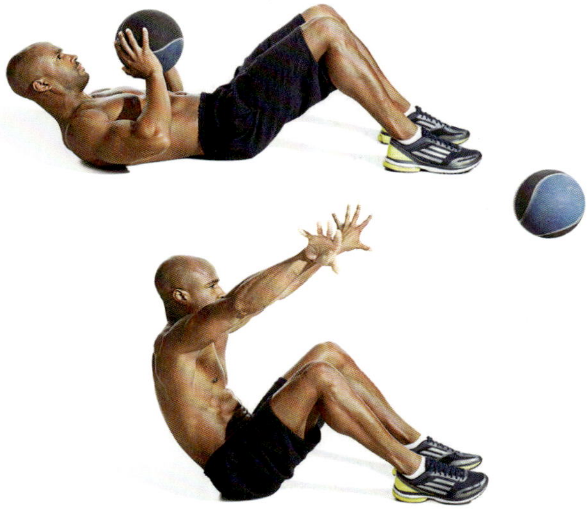

4 RUSSISCHER TWIST MIT MEDIZINBALL

SÄTZE: 3 WIEDERHOLUNGEN: 10 (JEDE SEITE) PAUSE: 60 SEKUNDEN

Halten Sie in der Endstellung eines Sit-ups einen Medizinball mit gestreckten Armen vor dem Brustkorb. Führen Sie den Ball durch schnelles Drehen des Rumpfes zu einer Seite und wieder zurück, danach zur anderen Seite und wieder zurück.

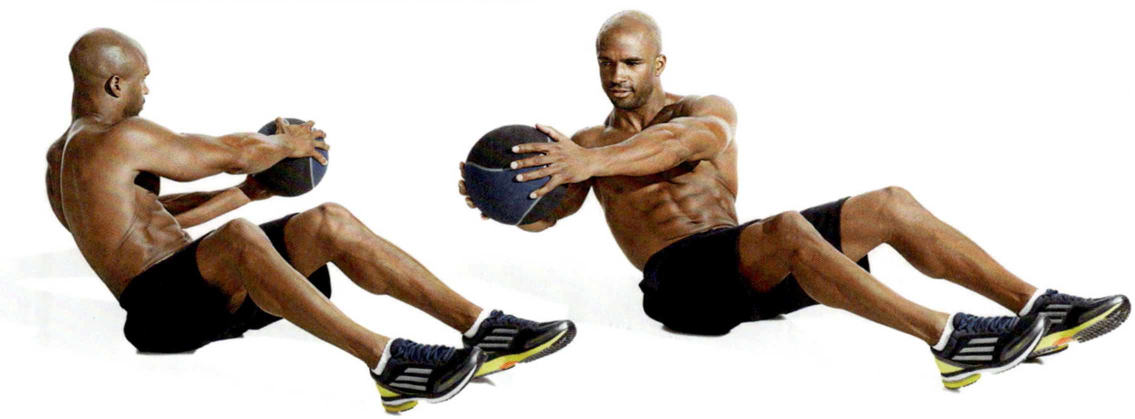

DAS BESTE BAUCHTRAINING MIT LANGHANTEL

WORKOUT 72 VON BEN BRUNO

Möglicherweise haben Sie schon ganz gute Bauchmuskeln, aber man kann sie nicht sehen. Über dem Sixpack liegt eine Fettschicht, die erst verbrannt werden muss, bevor Sie für den Muskel darunter Anerkennung bekommen. Sie brauchen eine Trainingseinheit, die die Körpermitte trainiert und gleichzeitig ordentlich das Fett schmelzen lässt. Dieses Programm leistet beides.

WIE ES FUNKTIONIERT Es stimmt natürlich: Front Squats sind eine Beinübung, und das Überkopfdrücken trainiert in erster Linie die Schultern. Doch beide sind auch wichtig für die Bauchmuskeln. Ihre Körpermitte muss hart arbeiten, damit Sie im Front Squat nicht nach vorn und beim Schulterdrücken nicht nach hinten kippen. Das Koffer-Kreuzheben verlangt von Ihrer Körpermitte Stabilität gegen Seitneigen. Alle drei Übungen sind darüber hinaus enorme Stoffwechselbeschleuniger. Sie fordern den Körper derart heraus und rekrutieren so viele Muskeln, dass Sie mehrere Tage mit der Regeneration beschäftigt sind und sozusagen auch in Ruhe noch Fett verbrennen.

HINWEISE Absolvieren Sie die mit A und B bezeichneten Übungspaare als Wechselsätze, also einen Satz A, Pause, dann einen Satz B, wieder Pause und so fort für alle angegebenen Sätze.

1A FRONT SQUAT

SÄTZE: 4 WIEDERHOLUNGEN: 6 PAUSE: 90 SEKUNDEN

Platzieren Sie eine Langhantel in einem Power Rack auf Schulterhöhe. Legen Sie die Finger in Schulterbreite an die Stange und stellen Sie sich mit einem Schritt nach vorn darunter. Heben Sie die Ellenbogen an, bis die Oberarme parallel zum Boden sind, und nehmen Sie die Last aus der Ablage. Sie liegt auf Schultern und Brustkorb, gesteuert von den Fingern. Gehen Sie einen Schritt nach hinten. In der Ausgangsstellung stehen die Füße leicht ausgedreht schulterbreit. Schieben Sie das Gesäß nach hinten und beugen Sie Hüften und Beine so tief wie möglich, ohne die natürliche Krümmung der Wirbelsäule aufzugeben.

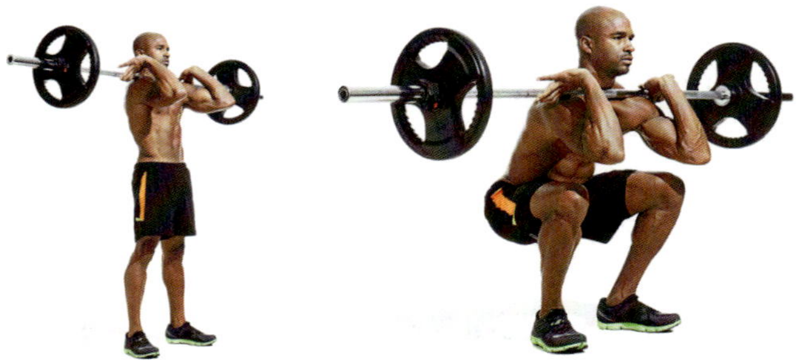

1B SPRUNGGELENKMOBILISATION

SÄTZE: 3 WIEDERHOLUNGEN: 10 (JEDE SEITE) PAUSE: 0 SEKUNDEN

Stellen Sie sich in Schrittstellung – der rechte Fuß ist vorn – vor eine Wand. Der Abstand zwischen Fußspitze und Wand beträgt etwa 10 cm, die Hände legen Sie in Augenhöhe an die Wand. Beugen Sie das rechte Knie und schieben Sie es nach vorn, bis es die Wand berührt. Spüren Sie die Dehnung rund um die Achillessehne und kehren Sie zurück in die Ausgangsstellung.

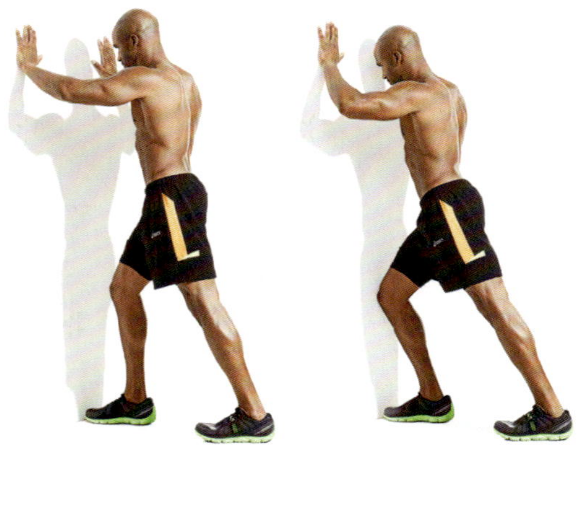

2A ÜBERKOPFDRÜCKEN

SÄTZE: 4 WIEDERHOLUNGEN: 5 PAUSE: 90 SEKUNDEN

Bereiten Sie die Langhantel in einem Squat Rack vor und fassen Sie sie etwas mehr als schulterbreit. Heben Sie die Last aus der Ablage, halten Sie sie auf Schulterhöhe, die Unterarme sind senkrecht zum Boden. Spannen Sie die Körpermitte an und drücken Sie die Langhantel über Kopf. Sobald sie das Gesicht passiert hat, schieben Sie den Kopf ein klein wenig nach vorn.

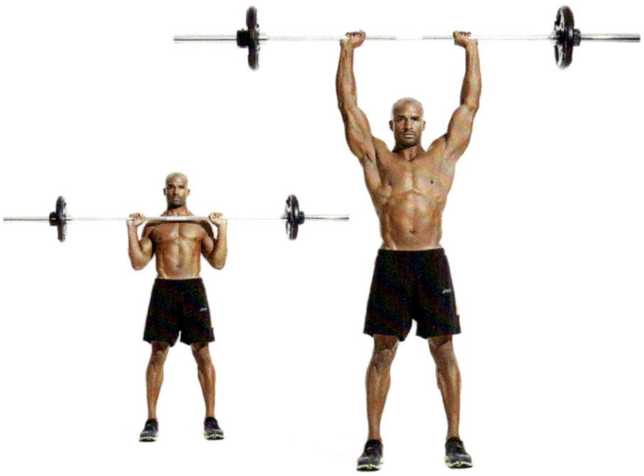

2B KOFFER-KREUZHEBEN

SÄTZE: 4 WIEDERHOLUNGEN: 6 (JEDE SEITE)
PAUSE: 90 SEKUNDEN

Stellen Sie sich hüftbreit seitlich zu einer am Boden liegenden Langhantel. Beugen Sie mit geradem Rücken Hüften und Beine, bis Sie mit der rechten Hand die Stange in der Mitte fassen können. Spannen Sie die Körpermitte an, halten Sie den Rücken in neutraler Stellung und heben Sie durch Strecken des Körpers die Hantel wie einen Koffer vom Boden weg. Durch einen festen Griff vermeiden Sie, dass die Hantel wippt. Achten Sie im ganzen Satz auf die Neutralstellung der Wirbelsäule.

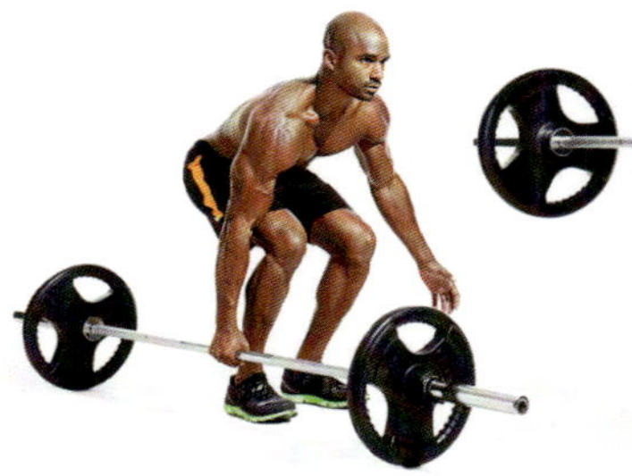

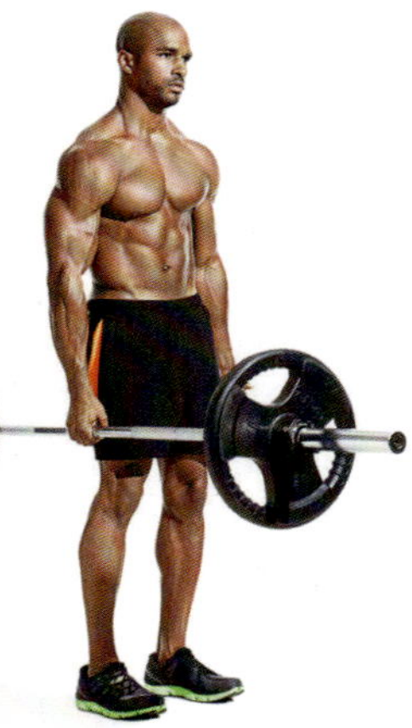

3A SIT-UP MIT LANGHANTEL UND GESTRECKTEN BEINEN

SÄTZE: 3 WIEDERHOLUNGEN: 8 PAUSE: 60 SEKUNDEN

Legen Sie sich rücklings auf den Boden und halten Sie wie in der Endstellung des Bankdrückens eine Langhantel in Händen; die Beine sind gestreckt. Absolvieren Sie einen Sit-up, bis Ihr Rumpf senkrecht ist. Halten Sie die Stange stets über dem Kopf, am Ende entspricht die Haltung der im Überkopfdrücken.

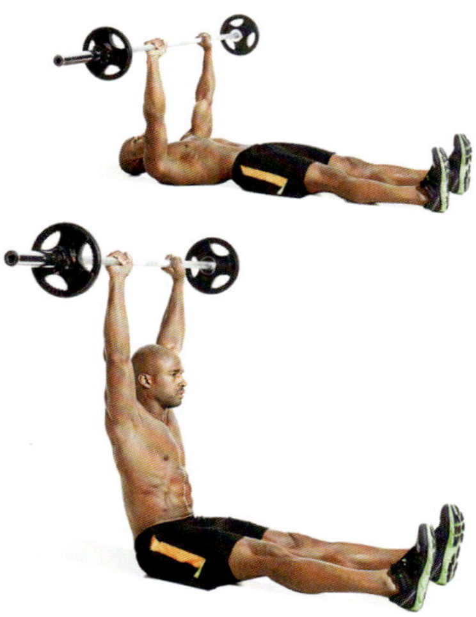

3B BAUCHROLLEN MIT LANGHANTEL

SÄTZE: 3 WIEDERHOLUNGEN: 8 PAUSE: 60 SEKUNDEN

Knien Sie sich hinter eine mit zwei 5-kg-Scheiben beladene Langhantel auf den Boden. Stützen Sie sich mit schulterbreitem Griff auf der Stange ab. Spannen Sie den Bauch an und rollen Sie die Langhantel nach vorn, bis Sie in der Körpermitte fast die Spannung verlieren.

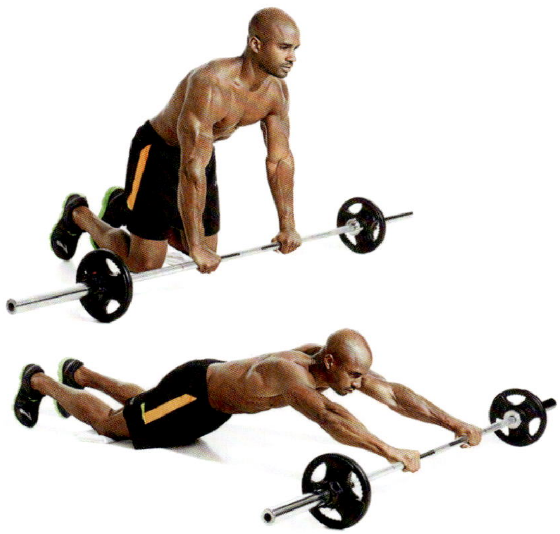

DAS BESTE BAUCHTRAINING MIT WIDERSTANDSBAND

WORKOUT 73 VON BEN BRUNO

Die meisten Leute neigen dazu, die Bauchmuskeln wie alle anderen Muskeln zu betrachten - als Ursache von Bewegung. Man kann sich leicht vorstellen, wie Sit-up, Crunch und Twist die Bauchmuskeln trainieren, denn man sieht sie arbeiten. Kein Wunder, dass die drei genannten zu den beliebtesten Bauchmuskelübungen gehören. Aber die Bauchmuskeln sind sehr speziell in ihrer Funktionsweise. Hauptsächlich sind sie dafür vorgesehen, Bewegung zu verhindern, die Wirbelsäule gerade und den Oberkörper an seinem aktuellen Platz zu halten - egal, welche Bewegungen Arme und Beine gerade machen. Wenn Ihre Körpermitte in der Lage ist, Ihren Rumpf genauso von Bewegung abzuhalten wie ihn in Bewegung zu versetzen, dann sind Ihre Bauchmuskeln komplett entwickelt.

WIE ES FUNKTIONIERT Die folgenden Übungen mögen leicht aussehen, aber Sie werden sie am nächsten Tag spüren. Ihre Körpermitte muss Sie stabilisieren, damit Sie das Gleichgewicht halten, während sich Ihre Arme und Beine außerhalb des Gleichgewichts bewegen.

HINWEISE Absolvieren Sie die Übungen als Circuit, also einen Satz jeder Übung unmittelbar nacheinander, danach 60 Sekunden Pause. Insgesamt stehen vier Durchgänge auf dem Programm.

1 PALLOF PRESS

SÄTZE: 4 WIEDERHOLUNGEN: 8 (JEDE SEITE) PAUSE: 0 SEKUNDEN

Befestigen Sie das Band auf Schulterhöhe an einem festen Gegenstand. Halten Sie das andere Ende mit beiden Händen (eine Hand über der anderen), gehen Sie so weit nach hinten, dass das Band unter Spannung steht, und drehen Sie sich um 90 Grad. Halten Sie das Band vor dem Oberkörper, strecken Sie die Arme und führen Sie sie wieder an den Körper heran, ohne den Körper dabei zu drehen.

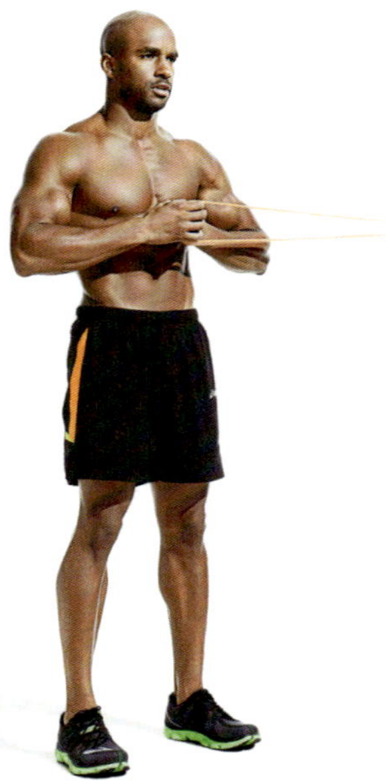

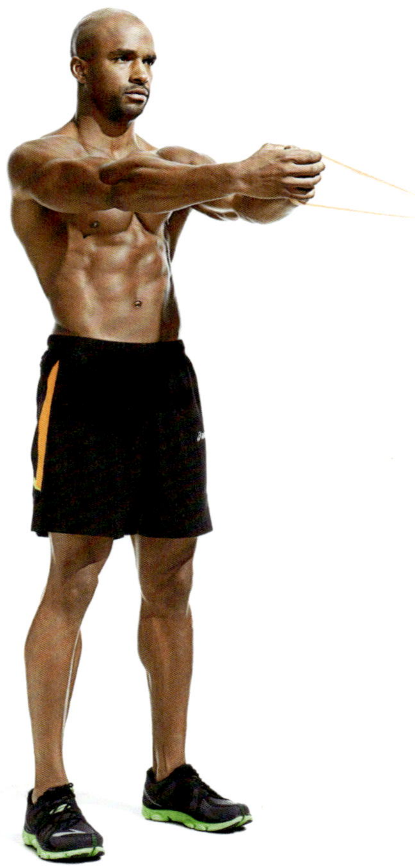

2 ABWÄRTSZUG IM EINBEIN-KNIESTAND

SÄTZE: 4 WIEDERHOLUNGEN: 8 (JEDE SEITE) PAUSE: 0 SEKUNDEN

Befestigen Sie ein Band an einem festen Gegenstand diagonal über Ihnen. Im Einbeinkniestand befindet sich Ihr rechtes Knie auf dem Boden. Ziehen Sie das Band von links oben an den Hüften vorbei nach rechts unten.

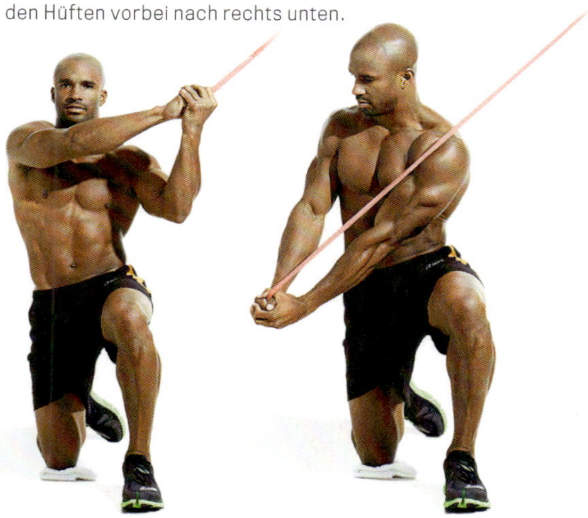

3 AUFWÄRTSZUG IM EINBEIN-KNIESTAND

SÄTZE: 4 WIEDERHOLUNGEN: 8 (JEDE SEITE) PAUSE: 0 SEKUNDEN

Befestigen Sie ein Band an einem festen Gegenstand diagonal unter Ihrem Körperschwerpunkt. Im Einbeinkniestand befindet sich Ihr linkes Knie auf dem Boden. Ziehen Sie das Band von links unten an der Schulter vorbei nach rechts oben.

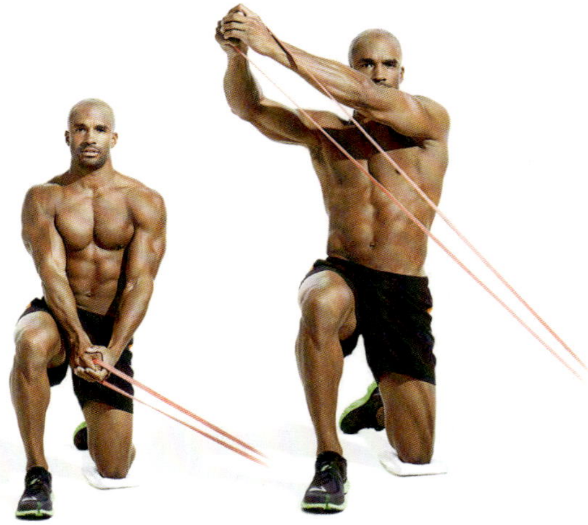

4 REVERSE CRUNCH GEGEN BANDWIDERSTAND

SÄTZE: 4 WIEDERHOLUNGEN: 12
PAUSE: 60 SEKUNDEN

Legen Sie sich rücklings auf den Boden und wickeln Sie das Band um die Fußsohlen. Kreuzen Sie die Enden des Bandes so, dass ein X entsteht, und fassen Sie sie mit der jeweils gegenüberliegenden Hand. Beugen Sie Hüften und Beine, führen Sie die Oberschenkel in Richtung Brustkorb und heben Sie den Brustkorb vom Boden ab. Strecken Sie die Beine und führen Sie die Arme in Hochhalte, die Schulterblätter berühren nicht den Boden. Das ist 1 Wiederholung.

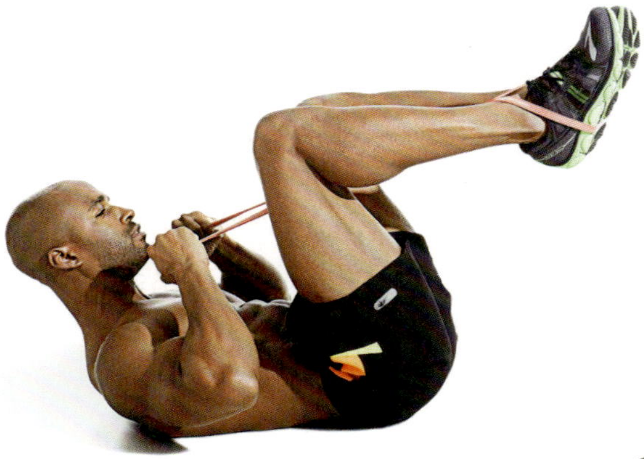

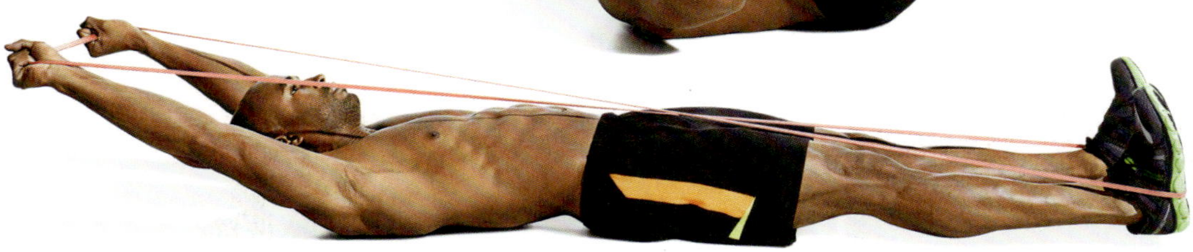

DAS BESTE BAUCHTRAINING MIT SCHLINGEN

WORKOUT 74 VON ZACH EVEN-ESH

Schlingen sind fantastische Trainingsgeräte. Man kann sie überallhin mitnehmen, damit jede Körperzone trainieren und sogar mehr als einen Kilometer laufen, ohne den Raum zu verlassen. Schauen Sie auf der nächsten Seite, was wir damit meinen.

WIE ES FUNKTIONIERT Übungen mit einem Schlingentrainer sind wie Trainieren in einem Erdbeben. Ihre Körpermitte muss die ganze Zeit aktiv sein, damit Sie selbst einfachste Bewegungen wie Kreise mit der Hand vollziehen können, ohne zu fallen. Sie können damit sogar einen Sprint simulieren. Es steigert Ihre Herzfrequenz und die Menge an verbranntem Körperfett, wenn Ihre Körpermitte Sie zum Ausgleich der Beinbewegungen am Ort hält.

HINWEISE Absolvieren Sie die mit A und B bezeichneten Übungen als Supersätze, also einen Satz A, dann einen Satz B, dann Pause. Komplettieren Sie alle für das Paar angegebenen Sätze und wechseln Sie dann die Übung. Den Sprinter trainieren Sie als normalen Satz.

1A KREISEN

SÄTZE: 2 WIEDERHOLUNGEN: 10 (JEDE RICHTUNG) PAUSE: 0 SEKUNDEN

Befestigen Sie die Schlingen an einem festen Gegenstand über Kopf und stellen Sie die Gurte so ein, dass sie in Bodennähe enden (Sie können sie zum Vereinfachen der Übung verkürzen). Im Liegestütz auf den Griffen spannen Sie die Körpermitte an, strecken den Körper und beschreiben mit den Händen Kreise, zuerst nach innen, dann nach außen. Jeder komplette Kreis ist eine Wiederholung.

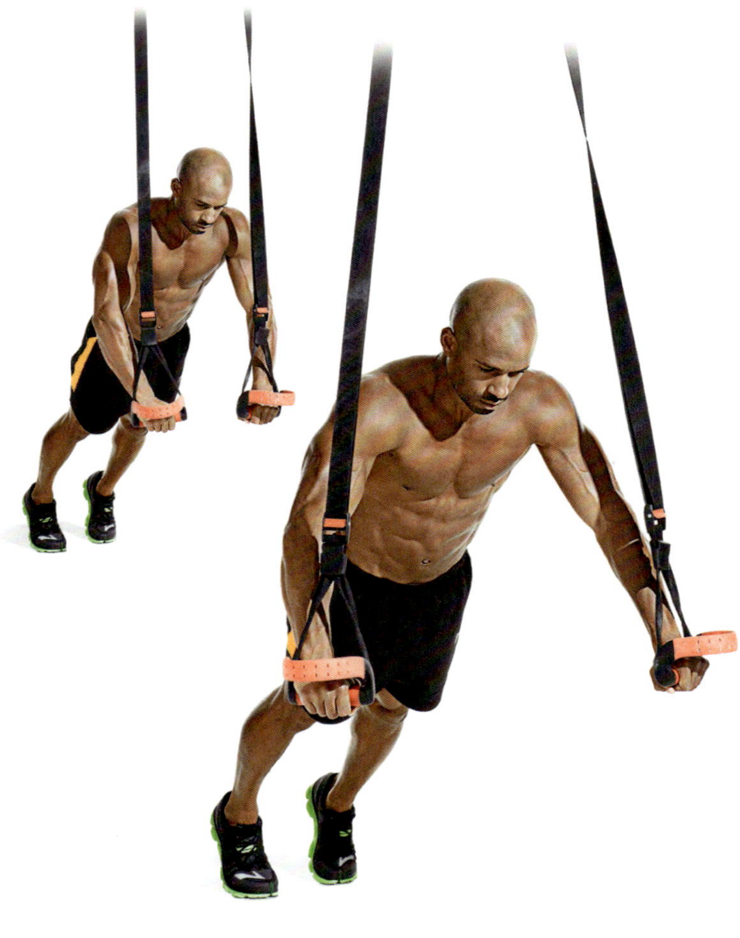

1B SPITZBRÜCKE

SÄTZE: 2 WIEDERHOLUNGEN: 10
PAUSE: 60 SEKUNDEN

Spannen Sie aus dem Liegestütz heraus den Bauch an und heben Sie durch Beugen der Hüften bis zum 90-Grad-Winkel das Gesäß in Richtung Decke. Ihre Fußballen halten die ganze Zeit Kontakt mit dem Boden.

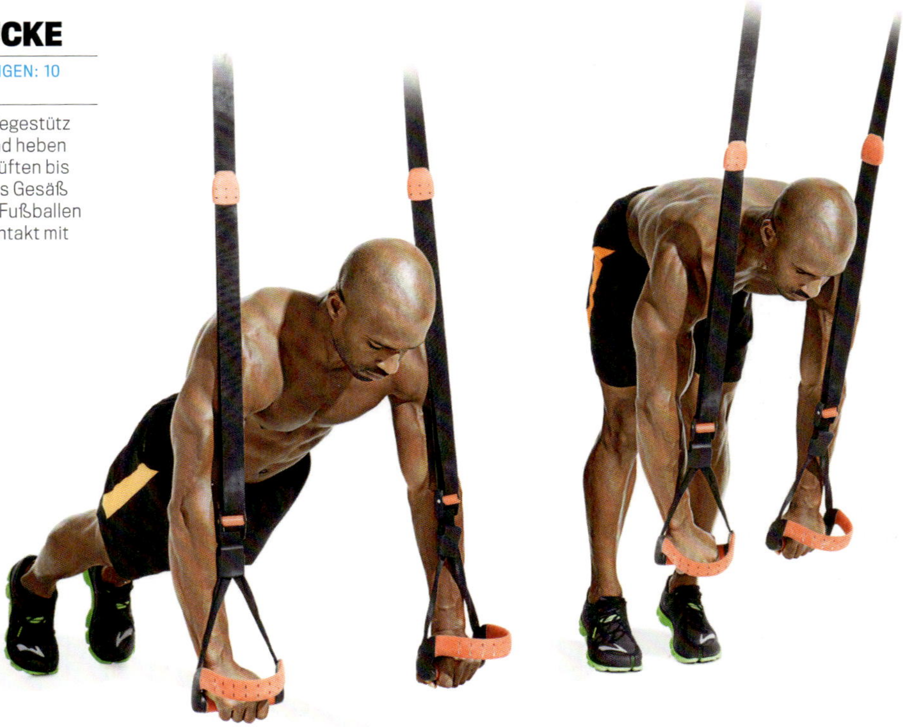

2 SPRINTER

SÄTZE: 4 WIEDERHOLUNGEN: SPRINTEN FÜR 60, 45, 30, 15 SEKUNDEN
PAUSE: SO LANGE WIE DER SATZ DAUERT

Platzieren Sie Ihre Füße in den Fußbügeln der Schlingen und die Hände zum Liegestütz auf dem Boden. Führen Sie ein Knie zur Brust, das andere Bein bleibt gestreckt. Unmittelbar danach vollziehen Sie die Bewegung gegengleich und so fort mit hohem Tempo - als würden Sie am Ort sprinten.

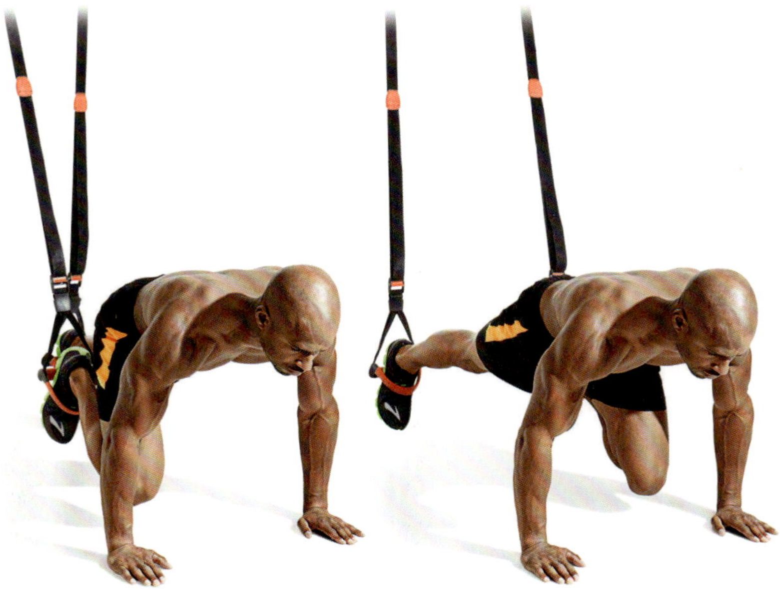

DAS BESTE BAUCHTRAINING MIT MEDIZINBALL

WORKOUT 75 VON MICHAEL SCHLETTER, C.P.T.

Bodybuilder der 1960er- und 1970er-Jahre waren dafür bekannt, hochvolumig zu trainieren. Sie reihten einen Satz an den anderen, mit dem Ziel, die Muskeln komplett zu erschöpfen. Auf diese Weise wollten sie ihre Muskeln dazu zwingen, größer und stärker zu werden, um beim nächsten Mal einer noch schonungsloseren Attacke widerstehen zu können. Wir haben diese Einstellung auf ein klassisches Medizinballtraining übertragen, um Ihnen ein Workout an die Hand zu geben, das etwas funktioneller, aber in keiner Weise weniger effektiv ist als das der meisten Bodybuilder.

WIE ES FUNKTIONIERT Den Medizinball zu Boden zu schmettern ist eine einfach zu vollziehende Spaßbewegung, aber unterschätzen Sie sie nicht. Das Training Ihrer Körpermitte zum schnellen Aufnehmen und Weiterleiten von Kräften baut auch Muskeln auf. Typisch für das Programm sind viele Wiederholungen und kurze Pausen; beides zusammen verbessert Ihre Ausdauer. Training, das wehtut, führt, im Gegensatz zum allgemeinen Glauben in Bodybuilderkreisen, nicht zu mehr Definition. Aber angenommen, Ihre Ernährung hilft Ihnen, Fett abzubauen, dann wird Ihr Sixpack durch die Bauchdecke bald mehr als sichtbar sein.

HINWEISE Absolvieren Sie die mit A und B bezeichneten Übungspaare als Supersätze, also einen Satz A, dann einen Satz B, dann Pause. Komplettieren Sie alle für das Paar angegebenen Sätze und wechseln Sie dann die Übung.

1A MEDIZINBALL-SCHMETTERN

SÄTZE: 3 WIEDERHOLUNGEN: 10
PAUSE: 0 SEKUNDEN

Halten Sie im schulterbreiten Stand einen Medizinball mit gestreckten Armen über Kopf. Spannen Sie die Körpermitte an und führen Sie den Ball hinter den Kopf, bis Sie im Bauch die Dehnung spüren. Werfen Sie den Ball explosiv vor sich auf den Boden und fangen Sie ihn, wenn möglich, wieder auf.

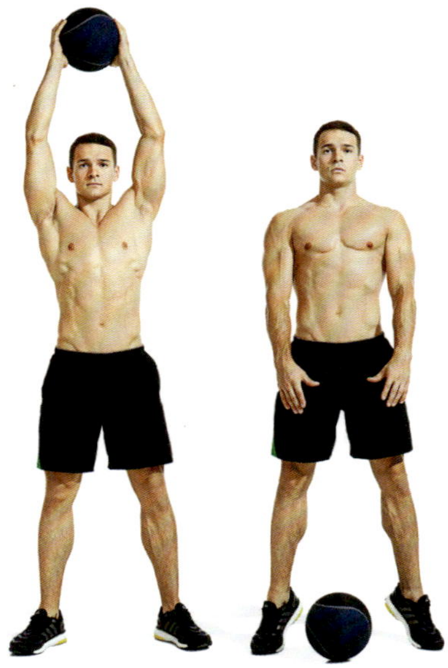

1B KLAPPMESSER

SÄTZE: 3 WIEDERHOLUNGEN: 20 PAUSE: 60 SEKUNDEN

Legen Sie sich rücklings gestreckt auf den Boden und halten Sie in Hochhalte einen Medizinball mit beiden Händen. Spannen Sie die Körpermitte an und heben Sie gleichzeitig Oberkörper und Beine so vom Boden weg, dass sich in der Endstellung Ball und Schienbeine berühren.

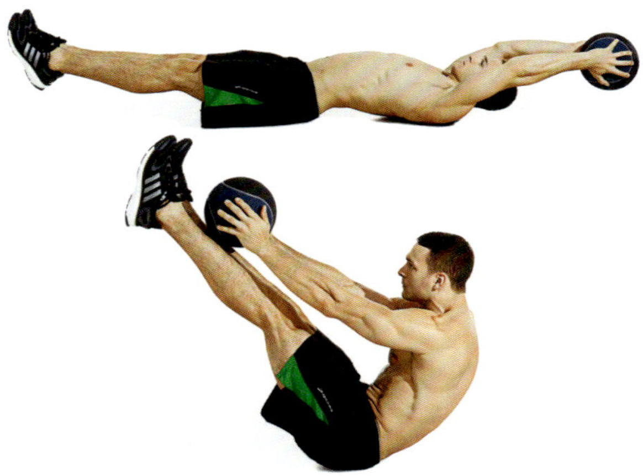

2A CROSSOVER-LIEGESTÜTZ

SÄTZE: 3 WIEDERHOLUNGEN: 5 (JEDE SEITE) PAUSE: 0 SEKUNDEN

In der Ausgangsstellung des Liegestützes ist Ihre rechte Hand auf dem Ball. Vollziehen Sie einen Liegestütz und drücken Sie in der Endstellung die rechte Schulter so nach vorn, dass die linke Hand auf einer Ebene mit der rechten vom Boden abhebt. Kehren Sie in die Ausgangsstellung zurück und wechseln Sie mit jeder Wiederholung die Seite.

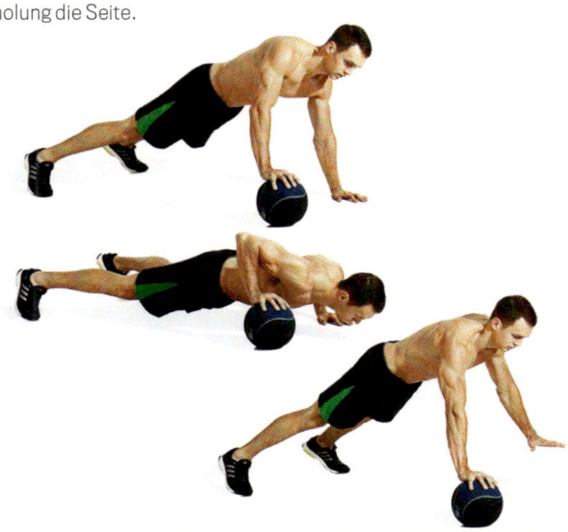

2B ZEHEN BERÜHREN

SÄTZE: 3 WIEDERHOLUNGEN: 15 PAUSE: 60 SEKUNDEN

Halten Sie in Rückenlage einen Ball mit beiden Händen der gerade nach oben gestreckten Arme. Heben Sie die Beine mitsamt dem Gesäß, spannen Sie die Bauchmuskeln an und führen Sie Ball und Füße zusammen.

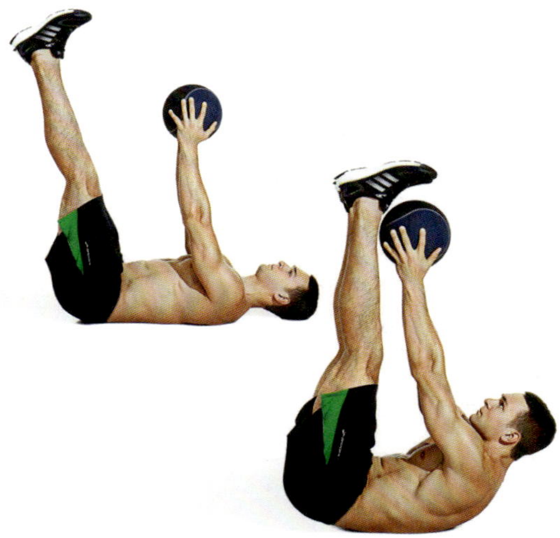

3A RUSSISCHER TWIST

SÄTZE: 3 WIEDERHOLUNGEN: 10 (JEDE SEITE) PAUSE: 0 SEKUNDEN

Führen Sie in der Endstellung eines Sit-ups einen Medizinball mit gestreckten Armen vor dem Körper zu einer Seite, danach zur anderen Seite. Das ist eine Wiederholung.

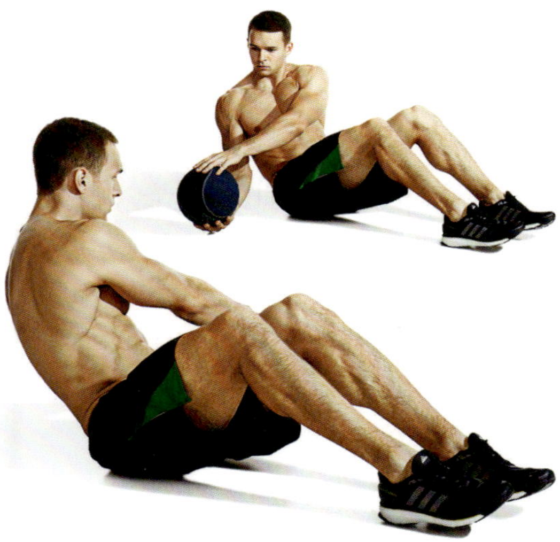

3B SEITSTÜTZ

SÄTZE: 3 WIEDERHOLUNGEN: 20 SEKUNDEN HALTEN (JEDE SEITE)
PAUSE: 60 SEKUNDEN

Stützen Sie sich in Seitenlage auf den linken Unterarm und die Außenkante des linken Fußes. Spannen Sie die Körpermitte an und heben Sie die Hüften bis zur vollständigen Streckung. Ihr Körper bildet vom Scheitel bis zur Sohle eine gerade Linie.

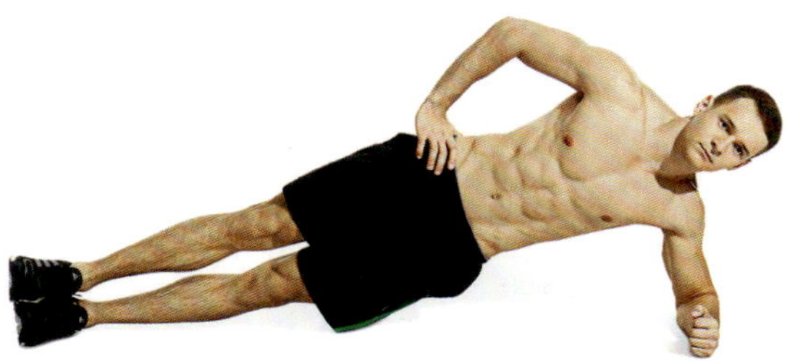

DAS BESTE BAUCHTRAINING MIT GYMNASTIKBALL

WORKOUT 76 VON MICHAEL SCHLETTER, C.P.T.

Der Gymnastikball bietet gegenüber anderen Geräten oder dem reinen Körpergewicht einige Vorteile. Mit ihm ist im Einrollen des Rumpfes (Crunch) ein größerer Bewegungsumfang möglich, was mehr Bauchmuskeln rekrutiert. Darüber hinaus liefert er die Instabilität, die Ihre Körpermitte zwingt, härter zu arbeiten, um den Körper zu verankern. Und: Man kann ihn als relevanten Widerstand einsetzen. Sie glauben, er wäre dazu nicht schwer genug? Probieren Sie auf der Folgeseite das Klappmesser mit Übergabe aus, und danach sprechen wir uns wieder.

WIE ES FUNKTIONIERT
Der Ball dient in diesem Programm als Oberfläche, als Gewicht und als Trainingsgerät, er verlangt Einsatz von den geraden, den queren und den schrägen Bauchmuskeln. Speziell der quere Bauchmuskel ist für eine starke Körpermitte und einen schmerzfreien Rücken äußerst wichtig, wird aber von den meisten herkömmlichen Bauchübungen nicht erreicht.

HINWEISE Absolvieren Sie die mit A und B bezeichneten Übungspaare als Supersätze, also einen Satz A, dann einen Satz B, dann Pause. Komplettieren Sie alle für ein Paar angegebenen Sätze und wechseln Sie dann die Übung.

1 BAUCHROLLEN

SÄTZE: 3 WIEDERHOLUNGEN: 10 PAUSE: 90 SEKUNDEN

Stützen Sie sich mit den Unterarmen auf den Ball, spannen Sie die Körpermitte an und rollen Sie den Ball durch Strecken der Hüften und der Arme nach vorn. Wenn Sie in der Körpermitte den Beginn von Spannungsverlust spüren, rollen Sie zurück in die Ausgangsstellung.

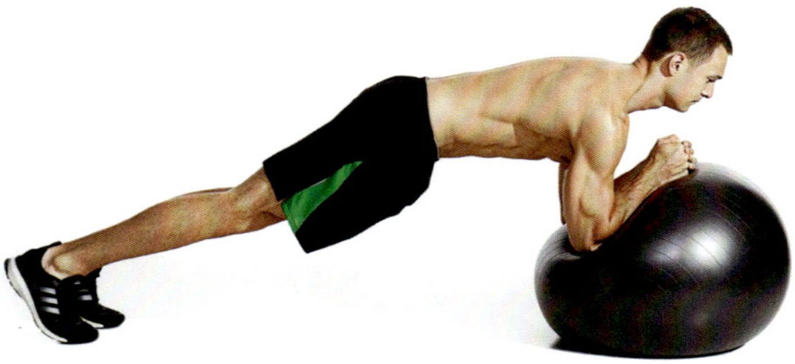

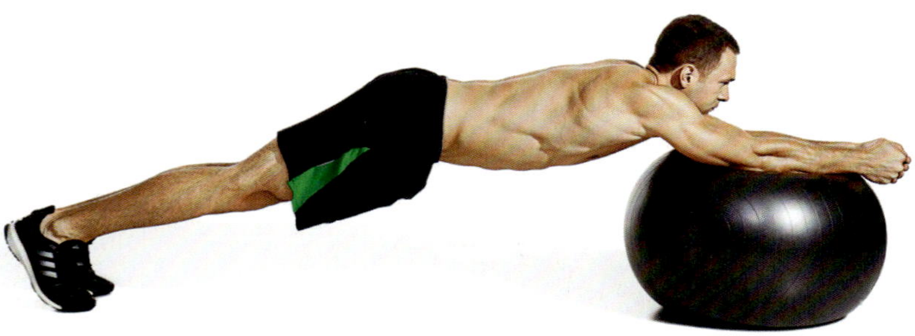

2A ELLENBOGENKREISE

SÄTZE: 3 WIEDERHOLUNGEN: 5 (JEDE RICHTUNG) REST: 0 SEKUNDEN

Stützen Sie sich mit den Unterarmen auf den Ball, spannen Sie die Körpermitte an und bewegen Sie die Ellenbogen im Kreis. So rollen Sie den Ball. Absolvieren Sie je fünf Kreise im und gegen den Uhrzeigersinn.

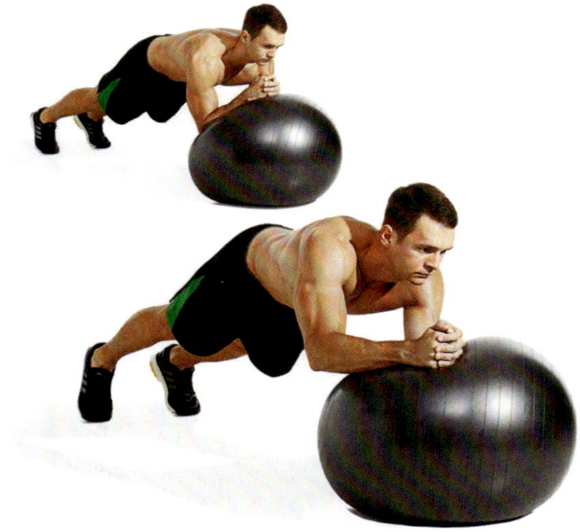

2B CRUNCH

SÄTZE: 3 WIEDERHOLUNGEN: SO VIELE WIE MÖGLICH
PAUSE: 90 SEKUNDEN

Legen Sie sich rücklings vom Gesäß bis zu den Schultern auf den Ball, die Füße stehen schulterbreit auseinander. Legen Sie die Hände in den Nacken und nehmen Sie das Kinn auf die Brust. Rollen Sie den Körper ein zum Crunch.

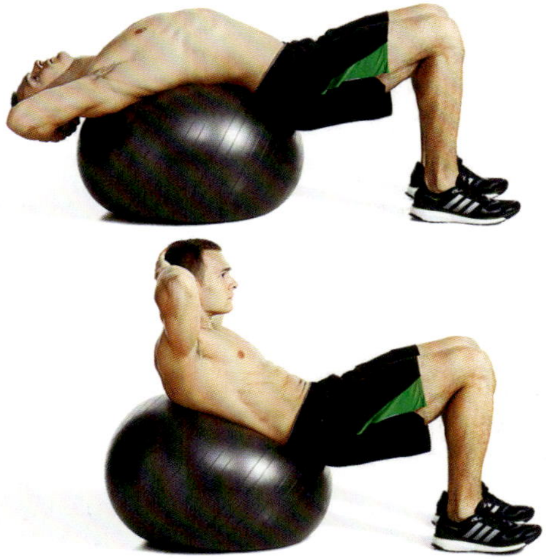

3A KLAPPMESSER MIT BALLÜBERGABE

SÄTZE: 3 WIEDERHOLUNGEN: 10 PAUSE: 0 SEKUNDEN

Halten Sie in Rückenlage den Ball mit den Sprunggelenken. Spannen Sie die Körpermitte an und heben Sie gleichzeitig die Beine und Arme in die Senkrechte, wo Sie den Ball von den Füßen an die Hände übergeben. Senken Sie den Körper ab bis in die Rückenlage und übergeben Sie in der nächsten Wiederholung den Ball von den Händen an die Füße. Jede Übergabe ist eine Wiederholung.

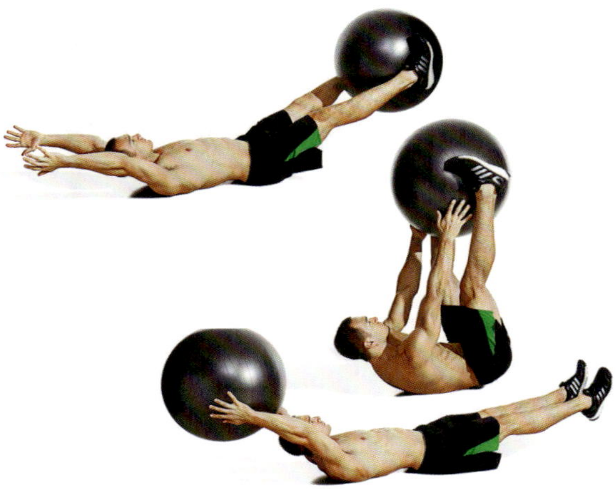

3B CRUNCH MIT BEINEN AUF DEM BALL

SÄTZE: 3 WIEDERHOLUNGEN: SO VIELE WIE MÖGLICH
PAUSE: 90 SEKUNDEN

Legen Sie in Rückenlage die Beine auf den Ball, Hüften und Knie sind im 90-Grad-Winkel gebeugt. Rollen Sie den Oberkörper zum Crunch ein.

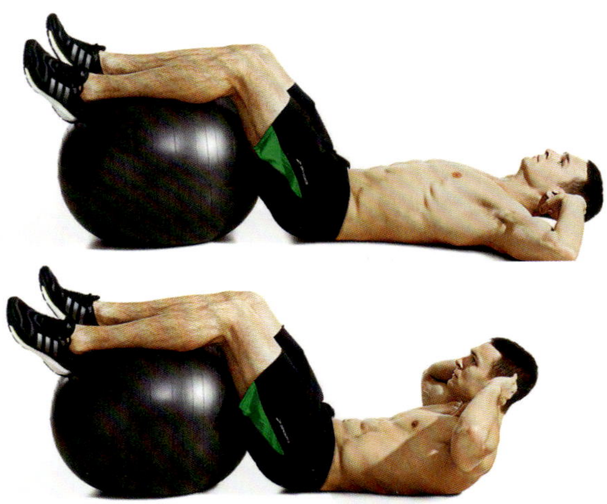

DAS BESTE BAUCHTRAINING MIT EIGENEM KÖRPERGEWICHT

WORKOUT 77 VON JEFF DECKER, C.P.T.

Soldaten trainieren sogar dann noch, wenn ihnen nichts als der nackte Boden zur Verfügung steht. Wenn das Fehlen eines Fitnessstudios und dessen Ausrüstung bislang Ihre Ausrede zum Vermeiden von Training war, dann lassen Sie sich von der hier vorgestellten Einheit wieder in die Spur bringen - sie wurde von einem 20 Jahre jungen Marine geschrieben.

WIE ES FUNKTIONIERT Grundübungen wie Beineheben und Beinschlag sind einfach nicht totzukriegen. Zum Teil weil man sie überall einsetzen kann, aber hauptsächlich weil sie einfach gut funktionieren. Leider brennen sie auch ganz schön. Mehr Wiederholungen und das vorübergehende Halten unangenehmer Positionen bringen Ihre Bauchmuskeln zusammen mit dem Herz-Kreislauf-System auf Trab und sind sogar ein Quell mentaler Stärke.

HINWEISE Absolvieren Sie die Übungen als Circuit, also einen Satz pro Übung in Folge, dann 60 Sekunden Pause. Danach wiederholen Sie den Circuit noch einmal.

1 BEINEHEBEN

SÄTZE: 2 WIEDERHOLUNGEN: 10 PAUSE: 0 SEKUNDEN

Fassen Sie in Rückenlage hinter dem Kopf einen festen Gegenstand. Heben Sie die gestreckten Beine bis in die Senkrechte. Senken Sie die Beine bis kurz vor dem Boden wieder ab, um die Spannung im Bauch zu halten, und leiten Sie die nächste Wiederholung ein.

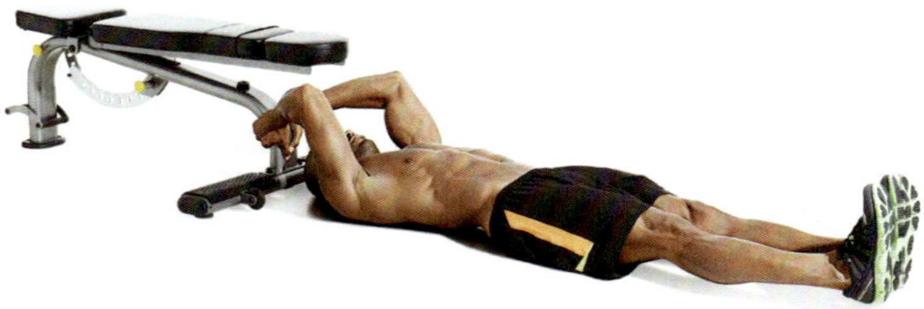

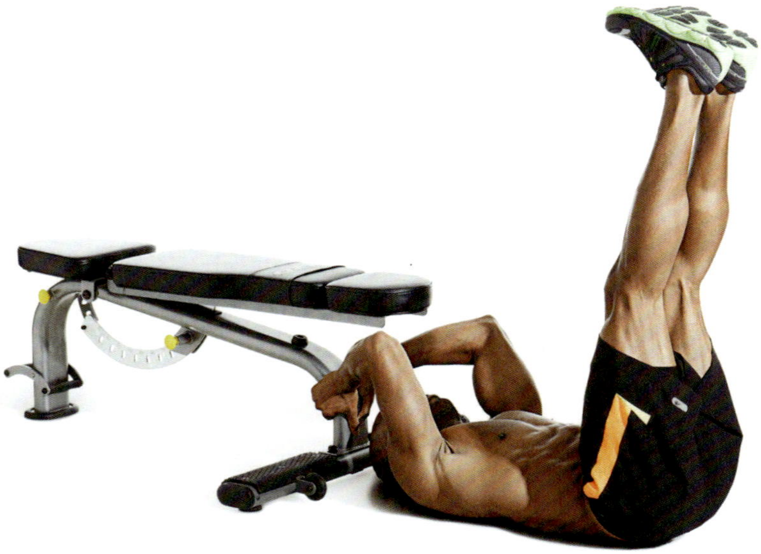

2 HALBER SIT-UP MIT NACH OBEN GESTRECKTEN ARME

SÄTZE: 2 WIEDERHOLUNGEN: 20 PAUSE: 0 SEKUNDEN

In Rückenlage mit aufstellten Füßen sind Ihre Arme während der ganzen Übung vertikal zur Decke gestreckt. Absolvieren Sie einen halben Sit-up und kehren Sie wieder in die Ausgangsstellung zurück.

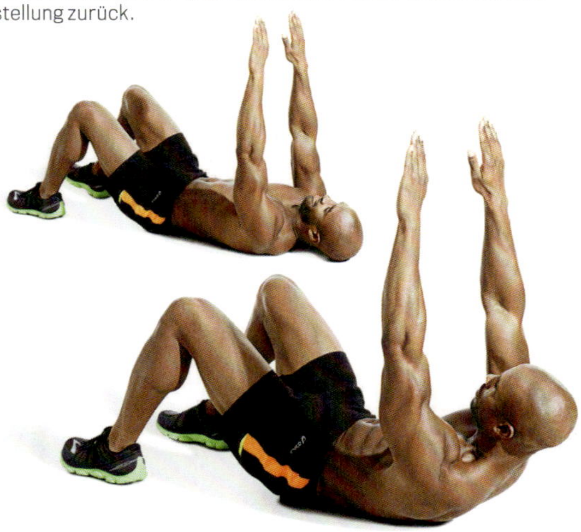

3 BEINSCHLAG

SÄTZE: 2 WIEDERHOLUNGEN: 20 (JEDES BEIN) PAUSE: 0 SEKUNDEN

In Rückenlage befinden sich die Arme neben dem Körper. Heben Sie die Beine gestreckt vom Boden weg und bewegen Sie sie schnell auf und ab, als würden Sie den Beinschlag im Rückenschwimmen imitieren.

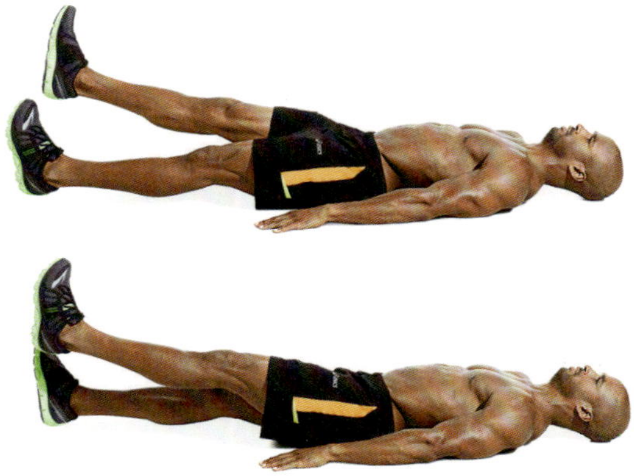

4 STERNSTÜTZ

SÄTZE: 2 WIEDERHOLUNGEN: 30 SEKUNDEN HALTEN PAUSE: 60 SEKUNDEN

Aus der Ausgangsstellung des Liegestützes bewegen Sie die Füße und Hände so weit auseinander wie möglich – Ihr Körper sieht nun aus wie ein Stern. Halten Sie die Endstellung mit angespannter Körpermitte und geradem Rücken 30 Sekunden lang.

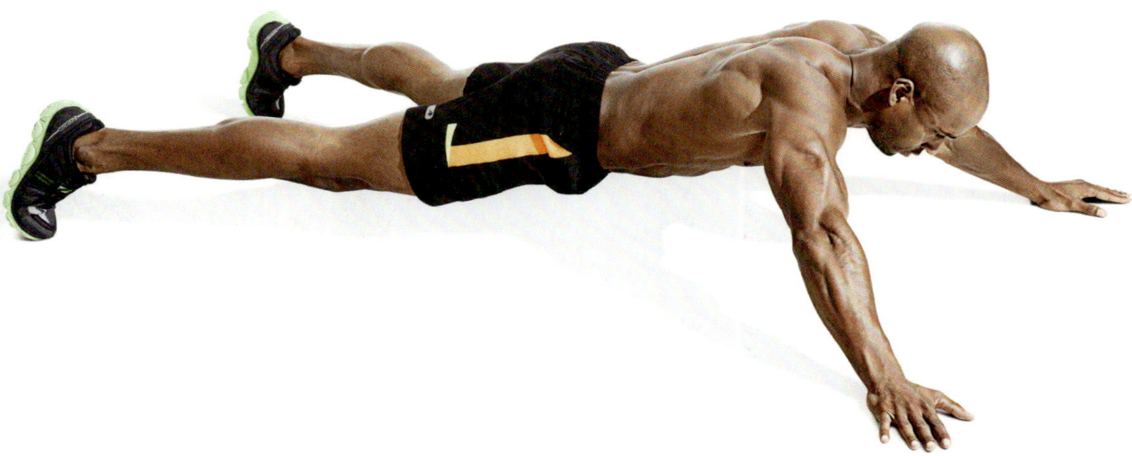

23 TRAPEZIUS

Wenn Sie eher schmächtig sind, träumen Sie bestimmt genauso von einem wohldefinierten Trapezius wie von muskelbepackten Armen und einem mächtigen Brustkorb. Ein kräftiger Hals mit einem Trapezius bis zu den Ohren, in einschlägigen Bodybuilderkreisen auch als »yoke« (Joch) bezeichnet, ist das Markenzeichen von Footballspielern, Wrestlern, Türstehern und anderen krassen Typen, die den Eindruck erwecken, sie hätten alles im Griff.

Dieses Aussehen zu bekommen ist nicht so schwierig, wie Sie vielleicht denken, aber Sie brauchen entweder eine Langhantel oder einen Satz Kurzhanteln. Damit und mit den folgenden Trainingseinheiten müssen Sie nie mehr Angst haben, als »Streichholznacken« bezeichnet zu werden.

DAS BESTE TRAPEZIUSTRAINING MIT LANGHANTEL

WORKOUT 78 VON JASON FERRUGGIA

Man muss fast Mitleid haben mit all den Möchtegern-Bodybuildern, die mit einem Dutzend verschiedener Übungen krampfhaft versuchen, ihren Trapezius zu isolieren, ohne dass er wachsen würde. Anders die Gewichtheber, die sich auf gerade mal zwei Übungen konzentrieren und deren Trapezius erst kurz vor den Ohren haltmacht. Der Grund: Zum Snatch (Reißen), einer der beiden olympischen Disziplinen, gehört ein energisches Heben der Schultern, das vom Trapezius hohen Einsatz verlangt. Durch Konzentration auf den Snatch und seine Varianten bauen Sie Ihren Trapezius auf, ohne überhaupt darüber nachzudenken.

WIE ES FUNKTIONIERT Zum Aufbau schwächerer Körperzonen neigt man zur bewussten Konzentration auf die jeweiligen Muskeln, die mit hohen Wiederholungszahlen bearbeitet werden, bis sie ordentlich brennen - am besten auch noch in den Tagen danach. Aber Gewichtheben funktioniert anders. Reißen ist eine explosive Bewegung, die auf Schnellkraft aufbaut. Sie absolvieren pro Satz nur ein paar Wiederholungen und haben keine Zeit, darüber nachzudenken, was der Trapezius gerade macht. Sie müssen nur springen und energisch die Schultern heben - schon wächst der Trapezius. Sie werden es erleben.

HINWEISE Absolvieren Sie alle für eine Übung angegebenen Sätze und wechseln Sie dann zur nächsten Übung.

1 HIGH PULL IM SNATCH-GRIFF

SÄTZE: 3 WIEDERHOLUNGEN: 6 PAUSE: 60 SEKUNDEN

Fassen Sie die Langhantel in doppelter Schulterbreite und halten Sie sie mit leicht gebeugten Hüften und Knien vor den Oberschenkeln, der Rücken ist gerade. Strecken Sie explosiv den Körper mit einem Sprung und ziehen Sie das Gewicht nach oben, bis die Oberarme parallel zum Boden sind. Schieben Sie in der Aufwärtsbewegung das Brustbein etwas nach vorn und spannen Sie den oberen Rücken an.

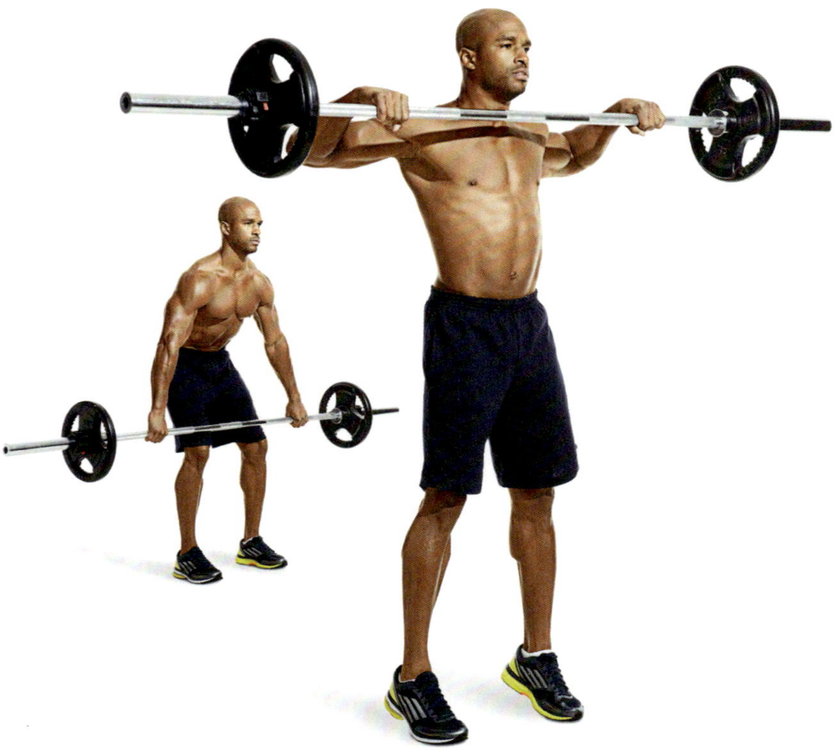

2 LOW PULL IM SNATCH-GRIFF

SÄTZE: 2 WIEDERHOLUNGEN: 6 PAUSE: 60 SEKUNDEN

Springen Sie aus der Ausgangsstellung für den High Pull, heben Sie energisch die Schultern und beugen Sie die Ellenbogen so, dass die Aufwärtsbewegung der Hantel auf Bauchhöhe endet.

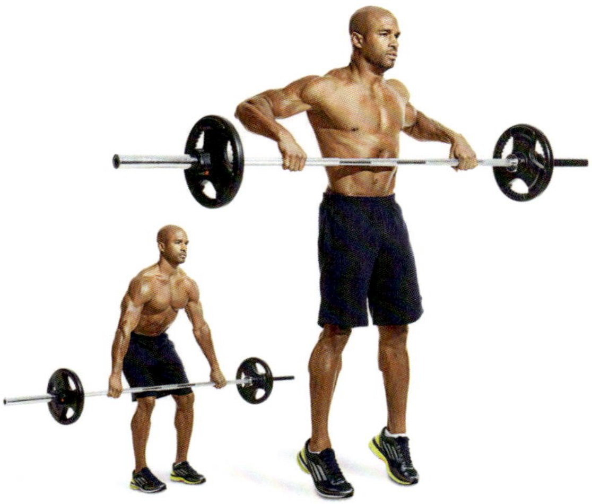

3 SHRUG PULL IM SNATCH-GRIFF

SÄTZE: 2 WIEDERHOLUNGEN: 6 PAUSE: 60 SEKUNDEN

Der Bewegungsablauf (springen und energisch die Schultern heben) entspricht dem des Low Pull, mit dem Unterschied, dass bei dieser Übung die Arme gestreckt bleiben.

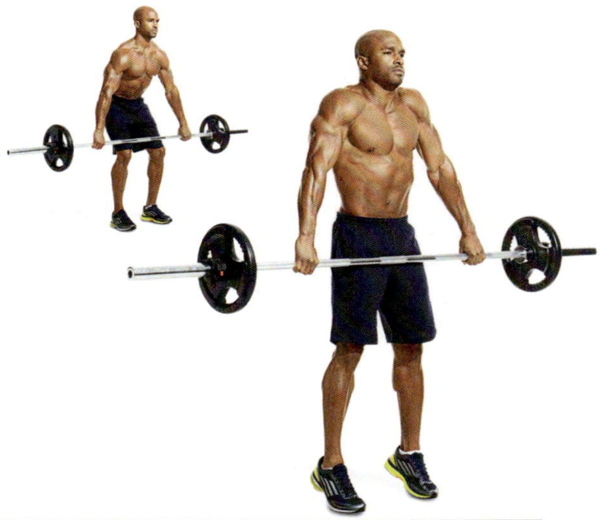

4 KREUZHEBEN IM RACK

SÄTZE: 1 WIEDERHOLUNGEN: 6-8
PAUSE: 60 SEKUNDEN

Bauen Sie sich vor einem Power Rack auf wie zum Kreuzheben, die Langhantelstange liegt gut 5 cm unterhalb Ihrer Knie auf der Ablage. Fassen Sie mit leicht gebeugten Beinen und geradem Rücken die Hantelstange etwas außerhalb der Knie, strecken Sie Hüften, Beine und Oberkörper bis in den Stand und ziehen Sie die Stange bis auf Oberschenkelhöhe.

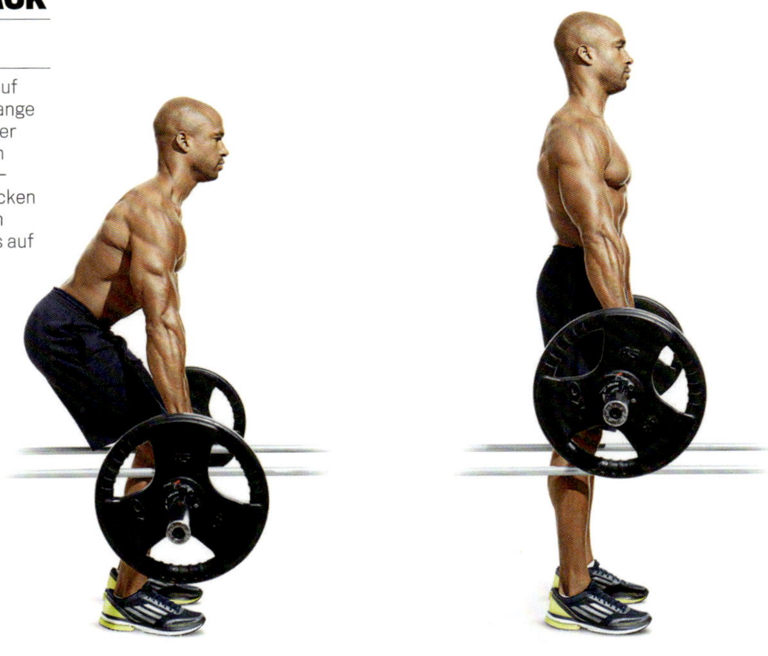

DAS BESTE TRAPEZIUSTRAINING MIT KURZHANTELN

WORKOUT 79 VON ZACH EVEN-ESH

Der Trapezius arbeitet selbst dann hart, wenn es so aussieht, als würde er sich gar nicht bewegen. Egal, ob Sie die Schultern heben oder die Schulterblätter nach hinten ziehen: Wenn Sie Gewichte in den Händen halten, ist der Trapezius aktiv. Anderenfalls würden Ihre Schultern in Richtung Boden fallen. Und das wollen Sie nicht.

WIE ES FUNKTIONIERT Die Trainingseinheit nutzt den Reiz der Belastung durch isometrische Kontraktion. Eine einfache Übung wie das Umhergehen mit schweren Hanteln in den Händen fordert den Trapezius besonders stark. Das Gleiche gilt für das Kreuzheben, in dem der Trapezius den Schultergürtel stabilisiert, während Sie die Hüften strecken. Sinnvollerweise haben wir diese beiden Übungen mit Schulternheben kombiniert.

HINWEISE Absolvieren Sie alle für eine Übung angegebenen Sätze und wechseln Sie dann zur nächsten Übung.

1 FARMER'S WALK

SÄTZE: 5 WIEDERHOLUNGEN: GEHEN SIE 50 M PAUSE: 60 SEKUNDEN

Wählen Sie die schwersten Kurzhanteln, die Sie beherrschen, und gehen Sie umher; das Brustbein ist erhoben, die Arme hängen zur Seite. Wenn Ihnen wenig Raum zur Verfügung steht, gehen Sie im Kreis oder in Form einer 8.

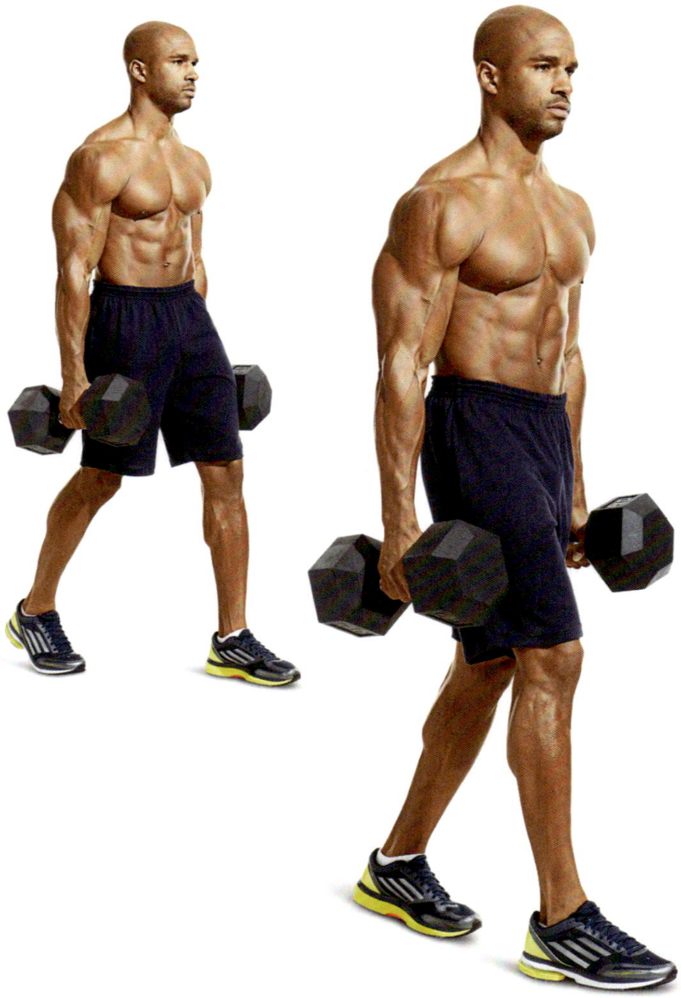

2 KREUZHEBEN UND SCHULTERNHEBEN

SÄTZE: 5 WIEDERHOLUNGEN: 6
PAUSE: 60 SEKUNDEN

Halten Sie im schulterbreiten Stand in jeder Hand eine Kurzhantel. Beugen Sie mit geradem Rücken Hüften und Beine, bis die Gewichte auf Kniehöhe sind. Strecken Sie sich explosiv nach oben und ziehen Sie zum Ende der Bewegung die Schultern hoch. Richten Sie vor der nächsten Wiederholung die Füße aus.

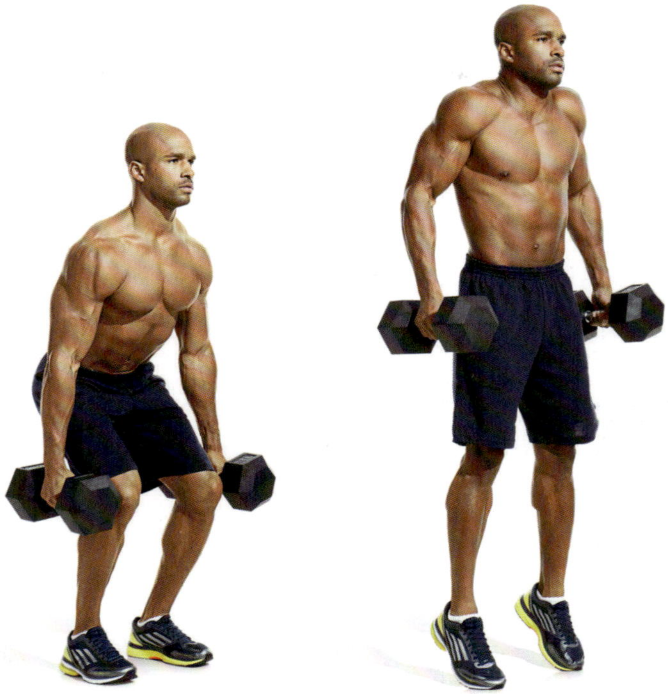

3 SEITHEBEN VORGEBEUGT – DAUMEN HOCH

SÄTZE: 3 WIEDERHOLUNGEN: 10–15
PAUSE: 60 SEKUNDEN

Halten Sie im schulterbreiten Stand in jeder Hand eine Kurzhantel im Untergriff. Beugen Sie mit neutral gestellter Wirbelsäule Hüften und Beine, bis Ihr Oberkörper fast parallel zum Boden ist. Die Arme hängen nach unten, die Handflächen zeigen nach vorn. Heben Sie die Arme zur Seite und führen Sie die Schulterblätter zusammen, bis die Oberarme parallel zum Boden sind; die Daumen zeigen in der Endstellung nach oben.

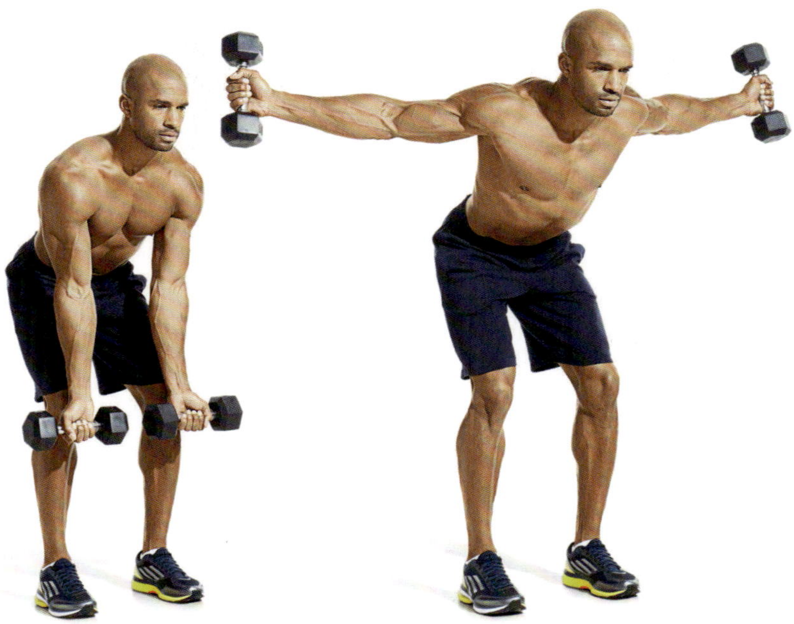

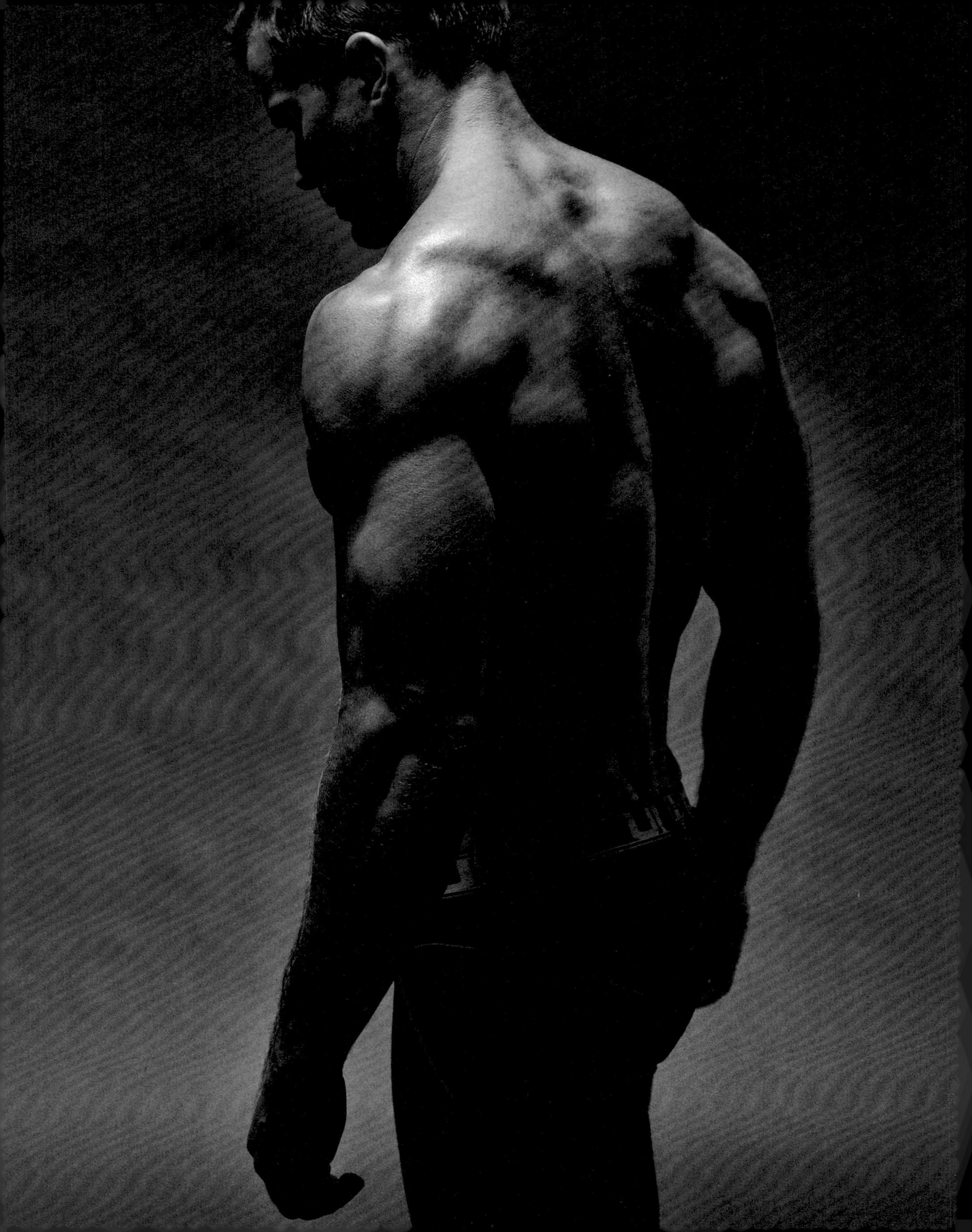

OBER- UND UNTER-KÖRPER-WORKOUTS

24 OBERKÖRPER

Die meisten von uns absolvieren keine Ganzkörper-Trainingseinheiten mehr. Stattdessen teilen wir unseren Körper in Zonen ein, die wir an unterschiedlichen Tagen beackern, und nennen es Split-Training. Es gibt aber auch einen Mittelweg: an einem Tag den gesamten Ober- und am anderen den gesamten Unterkörper trainieren. Diese Vorgehensweise bietet einige Vorteile.

Wenn Sie an einem Tag den Oberkörper trainieren, können Sie das bald wiederholen. Stellen wir uns vor, Sie nehmen alle fünf Tage die Brustmuskeln dran. Das könnten Sie auch zweimal in drei Tagen schaffen und damit den Trainingsreiz verdoppeln – durch einfachen Wechsel vom Zonen- zum Oberkörpertraining.

Oberkörpertraining ist ideal zum Aufbau von Kraft: Sie bauen die ganze Einheit rund um eine Hauptübung auf und arbeiten dann an allen Muskeln, die an deren Fortschritt beteiligt sind.

Unsere Trainingseinheiten für den Oberkörper harmonieren sehr gut mit dem anschließenden Programm für den Unterkörper – ein Aspekt, der für ganzheitliches Training eine wesentliche Rolle spielt.

DAS BESTE OBERKÖRPERTRAINING [Option A]

WORKOUT 80 VON C.J. MURPHY, M.F.S.

Gibt es eine geheime Formel zu Zaubersätzen und -wiederholungen, um die Muskeln aufzubauen? Wenn Sie sich einige der effektivsten Krafttrainingsprogramme betrachten, finden Sie ein gemeinsames Merkmal: Die Addition der Wiederholungen der Hauptübung ergibt etwa 25. Nehmen Sie sich diese Zahl vor, damit Ihre Trainingsgewinne sich genauso addieren.

WIE ES FUNKTIONIERT
Eine maßvolle Anzahl von Sätzen mit wenigen Wiederholungen bringt eine Mischung aus Umfang und Intensität, die zu Kraft- und Muskelzuwachs führt. Fast jede Kombination taugt: fünf Sätze mit fünf, sechs mit vier oder acht mit drei Wiederholungen sind für herausforderndes Training mit großen Gewichten immer richtig - so viel Mathematik sollte jeder im Studio praktizieren können.

HINWEISE Wenn Sie das Training zum ersten Mal absolvieren, schaffen Sie 25 Wiederholungen für die Hauptübung durch fünf Sätze à fünf Wiederholungen. Beim nächsten Mal gehen Sie über sechs Sätze mit vier Wiederholungen, dann acht Sätze mit drei. Diese Trainingseinheit darf nicht öfter als zweimal pro Woche auf dem Plan stehen, nach mindestens zwei Tagen Pause.

In jeder Übung, in der Sie die 25-Wiederholungen-Regel anwenden, nutzen Sie die ersten drei oder vier Sätze zum Aufwärmen. Nur die beiden letzten absolvieren Sie mit schweren Gewichten. Ein passendes Programm für den Unterkörper finden Sie im nächsten Kapitel.

1 ÜBERKOPFDRÜCKEN

SÄTZE: 5 WIEDERHOLUNGEN: 5 PAUSE: 90 SEKUNDEN

Platzieren Sie in einer Ablage eine Langhantel knapp unter Schulterhöhe. Stellen Sie sich darunter und fassen Sie die Stange mit etwas mehr als schulterbreitem Griff. Strecken Sie die Beine, heben Sie die Hantel aus der Ablage und halten Sie sie auf Schulterhöhe. In der Ausgangsstellung stehen die Füße schulterbreit auseinander und sind leicht ausgedreht. Die Unterarme sind senkrecht zum Boden ausgerichtet. Spannen Sie die Körpermitte an und drücken Sie die Hantel bis zur Streckung der Arme nach oben.

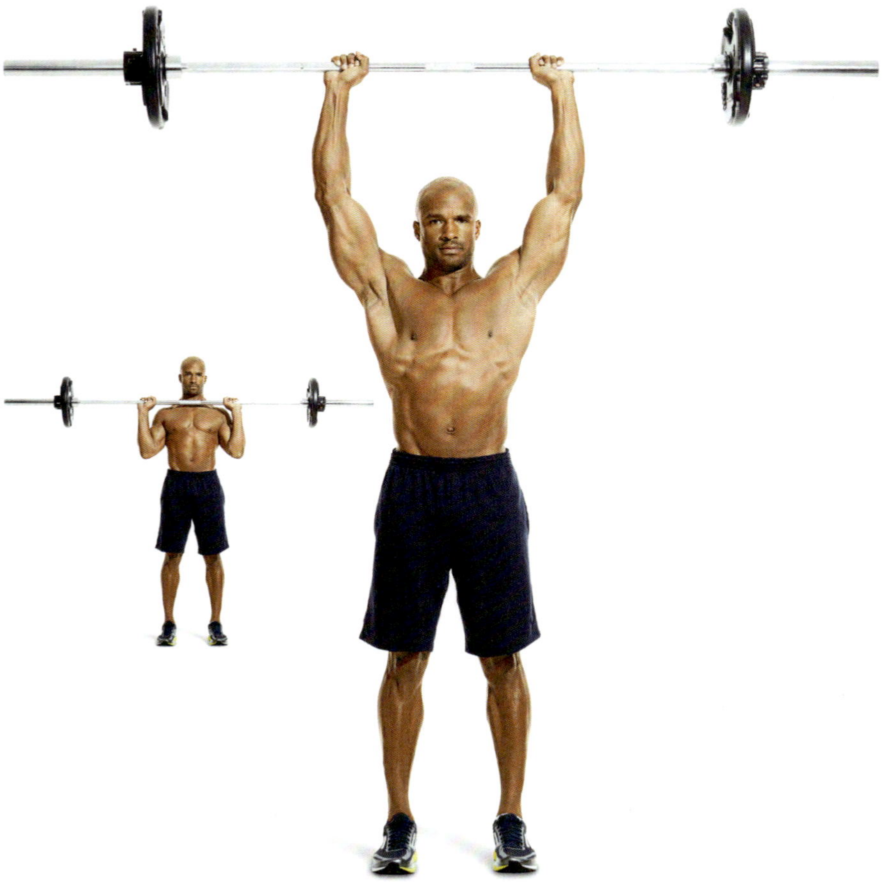

2 SCHRÄGBANKDRÜCKEN

SÄTZE: 5 WIEDERHOLUNGEN: 5 PAUSE: 60–90 SEKUNDEN

Stellen Sie die Rückenlehne einer Bank auf einen Neigungswinkel zwischen 30 und 45 Grad ein. Fassen Sie die Hantelstange etwas mehr als schulterbreit und heben Sie sie aus der Ablage. Senken Sie die Last bis zum Brustkorb und drücken Sie sie anschließend zurück in die Ausgangsstellung.

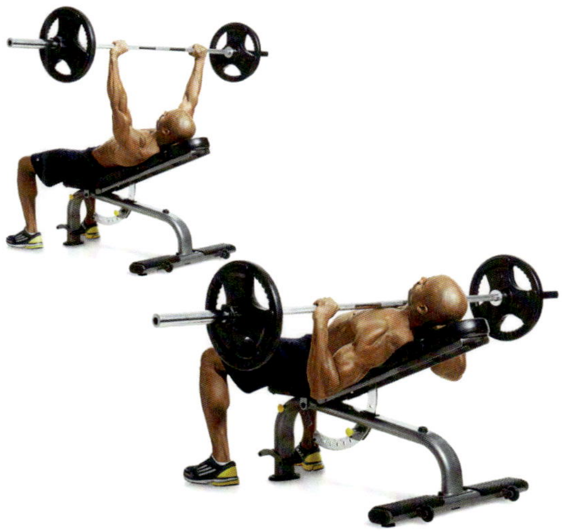

3 DIP

SÄTZE: SO VIELE WIE NOTWENDIG
WIEDERHOLUNGEN: INSGESAMT 50 PAUSE: 60 SEKUNDEN

Stützen Sie sich auf die Parallelstangen einer Dip-Station und senken Sie den Körper ab, bis die Oberarme parallel zum Boden sind.

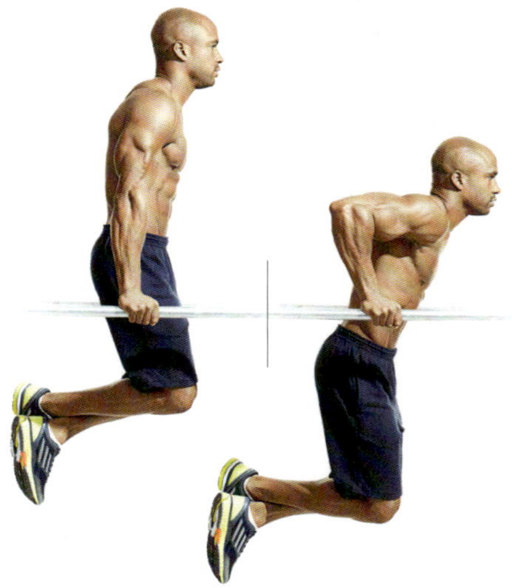

4 KLIMMZUG

SÄTZE: SO VIELE WIE NOTWENDIG
WIEDERHOLUNGEN: INSGESAMT 50
PAUSE: 60 SEKUNDEN

Hängen Sie mit etwas mehr als schulterbreitem Griff an einer Klimmzugstange, die Handflächen zeigen nach vorn. Beugen Sie die Arme und ziehen Sie sich nach oben, bis das Kinn über der Stange ist.

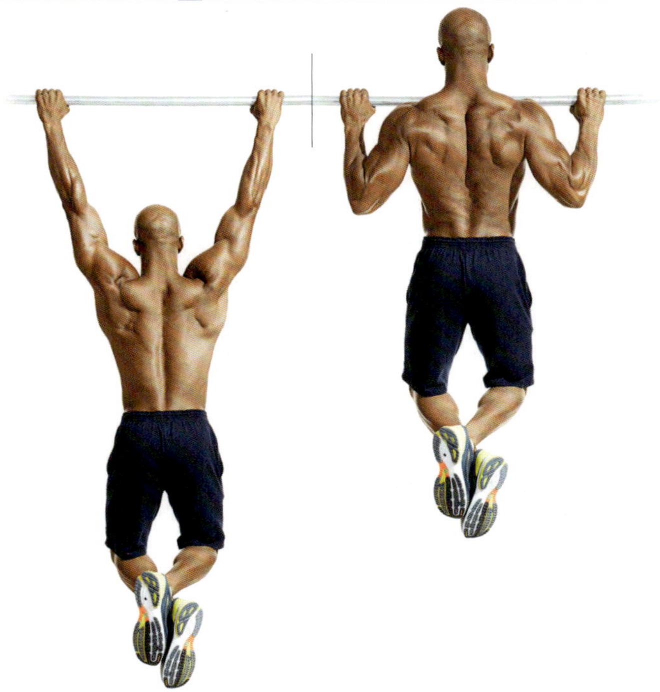

DAS BESTE OBERKÖRPERTRAINING [Option B]

WORKOUT 81 VON JOE DEFRANCO

Erzwungene Wiederholungen, Drop-Sätze, statisches Halten und verschiedene andere Bodybuilding-Techniken haben im Muskelaufbau ihren Platz. Aber Sie sollten keiner dieser Techniken gegenüber dem einfachen Prinzip des Kraftgewinns Priorität einräumen. Wenn Sie Jahre damit verschwendet haben, Ihre Muskeln durch modische Tricks zu animieren, wird es Zeit, wieder mehr Gewicht auf die Hantel zu legen.

WIE ES FUNKTIONIERT
Die Maximalkraftmethode ist die brutalste Art, Kraft und Stärke aufzubauen, und gehört zu den tragenden Säulen des Programms aller Kraft- und Schnellkraftsportler. Sie funktioniert ganz einfach: Lade immer mehr Gewicht auf, bis du für eine vorgegebene Zahl an Wiederholungen das schwerste erreicht hast.

Nachdem Sie das Bankdrücken ausgereizt haben, trainieren Sie den Rest des Körpers hart mit Übungen, die zum Verbessern des Bankdrückens und allgemein der Kraft der Muskeln und der Stärke des Oberkörpers beitragen.

Und dann kommen wir wieder auf die erzwungenen Wiederholungen zurück.

HINWEISE Absolvieren Sie die mit A und B bezeichneten Übungspaare als Supersätze, also einen Satz A und sofort einen Satz B, dann Pause, und wiederholen Sie diesen Ablauf für die angegebene Anzahl an Sätzen. Danach trainieren Sie alle angegebenen Sätze einer Übung und wechseln anschließend zur nächsten.

1 BANKDRÜCKEN

SÄTZE: SIEHE UNTEN WIEDERHOLUNGEN: AN DREIER-WIEDERHOLUNGSMAXIMUM HERANARBEITEN PAUSE: WIE NÖTIG

Fassen Sie die Hantelstange etwas mehr als schulterbreit und spannen Sie den unteren Rücken an, sodass ein leichtes Hohlreuz entsteht. Heben Sie die Hantel aus der Ablage und senken Sie sie ab bis zum Brustbein. Sobald die Hantelstange Ihren Oberkörper berührt, stemmen Sie sich mit den Fersen gegen den Boden und drücken die Last wieder nach oben.

Absolvieren Sie mehrere Sätze zum Aufwärmen mit fünf oder weniger Wiederholungen. Arbeiten Sie sich nach und nach an das Gewicht heran, mit dem Sie noch drei Wiederholungen schaffen. Dafür sollten Sie mindestens fünf Sätze brauchen. Verwenden Sie auf alle Fälle Sicherheitsablagen oder ein damit ausgerüstetes Power Rack.

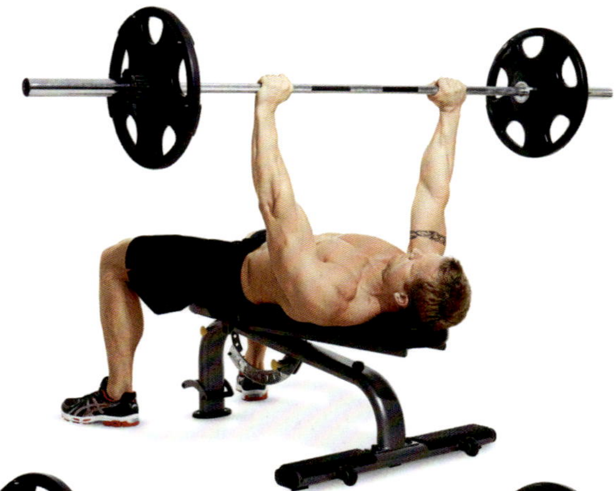

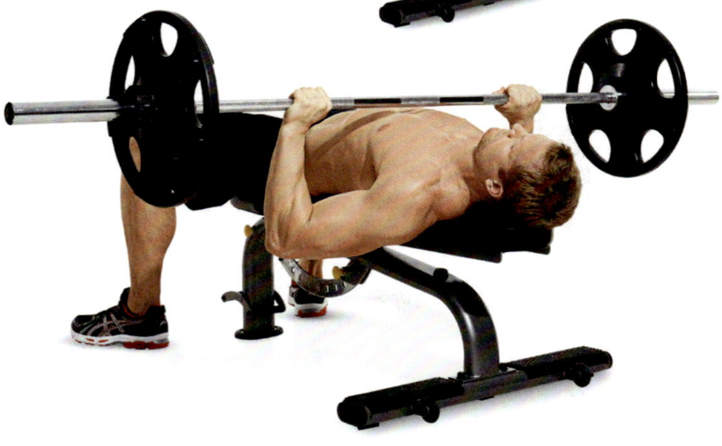

2 FLOOR PRESS IM NEUTRALGRIFF

SÄTZE: 4 WIEDERHOLUNGEN: 8, 8, 6, 5
PAUSE: 180 SEKUNDEN

Halten Sie in Rückenlage und mit aufgestellten Füßen in jeder Hand eine Kurzhantel, die Handflächen zeigen zueinander, die Oberarme liegen auf dem Boden auf. Drücken Sie die Gewichte durch Strecken der Arme nach oben über den Brustkorb und senken Sie sie zurück in die Ausgangsstellung, ohne die Grundspannung aufzugeben. Leiten Sie nach kurzem Innehalten die nächste Wiederholung ein.

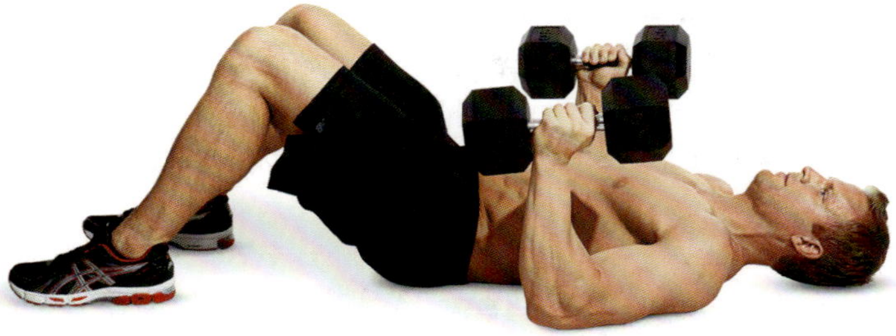

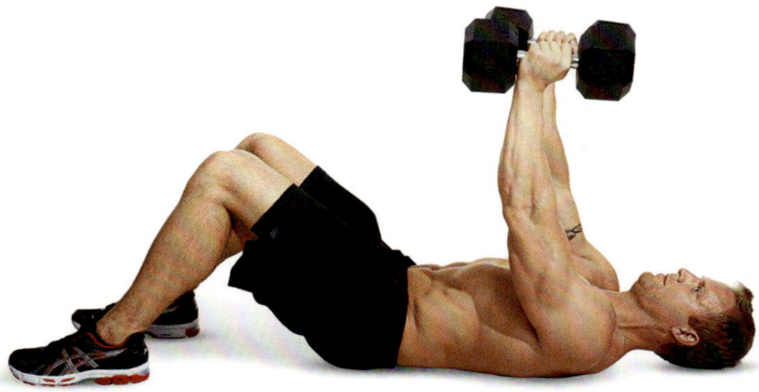

3 KURZHANTEL-RUDERN

SÄTZE: 2 WIEDERHOLUNGEN: 8, 20–25 (JEDE SEITE)
PAUSE: 120 SEKUNDEN

Halten Sie in der rechten Hand eine Kurzhantel und stützen Sie sich mit dem linken Knie und der linken Hand auf einer Bank auf, das Gewicht hängt senkrecht nach unten. Ziehen Sie mit einer Ruderbewegung die Hantel bis zum Brustkorb. Im zweiten Satz wählen Sie ein schweres Gewicht und arbeiten mit etwas Schwung deutlich explosiver.

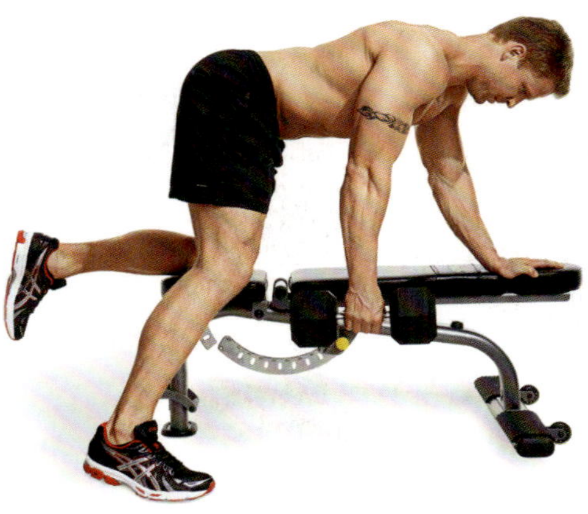

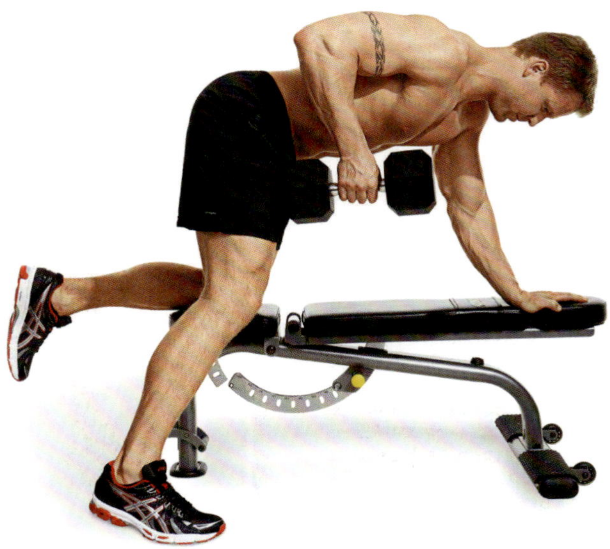

4A KURZHANTEL-SEITHEBEN

SÄTZE: 3 WIEDERHOLUNGEN: 10 PAUSE: 0 SEKUNDEN

Halten Sie im aufrechten Stand in jeder Hand eine Kurzhantel, die Handflächen zeigen zueinander. Heben Sie die Gewichte zur Seite, bis die fast gestreckten Arme parallel zum Boden sind.

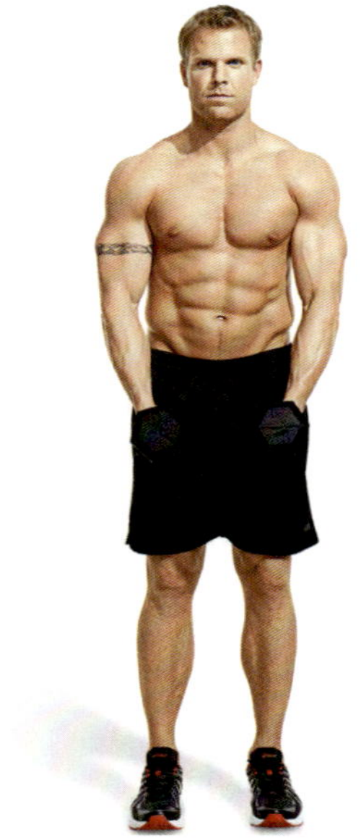

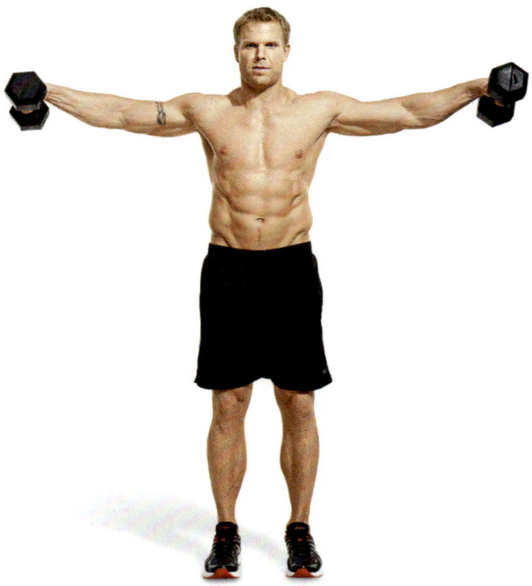

4B KURZHANTEL-CLEAN IM SITZEN

SÄTZE: 3 WIEDERHOLUNGEN: 10 PAUSE: 90 SEKUNDEN

Halten Sie in jeder Hand eine Kurzhantel und setzen Sie sich auf die Kante einer Bank. Strecken Sie den Rücken und lehnen Sie sich nach vorn. Strecken Sie sich explosiv in den Hüften (bis zum 90-Grad-Winkel) und nutzen Sie den Impuls, um die Gewichte nach oben zu ziehen. Am Umkehrpunkt drehen Sie die Handflächen nach oben und stabilisieren die Hanteln auf Schulterhöhe.

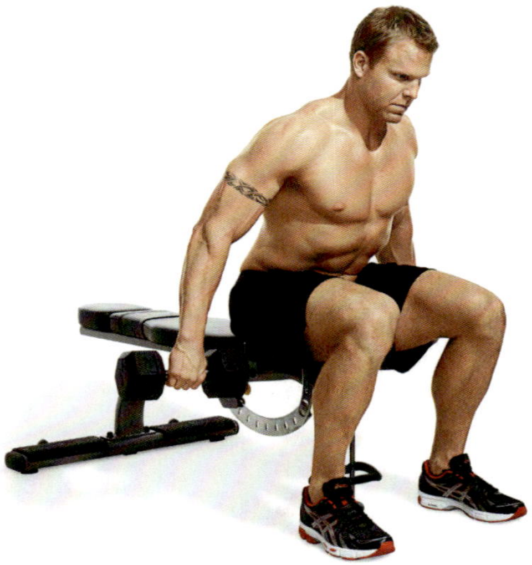

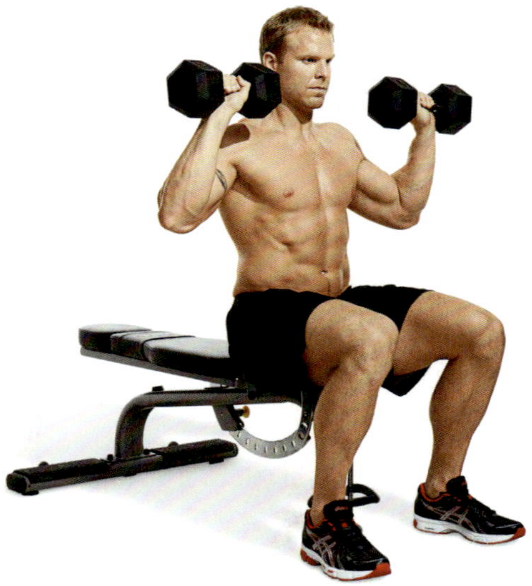

5 ZOTTMAN CURL

SÄTZE: 3 WIEDERHOLUNGEN: 8 PAUSE: 60 SEKUNDEN

Halten Sie im aufrechten Stand in jeder Hand eine Kurzhantel. Führen Sie die Gewichte mit den Handflächen nach oben bis auf Schulterhöhe und drehen Sie dann die Unterarme so, dass die Handflächen nach unten zeigen. Kehren Sie langsam zurück in die Ausgangsstellung. Das ist eine Wiederholung.

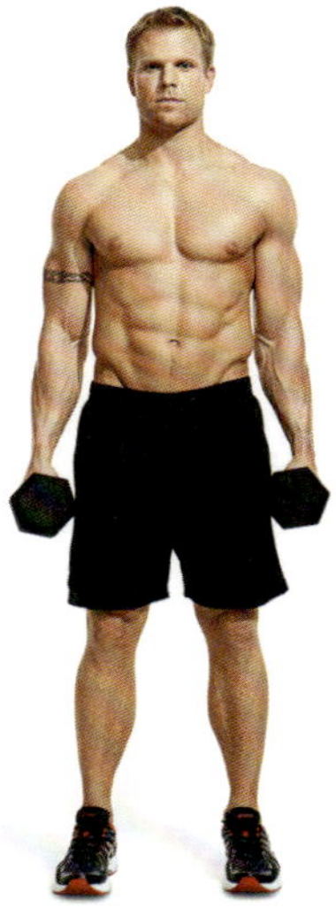

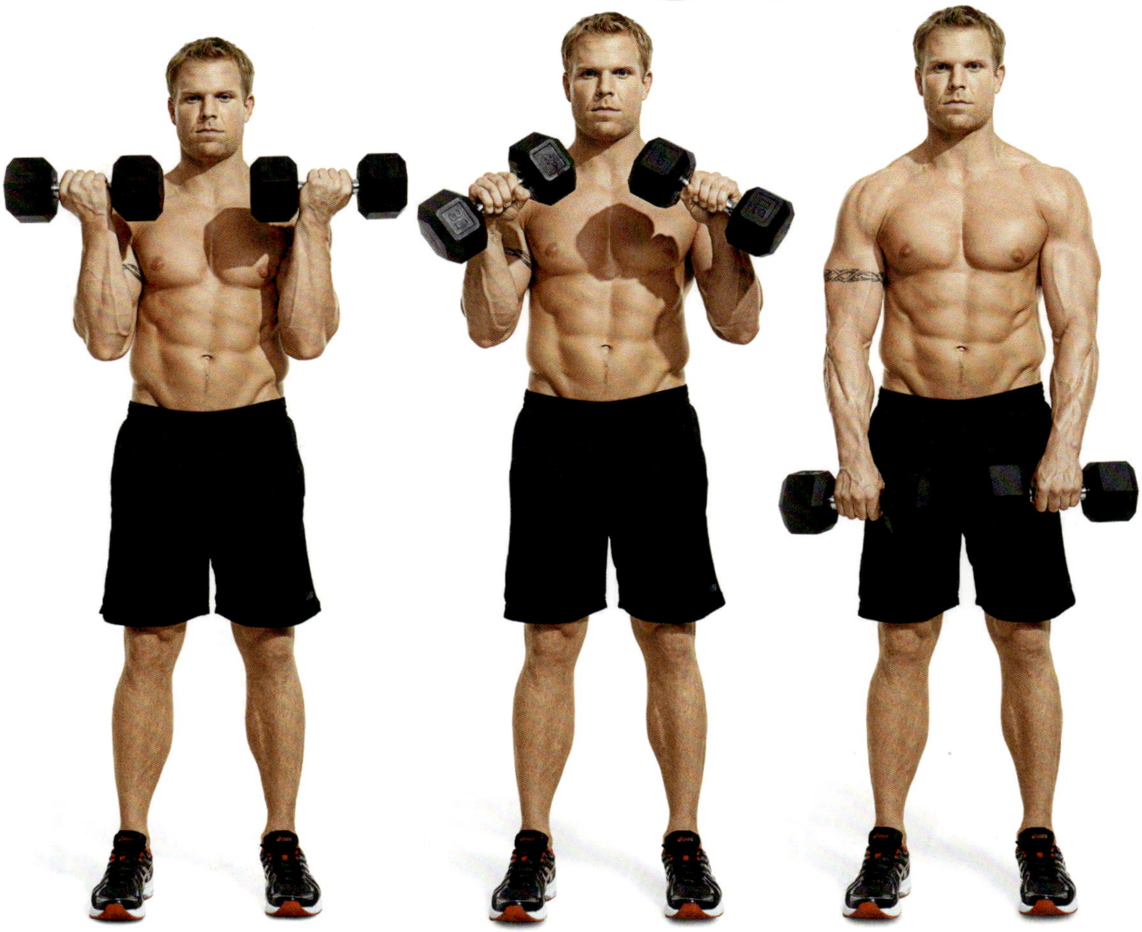

25 UNTER-KÖRPER

Bauch und unterer Rücken sind an jedem Beintraining automatisch beteiligt; deshalb ist es sinnvoll, sie am selben Tag zu trainieren, an dem auch Squats oder andere Unterkörperübungen auf dem Programm stehen – das Muster für den klassischen Unterkörper-Split.

Wenn Sie ihn mit den Oberkörpereinheiten der vorangegangenen Seiten kombinieren, können Sie sich ein umfassendes Sechs-Wochen-Kraftprogramm zusammenstellen und Ihre Leistungen erheblich steigern.

DAS BESTE UNTERKÖRPERTRAINING [Option A]

WORKOUT 82   VON C.J. MURPHY, M.F.S.

Diese Trainingseinheit verwendet die 25-Wiederholungen-Methode, wie auf Seite 282 beschrieben. Absolvieren Sie beide Einheiten an aufeinanderfolgenden Tagen. So können Sie innerhalb von 48 Stunden den ganzen Körper beanspruchen.

WIE ES FUNKTIONIERT
Splitten Sie anfangs die 25 Wiederholungen für den Squat auf fünf Sätze à fünf Wiederholungen. Beim nächsten Mal gelten sechs Sätze à vier Wiederholungen, dann acht à drei. Öfter als zweimal pro Woche sollte die Einheit nicht auf dem Plan stehen, und vor der Wiederholung müssen drei Tage verstrichen sein.

Wenn Sie das 25-Wiederholungen-Prinzip auf den Squat anwenden, dienen die ersten drei bis vier Sätze dem Aufwärmen. Erst in den beiden letzten Durchgängen legen Sie die schwerstmöglichen Gewichte auf.

Für die restlichen Übungen wählen Sie Gewichte, mit denen Sie im ersten Satz zehn bis zwölf Wiederholungen schaffen. Absolvieren Sie damit drei Sätze mit so vielen Wiederholungen wie möglich. Zwischen den Sätzen pausieren Sie 60 Sekunden. Wenn Sie starten, stoppen Sie die Zeit. Danach zählen Sie Ihre Wiederholungen und notieren die benötigte Zeit. Wenn Sie die Einheit wieder drannehmen, versuchen Sie, die Zahl der Wiederholungen oder die Zeit zu schlagen. Erhöhen Sie nicht das Gewicht, bevor Sie nicht Ihre vorangegangene Leistung verbessert haben.

HINWEISE Absolvieren Sie alle für eine Übung angegebenen Sätze und wechseln Sie dann zur nächsten Übung.

1 SQUAT

SÄTZE: 5 WIEDERHOLUNGEN: 5 PAUSE: 90–120 SEKUNDEN

Platzieren Sie in einer Ablage eine Langhantel auf Schulterhöhe. Stellen Sie sich darunter und fassen Sie die Stange mit bequemem Griff. Ziehen Sie die Schulterblätter zusammen, strecken Sie die Beine und heben Sie die Hantel auf den Schultern aus der Ablage. In der Ausgangsstellung stehen die Füße schulterbreit auseinander und sind leicht ausgedreht. Schieben Sie das Gesäß nach hinten und beugen Sie die Beine so tief wie möglich, ohne die neutrale Stellung der Wirbelsäule aufzugeben. Schieben Sie stets die Knie nach außen. Kehren Sie durch Strecken des Körpers zurück in die Ausgangsstellung.

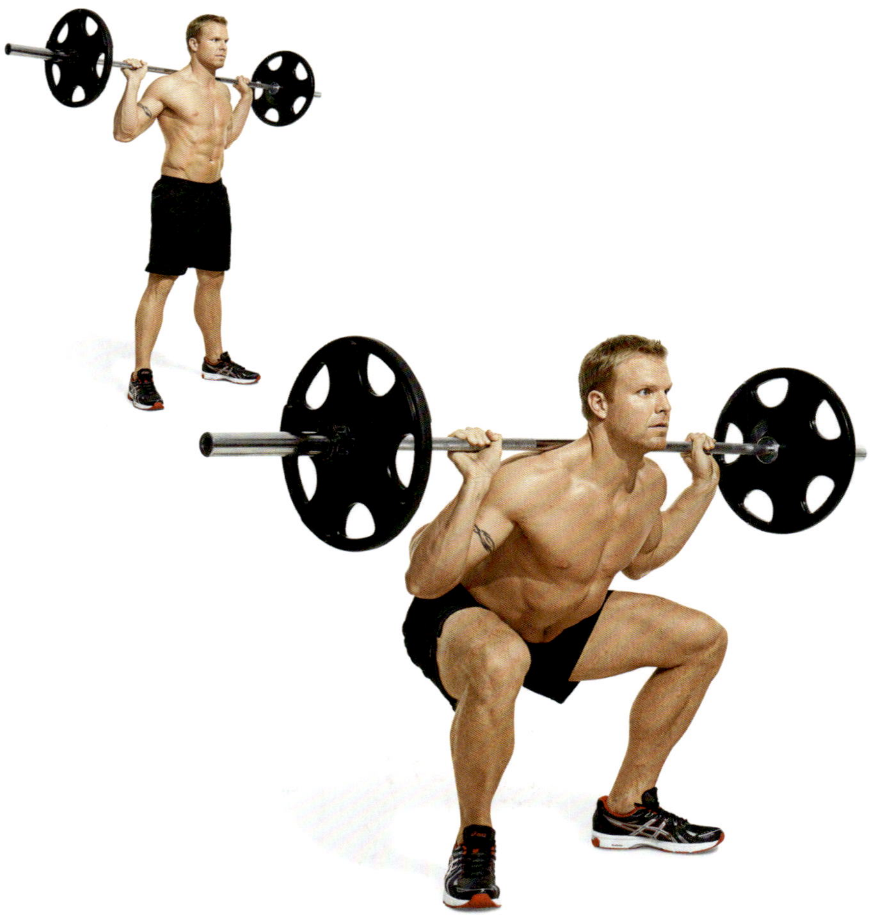

2 AUSFALLSCHRITTE GEHEN

SÄTZE: 3 WIEDERHOLUNGEN: SIEHE HINWEISE (JEDE SEITE) PAUSE: 60 SEKUNDEN

Im hüftbreiten Stand halten Sie in jeder Hand eine Kurzhantel. Stellen Sie einen Fuß so weit nach vorn, dass Ihr hinteres Knie nach Absenken des Körpers fast den Boden berührt und der Oberschenkel des vorderen Beines parallel zum Boden ist. Stellen Sie zur nächsten Wiederholung das hintere Bein nach vorn und so fort.

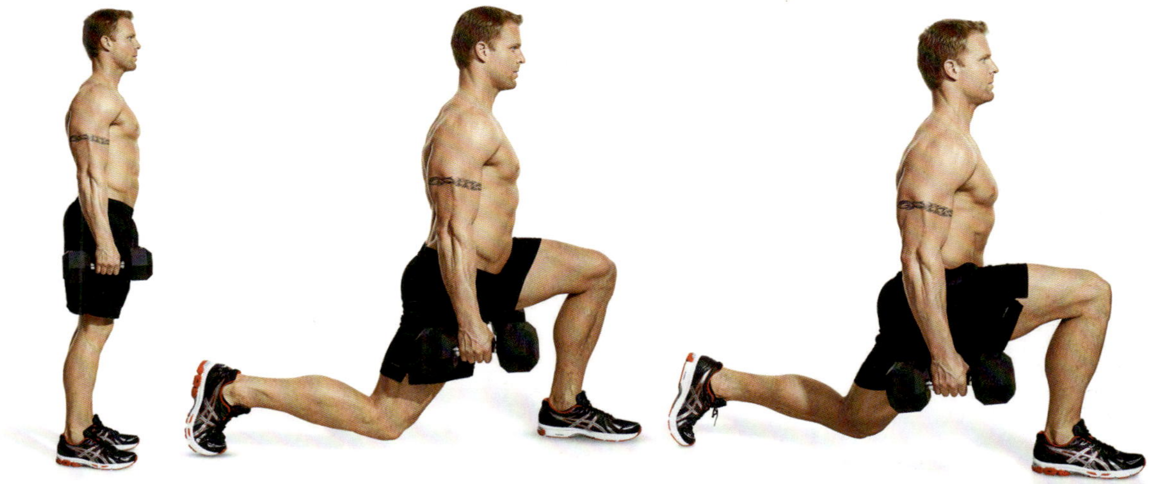

3 RUMÄNISCHES KREUZHEBEN

SÄTZE: 3 WIEDERHOLUNGEN: SIEHE HINWEISE PAUSE: 60 SEKUNDEN

Halten Sie im hüftbreiten Stand eine Langhantel mit den Händen neben den Oberschenkeln. Schieben Sie das Gesäß so weit wie möglich nach hinten und beugen Sie die Beine so viel wie nötig, während Sie die Hantel entlang der Schienbeine nach unten führen. Halten Sie den Rücken stets gerade und kehren Sie in die Ausgangsstellung zurück.

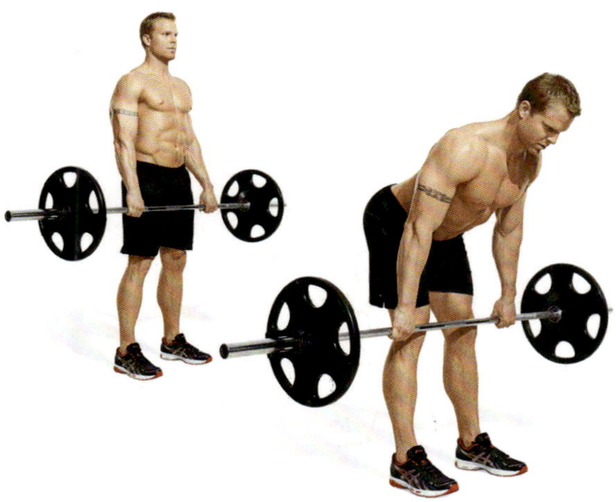

4 SIT-UP MIT GEWICHTSSCHEIBE

SÄTZE: 3 WIEDERHOLUNGEN: SIEHE HINWEISE PAUSE: 60 SEKUNDEN

Halten Sie in Rückenlage eine Gewichtsscheibe über dem Brustkorb, die Füße sind aufgestellt, die Beine im 90-Grad-Winkel gebeugt. Nehmen Sie das Kinn auf die Brust und heben Sie den Oberkörper zum Sit-up vom Boden weg.

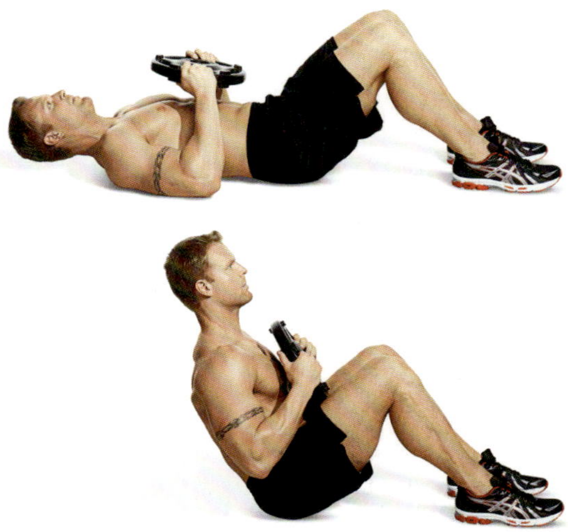

DAS BESTE UNTERKÖRPERTRAINING [Option B]

WORKOUT 83 VON JOE DEFRANCO

Diese Trainingseinheit ist ein weiteres Beispiel für das Anwenden der Maximalkraft-Methode wie sie auf Seite 284 beschrieben wird. Sie können, die beiden Einheiten nacheinander anwenden, um in zwei Tagen den ganzen Körper trainiert zu haben.

HINWEISE Absolvieren Sie die mit A und B bezeichneten Übungspaare als Supersätze, also einen Satz A, einen Satz B, Pause und so fort für alle angegebenen Sätze. Für die restlichen Übungen gilt: Komplettieren Sie alle angegebenen Sätze einer Übung und wechseln Sie dann zur nächsten.

1 BOX SQUAT

SÄTZE: SIEHE UNTEN WIEDERHOLUNGEN: AN DREIER-WIEDERHOLUNGSMAXIMUM HERANARBEITEN PAUSE: WIE NÖTIG

Stellen Sie einen Kasten auf, der so hoch ist, dass im Sitzen die Hüftbeuge unterhalb der Knie ist. Bereiten Sie den Squat vor (siehe Seite 290) und heben Sie die Hantel auf den Schultern aus der Ablage. In der Ausgangsstellung mit dem Rücken zum Kasten stehen die Füße schulterbreit auseinander und sind leicht ausgedreht. Schieben Sie das Gesäß nach hinten und beugen Sie die Beine, bis Sie den Kasten leicht berühren, ohne den geraden Rücken aufzugeben. Halten Sie in der Endstellung kurz inne und kehren Sie durch Strecken den Körpers zurück in die Ausgangsstellung.

Absolvieren Sie mehrere Sätze zum Aufwärmen mit fünf oder weniger Wiederholungen. Arbeiten Sie sich nach und nach an das Gewicht heran, mit dem Sie noch drei Wiederholungen schaffen. Dafür sollten Sie mindestens fünf Sätze brauchen. Verwenden Sie auf alle Fälle Sicherheitsablagen oder ein damit ausgerüstetes Power Rack.

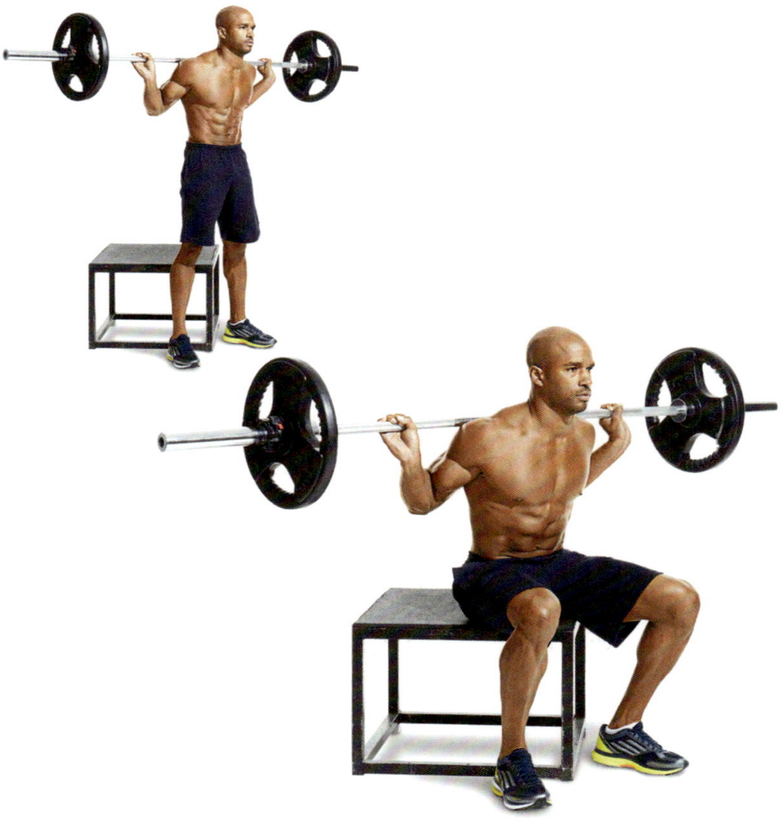

2 1½ BULGARISCHER SPLIT SQUAT

SÄTZE: 3 WIEDERHOLUNGEN: 8-MAL 1½ WIEDERHOLUNGEN (JEDE SEITE) PAUSE: 180 SEKUNDEN

Stellen Sie sich in Ausfallschrittentfernung vor eine Bank. Der Rist des linken Fußes liegt auf dem Polster auf, in jeder Hand halten Sie eine Kurzhantel. Senken Sie durch Beugen des vorderen Beines den Körper ab bis in die Endstellung. Kommen Sie bis zur Hälfte des Bewegungsumfangs hoch, senken Sie sich wieder in die Endstellung ab und kehren Sie dann vollständig in die Ausgangsstellung zurück. Das sind einmal 1½ Wiederholungen.

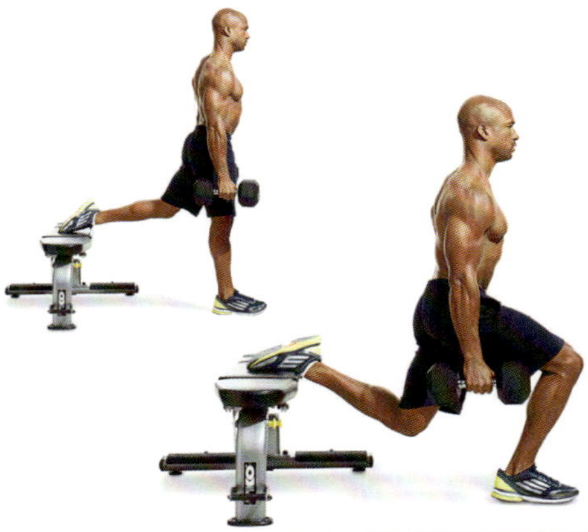

3A RÜCKENSTRECKEN MIT GEWICHTSSCHEIBE

SÄTZE: 4 WIEDERHOLUNGEN: 12 PAUSE: 0 SEKUNDEN

Platzieren Sie Ihre Beine in einer Bank zum Rückenstrecken und halten Sie hinter dem Nacken eine Gewichtsscheibe. Beugen Sie die Hüften mit gestrecktem Rücken etwas mehr als 90 Grad. Strecken Sie den Körper wieder, bis er eine gerade Linie bildet.

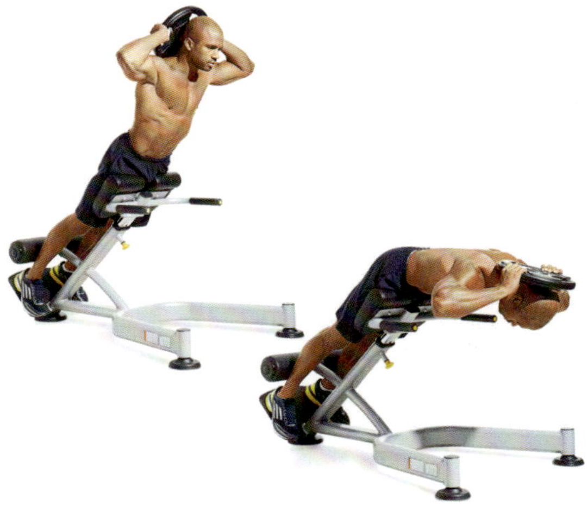

3B KURZHANTEL-SEITBEUGEN

SÄTZE: 4 WIEDERHOLUNGEN: 12 (JEDE SEITE) PAUSE: 90 SEKUNDEN

Halten Sie im aufrechten Stand in einer Hand eine Kurzhantel. Spannen Sie die Körpermitte an, beugen Sie sich in der Taille so weit wie möglich exakt zur Seite und kehren Sie in die Ausgangsstellung zurück.

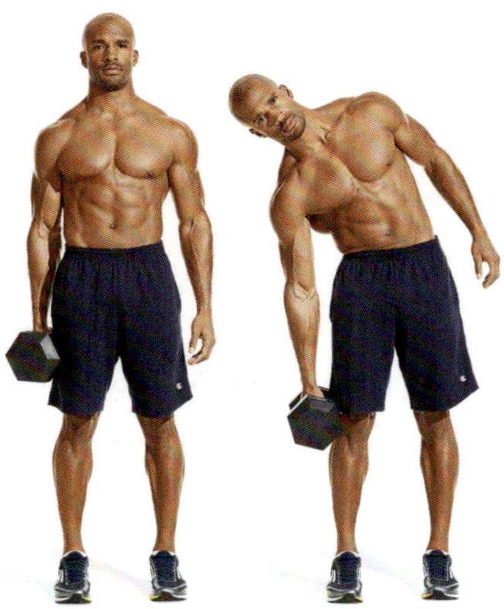

4 SPRINTER-SIT-UP

SÄTZE: 3 WIEDERHOLUNGEN: 15 (JEDE SEITE) PAUSE: 60 SEKUNDEN

Absolvieren Sie aus der gestreckten Rückenlage einen Sit-up, ziehen Sie gleichzeitig das rechte Knie zur Brust, schieben Sie den linken Arm nach vorn und ziehen Sie den rechten zurück. Kehren Sie zurück in die Ausgangsstellung, wiederholen Sie zur anderen Seite und so fort, als würden Sie sprinten.

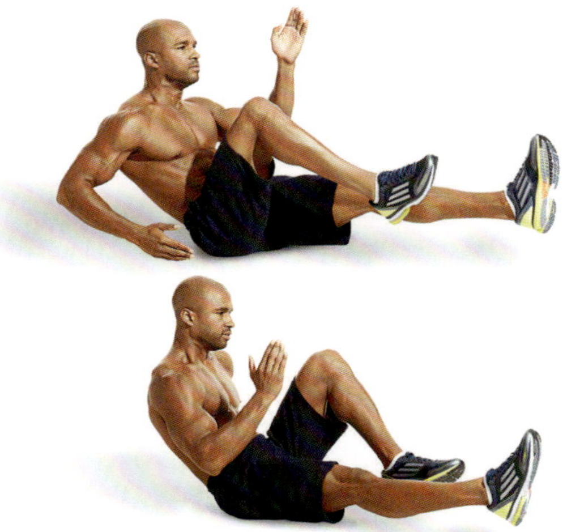

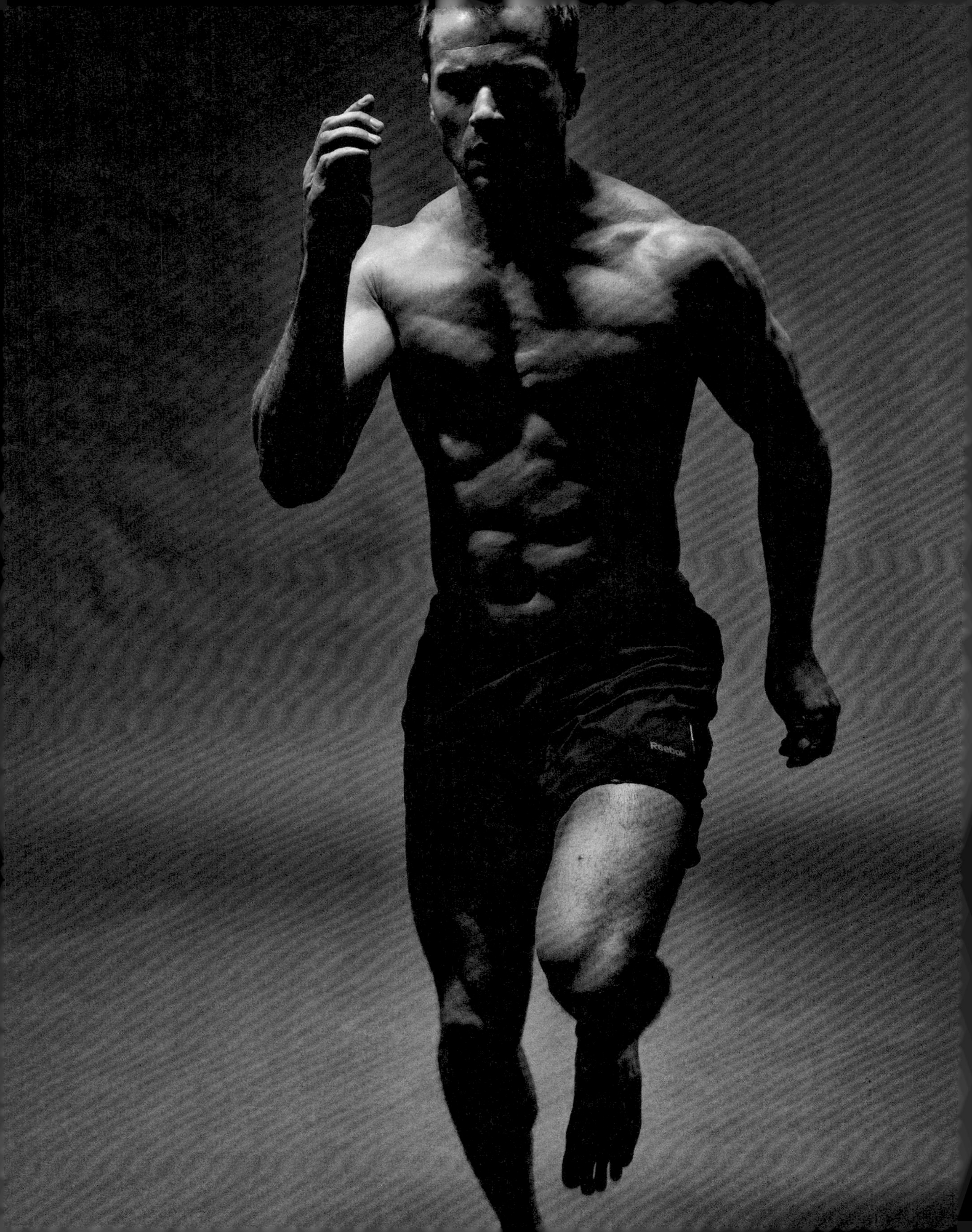
Reebok

KARDIO-WORKOUTS

26 KARDIO-MASCHINEN

Maschinen sind zum Muskelaufbau oft nicht die beste Lösung, aber ganz hervorragend geeignet, um die Herzfrequenz gezielt zu verändern. Wählen Sie also Ihre »Waffen« – seien es Laufband, Ellipsentrainer, Rudergerät, Spinning-Rad, Stair Climber oder jegliche Kombination daraus – und lernen Sie, wie Sie damit Ihr Fett wegbekommen.

DAS BESTE TRAINING MIT KARDIOMASCHINEN IM STUDIO

WORKOUT 84 VON JIM SMITH, C.S.C.S.

Wenn das Laufband Sie langweilt, hören Sie trotzdem nicht mit Kardiotraining auf. Nutzen Sie alle Kardiomaschinen, die Ihr Fitnessstudio anbietet, damit keines der Geräte sie anödet, sondern Sie Freude durch Abwechslung erleben. Dieses Programm nutzt verschiedene Maschinen, damit Ihr Herz pocht und Sie bei der Stange bleiben.

WIE ES FUNKTIONIERT
Wir haben einen Circuit aus den besten Kardiomaschinen zusammengestellt: Laufband, Ellipsentrainer, Spinning-Rad und Rudergerät. Absolvieren Sie auf jedem 1 Minute und schätzen Sie die Intensität nach Gefühl. Sie trainieren so hart wie auf jeder anderen Maschine zuvor, aber Sie merken es nicht. Diese 30-Minuten-Einheit vergeht wie im Flug.

HINWEISE Absolvieren Sie auf jedem Gerät eine Minute, und zwar mehrere Circuits nacheinander. Schätzen Sie Ihr Belastungsempfinden mithilfe einer abgewandelten Borg-Skala von 1 bis 10, auf der 1 für »entspannt« und 10 für »maximale Anstrengung« steht. Die Pause ist identisch mit dem Weg zur nächsten Station. Für jede Runde ist der Intensitätswert vorgegeben und muss eingehalten werden; die hier gezeigte Reihenfolge der Maschinen ist nicht überlebenswichtig, sie kann variieren.

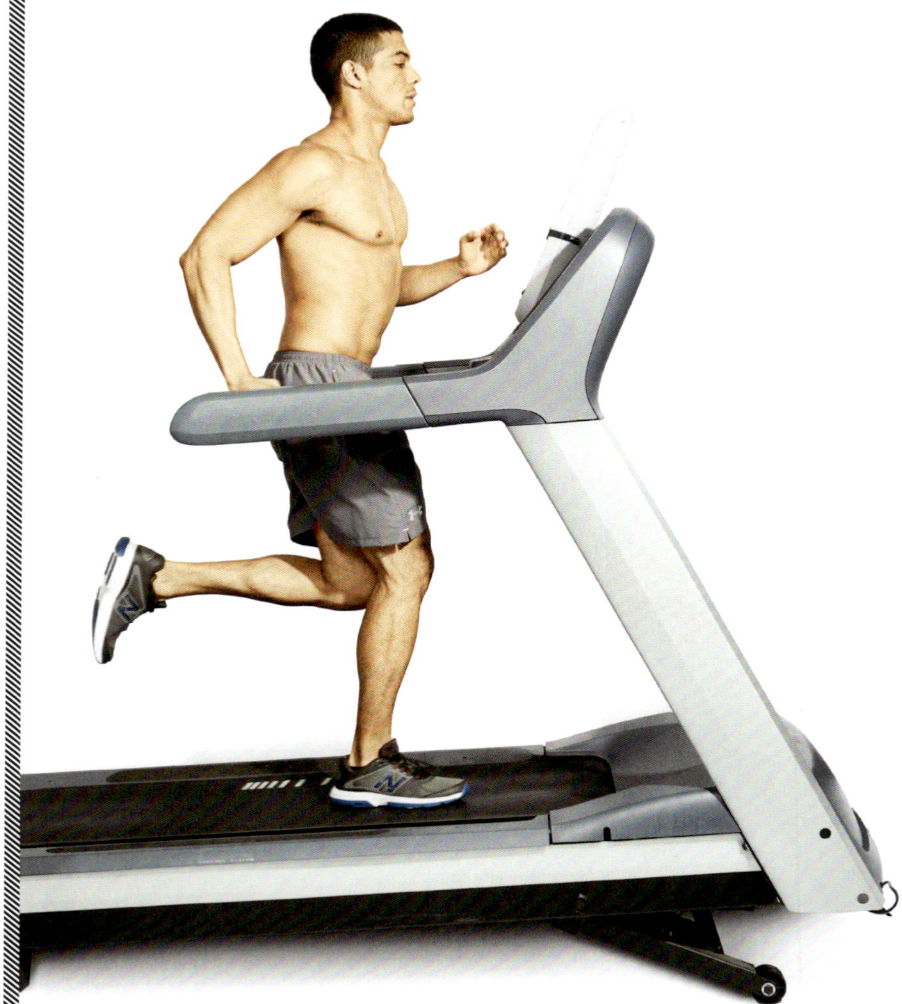

WARM-UP
Joggen Sie auf dem Laufband zwei Minuten mit Intensität 3.

RUNDE 1
Eine Minute auf jedem Gerät mit Intensität 5, drei Minuten Pause.

RUNDE 2
Eine Minute auf jedem Gerät mit Intensität 8, drei Minuten Pause.

RUNDE 3
Eine Minute auf jedem Gerät mit Intensität 8 auf Ellipsentrainer und Rudergerät und Intensität 10 auf Spinning-Rad und Laufband, drei Minuten Pause.

COOL-DOWN
Zehn Minuten auf jedem Gerät mit Intensität 3 bis 5.

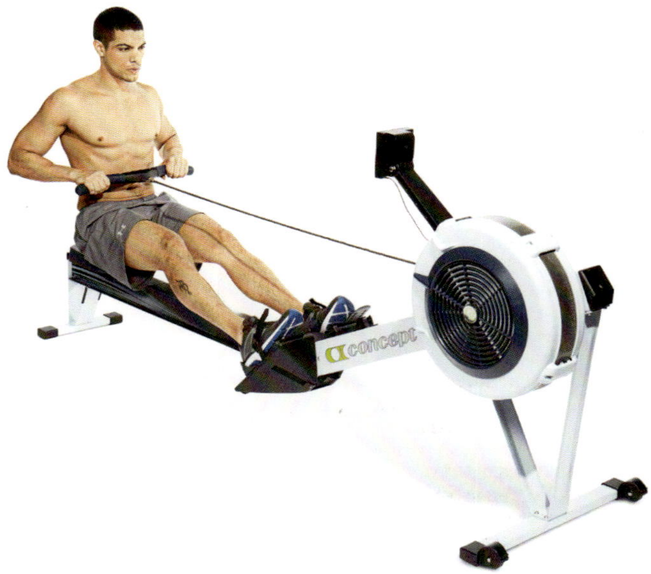

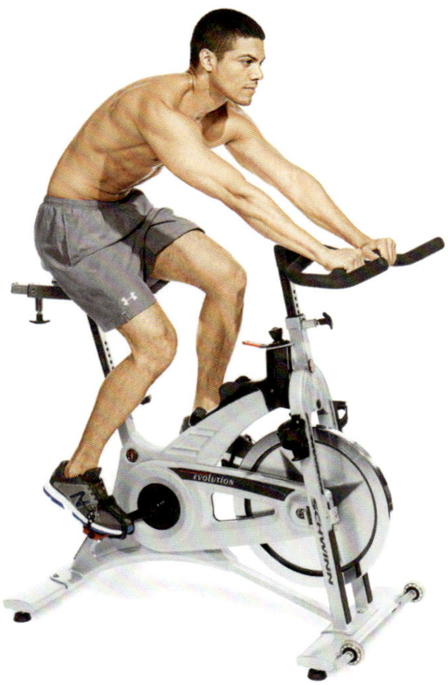

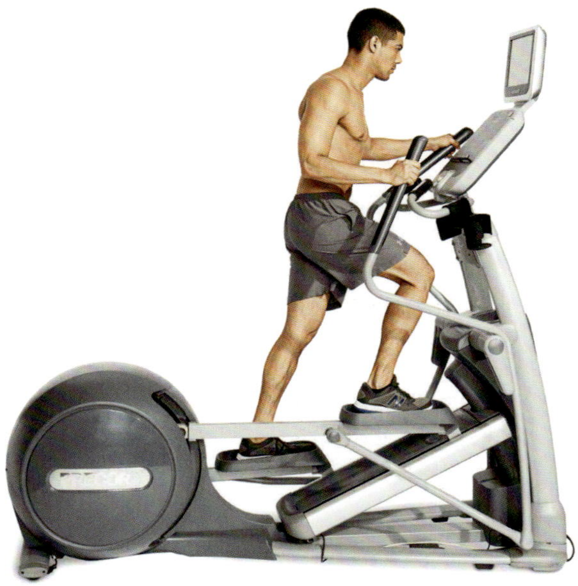

DAS BESTE TRAINING AUF DEM LAUFBAND

WORKOUT 85 VON ZACH EVEN-ESH

Manche walken, andere laufen. Manche joggen am liebsten längere Strecken, anderen liegt Intervalltraining mehr. Sowohl die Langzeit- als auch die Kurzzeitbelastungen kräftigen das Herz und verbrennen Fett. Deshalb: Egal, welche Art der Belastung Sie bevorzugen, Sie müssen alle Arten in Ihr Training integrieren, um für Kondition und Fettabbau das Beste herauszuholen. Dieses Programm verbindet sie nahtlos.

WIE ES FUNKTIONIERT

Die Einheit ist unterteilt in vier Blöcke mit jeweils flottem Gehen, Joggen und langsamem Gehen zum Erholen. Sie beginnen Ihre Läufe etwas erschöpft durch das vorangegangene Gehen auf dem steil gestellten Laufband, was Ihre Herzfrequenz mit Sicherheit nahe ans Maximum führt. Bevor Sie sich verausgabt haben, verringern Sie die Geschwindigkeit, um wieder zu Atem zu kommen. Dann beginnt der Zirkel von vorn.

BLOCK 1

- Stellen Sie das Laufband auf 9 Grad Neigung ein und gehen Sie 60 Sekunden.
- Verringern Sie die Neigung auf 3 Grad und laufen Sie 120 Sekunden so schnell wie möglich.
- Gehen Sie bei 3 Grad Neigung 60 Sekunden lang.

BLOCK 2

- Steigern Sie die Neigung auf 8 Grad und gehen Sie 60 Sekunden.
- Verringern Sie die Neigung auf 4 Grad und laufen Sie 120 Sekunden so schnell wie möglich.
- Gehen Sie bei 3 Grad Neigung 60 Sekunden lang.

BLOCK 3

- Steigern Sie die Neigung auf 7 Grad und gehen Sie 60 Sekunden.
- Laufen Sie bei 5 Grad Neigung 120 Sekunden so schnell wie möglich.
- Gehen Sie bei 3 Grad Neigung 60 Sekunden lang.

BLOCK 4

- Steigern Sie die Neigung auf 4 Grad und laufen Sie vier Minuten.
- Gehen Sie bei 4 Grad Neigung fünf Minuten lang.

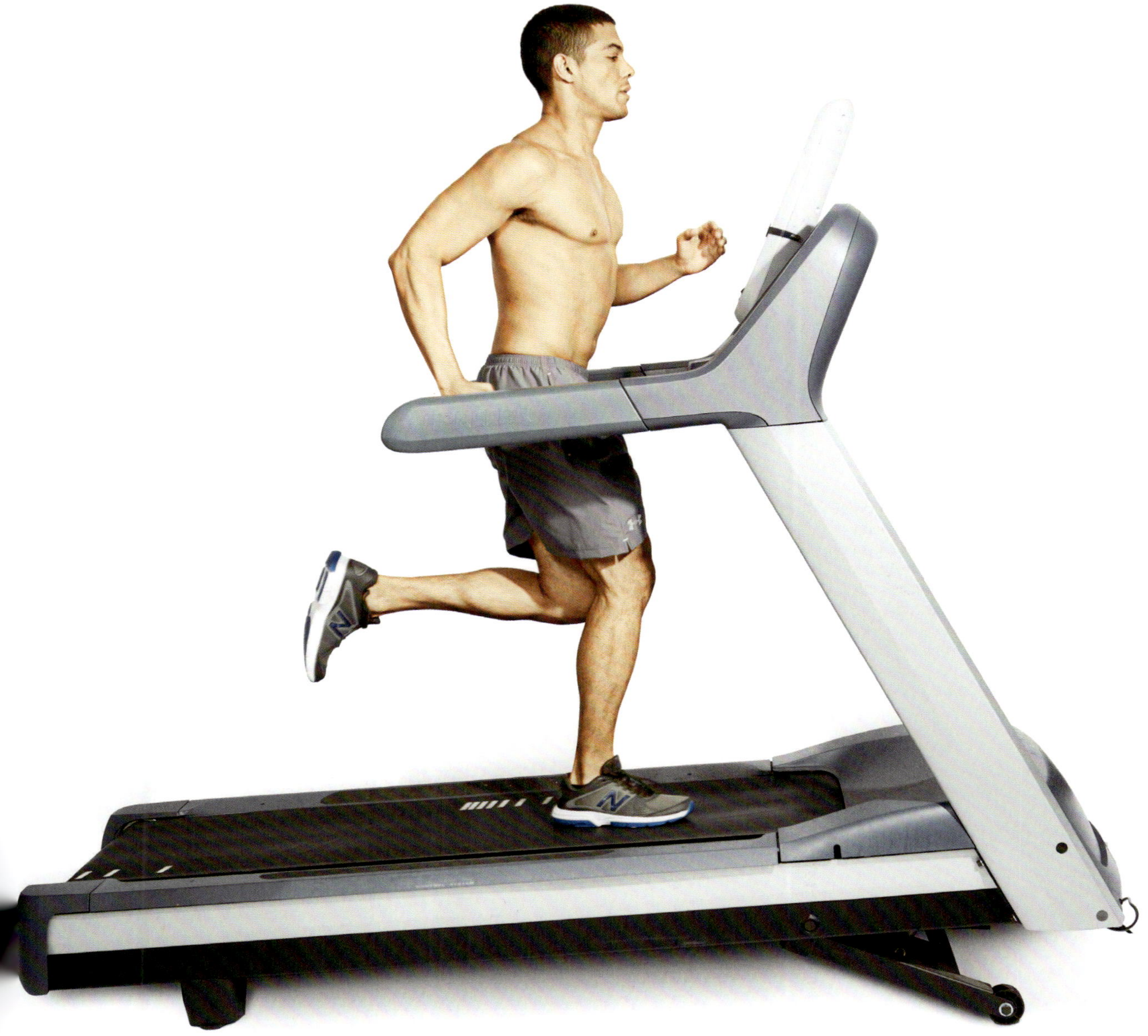

DAS BESTE TRAINING AUF DEM ELLIPSENTRAINER

WORKOUT 86 VON MICHAEL SCHLETTER, C.P.T.

Der Ellipsentrainer (Crosstrainer) bietet das sanfteste Kardiotraining. Dieses Programm dauert gerade mal 25 Minuten, und Sie spüren nur Ihr Herz pochen.

WIE ES FUNKTIONIERT
Sie absolvieren Intervalle, wobei Sie nach und nach das Aktivitätsintervall verlängern und das Pausenintervall verkürzen. So intensivieren Sie den Fettverbrennungseffekt und liefern Herz und Lunge einen anhaltenden Trainingsreiz.

HINWEISE Wechseln Sie zwischen Aktivitäts- und Pausenintervallen. Die jeweilige Intensität beruht auf einem Prozentsatz Ihrer maximalen Herzfrequenz (MHF). Um sie zu schätzen, ziehen Sie Ihr Alter von 220 ab (eine Person von 30 Jahren hat also eine maximale Herzfrequenz von etwa 190 Schlägen pro Minute). Das Aktivitätsintervall bestreiten Sie mit 85 Prozent Ihrer maximalen Herzfrequenz und das Pausenintervall mit 55 Prozent.

Ein 30 Jahre alter Mann beispielsweise steuert seine Herzfrequenz im Aktivitätsintervall auf 160 Schläge pro Minute und reduziert Sie im Pausenintervall auf etwa 100. Wobei Pausenintervall nicht komplette Ruhe, sondern sehr geringe Intensität bedeutet. Wenn Sie ohne Pulsmesser trainieren, können Sie Ihre Herzfrequenz ermitteln, indem Sie Zeige- und Mittelfinger an die linke Seite der Kehle halten, sechs Sekunden lang die Schläge zählen und diese Zahl mit zehn multiplizieren.

AKTVITÄTS-INTERVALL (orange)
85 % MHF

PAUSEN-INTERVALL (blau)
55 % MHF

0:00-5:00	WARM-UP
5:00-5:15	Aktivität
5:15-6:00	Pause
6:00-6:15	Aktivität
6:15-7:00	Pause
7:00-7:15	Aktivität
7:15-8:00	Pause
8:00-8:15	Aktivität
8:15-9:00	Pause
9:00-9:15	Aktivität
9:15-10:00	Pause
10:00-10:30	Aktivität
10:30-11:15	Pause
11:15-11:45	Aktivität
11:45-12:30	Pause
12:30-13:00	Aktivität
13:00-14:30	Pause
14:30-15:00	Aktivität
15:00-16:30	Pause
16:30-17:00	Aktivität
17:00-18:30	Pause
18:30-19:15	Aktivität
19:15-20:00	Pause
20:00-25:00	COOL-DOWN

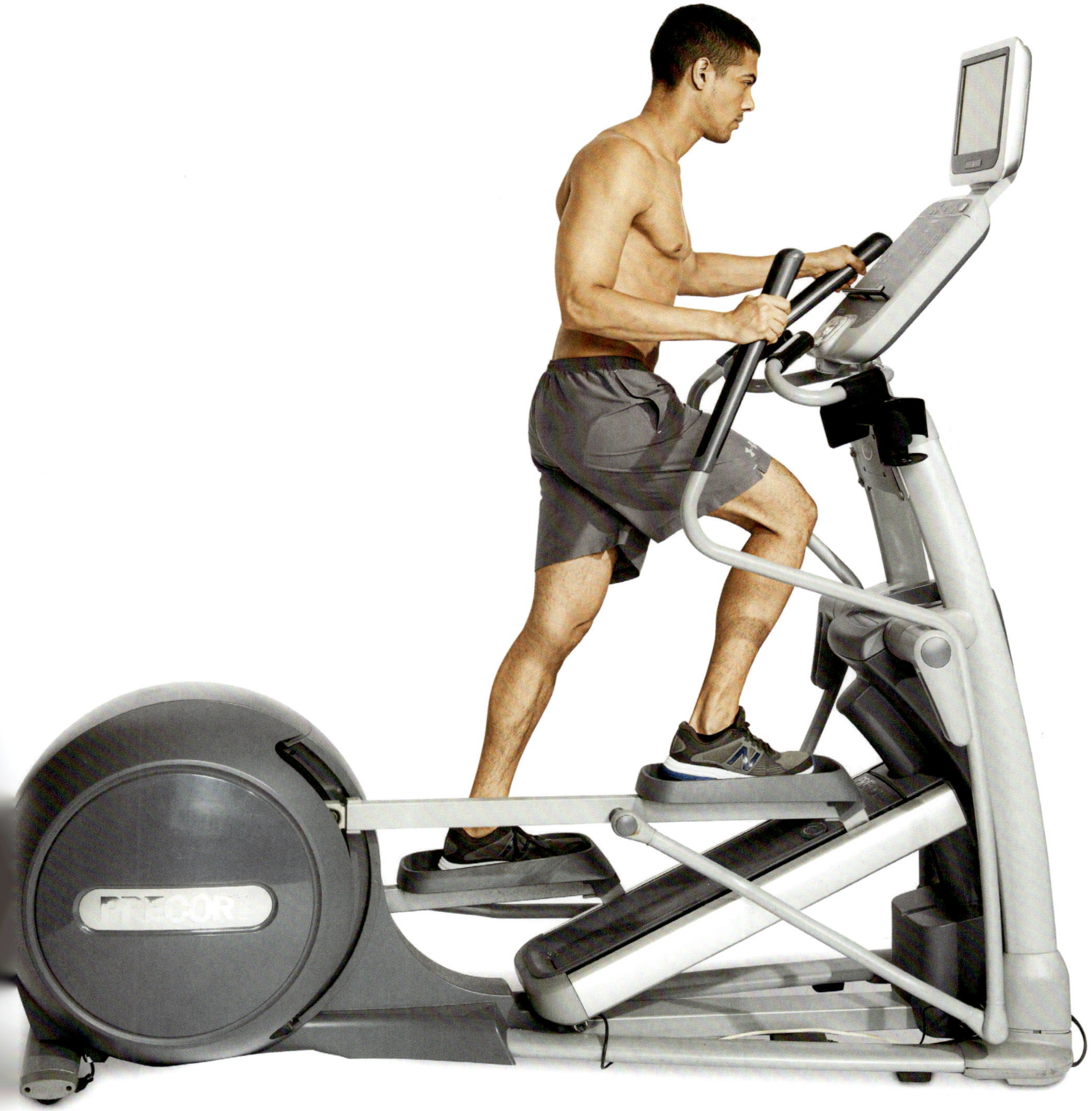
PRECOR

DAS BESTE TRAINING AUF DEM RUDERGERÄT

WORKOUT 87 VON ZACH EVEN-ESH

Im Gegensatz zum Laufen oder Radfahren, das nur den Unterkörper trainiert, bezieht das Rudergerät auch fast den gesamten Oberkörper ein. Das bedeutet, Sie verbrennen mehr Kilokalorien, und zwar etwa 500 in rund 30 Minuten.

WIE ES FUNKTIONIERT
Das Prinzip, nach dem wir vorgehen, ist als Leitermethode bekannt. Sie beginnen zum Aufwärmen locker und steigern nach und nach die Intensität, bis Sie sich auf den letzten 500 m verausgaben. Danach steigen Sie auf den gleichen Intensitätsstufen die Leiter wieder hinunter. So trainieren Sie das Bestimmen der Intensität und behalten auch bei Muskelermüdung das geforderte Leistungsniveau bei.

HINWEISE Setzen Sie sich auf den Sitz und passen Sie die Fußplatte Ihren Füßen an. Ziehen Sie das Ristband über dem Fußballen fest. Stellen Sie den Widerstand der Maschinen auf einen Wert zwischen 3 und 5 ein (das simuliert Rudern auf dem Wasser am besten), fassen Sie die Griffe und richten Sie den Oberkörper bis fast in die Vertikale auf. Sie sollten auf den Ballen Druck spüren, während die Fersen sich leicht von der Fußplatte abheben. Das ist die Catch-Stellung.

Strecken Sie die Beine, legen Sie die Fersen auf die Fußplatte, schieben Sie Ihren Körper nach hinten und ziehen Sie den Griff bis zum Brustbein. Rudern Sie in allen Intervallen so schnell wie möglich, aber lassen Sie sich nach jedem Schlag doppelt so viel Zeit, um in die Catch-Stellung zurückzukehren. Behalten Sie diesen Rhythmus bei.

ABSOLVIEREN SIE DIE FOLGENDEN INTERVALLE:

100 Meter Rudern / 30 Sekunden Pause

200 Meter Rudern / 30 Sekunden Pause

300 Meter Rudern / 30 Sekunden Pause

400 Meter Rudern / 30 Sekunden Pause

500 Meter Rudern / 30 Sekunden Pause

400 Meter Rudern / 30 Sekunden Pause

300 Meter Rudern / 30 Sekunden Pause

200 Meter Rudern / 30 Sekunden Pause

100 Meter Rudern / 30 Sekunden Pause

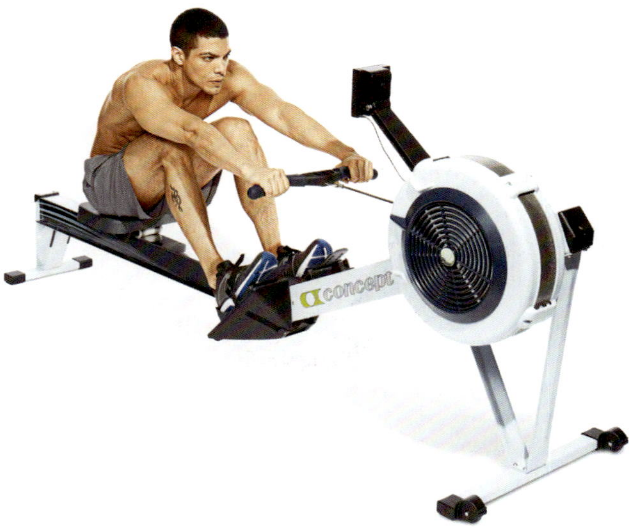

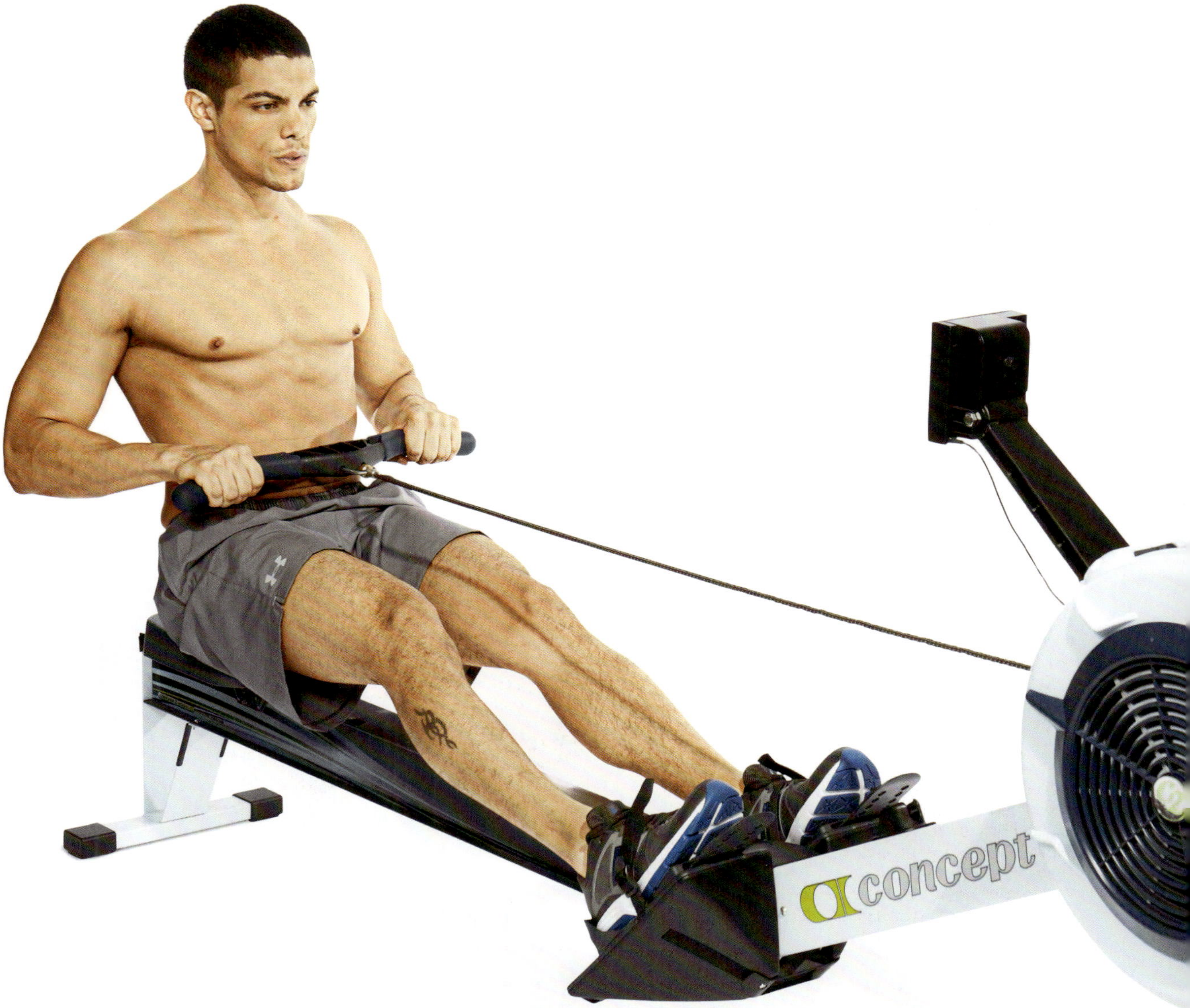
concept

DAS BESTE TRAINING AUF DEM SPINNING-RAD

WORKOUT 88 VON STEVE GISSELMAN

Genau wie Ellipsentrainer belasten auch Fahrradergometer den Bewegungsapparat kaum. Sie können deshalb harte Intervalle absolvieren, ohne Angst um Ihre Gelenke und Muskeln haben zu müssen.

WIE ES FUNKTIONIERT Auf einem Fahrrad wird Ihr Oberkörper längst nicht so beansprucht wie beim Sprinten oder Rudern, und es gibt keine Stöße, die auszugleichen wären. Deshalb müssen Sie zum Erreichen der gleichen Intensität viel stärker mit den Beinen treten. Diese Trainingseinheit hat zum Ziel, den gleichen Stoffwechselumsatz auszulösen wie 30 Minuten Laufen.

HINWEISE Folgen Sie den Anweisungen zu den einzelnen Intervallen.

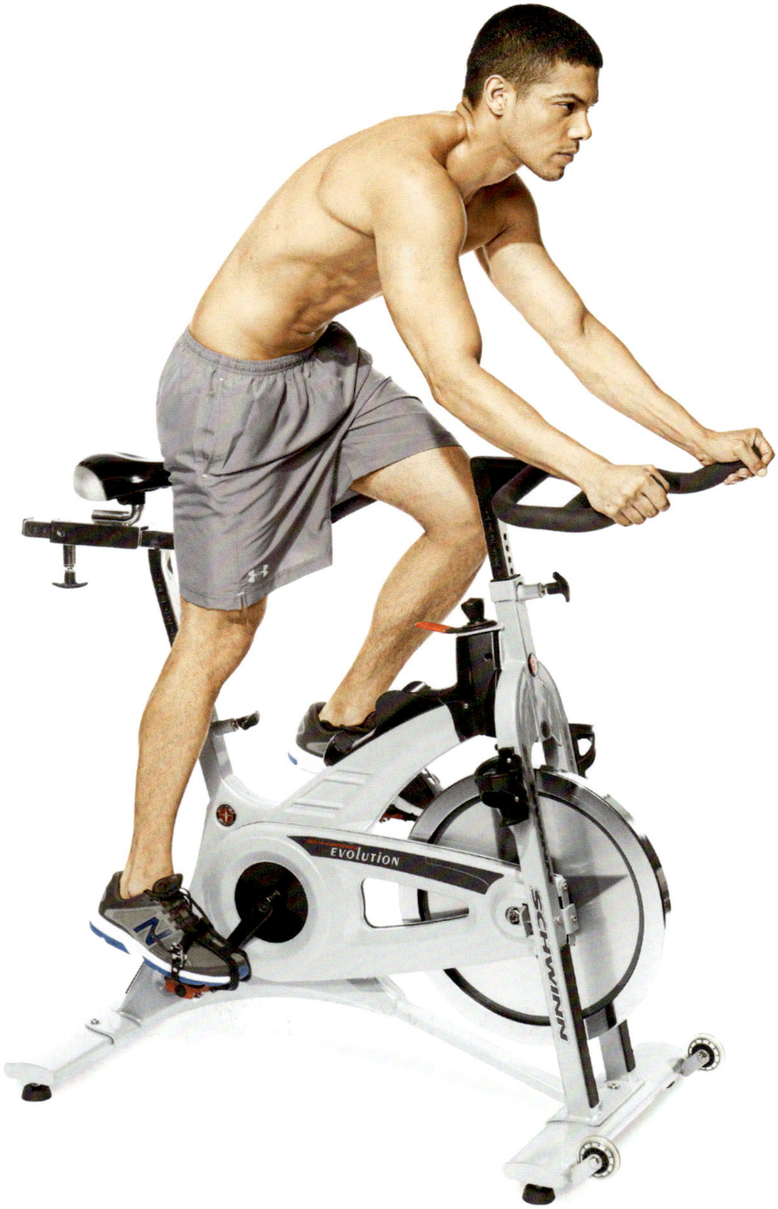

LEICHTER TRITT
HARTER TRITT

DAUER ANGEGEBEN IN SEKUNDEN

	Leichter Tritt WIDERSTAND	Leichter Tritt DAUER	Harter Tritt WIDERSTAND	Harter Tritt DAUER
1	5	10	13	10
2	5	60	18	60
3	5	20	14	20
4	5	45	16	45
5	5	10	12	10
6	5	60	20	60
7	5	120	15	120
8	5	30	15	30
9	5	10	13	10
10	5	75	20	75
11	5	15	12	15
12	5	45	17	45
13	5	10	12	10
14	5	60	13	60
15	5	120	18	120
16	5	10	12	10
17	5	15	12	15
18	5	60	15	60
19	5	10	10	10
20	5	120	20	120

DAS BESTE TRAINING AUF DEM STAIR CLIMBER

WORKOUT 89 VON MICHAEL SCHLETTER, C.P.T.

Vorteil Stair Climber: Er ist freundlich zu Ihren Gelenken. Nachteil Stair Climber: Das Training darauf ist so langweilig wie jemandem beim Treppensteigen zuzuschauen. Intervalltraining bringt ein bisschen barmherzige Abwechslung.

WIE ES FUNKTIONIERT
Haben wir barmherzig gesagt? Das war wohl eine Übertreibung, denn die Intervalle sind hart. Durch Aktivität mit hoher Intensität und kurzer Dauer (30 Sekunden) und niedriger Intensität mit längerer Dauer (60 Sekunden) profitieren Sie sowohl von anaerobem als auch aerobem Kardiotraining.

HINWEISE Wechseln Sie zwischen hochintensiven, niedrigintensiven und Pausenintervallen. Legen Sie Ihrer Intensität einen Prozentsatz Ihrer maximalen Herzfrequenz (MHF) zugrunde.

Schätzen Sie Ihre MHF, indem Sie von 220 Ihr Alter abziehen - eine Person von 30 Jahren hat eine maximale Herzfrequenz von etwa 190 Schlägen pro Minute. Die Hochintensivsätze zielen auf eine Herzfrequenz von 85 bis 95 Prozent Ihres Maximums ab. Ein 30-Jähriger steuert in dieser Zeit eine Herzfrequenz zwischen 160 und 180 Schlägen an.

Beachten Sie, dass ein Pausenintervall nicht komplette Ruhe, sondern sehr geringe Intensität bedeutet. Wenn Sie ohne Pulsmesser trainieren, können Sie Ihre Herzfrequenz ermitteln, indem Sie Zeige- und Mittelfinger an die linke Seite der Kehle halten, sechs Sekunden lang die Schläge zählen und diese Zahl mit zehn multiplizieren.

Hochintensivsätze	Niedrigintensivsätze	Pausenintervalle
85–95 % MHF	65–75 % MHF	50–60 % MHF

0:00–5:00	WARM-UP (Pausenintervall)
5:00–5:30	Hochintensivsatz
5:30–7:00	Pausenintervall
7:00–8:00	Niedrigintensivsatz
8:00–9:00	Pausenintervall
9:00–9:30	Hochintensivsatz
9:30–11:00	Pausenintervall
11:00–12:00	Niedrigintensivsatz
12:00–13:00	Pausenintervall
13:00–13:30	Hochintensivsatz
13:30–15:00	Pausenintervall
15:00–16:00	Niedrigintensivsatz
16:00–17:00	Pausenintervall
17:00–17:45	Hochintensivsatz
17:45–19:00	Niedrigintensivsatz
19:00–22:00	Pausenintervall
22:00–25:00	COOL-DOWN (Pausenintervall)

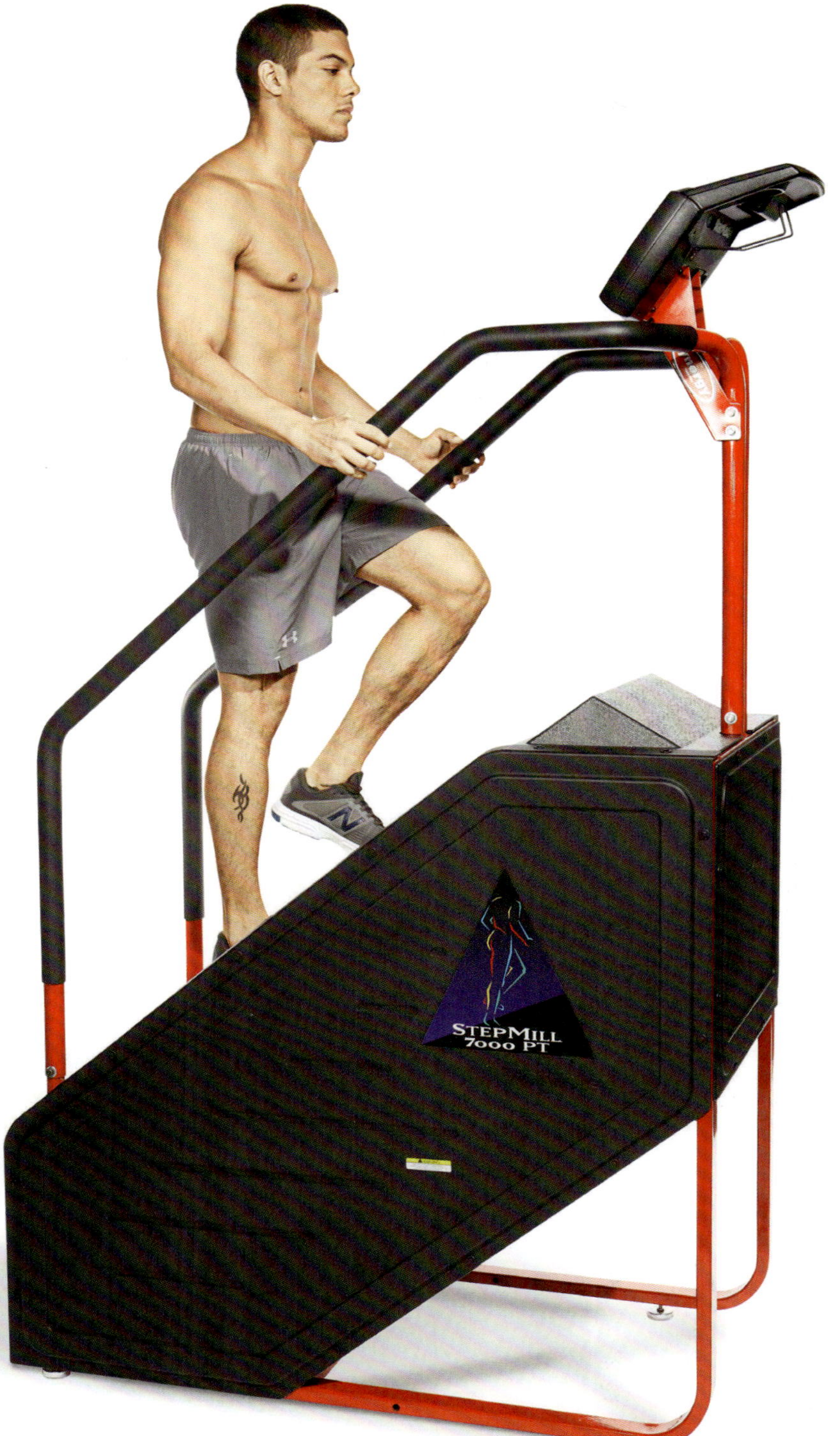
STEPMILL
7000 PT

DAS BESTE TRAINING AUF DEM VERSACLIMBER

WORKOUT 90 VON HARRY CLAY

Wenn Sie einen Ultimate Fighter fragen, was er am meisten fürchtet, wird er keinen Gegner nennen. Für ihn ist Ermüdung in einem Kampf beängstigender als jeder Schlag, Tritt oder jedes Würgen. Deshalb sieht man Kampfsportler immer öfter auf dem VersaClimber, dem vertikalen Apparat mit Griffen und Pedalen, der gerade die Kardioräume der Welt erobert. Weil sie Bergläufe oder gar Klettern simulieren können, sagt man den VersaClimbern das Potenzial zu Konditionseinheiten nach, die furchterregender sind als Ultimate Fighter mit Spitznamen wie »Axtmörder« und »Wolkenkratzer«. Aber wenn Sie Ihre Angst überwinden, sind Sie bald kampfbereit.

WIE ES FUNKTIONIERT
Statt eine Zeitvorgabe zu erfüllen, müssen Sie hier bestimmte Höhen (in m) erklimmen. Klettern Sie so schnell hinauf wie möglich und pausieren Sie dann. Wie in anderen nach dem Pyramidenprinzip aufgebauten Trainingseinheiten, steigern Sie die Distanz nach und nach und kehren auf denselben Stufen zurück. Das sorgt dafür, dass die Herzfrequenz hoch bleibt und Ihre Lunge lernt, aus dem zur Verfügung stehenden Sauerstoff das meiste herauszuholen.

HINWEISE Befestigen Sie die Füße auf den Pedalen durch Festziehen des Ristbands, die Handgriffe befinden sich in mittlerer Spannung auf Schulterhöhe.

Beginnen Sie mit kleinen Schritten – 5–10 cm hoch – und klettern Sie mit einer Geschwindigkeit von 12 m pro Minute. Danach absolvieren Sie die folgenden Intervalle.

1 30 M KLETTERN
Klettern Sie 30 m so schnell Sie können und reduzieren Sie danach für 20 Sekunden deutlich die Geschwindigkeit.

2 60 M KLETTERN
Klettern Sie 60 m so schnell Sie können und reduzieren Sie danach für 30 Sekunden deutlich die Geschwindigkeit.

3 120 M KLETTERN
Klettern Sie 120 m so schnell Sie können und reduzieren Sie danach für 40 Sekunden deutlich die Geschwindigkeit.

4 60 M KLETTERN
Wiederholen Sie wie oben beschrieben.

5 30 M KLETTERN
Wiederholen Sie wie oben beschrieben.

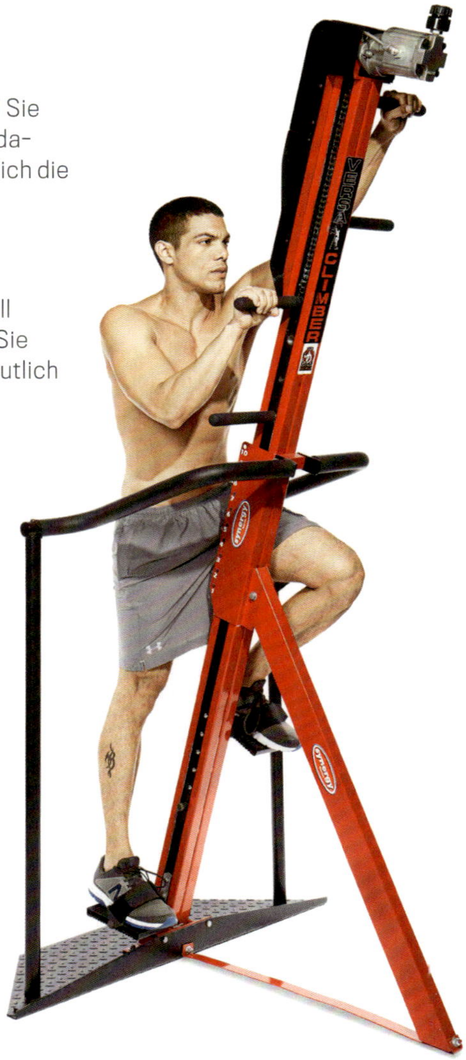

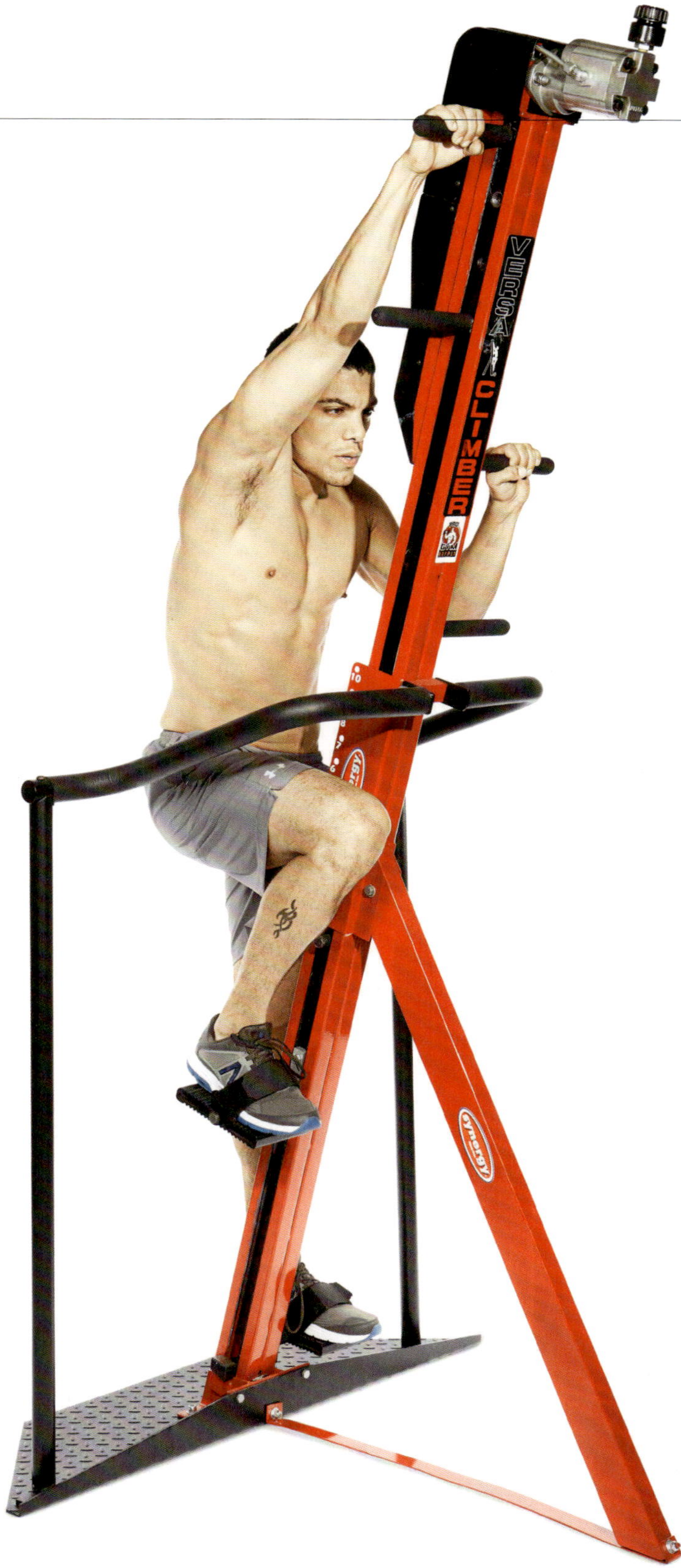
VERSA
CLIMBER

27 KARDIOTRAINING MIT EIGENEM KÖRPERGEWICHT

Den meisten Leuten ist die positive Wirkung des Krafttrainings auf Herz und Kreislauf nicht bewusst. Solange man trainiert, steigert es die Herzfrequenz genauso effektiv wie jede Kardiomaschine. Training mit dem eigenen Körpergewicht funktioniert zum größten Teil genauso. Wenn Sie keine Maschinen zur Verfügung haben, nutzen Sie einfach den Boden, auf dem Sie stehen.

DAS BESTE KARDIOTRAINING MIT EIGENEM KÖRPERGEWICHT

WORKOUT 91 VON RAMONA BRAGANZA

Ramona Braganza trainiert Hollywood-Berühmtheiten und hat ein System erfunden, das ihre Klienten schnell belastet, in Form bringt und in den Trainingseinheiten bei der Stange hält. Ihre Lösung mischt Kardio mit Körpergewichts-Circuits und Core-Training für die Körpermitte. Das Ergebnis ist eine dreigleisige Attacke auf überschüssige Polster.

WIE ES FUNKTIONIERT
Das Programm trägt den Namen »321« und besteht aus drei Kardiointervallen, zwei Circuits sowie einer Core-Übung. Es ist nicht so einfach, wie es klingt, auch wenn die ganze Session nur 20 Minuten Ihrer Zeit in Anspruch nimmt. Folgen Sie den einzelnen Schritten wie beschrieben und halten Sie Ihr Trinkwasser bereit.

HINWEISE Es gibt drei Runden Kardio (Kardio 1, 2 und 3), zwei Circuits und eine weitere Übung. Absolvieren Sie innerhalb der Circuits die Übungen in der vorgegebenen Reihenfolge und legen Sie vor dem nächsten Durchgang 30 Sekunden Pause ein.

KARDIO 1

Joggen Sie zwei Minuten lang.

▼ CIRCUIT 1

A AUSFALLSCHRITT UND ARME HOCH

WIEDERHOLUNGEN: 10 (JEDE SEITE)
PAUSE: 0 SEKUNDEN

Heben Sie die Arme über Kopf, stellen Sie den rechten Fuß weit nach vorn, senken Sie den Körper ab, bis der rechte Oberschenkel parallel zum Boden ist und das hintere Knie ihn fast berührt.

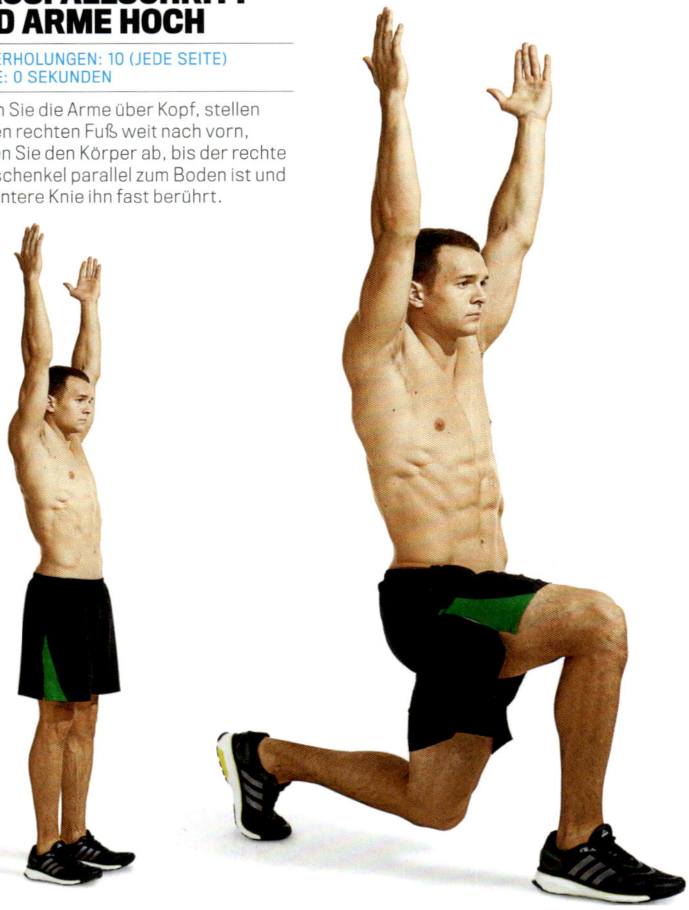

B FALLSCHIRM-SPRINGER

WIEDERHOLUNGEN: 12
PAUSE: 0 SEKUNDEN

Beginnen Sie in der Endstellung des Liegestützes, drücken Sie sich nach oben, senken Sie den Körper wieder ab und legen Sie sich auf den Bauch. Heben Sie die Beine und Arme so vom Boden weg, dass Sie aussehen wie ein Fallschirmspringer im freien Fall. Nach der Rückkehr in die Ausgangsstellung des Liegestützes drücken Sie sich nach oben. Das ist eine Wiederholung.

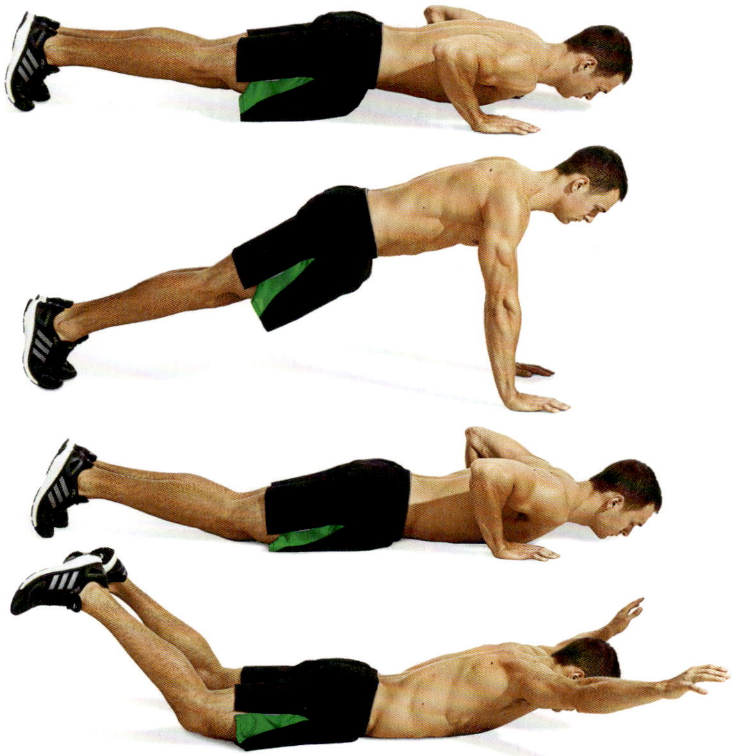

C HÜFTBRÜCKE

WIEDERHOLUNGEN: 12
PAUSE: 30 SEKUNDEN

In der Rückenlage mit aufgestellten Füßen sind Ihre Knie im 90-Grad-Winkel gebeugt, die Arme liegen an der Körperseite. Spannen Sie die Körpermitte und das Gesäß an und heben Sie die Hüften bis zur vollständigen Streckung; Ihr Körper bildet von den Schultern bis zu den Knien eine gerade Linie. Senken Sie die Hüften bis fast auf den Boden ab.

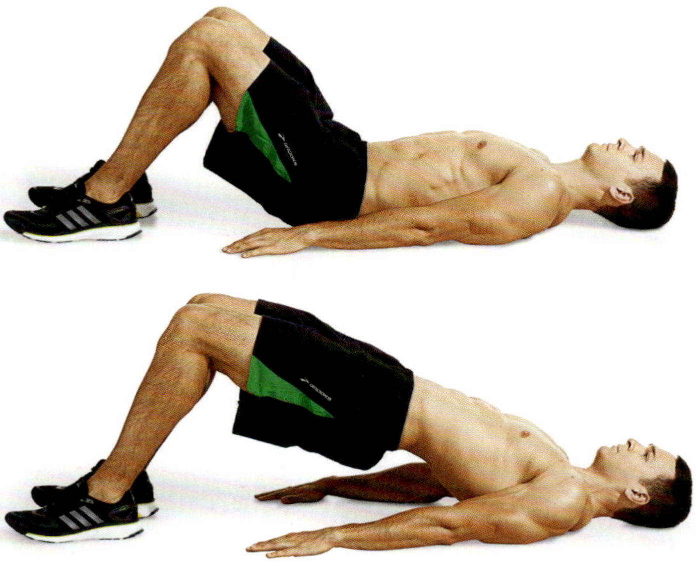

WIEDERHOLEN SIE DEN CIRCUIT

KARDIO 2

Zwei Minuten Schattenboxen: Teilen Sie mit beiden Händen Schläge aus, halten Sie die Deckung oben und betreiben Sie aktive Fußarbeit nach vorn, nach hinten und zu den Seiten.

▼ CIRCUIT 2

A OVERHEAD SQUAT

WIEDERHOLUNGEN: 15
PAUSE: 0 SEKUNDEN

Drehen Sie im aufrechten Stand die Füße 45 Grad aus und heben Sie die Arme über Kopf. Schieben Sie im Verlauf des Squats stets die Knie nach außen und verlagern Sie in der Aufwärtsbewegung mehr Gewicht auf die Fersen.

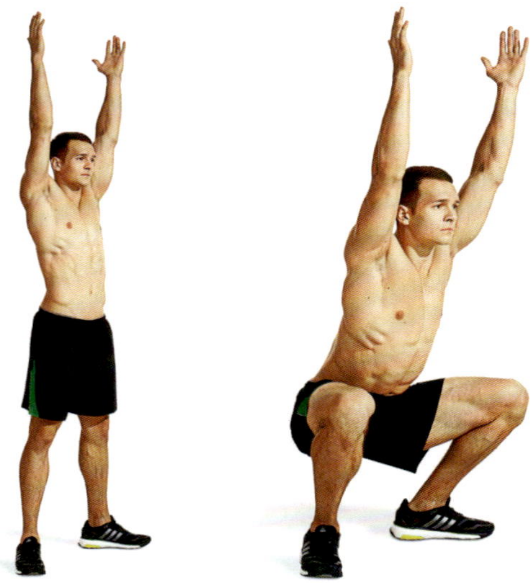

B SPITZLIEGESTÜTZ

WIEDERHOLUNGEN: 12 PAUSE: 0 SEKUNDEN

Aus der Ausgangsstellung des Liegestützes schieben Sie den Körper so nach hinten, dass das Gesäß zur Decke und der Rumpf zum Boden zeigen. Halten Sie die Beine gestreckt und senken Sie durch Beugen der Arme den Körper ab, bis die Stirn fast den Boden berührt, dann drücken Sie sich wieder nach oben.

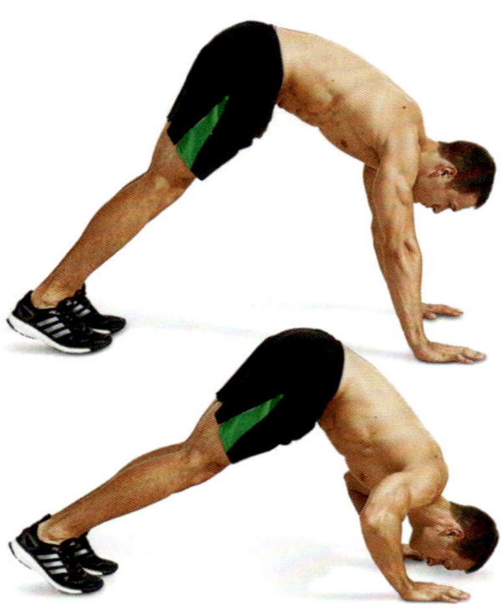

C FROSCH

WIEDERHOLUNGEN: 10 PAUSE: 30 SEKUNDEN

In der Ausgangsstellung des Liegestützes stehen die Füße weit auseinander. Hüpfen Sie mit den Füßen außen neben die Hände und wieder zurück. Das ist eine Wiederholung.

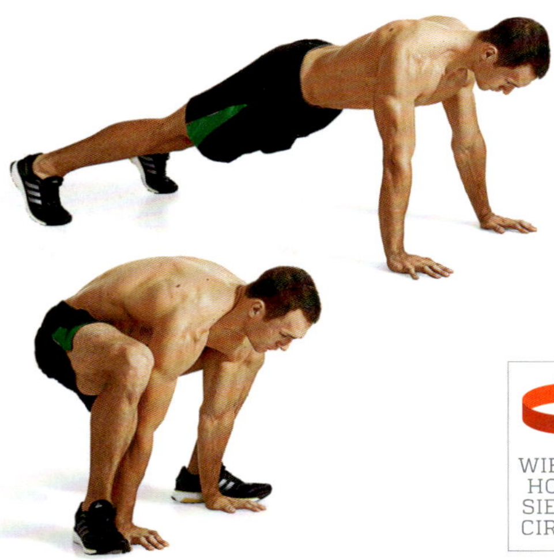

WIEDERHOLEN SIE DEN CIRCUIT

KARDIO 3

Sprinten oder joggen Sie zwei Minuten lang ein Treppenhaus hinauf und gehen Sie zurück. Bauen Sie auch Skippings und Sprünge über jede Stufe ein.

▼ KÖRPERMITTE

KOMBINATION UNTERARMSTÜTZ/ SEITSTÜTZ

Gehen Sie in den Unterarmstütz, halten Sie die Stellung 15 Sekunden lang und drehen Sie dann Ihren Körper nach rechts. Nun stützen Sie sich auf den linken Unterarm und die Außenkante des linken Fußes; Ihr Körper bildet eine gerade Linie. Halten Sie die Stellung 15 Sekunden lang und drehen Sie sich zurück in den Unterarmstütz. Nach weiteren 15 Sekunden drehen Sie den Körper nach links in den Seitstütz.

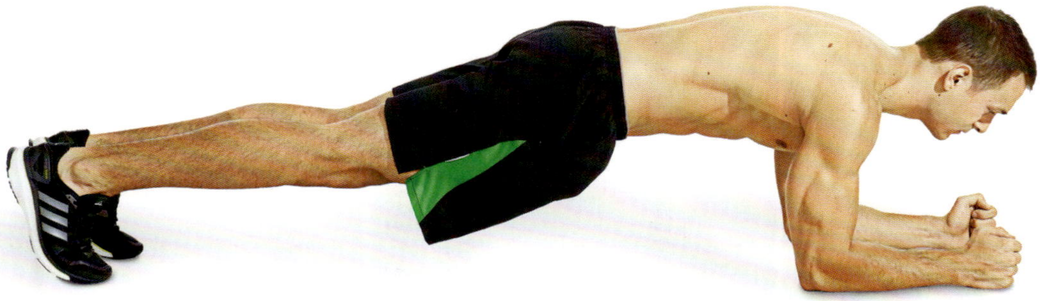

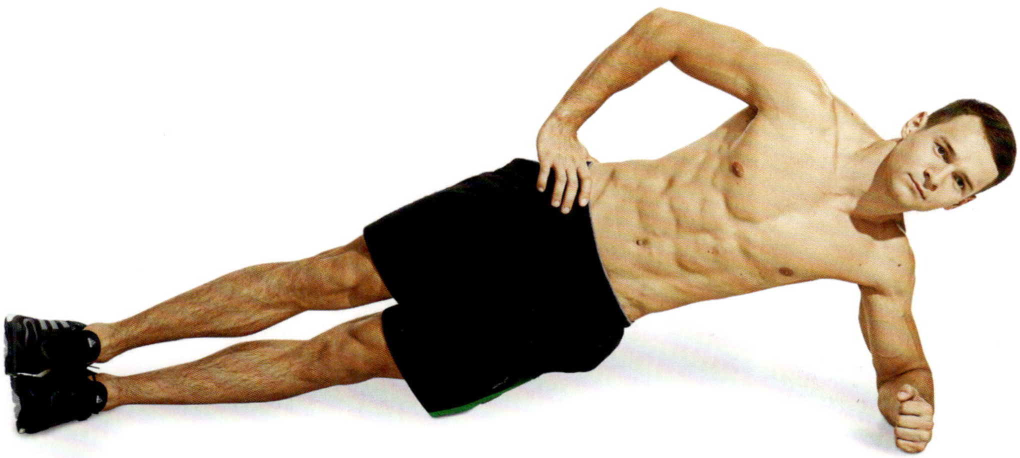

DAS BESTE SCHWIMMTRAINING

WORKOUT 92 VON GREGORY KINCHELOE

Wenn Trainer nach der besten Sportart gefragt werden, liegt Schwimmen meist an erster Stelle. Die Schwerkraft ist zu großen Teilen aufgehoben, jeder Muskel ist aktiv, und Ihr Herz kommt auf Touren wie ein Außenbordmotor. Ob Sie sich ins Schwimmen stürzen, weil Sie einen Körper wie Ryan Lochte wollen oder Sie als bereits erfahrener Schwimmer eine neue Herausforderung suchen - gleiten Sie für einige Wochen auf diesem Programm durchs Wasser.

WIE ES FUNKTIONIERT
Die Trainingseinheit erfordert eine gute Schwimmtechnik. Nur das korrekte Ausführen der Armzüge und Beinschläge bringt die richtigen Muskeln in Aktion; Sie ziehen schneller und effizienter Ihre Bahnen durchs Wasser und fühlen sich wie ein Fisch in seinem Element. Mit der Zeit verkürzen Sie Ihre Pausen, um mehr von Herz und Kreislauf zu verlangen und die Fettverbrennung zu steigern.

HINWEISE Absolvieren Sie das Programm dreimal in der Woche. Zählen Sie statt der zurückgelegten Strecken Ihre Zyklen - ein Zug mit jedem Arm entspricht einem Zugzyklus. Wenn Ihr Schwimmbecken zu kurz ist, um die angegebene Anzahl an Zyklen in einer Bahn zu bewältigen, wenden Sie rasch und schwimmen den Rest auf dem Rückweg. Nach zwei Wochen kürzen Sie alle Pausen um fünf Sekunden.

1 AUFWÄRMEN

SÄTZE: 4

Schwimmen Sie zwölf Zyklen Kraulschwimmen oder Freestyle in lockerem Tempo. Pausieren Sie einen Moment und lassen Sie weitere Sätze folgen.

2 50 M SCHWIMMEN

SÄTZE: 6 PAUSE: 30 SEKUNDEN

Schwimmen Sie 50 m oder 25 Zyklen in flottem Tempo.

3 FINGERSPITZEN SCHLEIFEN LASSEN

SÄTZE: 4 PAUSE: 20 SEKUNDEN

Schwimmen Sie in entspanntem Tempo zwölf Zyklen, heben Sie in der Schwungphase den Ellenbogen betont hoch aus dem Wasser und lassen Sie die Fingerspitzen auf dem Weg nach vorn leicht im Wasser schleifen.

4 BEINSCHLÄGE

SÄTZE: 4 PAUSE: 30 SEKUNDEN

Schwimmen Sie nur mithilfe des Antriebs Ihrer Beine, die Hände stützen sich auf ein Schwimmbrett. Absolvieren Sie 25 Beinzyklen (je ein Schlag mit rechts und mit links).

5 ARMZÜGE

SÄTZE: 6 PAUSE: 20 SEKUNDEN

Halten Sie das Schwimmbrett zwischen den Beinen, damit es für Auftrieb sorgt, und schwimmen Sie zwölf Zyklen nur mit den Armen. Fassen Sie das Wasser jedes Mal weit vorn, ohne dass die Finger aus dem Wasser kommen.

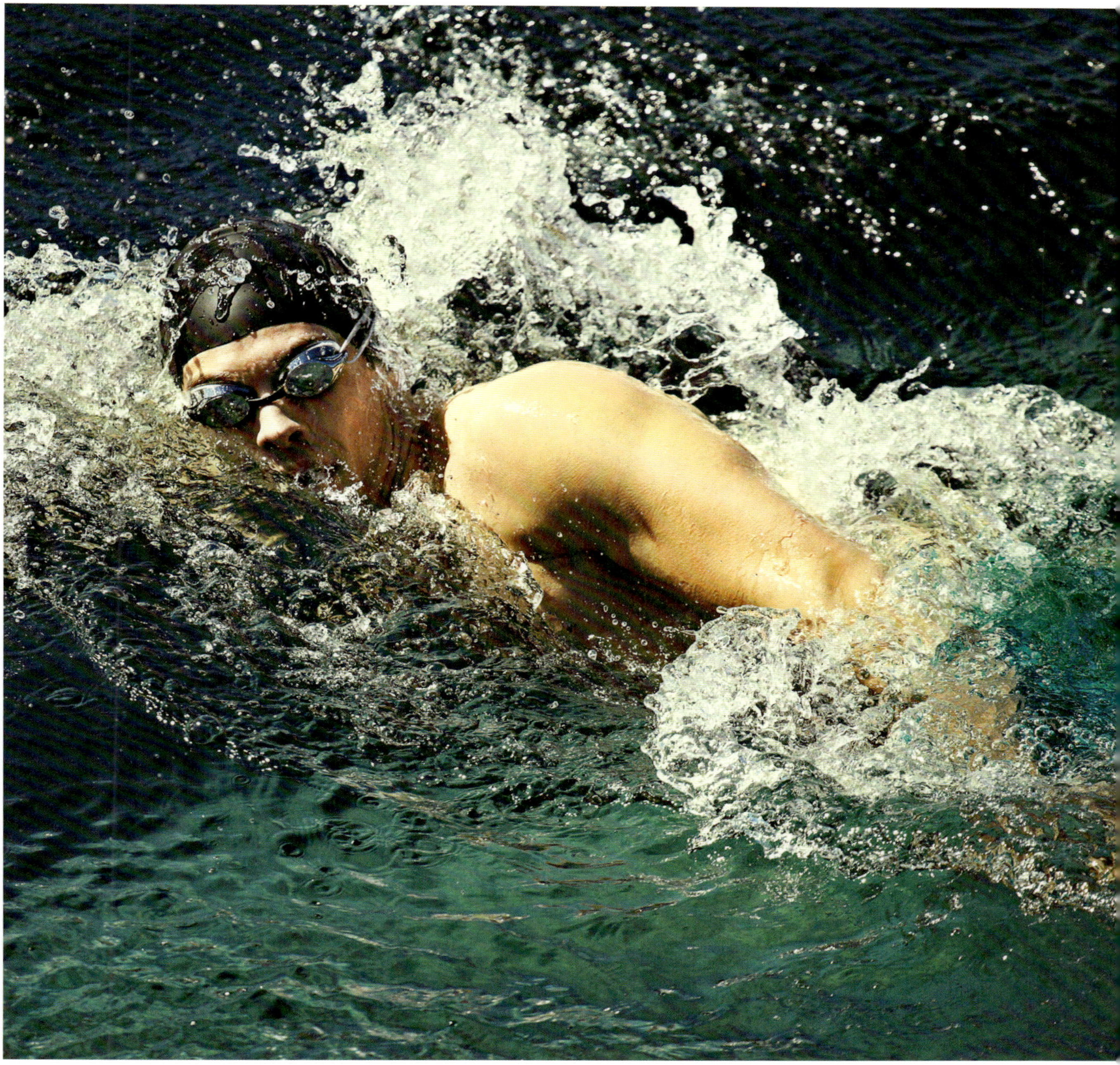

28 LAUFEN

Laufen um Nahrung oder das nackte Leben ist die älteste Form des Kardiotrainings, deshalb wäre es nachlässig gewesen, ihm keinen eigenen Abschnitt einzuräumen. Ob Sie es lieber langsam und ausdauernd angehen oder mit maximaler Geschwindigkeit: Jedes der folgenden Programme bringt Sie näher an ein gesundes Herz in einem schlanken Körper.

DAS BESTE AUSDAUER-LAUFTRAINING

WORKOUT 93 VON STEVE GISSELMAN

Was Sie sicherlich aus all den Intervall- und Circuit-Trainingseinheiten schon mitgenommen haben: Langsames, lang anhaltendes Ausdauertraining ist nicht die beste Methode, um Fett abzubauen. Wenn Sie vorhaben, durch ein Laufprogramm abzunehmen, versprechen wir Ihnen, dass Sie mit Krafttraining besser dran sind. Dennoch genießen viele das Laufen (vielleicht wegen des Endorphinschubs?) und nehmen sogar an Wettkämpfen teil. Wenn das auch Ihre Absicht ist, dann passt dieses Programm perfekt zu Ihren Plänen.

WIE ES FUNKTIONIERT
Wir haben einen Sieben-Wochen-Trainingsplan zusammengestellt, um Sie von einem Laufeinsteiger oder Gelegenheitsläufer zu einem Kandidaten für einen Halbmarathon (21 km) zu führen. Die meisten Trainingseinheiten sind relativ kurz. So bauen Sie Ihren Leistungsstand Schritt für Schritt auf und vermeiden typische Überlastungsprobleme wie Knieschmerzen, die auftreten, wenn man zu schnell zu viel läuft. Die gewählte Belastungsstruktur und die großzügig bemessenen Erholungszeiten stellen darüber hinaus sicher, dass Sie jenseits der Laufstrecke Ihr Leben normal weiterleben, ohne für den Erfolg alles auf das Training ausrichten zu müssen.

HINWEISE Folgen Sie den täglichen Laufanweisungen sieben Wochen lang.

WOCHE 1

TAG 1
Laufen: 1,5 km in 8:52 Minuten

TAG 2
Laufen: 1,5 km in 8:24 Minuten

TAG 3
Frei

TAG 4
Laufen: 1,5 km in 8:52 Minuten
Pause: 8 Minuten
Einmal wiederholen

TAG 5
Laufen: 1,5 km in 8:52 Minuten
Pause: 7 Minuten
Laufen: 1,5 km in 8:24 Min
Pause: 7 Minuten
Laufen: 1,5 km in 8:52 Minuten

TAG 6
Frei

TAG 7
Laufen: 1,5 km in 8:24 Minuten

WOCHE 2

TAG 8
Laufen: 1,5 km in 7:56 Minuten

TAG 9
Frei

TAG 10
Frei

TAG 11
Laufen: 1,5 km in 8:52 Minuten
Pause: 6 Minuten
Zweimal wiederholen

TAG 12
Laufen: 3 km in 17:44 Minuten
Pause: 10 Minuten
Einmal wiederholen

TAG 13
Frei

DAY 14
Laufen: 400 m in 2:00 Minuten
Pause: 2 Minuten
Drei weitere Male wiederholen

WOCHE 3

TAG 15
Laufen: 200 m in 0:50 Minuten
Pause: 2 Minuten

TAG 16
Frei

TAG 17
Laufen: 1,5 km in 8:24 Minuten
Pause: 5 Minuten
Laufen: 1,5 km in 7:56 Minuten
Pause: 5 Minuten
Laufen: 1,5 km in 8:24 Minuten

TAG 18
Laufen: 800 m in 4:15 Minuten
Pause: 4 Minuten
Einmal wiederholen
Pause: 7 Minuten
Laufen: 800 m in 4:05 Minuten
Pause: 4 Minuten
Einmal wiederholen

TAG 19
Frei

TAG 20
Frei

TAG 21
Laufen: Sie 1,5 km in 7:56 Minuten
Pause: 5 Minuten
Laufen: 1,5 km in 7:28 Minuten

WOCHE 4

TAG 22
Laufen: 800 m in 4:15 Minuten
Pause: 60 Sekunden
Laufen: 400 m in 1:50 Minuten
Pause: 60 Sekunden
Laufen: 200 m in 0:45 Minuten
Pause: 60 Sekunden
Laufen: 400 m in 1:45 Minuten
Pause: 60 Sekunden
Laufen: 200 m in 0:45 Minuten
Pause: 60 Sekunden

TAG 23
Frei

TAG 24
Laufen: 1,5 km in 8:24 Minuten
Pause: 5 Minuten
Laufen: 1,5 km in 7:56 Minuten
Pause: 5 Minuten
Laufen: 1,5 km in 7:28 Minuten
Pause: 5 Minuten

TAG 25
Frei

TAG 26
100 m in 0:25 Minuten
Pause: 90 Sekunden
Vier weitere Male wiederholen
Laufen: 100 m in 0:22 Minuten
Pause: 90 Sekunden
Vier weitere Male wiederholen

TAG 27
Frei

TAG 28
Frei

WOCHE 5

TAG 29
Laufen: 800 m in 4:05 Minuten
Pause: 60 Sekunden
Laufen: 400 m in 1:35 Minuten
Pause: 60 Sekunden
Laufen: 200 m in 0:40 Minuten.
Pause: 60 Sekunden
Laufen: 400 m in 1:30 Minuten
Pause: 60 Sekunden
Laufen: 200 m in 0:40 Minuten
Pause: 60 Sekunden

TAG 30
Frei

TAG 31
Frei

TAG 32
Laufen: 1,5 km in 7:28 Minuten

TAG 33
Laufen: 1,5 km in 7:14 Minuten

TAG 34
Frei

TAG 35
Frei

WOCHE 6

TAG 36
Laufen: 1,5 km in 7:56 Minuten
Pause: 3 Minuten
Laufen: 1,5 km in 7:28 Minuten
Pause: 4 Minuten
Laufen: 1,5 km in 7:28 Minuten

TAG 37
Laufen: 400 m in 1:30 Minuten
Pause: 2 Minuten
Einmal wiederholen
Laufen: 400 m in 1:35 Minuten
Pause: 2 Minuten
Drei weitere Male wiederholen

TAG 38
Frei

TAG 39
Frei

TAG 40
Laufen: 3 km in 14:56 Minuten
Pause: 8 Minuten
Laufen: 3 km in 14:56 Minuten

TAG 41
Laufen: 200 m in 0:45 Minuten
Pause: 90 Sekunden
Sieben weitere Male wiederholen

TAG 42
Laufen: 1,5 km in 7:00 Minuten

WOCHE 7

TAG 43
Frei

TAG 44
Laufen: 3 km in 14:00 Minuten

TAG 45
Frei

TAG 46
Laufen: 1,5 km in 7:00 Minuten

TAG 47
Frei

TAG 48
Frei

DAS BESTE SPRINTTRAINING

WORKOUT 94 VON JASON FERRUGGIA

Sprinten ist das einzige Kardiotraining, von dem man behaupten kann, dass es sowohl Muskeln aufbaut als auch Fett verbrennt. Jason Ferrugia ist für *Men's Fitness* schon seit vielen Jahren als Trainingberater tätig und hat auch diese Einheit zusammengestellt. Ferrugia ist ein großer Fan des legendären NFL-Running-Backs Walter Payton. Er weist gern darauf hin, dass für Payton, der sehr muskulös und bekannt für seine Ausdauer war, Bergaufsprints stets wesentlicher Teil seines Trainings waren.

Eifern Sie ihm nach, damit Ihre Freunde Sie womöglich »Sweetness« (Paytons Spitzname) nennen und nicht »Schnecke«.

WIE ES FUNKTIONIERT

Sprinten ist sehr intensiv und kann Ihren Unterkörper außerordentlich belasten, deshalb sollten Sie nicht gleich von 0 auf 100 loslegen. Um das zu gewährleisten, sind Bergaufsprints - sozusagen auf den Spuren von Walter Payton - sehr gut geeignet. Die Grundgeschwindigkeit ist per se langsamer und die Wahrscheinlichkeit, dass Hüftbeuger, Quadrizeps oder die hintere Oberschenkelmuskulatur Schaden nehmen, wesentlich geringer. Der Trainingsreiz ist immer noch groß genug, um Testosteron und Wachstumshormone - beide für Muskelwachstum zuständig - auszuschütten und Schnelligkeit und Athletik zu verbessern.

AUFWÄRMEN

Wärmen Sie sich gründlich auf. Dafür sind mit jedem Mal schneller werdende Läufe mit zunächst geringer Intensität gut geeignet.

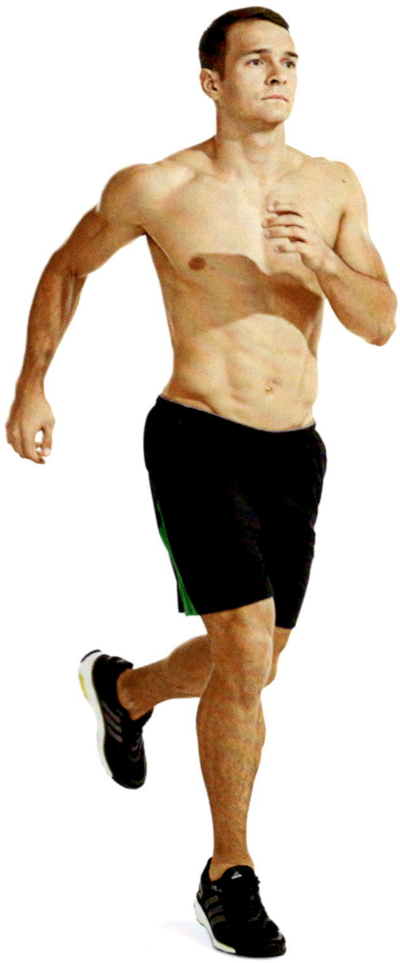

SPRINT

Absolvieren Sie 8 bis 10 Sprints von 25 bis 50 m Länge. Laufen Sie zur Sicherheit etwas unterhalb Ihrer Maximalgeschwindigkeit. Pausieren Sie zwischen den Sätzen so viel wie nötig, aber achten Sie darauf, dass Ihre Herzfrequenz nicht stark absinkt. Die Pause muss andererseits so lang sein, dass Sie in der nächsten Wiederholung zu 100 Prozent da sind.

Wenn Sprinten neu für Sie ist oder Sie schon lange nicht mehr mit maximaler Geschwindigkeit unterwegs waren, laufen Sie am besten bergauf. Beginnen Sie mit fünf Sprints in zügiger, aber nicht maximaler Geschwindigkeit und bauen Sie darauf auf.

Sprinten findet auf den Fußballen statt, nicht auf den Fersen. Setzen Sie mit dem Vorderfuß stets in der Körpermitte auf, es sei denn, der Hügel Ihrer Wahl ist gerade besonders steil. Ihre Arme sind während des Laufs gebeugt und schwingen wechselseitig aktiv nach vorn und hinten: nach vorn bis auf Höhe des Gesichts und nach hinten bis zu den Taschen, nicht weiter. Halten Sie die Hüft- und die Schulterachse ruhig, um Rotation im Rumpf zu vermeiden.

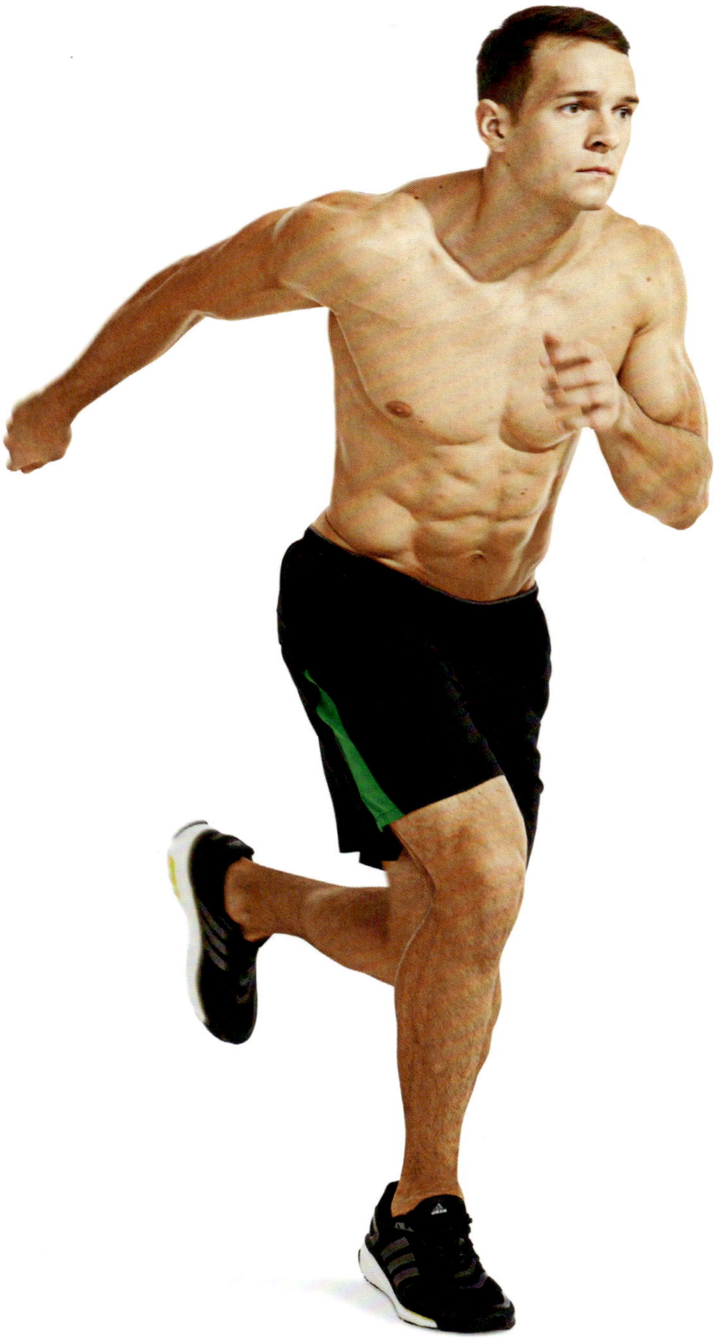

29 BOXEN & MMA

Jeder echte Kerl will wie ein Kämpfer vor dem Kampf aussehen. Die durchtrainierte, athletische Figur eines Kampfsportlers signalisiert »stark«, »fähig«, »explosiv« und nicht »aufgepumpt« oder »muskelbepackt«. Wir haben mit einigen Kampfsportlern und ihren Trainern gesprochen und Ihnen auf dieser Grundlage die folgenden Trainingseinheiten für Boxen und MMA zusammengestellt.

DAS BESTE TRAINING MIT DEM SANDSACK

WORKOUT 95 VON ZACH EVEN-ESH

Boxer, Kickboxer und MMA-Kämpfer benutzen keine Laufbänder, um fit zu werden. Ihr außerordentlicher körperlicher Zustand kommt vom Kampftraining, worin das Verprügeln eines schweren Sacks eine wesentliche Rolle spielt. Stauben Sie den Sandsack in Ihrem Keller ab, schnüren Sie die Handschuhe und sagen Sie Ihrem Schwabbelbauch ein für alle Mal den Kampf an.

WIE ES FUNKTIONIERT
Das Bearbeiten eines Sandsacks bildet Schlagkraft und Durchhaltevermögen aus und sorgt auch Tage danach für eine erhöhte Stoffwechselrate. Dieses Training bezieht sowohl Ihre Arme als auch Ihre Beine ein, um als Ganzkörpertraining so viele Muskeln wie möglich zu aktivieren und so viele Kalorien wie möglich zu verbrennen.

HINWEISE Absolvieren Sie die Übungen als Circuit, eine nach der anderen. Danach pausieren Sie 30 Sekunden. Das ist eine Runde. Insgesamt geht es über fünf Runden. Zum Vermeiden von Verletzungen tragen Sie Handriemen und Schutzhandschuhe.

1 TIEFER TRITT - RECHTES BEIN

WIEDERHOLUNGEN: 5 PAUSE: 0 SEKUNDEN

Treten Sie die untere Hälfte des Sandsacks, als würden Sie auf das Bein des Gegners zielen. Drehen Sie sich auf dem Standfuß und drehen Sie die Hüfte mit dem Tritt nach vorn, um die Energie zu maximieren. Absolvieren Sie fünf tiefe Tritte.

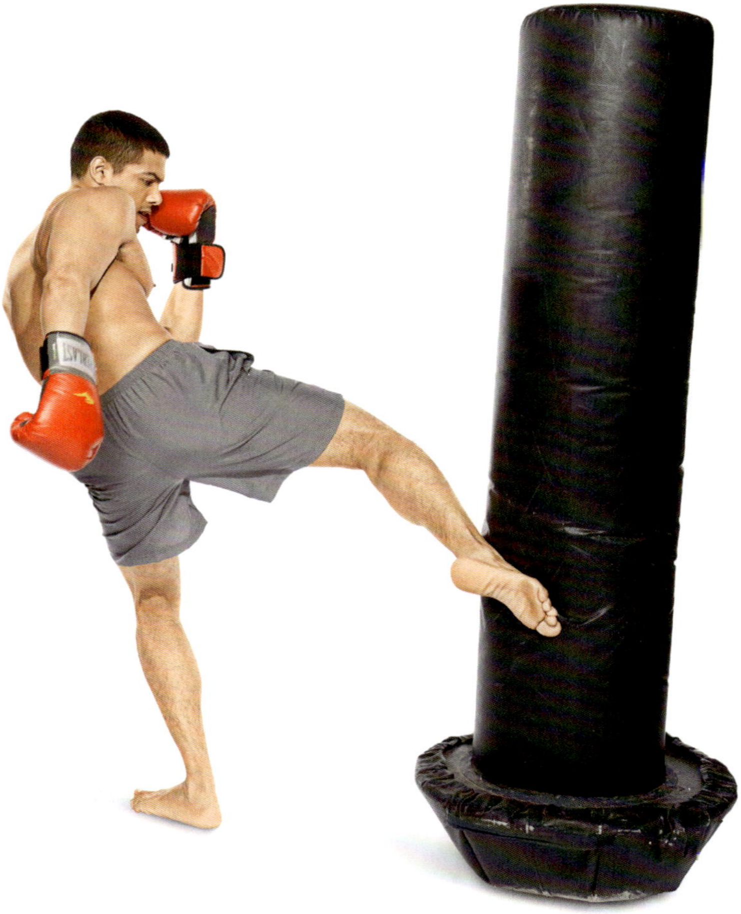

2 HOHER TRITT - RECHTES BEIN

WIEDERHOLUNGEN: 5 PAUSE: 0 SEKUNDEN

Treten Sie die obere Hälfte des Sandsacks, als würden Sie auf den Kopf des Gegners zielen. Halten Sie eine Hand oben, um das Kinn zu schützen. Absolvieren Sie fünf hohe Tritte.

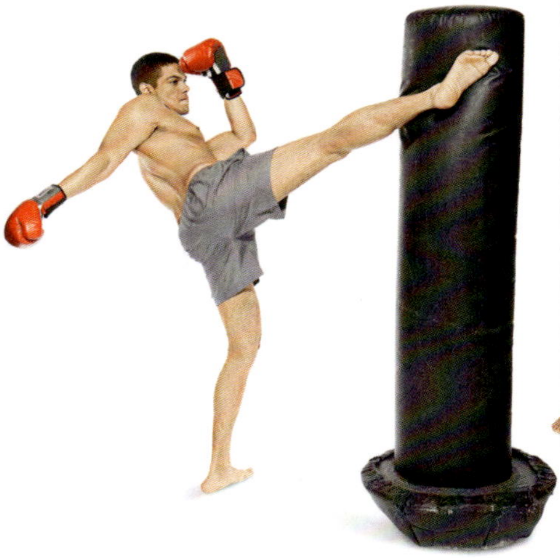

3 TIEFER TRITT - LINKES BEIN

WIEDERHOLUNGEN: 5 PAUSE: 0 SEKUNDEN

Wiederholen Sie die tiefen Tritte mit dem linken Bein.

4 HOHER TRITT - LINKES BEIN

WIEDERHOLUNGEN: 5 PAUSE: 0 SEKUNDEN

Wiederholen Sie die hohen Tritte mit dem linken Bein.

5 SCHLÄGE

WIEDERHOLUNGEN: 20 PAUSE: 0 SEKUNDEN

Schlagen Sie 20-mal gerade gegen den Sandsack, wechseln Sie nach jeder Wiederholung die Schlaghand. Halten Sie die Deckung oben und drehen Sie die Hüften in jeden Schlag mit.

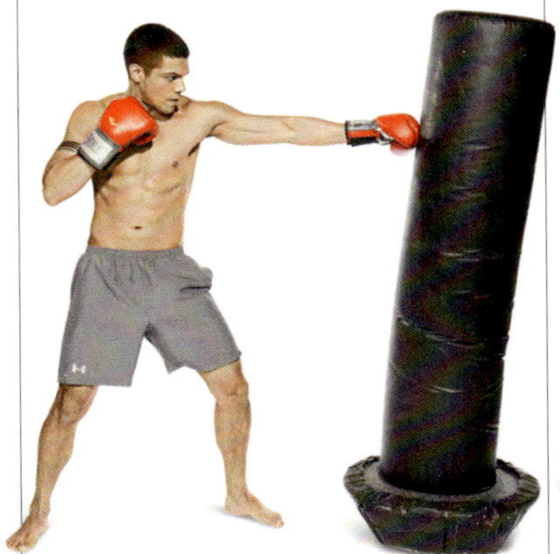

6 LINKER HAKEN

WIEDERHOLUNGEN: 5 PAUSE: 0 SEKUNDEN

Schlagen Sie fünf linke Haken. Schwingen Sie Hand und Arm in einem Bogen, um die Seite des Sandsacks zu treffen.

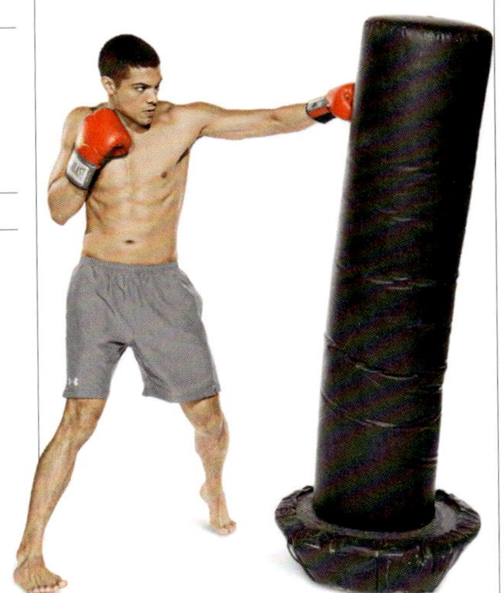

7 RECHTER HAKEN

WIEDERHOLUNGEN: 5 PAUSE: 0 SEKUNDEN

Schlagen Sie fünf rechte Haken.

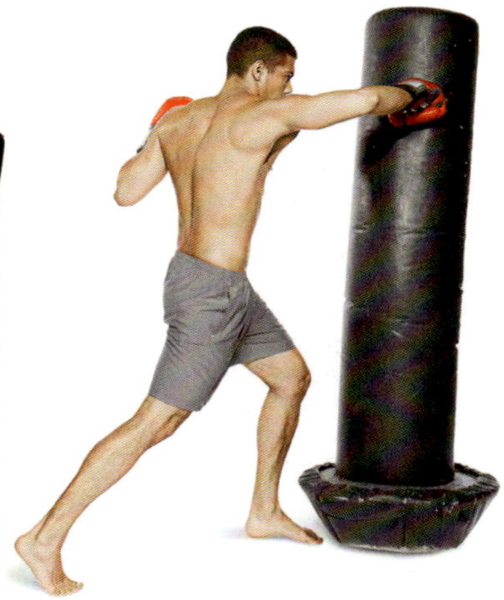

8 KNIESTOSS

WIEDERHOLUNGEN: 5 PAUSE: 30 SEKUNDEN

Stoßen Sie mit dem Knie von unten gegen den Sandsack. Wiederholen Sie zur anderen Seite.

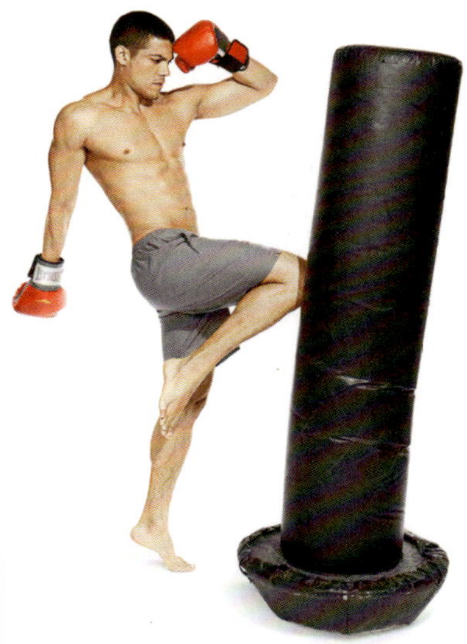

DAS BESTE TRAINING MIT DEM SPRUNGSEIL

WORKOUT 96   VON MARTIN ROONEY, C.S.C.S.

Kurz nach der Grundschule hören Jungs mit dem Seilspringen auf, außer sie werden Boxer. Dabei ist das Sprungseil das praktischste Kardiogerät, das es gibt. Eignen Sie sich wieder an, wie man es benutzt, und bald sind Sie für den Rest des Lebens schlank, agil und durchtrainiert.

WIE ES FUNKTIONIERT Achten Sie auf gute Qualität. »Speed«-Seile aus Kunststoff halten länger als Exemplare aus Baumwolle. Sie drehen schneller, sind Grundlage für intensivere Trainingseinheiten und darüber hinaus unerlässlich für das Gelingen von Elementen wie dem Doppeldurchschlag, den wir ins Programm eingebaut haben, auch wenn wir nicht erwarten, dass Sie ihn auf Anhieb schaffen. Ein Sprungseil muss zu Ihrer Körpergröße passen. Im Stand auf der Seilmitte reichen die Griffe bis in die Achselhöhle. Passen Sie die Länge an.

Gewöhnen Sie Ihren Körper nach und nach an das Springen. Beginnen Sie auf einem Holz- oder Gummiboden. Halten Sie das Seil mit den Händen in Hüfthöhe, die Arme sind leicht gebeugt, die Oberarme dicht am Körper. Das Brustbein ist oben, die Schultern sind unten und eher hinten. Springen Sie auf den Fußballen und nicht höher als nötig.

HINWEISE Die Trainingseinheit besteht aus drei Blöcken. Sie absolvieren unterschiedliche Sprünge, pausieren zwei Minuten und machen mit dem nächsten Block weiter. Folgen Sie den Anweisungen.

BLOCK 1

1 VORWÄRTSSCHWUNG

WIEDERHOLUNGEN: 60 SEKUNDEN

Die Basis: Drehen Sie das Seil vorwärts und springen Sie einmal pro Seildurchschlag mit beiden Füßen gleichzeitig.

2 RECHTS - LINKS

WIEDERHOLUNGEN: 60 SEKUNDEN

Springen Sie mit beiden Füßen gleichzeitig einmal pro Seildurchschlag nach links, dann nach rechts und so fort.

3 RÜCKWÄRTSSCHWUNG

WIEDERHOLUNGEN: 60 SEKUNDEN

Schwingen Sie das Seil mit einem Durchschlag pro Sprung rückwärts.

4 EINBEINIG LINKS

WIEDERHOLUNGEN: 60 SEKUNDEN

Springen Sie nur mit dem linken Bein und achten Sie auf eine sanfte Landung.

5 EINBEINIG RECHTS

WIEDERHOLUNGEN: 60 SEKUNDEN

Springen Sie nur mit dem linken Bein und achten Sie auf eine sanfte Landung.

PAUSE: 120 SEKUNDEN

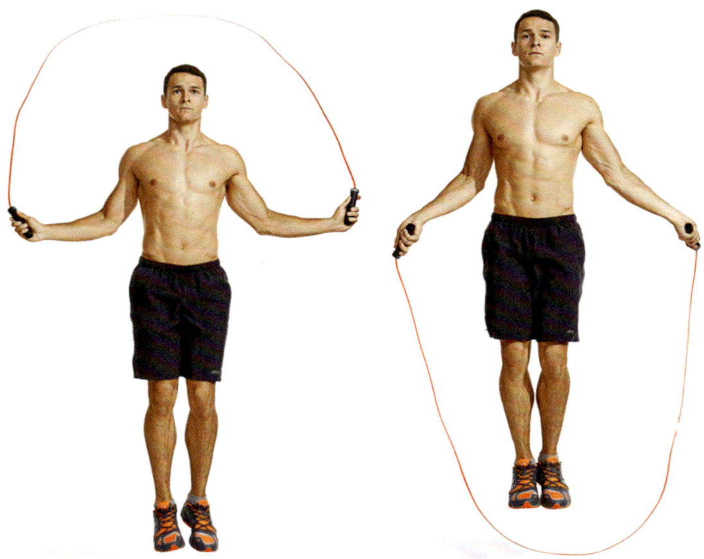

▲VORWÄRTSSCHWUNG

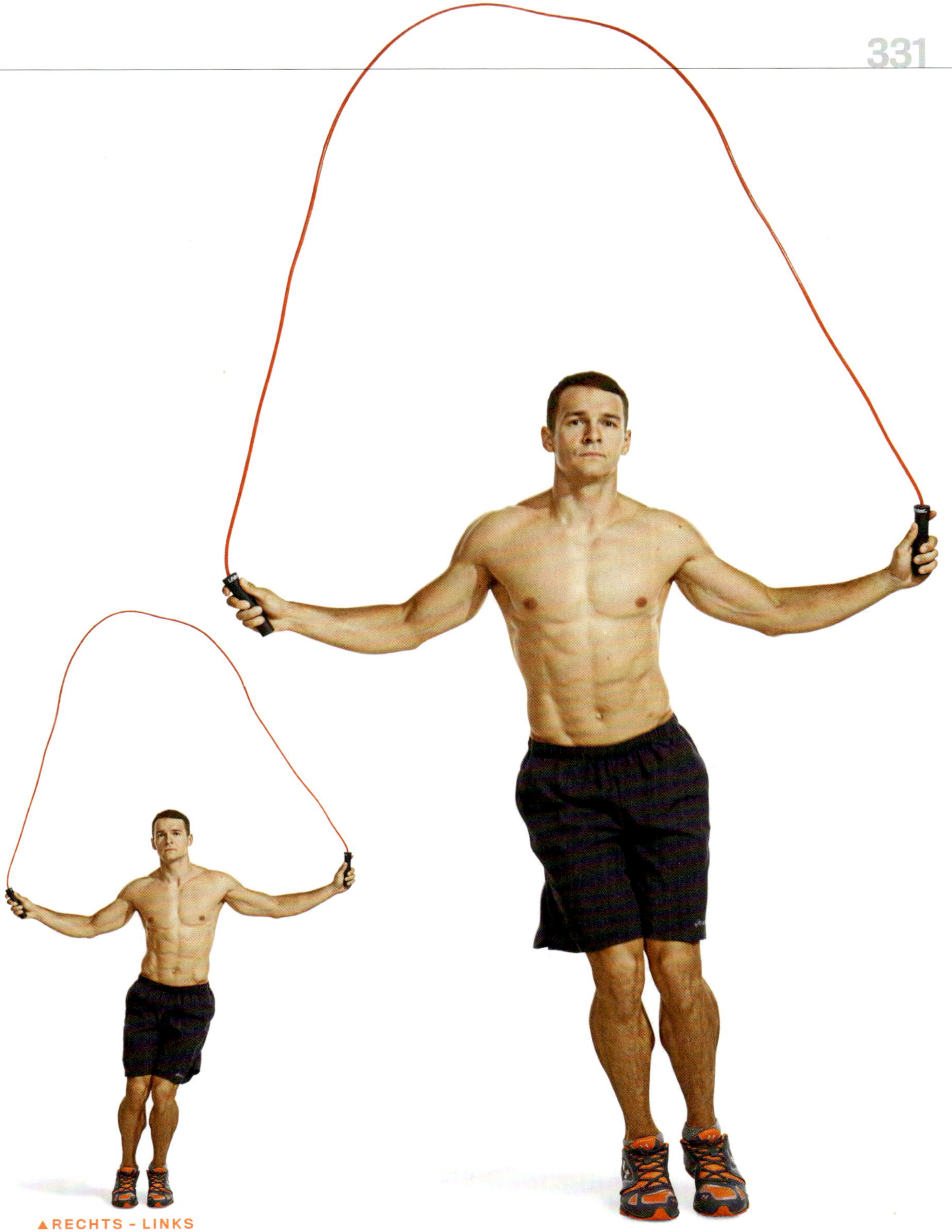

▲RECHTS – LINKS

BLOCK 2

1 VORWÄRTSSCHWUNG

WIEDERHOLUNGEN: 60 SEKUNDEN

2 WECHSELSPRÜNGE

WIEDERHOLUNGEN: 60 SEKUNDEN

Springen Sie von einem Fuß auf den anderen und so fort.

3 FÜSSE KREUZEN

WIEDERHOLUNGEN: 60 SEKUNDEN

Kreuzen Sie in jeder Flugphase die Beine. Wechseln Sie den Fuß, der vorn landet.

4 EINBEINIG LINKS

WIEDERHOLUNGEN: 60 SEKUNDEN

5 EINBEINIG RECHTS

WIEDERHOLUNGEN: 60 SEKUNDEN

PAUSE: 120 SEKUNDEN

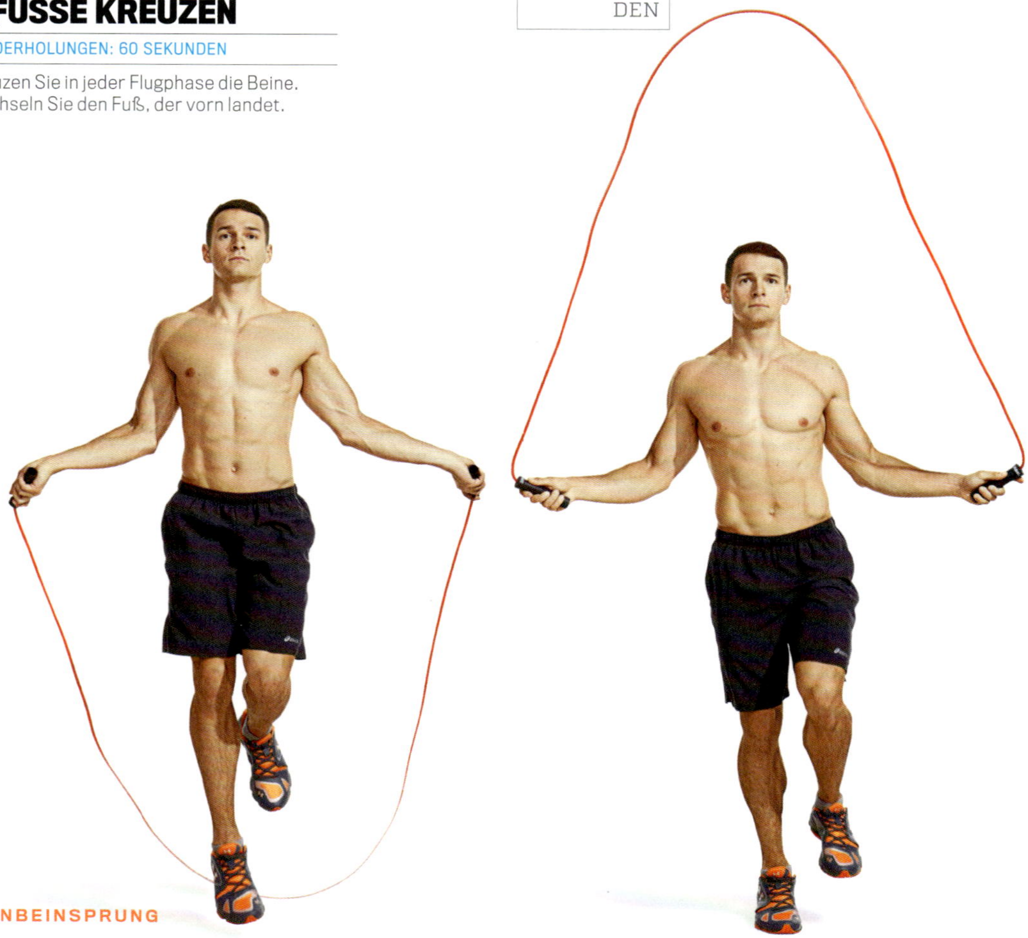

▲ EINBEINSPRUNG

BLOCK 3

1 VORWÄRTSSCHWUNG

WIEDERHOLUNGEN: 60 SEKUNDEN

2 DOPPELDURCHSCHLAG

WIEDERHOLUNGEN: 30 SEKUNDEN

Springen Sie so hoch und vor allem drehen Sie das Seil so schnell, dass Sie es in jeder Flugphase zweimal unter den Füßen durchschlagen. Probieren Sie dies am Anfang nicht länger als 30 Sekunden lang.

3 RÜCKWÄRTSSCHWUNG

WIEDERHOLUNGEN: 60 SEKUNDEN

4 DOPPELDURCHSCHLAG

WIEDERHOLUNGEN: 30 SEKUNDEN

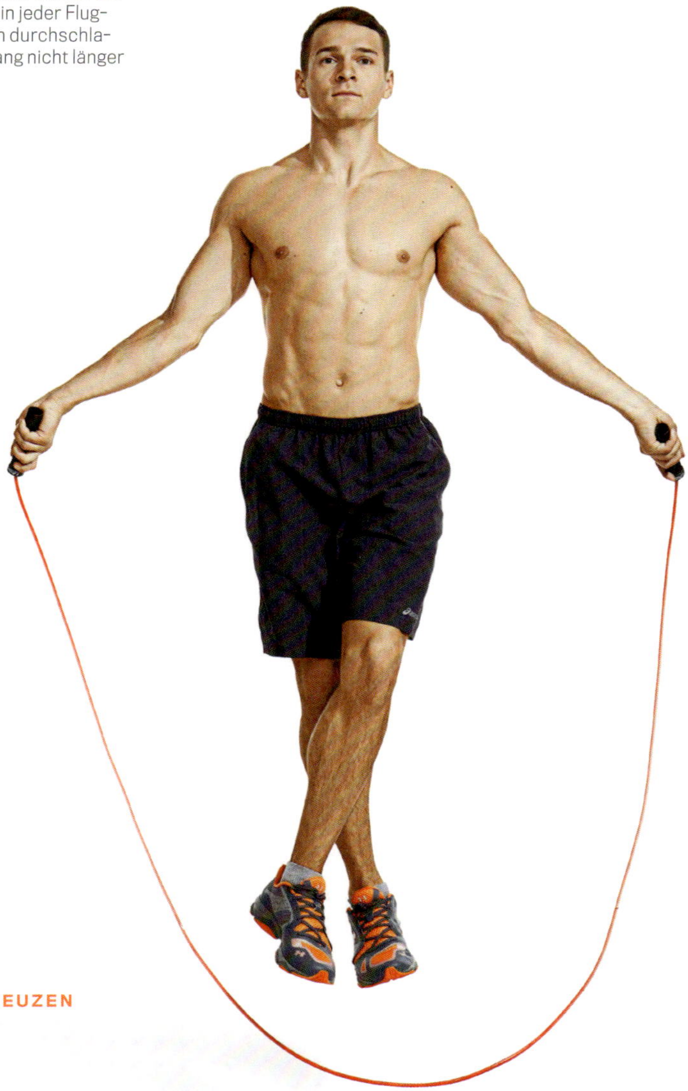

▲FÜSSE KREUZEN

DAS BESTE MMA-KARDIOTRAINING

WORKOUT 97 VON MICHAEL SCHLETTER, C.P.T.

Wahrscheinlich überlassen Sie das Kämpfen in den Mixed Martial Arts (MMA) besser den Profis der UFC und schauen sich bei Interesse das Spektakel von der heimischen Couch aus im Fernsehen an. Es gibt aber keinen Grund, warum Sie nicht wie ein Kämpfer trainieren sollten, um Fett ab- und Ihren Körper aufzubauen. Die folgende Trainingseinheit simuliert einen MMA-Kampf ziemlich treffend, ohne dass Sie Gefahr laufen, gleich einen Fuß ins Gesicht zu bekommen.

WIE ES FUNKTIONIERT
Die Trainingseinheit geht über fünf Runden und dauert damit etwa so lange wie ein echter MMA-Kampf. Darin absolvieren Sie fast alle Arten von Übungen, mit denen sich auch Profis auf den Kampf vorbereiten – vom Sprungseil über Körpergewichts-Circuits bis zu Kombinationen am Sandsack. Nutzen Sie das Programm, um in Kampfform zu kommen, und betrachten Sie sich dann die echten Kämpfe aus sicherer Distanz.

HINWEISE Folgen Sie den für die fünf Runden gegebenen Anweisungen.

▼ RUNDE 1

AUFWÄRMEN, 3 MINUTEN INSGESAMT

Drei Minuten Seilspringen, danach 90 Sekunden Pause.

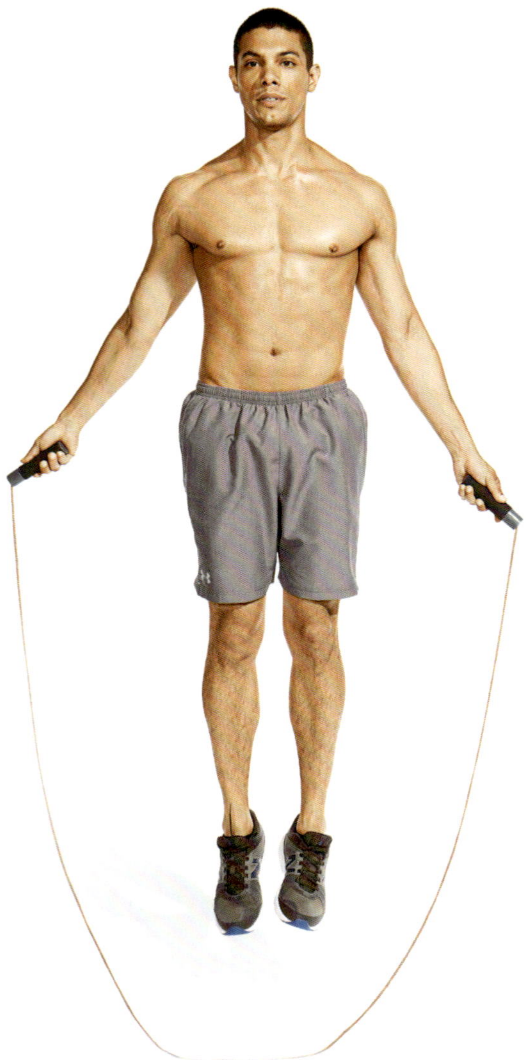

RUNDE 2

GESAMTBELASTUNGSZEIT 4 MINUTEN

Nach zwei Minuten Schattenboxen absolvieren Sie die folgenden Übungen weitere zwei Minuten als Circuit.

SCHATTENBOXEN

Flink auf den Beinen und mit den Händen oben teilen Sie Geraden (Jabs), Crosses, Haken und Aufwärtshaken an einen imaginären Gegner aus.

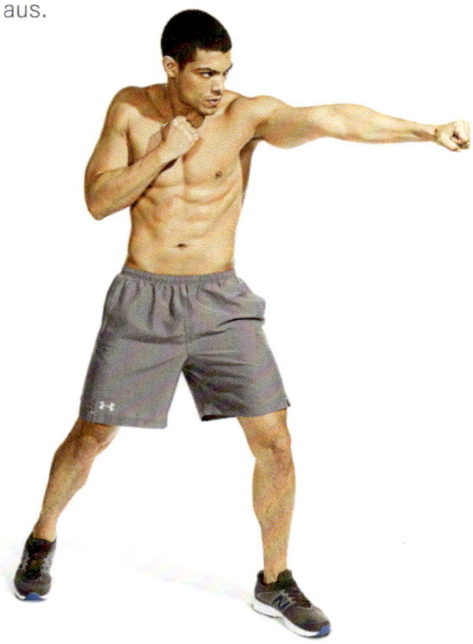

LIEGESTÜTZ

Absolvieren Sie klassische Liegestütze, Ziel sind 20 Wiederholungen.

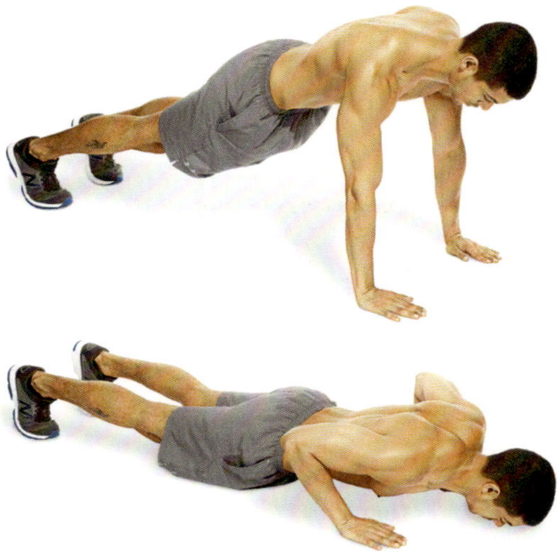

SQUAT MIT EIGENEM KÖRPERGEWICHT

Aus dem aufrechten Stand mit leicht ausgedrehten Füßen beugen Sie Hüften und Beine so tief wie möglich. Peilen Sie 20 Wiederholungen an.

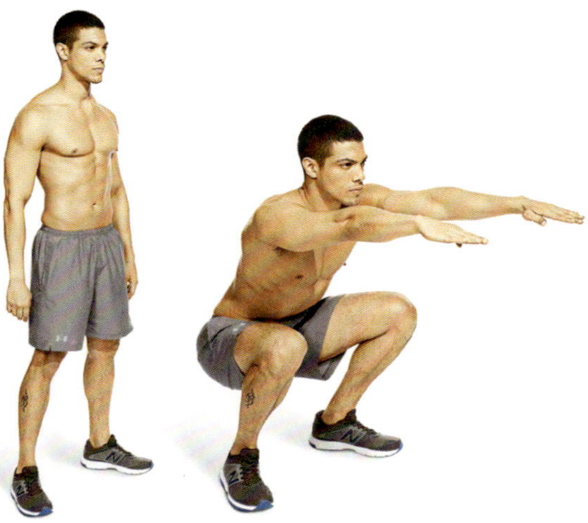

UNTERARMSTÜTZ

Stützen Sie sich auf die Unterarme und die Fußballen. Spannen Sie die Körpermitte an, der Körper bildet eine gerade Linie. Halten Sie den Stütz zwei Minuten lang.

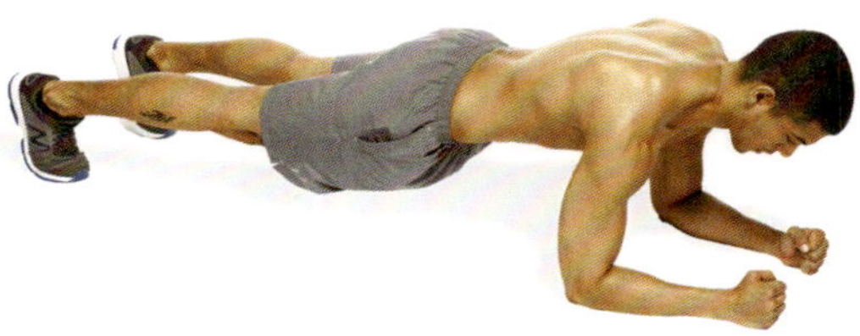

PAUSE: 90 SEKUNDEN

▼ RUNDE 3

GESAMTBELASTUNGSZEIT 5 MINUTEN

Absolvieren Sie am Sandsack die folgenden Kombinationen. Restliche Zeit: Seilspringen.

50 JABS

50 CROSSES

50 JABS UND CROSSES

25 JABS, CROSSES UND HAKEN

SEILSPRINGEN

PAUSE: 120 SEKUNDEN

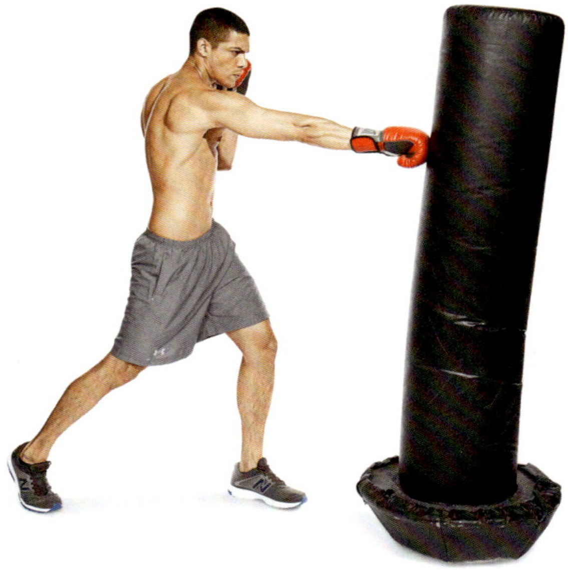

▼ RUNDE 4

GESAMTBELASTUNGSZEIT 5 MINUTEN

Absolvieren Sie am Sandsack die folgenden Kombinationen. Restliche Zeit: Seilspringen.

WECHSELKNIESTÖSSE, 60 SEKUNDEN

WECHSELTRITTE, 60 SEKUNDEN

50 JABS UND TRITTE

50 CROSSES UND TRITTE

SEILSPRINGEN

PAUSE: 120 SEKUNDEN

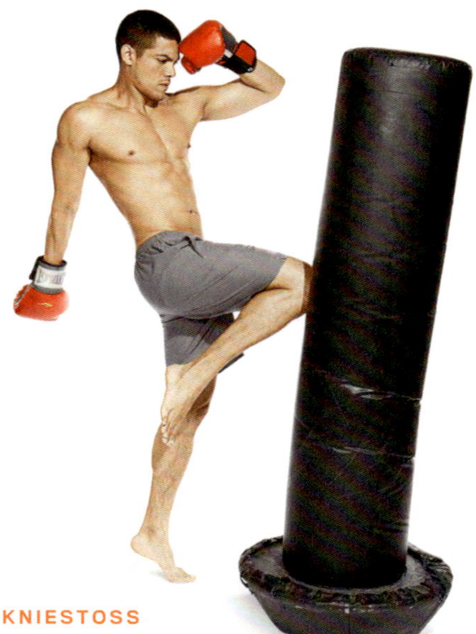

▲KNIESTOSS

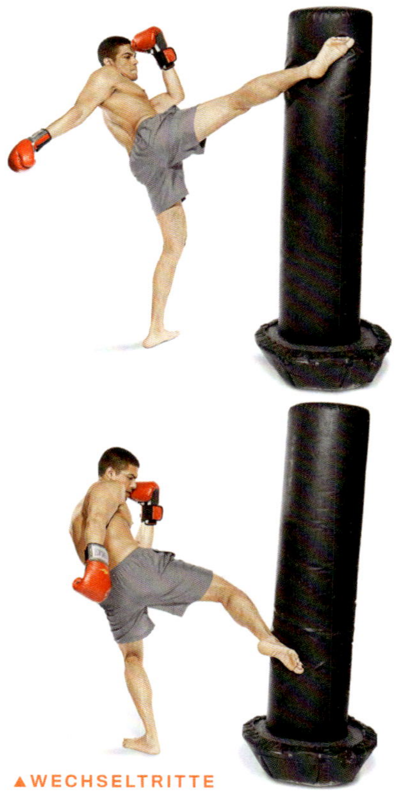

▲WECHSELTRITTE

▼ RUNDE 5

GESAMTBELASTUNGSZEIT 5 MINUTEN

Absolvieren Sie die folgenden Bodenkampfübungen.

10 ROLLEN VORWÄRTS
10 ROLLEN RÜCKWÄRTS
100 SIT-UPS
GROUND 'N' POUND

(Legen Sie einen Sandsack auf den Boden und bearbeiten Sie ihn nach Kräften.)

15 LIEGESTÜTZE
SEILSPRINGEN

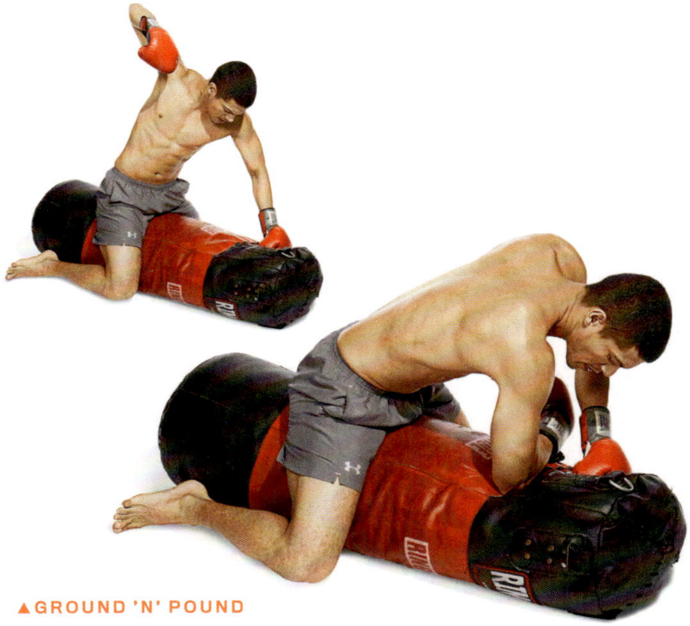

▲GROUND 'N' POUND

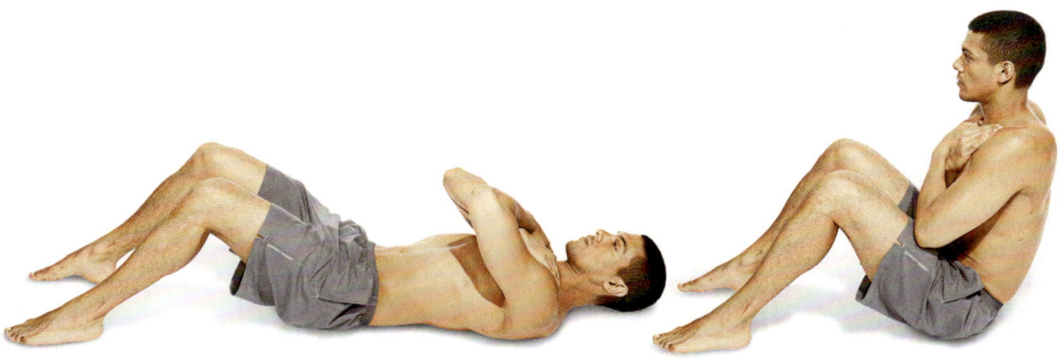

▲SIT-UP

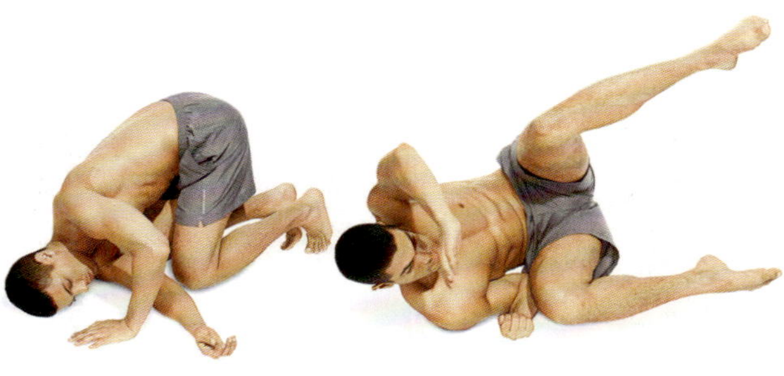

▲ROLLE VORWÄRTS

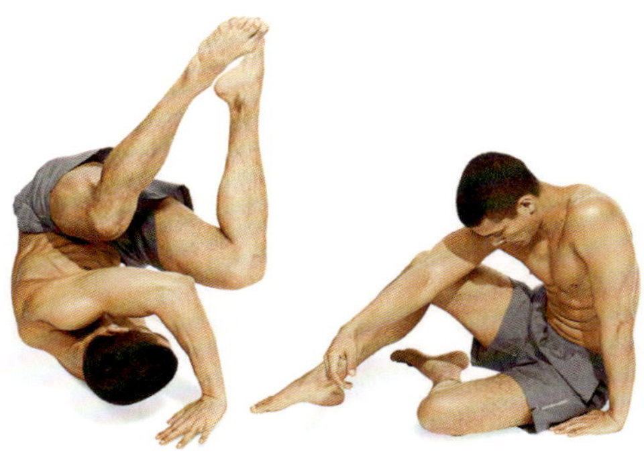

▲ROLLE RÜCKWÄRTS

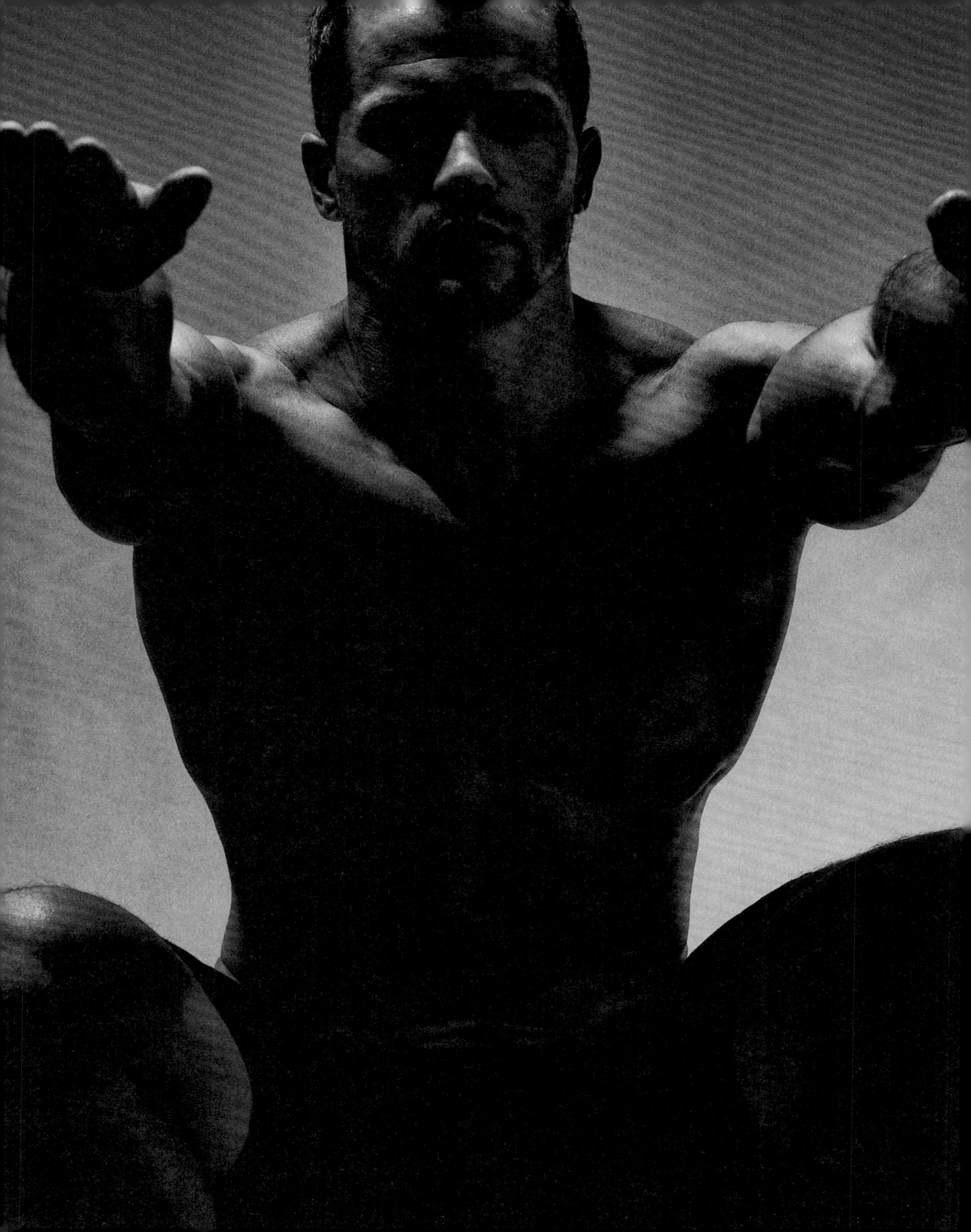

POWER-WORKOUTS

30 MUSKELN IN WENIGER ALS 30 MINUTEN

Man braucht nicht viel Zeit, um Muskeln aufzubauen und Fett zu verbrennen. Intensive Trainingsreize dürfen nur kurz dauern. Je nachdem, wie viel Zeit Sie zur Verfügung haben, können Sie eine der folgenden Einheiten verwenden, um an ein Mindestmaß an Training zu kommen. Wir bieten Ganzkörperprogramme für 30, 20, 10 und sogar vier Minuten.

DAS BESTE 30-MINUTEN-TRAINING

WORKOUT 98 VON JIM SMITH, C.S.C.S.

Das Setzen eines Zeitlimits ist die beste Methode, um mehr aus dem Training herauszuholen. Gegen die Uhr müssen Sie härter, schneller und effizienter sein. Jede Sekunde zählt. Darum geht es im sogenannten Escalating Density Training (EDT), also dem Training mit maximaler Reizdichte: Wählen Sie eine Dauer und absolvieren Sie vor dem Ablauf der Uhr das Bestmögliche. Unter Zeitdruck werden Sie entdecken, wie Sie EDT zum Formen eines großartigen Körpers nutzen können.

WIE ES FUNKTIONIERT

Mit EDT klappt es folgendermaßen: Setzen Sie zunächst ein Zeitlimit, in diesem Fall 30 Minuten. Wählen Sie zum Trainieren zwei verschiedene Körperzonen, die sich nicht unmittelbar beeinflussen, zum Beispiel Brust und Rücken oder Oberschenkelrück- und Oberschenkelvorderseite. Eine Kombination aus Brust und Schulter würde nicht funktionieren, weil dann dieselben Muskeln beansprucht und diese zu schnell ermüden würden.

Wählen Sie für jede Körperzone eine Übung und dazu ein Gewicht, mit dem Sie zehn bis zwölf Wiederholungen schaffen. Wechseln Sie nach jedem Satz die Übung mit so wenig Pause wie möglich. Beenden Sie einen Satz kurz vor dem Muskelversagen. Trainieren Sie bis zum Ablauf der 30 Minuten. Notieren Sie die Länge der Pausen zwischen den Sätzen und die Gesamtzahl der absolvierten Wiederholungen. Wenn diese Trainingseinheit das nächste Mal an der Reihe ist, versuchen Sie im gleichen Zeitrahmen, Ihre Leistung zu steigern. Nutzen Sie unsere Beispiele für EDT-Supersätze.

▼ SUPERSATZ-OPTIONEN

SCHULTERN UND RÜCKEN

Kurzhantel-Überkopfdrücken
Latziehen

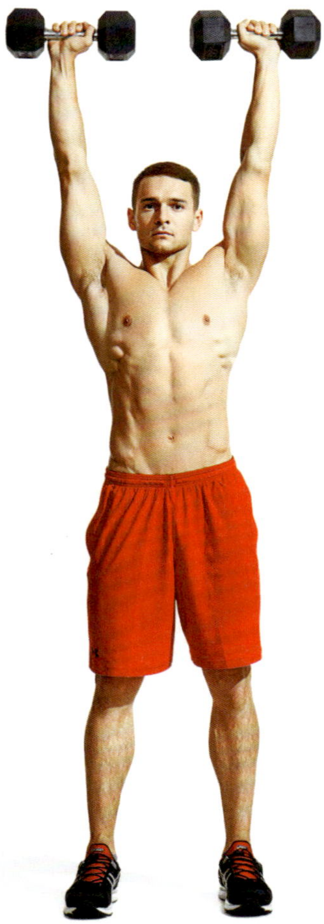

OBERSCHENKELVORDER- UND OBERSCHENKELRÜCKSEITE
Rumänisches Kreuzheben mit Langhantel
Beinestrecken

OBERSCHENKEL UND BRUST
Front Squat
Liegestütz

BIZEPS UND TRIZEPS
Langhantel-Curl
Liegestütz mit enger Handstellung

OBERSCHENKEL UND RÜCKEN
Beinpresse
Klimmzug

BRUST UND RÜCKEN
Kurzhantel-Bankdrücken
Kabelrudern im Sitzen

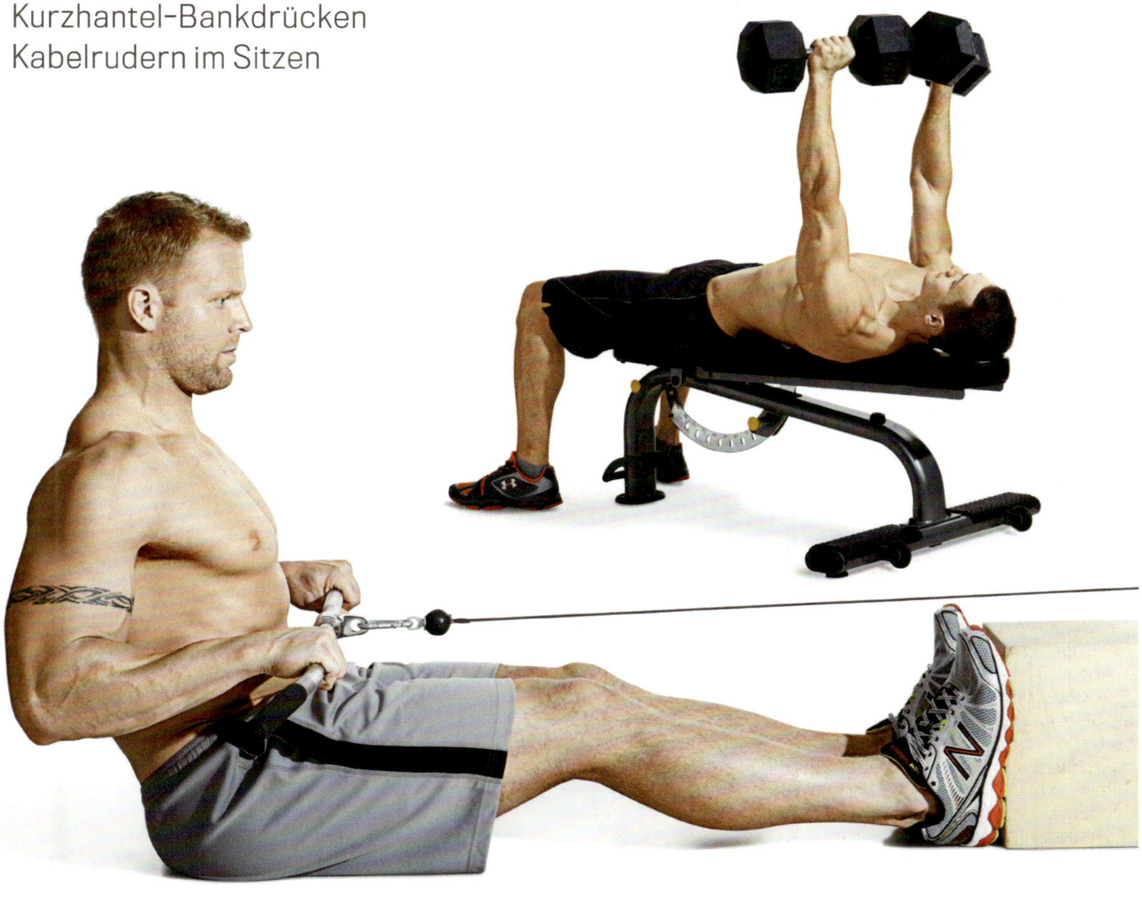

DAS BESTE 20-MINUTEN-TRAINING

WORKOUT 99   VON MICHAEL CAMP, D.P.T., C.S.C.S.

Ausgewogene Fitness bedeutet, sowohl stark als auch ausdauernd zu sein. Ein enger Zeitplan führt aber meistens dazu, dass entweder die Gewichte oder das Kardiotraining vernachlässigt werden. Die richtige Antwort darauf: beides in einen dicht gepackten Circuit integrieren.

WIE ES FUNKTIONIERT Obwohl Sie in dieser Einheit nur einen Bruchteil der Zeit trainieren, die andere im Fitnessstudio schwitzen, müssen Sie beim Ertrag keine wesentlichen Abstriche machen. Die stramme Intensität dient als Kardioreiz, und der Ablauf von den kleinen zu den größeren Muskelgruppen verbessert die Art, wie Ihr Körper die Muskeln rekrutiert - und das führt zu mehr Kraft und Muskelmasse.

HINWEISE Die Trainingseinheit ist in sechs Circuits unterteilt. Das scheint sehr umfangreich zu sein, aber das ganze Programm dauert nicht länger als 20 Minuten. Absolvieren Sie die Circuits in der angegebenen Reihenfolge, mitsamt der genannten Wiederholungen. Die Pausen zwischen den Übungen dauern nicht länger als der Stationswechsel verlangt. Wiederholen Sie die Einheit bis zu viermal in einer Woche an nicht aufeinanderfolgenden Tagen.

▼ CIRCUIT A

1 LAUFBAND GEHEN/LAUFEN

Gehen Sie eine Minute und laufen/sprinten Sie eine Minute.

2 KURZHANTEL-FLY

WIEDERHOLUNGEN: 8-10

In Rückenlage auf einer Flachbank halten Sie in jeder Hand eine Kurzhantel über dem Brustkorb. Öffnen Sie die leicht gebeugten Arme, bis die Gewichte auf Brusthöhe sind. Kehren Sie zurück in die Ausgangsstellung.

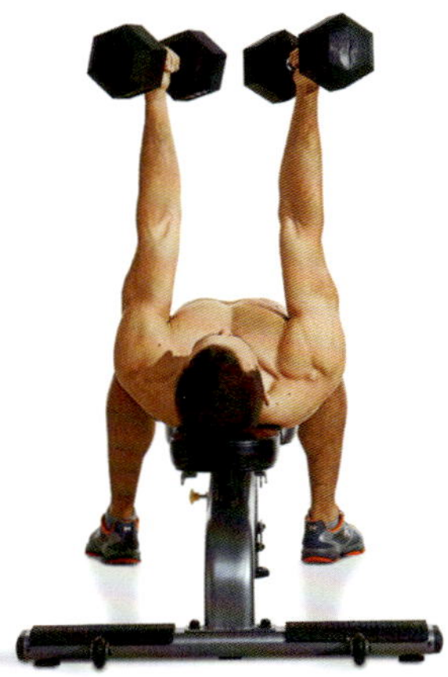

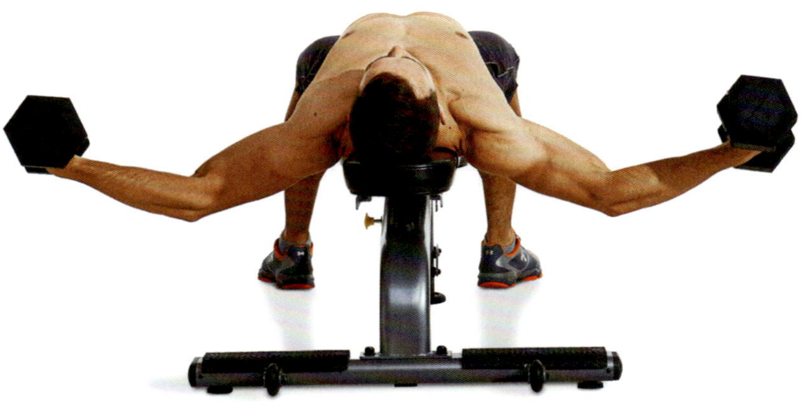

3 LIEGESTÜTZ

WIEDERHOLUNGEN: NICHT MEHR ALS 15

In der Ausgangsstellung des Liegestützes sind die Hände schulterbreit auseinander. Spannen Sie die Körpermitte so an, dass der Körper eine Linie bildet, und senken Sie dann den Oberkörper so weit ab, bis das Brustbein knapp oberhalb des Bodens ist. Drücken Sie sich durch Strecken der Arme zurück in die Ausgangsstellung.

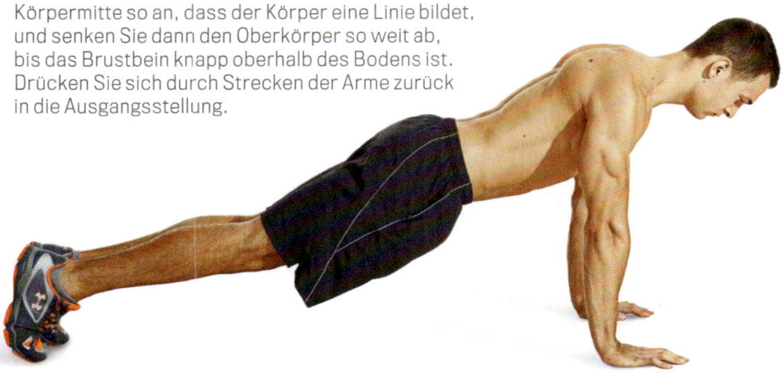

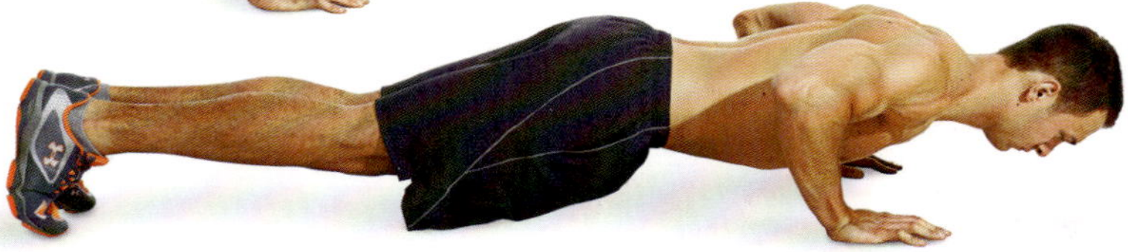

4 UNTERARMSTÜTZ

WIEDERHOLUNGEN: 30 SEKUNDEN

Stützen Sie sich auf Zehenballen und Unterarme. Spannen Sie die Körpermitte an und halten Sie die Stellung.

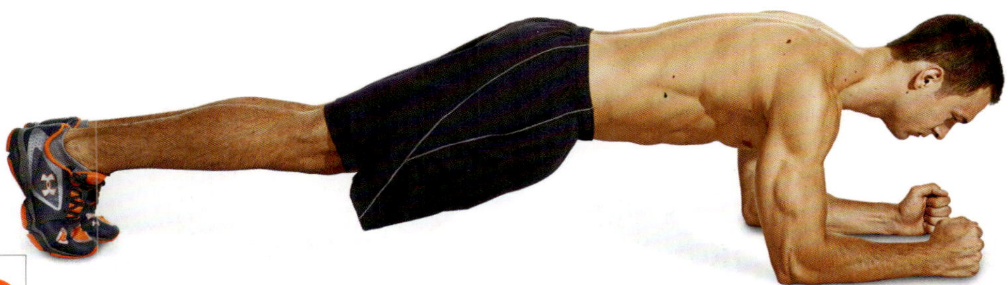

WIEDERHOLEN SIE DEN CIRCUIT

▼ CIRCUIT B

1 KLIMMZUG

WIEDERHOLUNGEN: SO VIELE WIE MÖGLICH

Hängen Sie sich im mehr als schulterbreiten Ristgriff an eine Klimmzugstange, die Handflächen zeigen nach vorn. Ziehen Sie sich nach oben, bis das Kinn über der Stange ist.

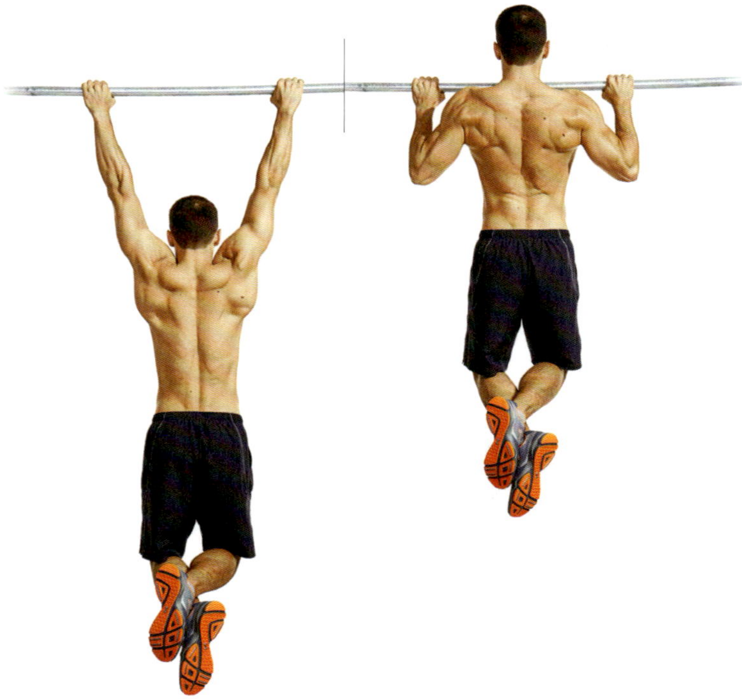

2 KURZHANTEL-SEITHEBEN

WIEDERHOLUNGEN: 12–15

Im aufrechten Stand halten Sie in jeder Hand eine Kurzhantel, die Handflächen zeigen zum Körper. Heben Sie die Gewichte exakt zur Seite nach oben, bis die Arme parallel zum Boden sind.

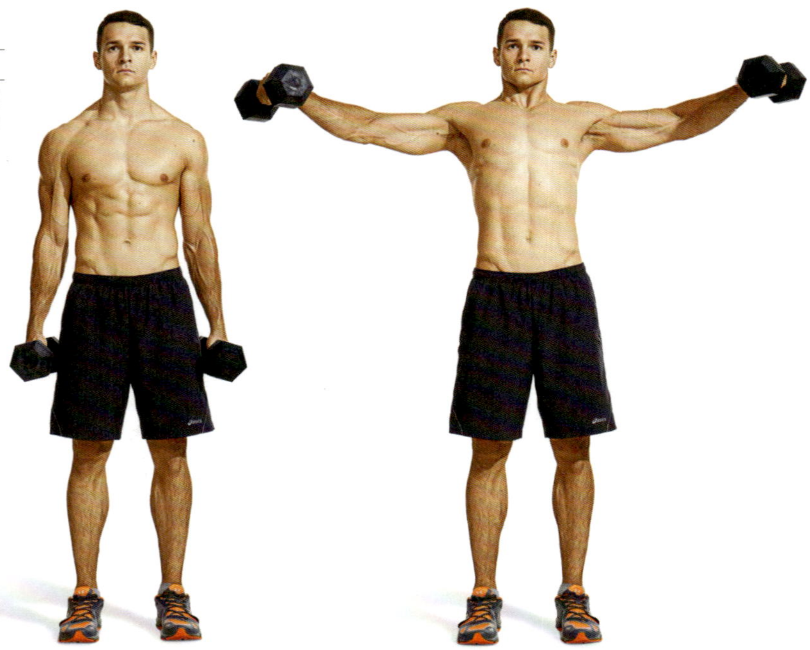

3 ARMESTRECKEN MIT KURZHANTELN IM LIEGEN

WIEDERHOLUNGEN: 10–12

In Rückenlage auf einer Flachbank halten Sie in jeder Hand eine Kurzhantel über dem Brustkorb, die Handflächen zeigen zueinander. Beugen Sie die Arme und senken Sie die Gewichte rechts und links neben dem Kopf ab.

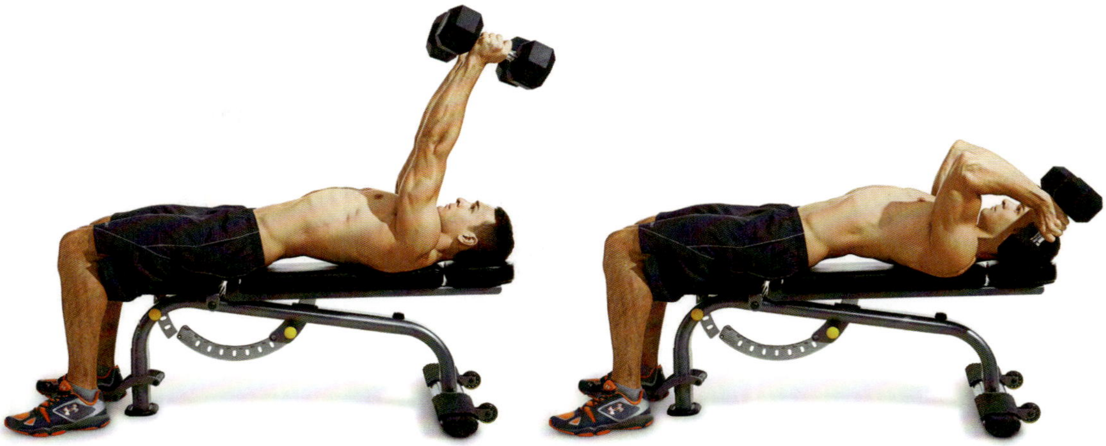

4 RECHTS-LINKS-SPRÜNGE

WIEDERHOLUNGEN: 30 SEKUNDEN

Legen Sie einen kleinen Gegenstand auf den Boden und überspringen Sie ihn von einer Seite zur anderen. Minimieren Sie die Zeiten des Bodenkontakts.

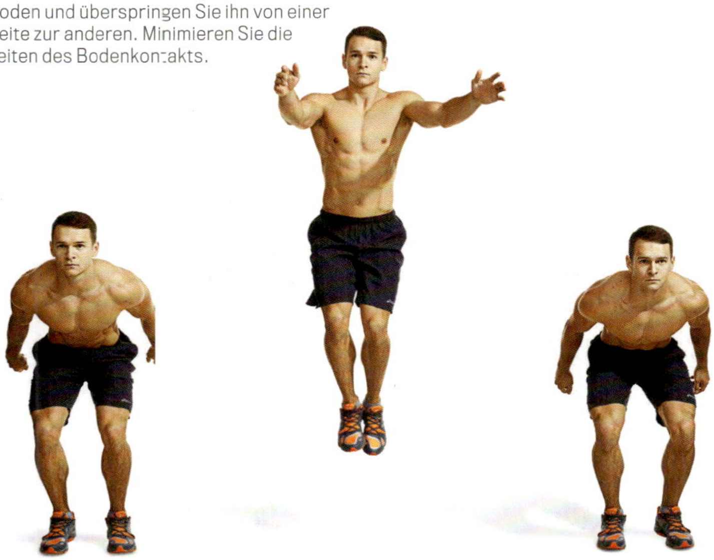

WIEDER-HOLEN SIE DEN CIRCUIT

▼ CIRCUIT C

1 AUSFALLSCHRITT MIT KURZHANTELN

WIEDERHOLUNGEN: 20 (JEDES BEIN)

Halten Sie im aufrechten Stand in jeder Hand eine Kurzhantel und stellen Sie ein Bein so nach vorn, dass nach dem Absenken des Körpers der Oberschenkel des vorderen Beines parallel zum Boden ist und das hintere Knie fast den Boden berührt.

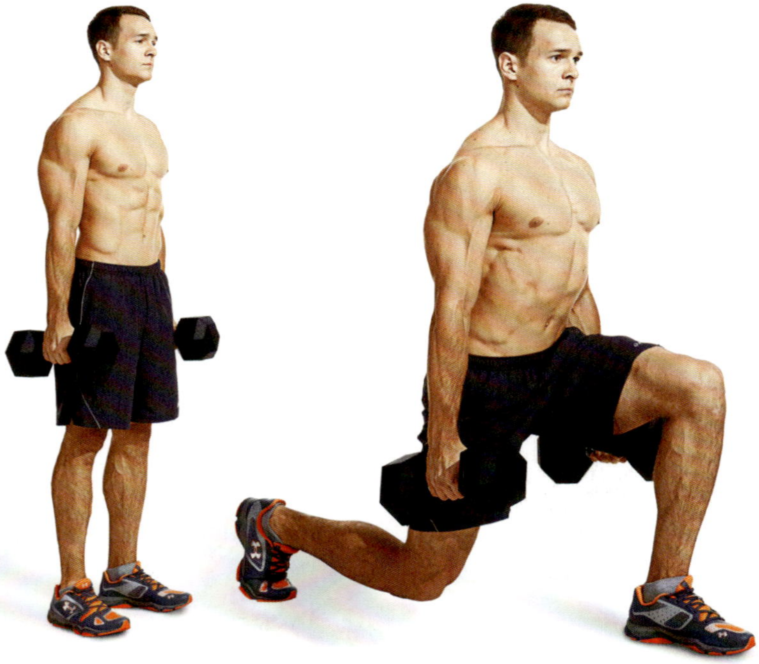

2 BURPEE

WIEDERHOLUNGEN: 10

Aus dem schulterbreiten Stand beugen Sie sich nach unten und stützen sich mit den Händen auf dem Boden ab. Springen Sie mit den Beinen in die Ausgangsstellung des Liegestützes und wieder zurück und anschließend so hoch wie möglich nach oben.

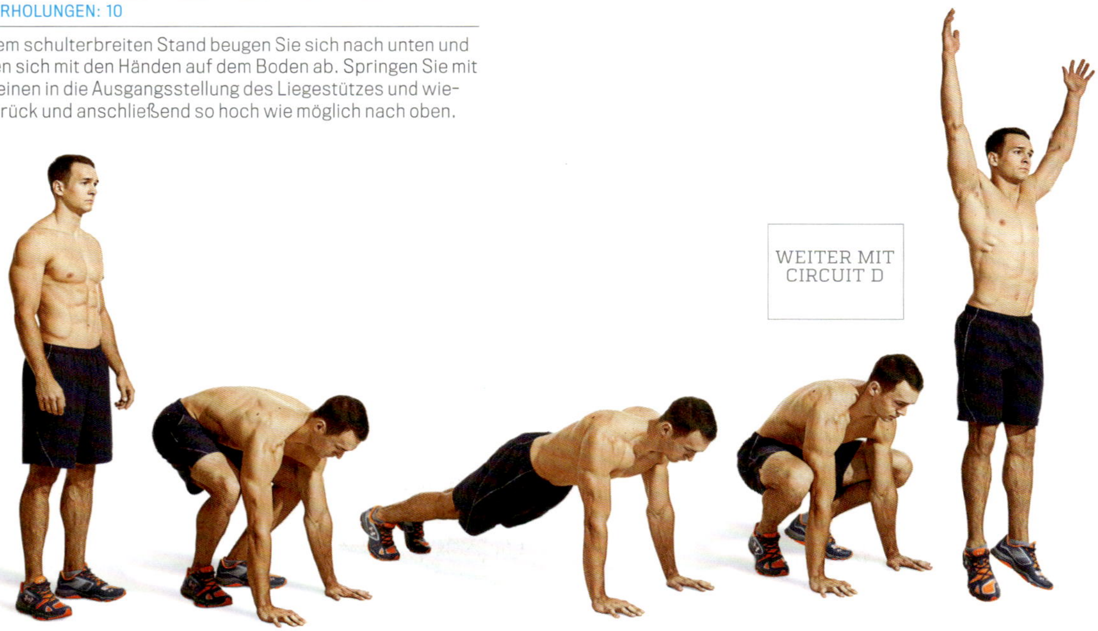

WEITER MIT CIRCUIT D

CIRCUIT D

1 KURZHANTEL-ÜBERZÜGE

WIEDERHOLUNGEN: 10

In Rückenlage auf einer Flachbank halten Sie mit beiden Händen eine Kurzhantel über dem Gesicht. Führen Sie das Gewicht nach hinten unten, bis Sie im Latissimus die Dehnung spüren.

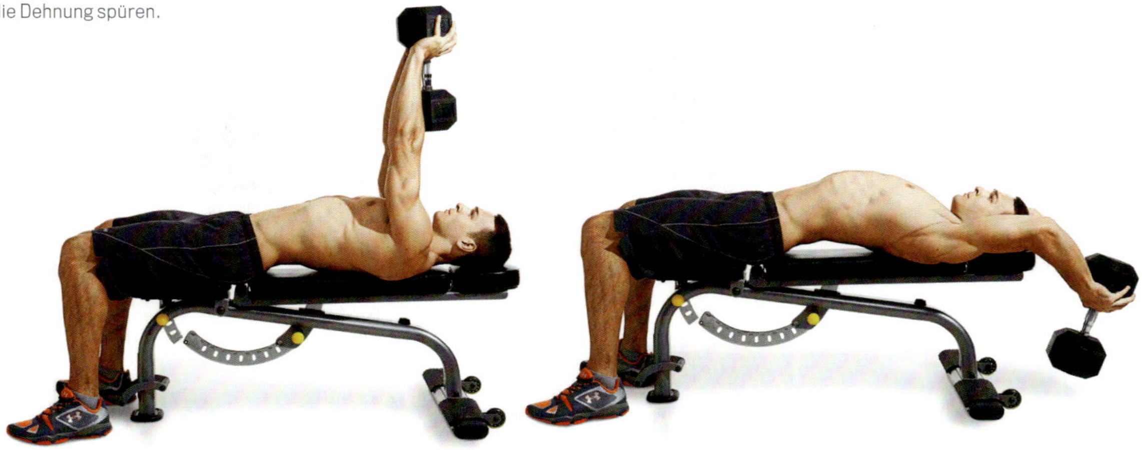

2 KASTENSPRUNG

WIEDERHOLUNGEN: 20

Springen Sie aus dem Stand mit beiden Beinen auf eine Bank oder einen Kasten. Steigen Sie ab und wiederholen Sie den Sprung.

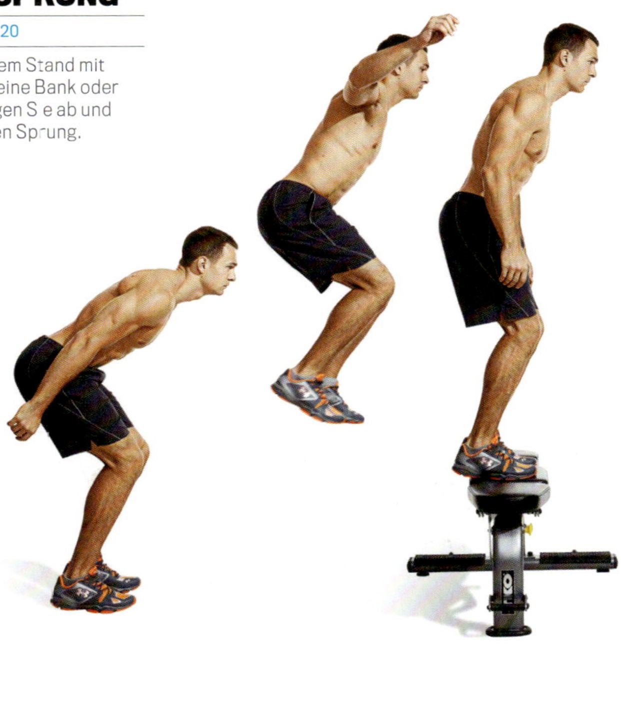

WIEDERHOLEN SIE DEN CIRCUIT

▼ CIRCUIT E

1 KURZHANTEL-CURL

WIEDERHOLUNGEN: 15

Halten Sie im aufrechten Stand in jeder Hand eine Kurzhantel. Heben Sie durch Beugen der Arme die Gewichte vor den Brustkorb. Die Oberarme liegen eng am Rumpf an.

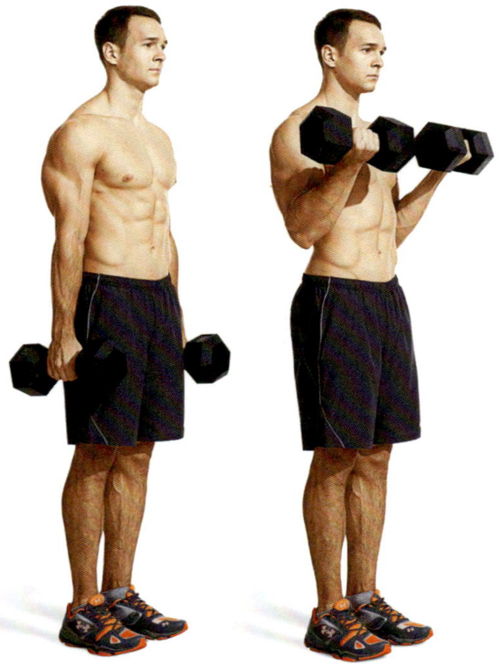

2 SEITWÄRTS-GEHEN MIT BAND

WIEDERHOLUNGEN: 20

Legen Sie im schulterbreiten Stand ein festes Widerstandsband um den unteren Teil der Unterschenkel und gehen Sie etwa sechs Meter so zur Seite, dass das Band immer unter Spannung steht.

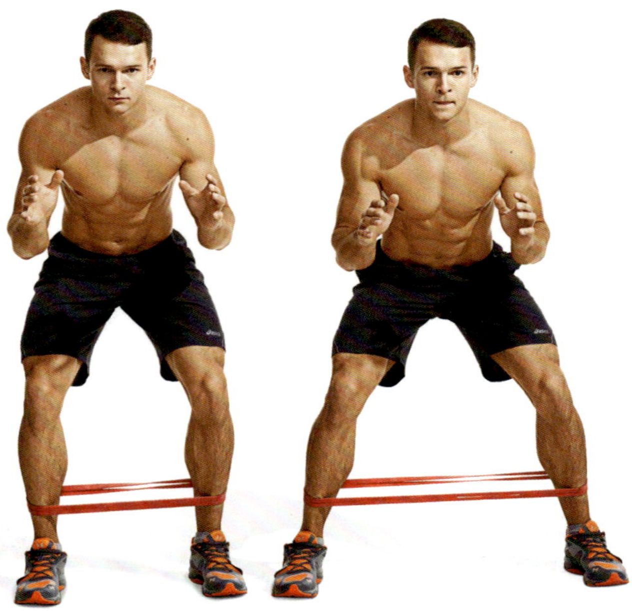

WIEDER-HOLEN SIE DEN CIRCUIT

▼ CIRCUIT F

1 AUFSTEIGER

WIEDERHOLUNGEN: 30 SEKUNDEN

Stellen Sie einen Fuß auf eine Bank oder einen Kasten und steigen Sie nach oben. Der Fuß des Nachziehbeins bleibt in der Luft. Danach steigen Sie wieder hinab. Wechseln Sie mit jeder Wiederholung die Beine.

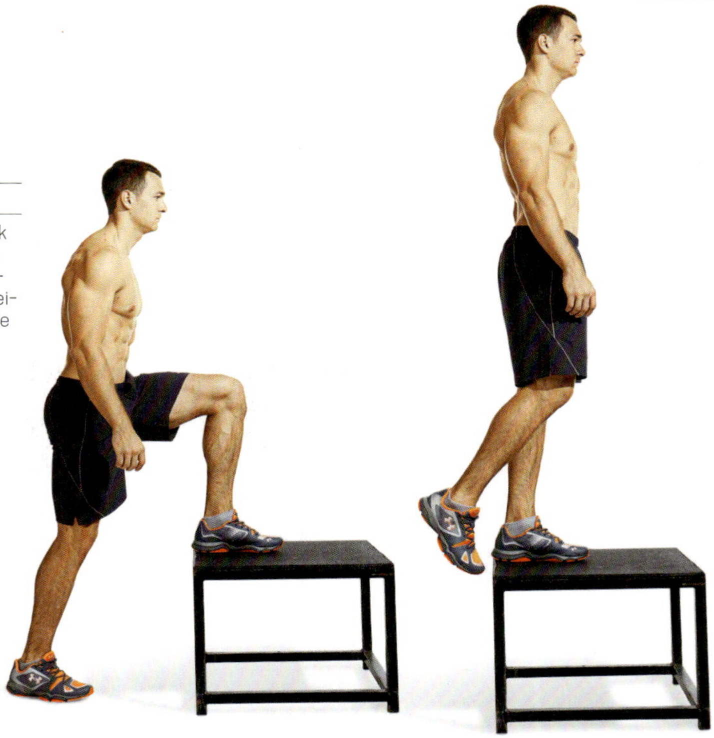

2 BEINEHEBEN

WIEDERHOLUNGEN: BIS ZUM MUSKELVERSAGEN

Halten Sie sich in Rückenlage auf dem Boden über Kopf an einem stabilen Gegenstand fest. Heben Sie die gestreckten Beine bis in die Senkrechte und senken Sie sie bis kurz vor dem Boden wieder ab, um die Muskelspannung in der Körpermitte zu erhalten.

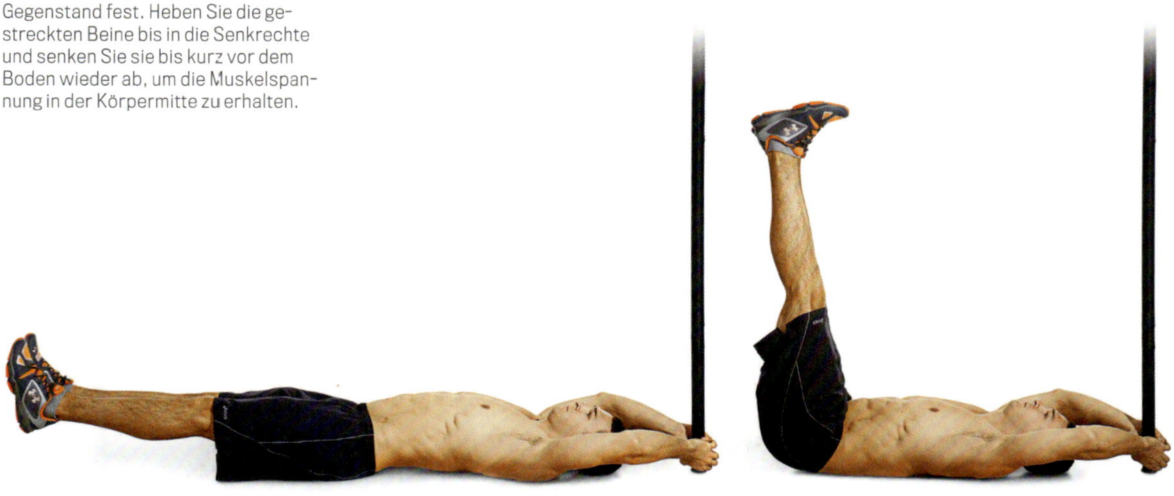

DAS BESTE »JEDERZEIT-UND-ÜBERALL«-TRAINING

WORKOUT 100 VON JOE STANKOWSKI, C.P.T.

Wenn Sie ein Typ der schnellen Ausreden sind und gern mal eine Einheit sausen lassen, werden Sie diesen Plan hassen. Doch wenn Sie ihn umsetzen, verbrennen Sie in zehn Minuten Fett und verbessern Ihre Kondition - egal, wohin es Sie gerade verschlagen hat.

WIE ES FUNKTIONIERT
Dieses Programm passt sich Ihrem Zeitplan und Ihrer Umgebung an - jederzeit und überall. Sie absolvieren dabei so viele grundlegende Körpergewichtsübungen wie möglich - ohne dass Sie Ausrüstung oder viel Platz bräuchten. Anhand der Gesamtzahl an Wiederholungen können Sie sich Ziele setzen und den Fortschritt messen. In der nächsten Trainingseinheit sollten Sie immer mehr schaffen als in der vorangegangenen (gleicher Länge). So stellen Sie sicher, dass Ihre Kondition besser wird und Ihr Körper effizienter.

HINWEISE Verwenden Sie für die Ihnen zur Verfügung stehende Zeit einen Timer. Absolvieren Sie von jeder Übung so viele Wiederholungen wie möglich und zählen Sie sie. Beenden Sie einen Satz, wenn die Technik schlechter wird, und pausieren Sie. Notieren Sie die Gesamtzahl Ihrer Wiederholungen. Jedes Mal, wenn Sie die Einheit in gleicher Länge wiederholen, versuchen Sie, mehr Wiederholungen zu schaffen.

Beispiel: Wenn Sie am Montag zehn Minuten trainieren, am Mittwoch 25 und am Freitag wieder nur zehn, dann versuchen Sie, am Freitag mehr zu leisten als am Montag. Absolvieren Sie das Programm vier- bis sechsmal in der Woche.

1 GEFANGENEN-SQUAT

Legen Sie im schulterbreiten Stand mit leicht ausgedrehten Füßen die Hände in den Nacken. Gehen Sie so tief in die Hocke wie möglich, ohne den geraden Rücken aufzugeben.

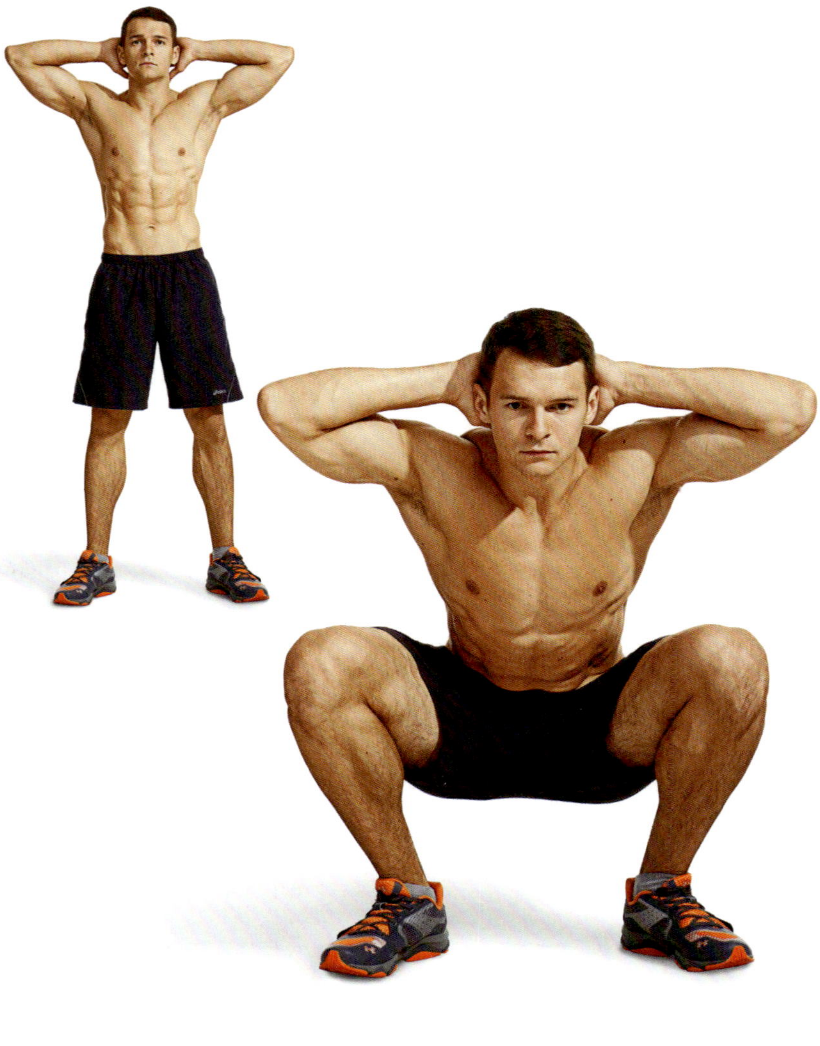

2 ROBBENSPRUNG

Absolvieren Sie Hampelmänner, aber strecken Sie dabei die Arme zur Seite statt nach oben. Im Rücksprung zur Ausgangsstellung klatschen Sie vor dem Körper in die Hände.

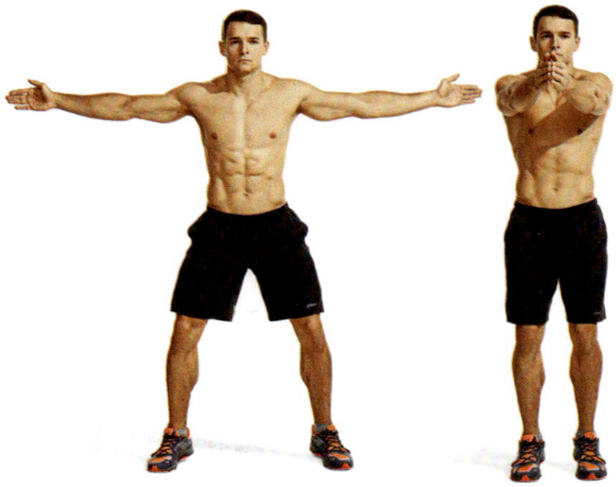

3 LIEGESTÜTZ

In der Ausgangsstellung des Liegestützes sind die Hände schulterbreit auseinander. Spannen Sie die Körpermitte so an, dass der Körper eine Linie bildet, und senken Sie dann den Oberkörper so weit ab, bis das Brustbein knapp oberhalb des Bodens ist. Drücken Sie sich durch Strecken der Arme zurück in die Ausgangsstellung.

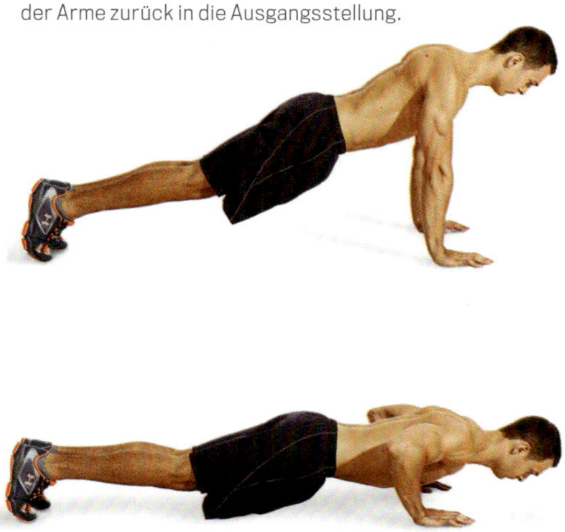

4 SEITWÄRTSSPRÜNGE

Drücken Sie sich vom linken Bein ab, springen Sie zur Seite nach rechts, landen Sie auf dem rechten Fuß. Drücken Sie sich gleich wieder vom rechten Bein ab, springen Sie nach links und so fort.

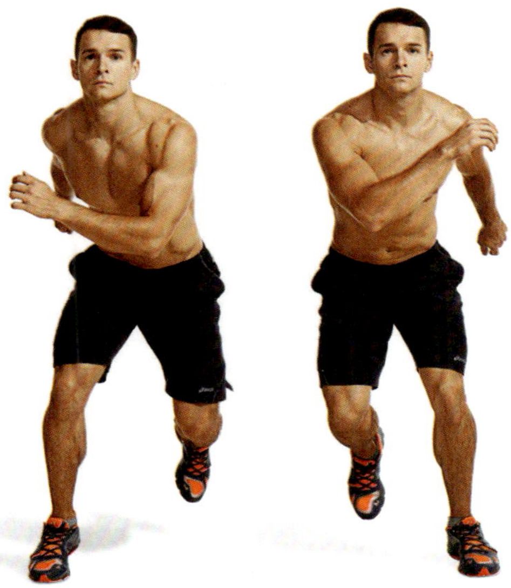

5 BURPEE

Aus dem schulterbreiten Stand beugen Sie sich nach unten und stützen sich mit den Händen auf dem Boden ab. Springen Sie mit den Beinen in die Ausgangsstellung des Liegestützes und wieder zurück und anschließend so hoch wie möglich nach oben.

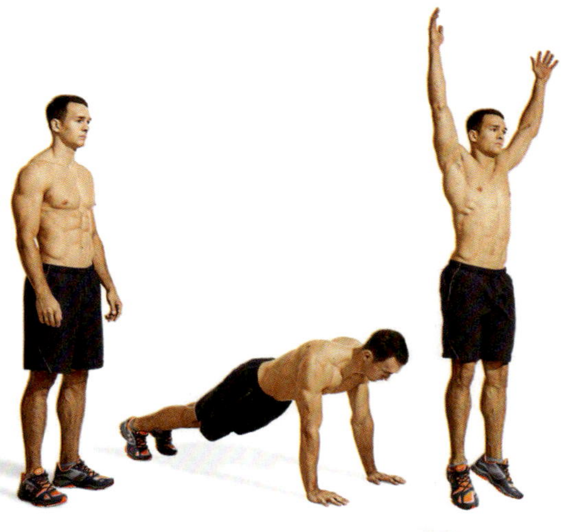

DAS BESTE VIER-MINUTEN-TRAINING

WORKOUT 101 VON SEAN HYSON, C.S.C.S.

Normalerweise sind wir der Meinung, dass eine Trainingseinheit von gerade mal vier Minuten etwas für Memmen ist. Aber wenn sie von Tabata kommt ... Izumi Tabata, Wissenschaftler am Nationalen Institut für Sport und Fitness in Tokio, hat herausgefunden, dass extrem intensive Intervalleinheiten, die nur 4 Minuten dauern, die Ausdauer effektiver verbessern und mehr Fett verbrennen als herkömmliches Intervalltraining. Wir wissen, dass Sie auf alle Fälle 4 Minuten Zeit haben, und um der letzten Ausrede aus dem Weg zu gehen: In diesen vier Minuten müssen Sie nur eine einzige Übung absolvieren.

WIE ES FUNKTIONIERT Tabatas Trainingseinheiten liegt ein Aktivitäts-Pausen-Verhältnis von 2 : 1 zugrunde. Sie geben z. B. 20 Sekunden alles, pausieren zehn Sekunden und wiederholen. Sie können eine oder mehrere Übungen für dasTabata-Training nutzen. Wir geben nur den Burpee vor, eine Gesamtkörperübung, die von MMA-Kämpfern wie von Soldaten gleichermaßen favorisiert wie gefürchtet wird. Der Burpee erschöpft Sie schneller als jede andere Körpergewichtsübung. Diese vier Minuten werden die längsten Ihres Lebens.

HINWEISE Absolvieren Sie 20 Sekunden lang Burpees. Machen Sie sich um die Anzahl keine Gedanken; setzen Sie den Timer und geben Sie Vollgas. Nach zehn Sekunden Pause beginnen Sie von vorn - das Ganze vier Minuten lang. Mit der Zeit können Sie das Aktivitätsintervall verlängern, aber halten Sie es stets im 2:1-Verhältnis zum Pausenintervall.

BURPEE

Aus dem schulterbreiten Stand beugen Sie sich nach unten und stützen sich mit den Händen auf dem Boden ab. Springen Sie mit den Beinen in die Ausgangsstellung des Liegestützes und wieder zurück und anschließend so hoch wie möglich nach oben.

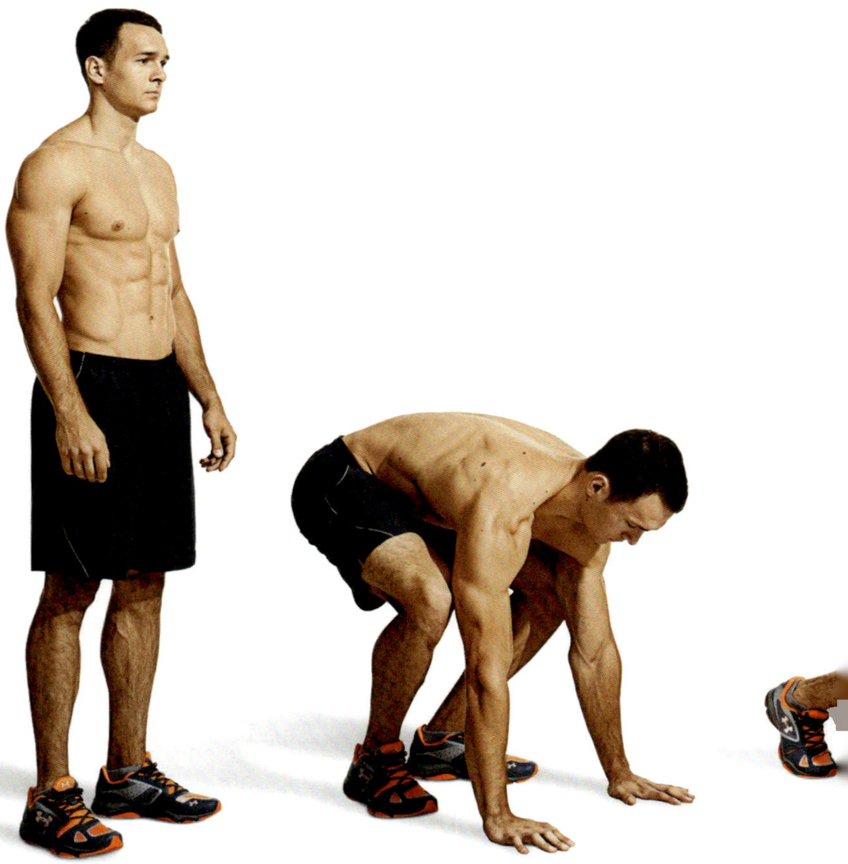

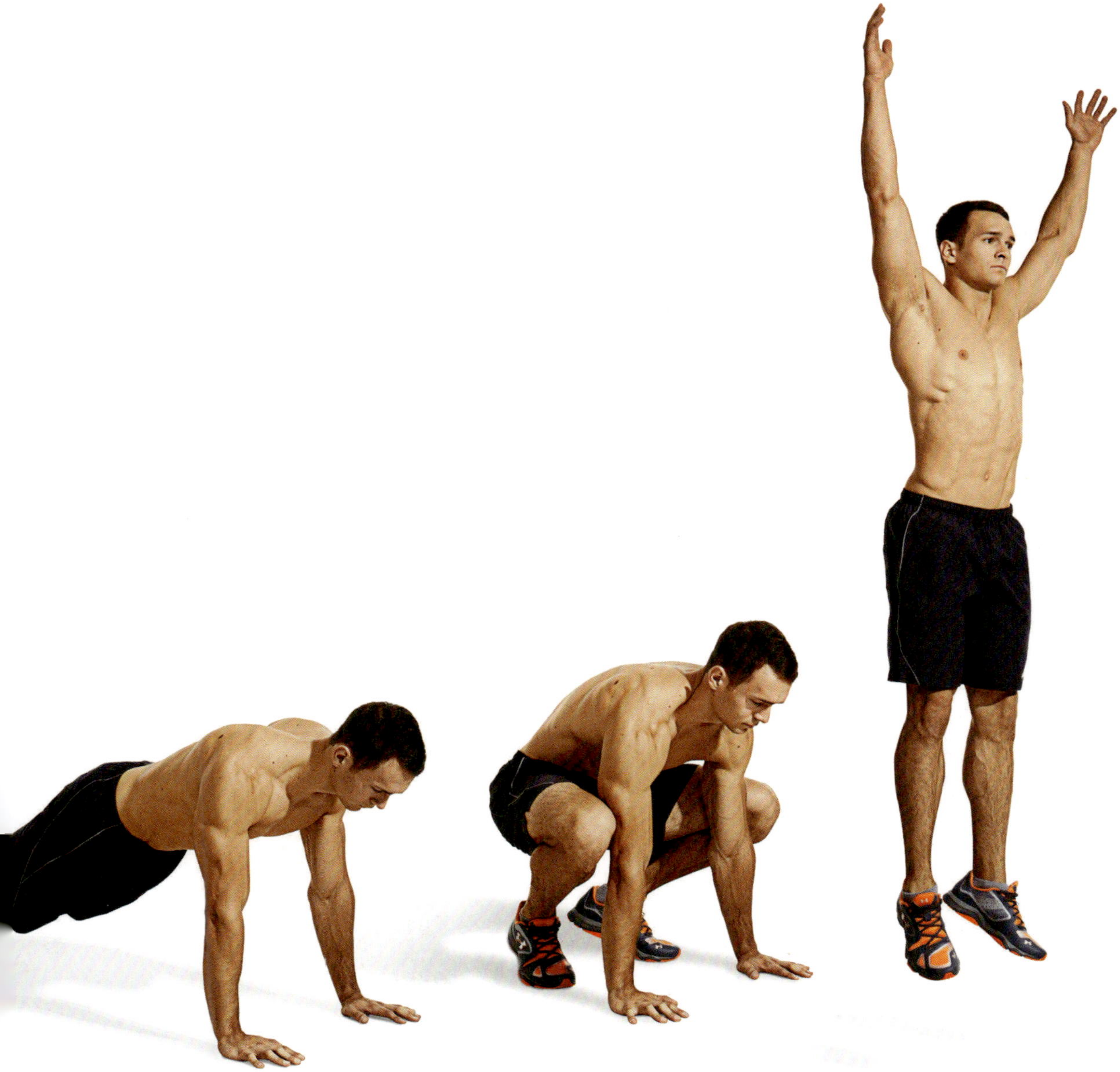

C

D

E

F

G

H

I

J

K

L

M

N

O

P

Q

R

T

U

V

W

Y

Z